**2025**

8급 간호직 공무원
시험대비 필수 교재

# 지혜로운 간호관리

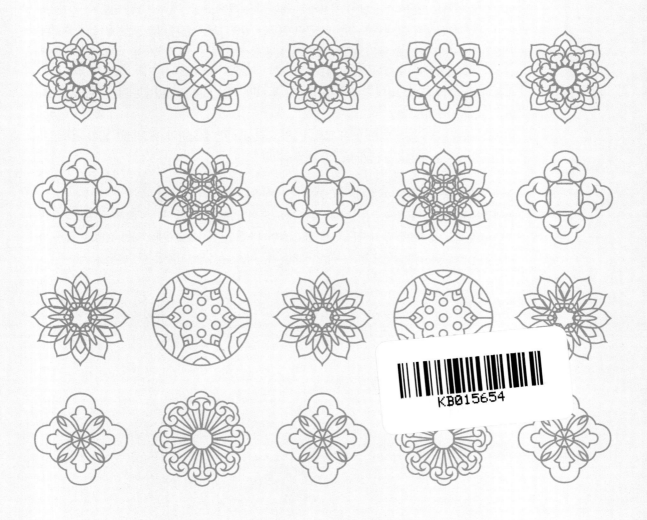

# 머리말

수년간 공시생들과 함께 간호직 공무원 시험을 대비하면서 오직 합격을 위한 효율적인 학습방법에 대해 많은 고민을 해왔습니다. 매년 간호직 공무원 합격자를 압도적으로 많이 배출하면서 느낀 점은 역시, "절대로 편식하면 안 되는 구나."였습니다.

이러한 고민의 결과로 책을 만들기 시작했고, 여러 해 합격자를 배출하면서 부족한 부분들을 한층 알차게 채워 넣어 24년도 대비 "지혜로운 간호관리 이론서"를 출간하게 되었습니다.

이 책에는 다음의 내용을 담았습니다.

첫째, 간호관리학 이론서는 간호대학 교과서를 기반으로 집필합니다.

전국에 있는 모든 간호대학에서 가장 많이 사용하는 출판사 교과서가 있고, 흔히 말하는 비주류 출판사도 있습니다. 많이 사용하는 출판사 교과서로만 공부해서 합격할 수 있을 것이라는 얄팍한 생각은 버려야 합니다. "이 정도만 알면 합격하겠지"라고, 전공을 쉽게 보았다가는 여러분의 소중한 한 해의 시간을 버리게 됩니다. 최종 합격자는 비주류 출판사에서 출제된 아무도 예상하지 못했던 한 문제를 더 맞힌 학생입니다. 그래서 어느 출판사 교과서도 소홀히 볼 수 없으며, 절대로 편식해서는 안 됩니다. 잡식성이 되어야 합니다. "결국은 다! 봐야 된다!!!"는 말입니다.

이 이론서는 우리나라에 있는 모든 간호대학의 교과서는 다 참고하여, 풍부하고 알찬 내용으로 완벽하게 합격에 대비할 수 있도록 집필하였습니다.

둘째, 같은 개념이라도 출판사마다 내용을 다르게 표현하는 경우가 많습니다.

학생들이 어려워하는 것은 같은 개념이지만 다른 표현입니다. 출판사마다 다르게 표현된 문구를 '참고 포인트'를 통해 한 번 더 꼼꼼하게 집고 넘어가도록 구성하였습니다. "아는 건데, 이렇게 적혀있으니, 헷갈려서 틀렸어요."하는 학생이 없도록, 나올 수 있는 표현은 다 넣어 놓았습니다.

셋째, 이론서의 개념만 공부하다 보면 어떻게 시험에 출제될지 파악이 안 됩니다.

그래서 최근 3년간 기출문제 또는 좀 오래 되었지만 출제될 가능성이 높은 기출문제는 이론서에 모두 실어 놓았습니다. <u>이론을 공부하면서 출제경향도 파악할 수 있도록 구성하였습니다.</u>

넷째, 본 교재와 함께 동영상 강의를 반드시 병행하실 것을 추천합니다.

수년간 간호대학 교수로 강의하면서 4학년 학생들이 국시와 공시를 함께 준비하는 경우도 많이 보았습니다. 학교에서 간호관리학 과목을 배웠기 때문에 굳이 강의를 들을 필요가 없다고 자만하는 경우도 꽤나 많았습니다. 하지만, **독학으로 승부를 볼 수 있다는 자만은 진짜 자만!입니다. 불합격한 다음에 깨닫게 되면 이미 늦었습니다!** 돈보다 더 아까운 것은 젊은 날의 1년이라는 시간입니다. 공무원 강사는 오직 합격을 시키기 위해서 누구보다도 연구를 많이 한 전문가입니다. <u>합격을 위해서는 합격의 지름길을 알고 있는 강사에게 수업을 듣고 안내해준 지름길로 가는 것이 맞습니다.</u>

"지혜로운 간호관리 이론서"로 간호직 공무원 시험을 준비하는 수험생 모두가 꼭 합격하기를 기원합니다. <u>합격에 이르는 그날까지 같이 고생합시다!</u>

끝으로 오직 수험생의 합격을 위해 같이 고생해주시는 대방고시 대표님과 직원분들, 편집부의 노고에 깊은 감사를 드립니다.

2024년 7월

편저자 **김 지 혜**

# 시험안내

▶ 8급 간호직 공무원

## 1. 주관 및 시행
각 시·도별

## 2. 응시자격
① 18세부터 응시 가능
② 간호사 면허증 소지자
③ 조산사 면허증 소지자(일부지역 제외)
④ 시험 공고일 현재 응시하고자 하는 지역에 주민등록이 되어 있는 자(서울은 거주지 제한 없음)
   − 주민등록 거주지 합산(3년 이상)
   − 현재 주민등록이 되어 있는 지역
   − 서울

## 3. 시행일자
매년 6월경

## 4. 응시요강

| 지역 | 시험과목 | 출제유형 | 시험시간 | 시험전형 |
|---|---|---|---|---|
| 지방직 / 서울시 | 국어 | 100% 객관식 4지선다 (각 20문항) | 10:00~11:40 (100분) | 1차: 필기시험 2차: 면접시험 |
| | 영어 | | | |
| | 한국사 | | | |
| | 지역사회간호 | | | |
| | 간호관리 | | | |

## 5. 선발인원
매년 각 시·도에서 필요한 인원만큼 선발

## 6. 합격 후 근무처
− 보건복지부 산하 각 기관, 지역의 관할 보건소, 보건복지센터, 시·도·구청
− 서울은 시립병원으로 우선 발령 후 보건소에 배치

※ 국·공립병원 근무 경력 100% 인정
※ 대학병원 포함 일반병원, 준종합병원 등 근무 경력 80% 인정

# 목차

PART **01**

# 관리의 이해

CHAPTER **01**

# 관리의 이해

## 1 관리와 행정의 개념

### 1) 관리(Management)의 개념

조직의 목표를 달성하기 위해 자원을 이용하여 기획, 조직, 인사, 지휘, 통제하는 과정이다.

(1) 조직의 목표를 효과적으로 수행하고 달성하기 위해 조직원들에게 특별한 관심을 갖고 영향을 주는 과정(Drucker)

(2) 조직의 목적을 달성하기 위해 개인, 그룹이 자원을 활용하여 함께 일하는 과정((Hersey & Blanchard)

(3) 자원을 배치하고 조정함으로서 조직을 이끌고 지시하는 과정(Marquis & Huston)

(4) 조직의 목적을 성취하기 위해 인적 물적 재정적 및 정보적 자원을 이용하여 기획, 조직, 지휘, 통제를 하는 과정(Plunkete & Attner)

> ※ 관리의 구성요소(4P): 사람(person), 목적(purpose), 장소(place), 과정(process)
> ※ 조직: ① 공동 목표를 가지고, ② 의도적으로 정립된 체계화된 구조에 따라 구성원이 상호작용하며, ③ 경계를 가지고, ④ 외부환경에 적응하는 인간들의 사회적 집단

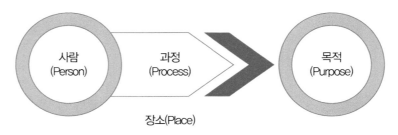

[그림 1-1] 행정의 구성요소 4P

*출처: 신미자, 김성진, 김지미, 김현경, 남정자 외, 간호관리학, 수문사, 2022, p.6.

### 2) 행정(Administration)의 개념

2인 이상이 조직의 공동 목표를 달성하기 위해 협력하는 집단의 모든 합리적인 행동과정

### 3) 관리와 행정의 비교

(1) 현대에는 행정과 관리를 같은 뜻으로 보아도 큰 무리는 없음

(2) **공통점**

① **목표 추구**: 목표를 달성하기 위한 수단성

② 조직 안에서 이루어짐

③ 인적요소를 중시

④ 목표를 추구하기 위해 자원 배분과정에서 관료제적 성격을 가짐

---

## 2 │ 관리과정과 주요기능

관리는 조직의 목표를 달성하기 위해 자원을 잘 이용하는 것으로, 이때 관리자는 관리기능을 수행하여 조직의 목표를 달성한다.

[표 1-1] 관리 기능(과정)의 구분

| 학자 | 관리과정 |
|---|---|
| Fayol | 기획 - 조직 - 지휘 - 조정 - 통제 |
| Marriner-Tomy<br>Marguis & Huston | 기획 - 조직 - 인사 - 지휘 - 통제 |
| Gulick | 기획 - 조직 - 인사 - 지휘 - 조정 - 보고 - 예산 (POSDCoRB, 7단계) |
| Douglass<br>Stoner | 기획 - 조직 - 지휘 - 통제 |

### 1) 기획(Planning)

(1) 조직이 나아갈 방향을 설정하고 조직 구성원이 그 방향을 따르도록 인도하는 것

(2) 누가, 무엇을, 언제, 어떻게, 왜 해야 하는지 사전에 결정하는 것

(3) 조직의 사명과 비전 확인, 환경과 상황분석, 목표설정, 의사결정, 문서작성, 시간관리, 재무관리 등의 기능적 활동이 포함

### 2) 조직(Organizing)

(1) 인적·물적 자원을 동원하는 활동으로 필요한 자원을 분배하고 배치하는 기능

(2) 자원을 수집, 배치하고 설정한 기획이 효율적으로 성취되도록 하는 것

(3) 조직의 질서 유지를 위한 조직화와 조직구조 작성, 권한 분배와 부여, 직무 설계, 직무 분석과 평가, 간호전달체계 및 조직문화·조직변화 등과 같은 기능적 활동이 포함

### 3) 인사(Staffing)

(1) **인적자원 확보**: 필요한 간호인력 계획과 모집, 선발, 배치 등

(2) **인력개발**: 승진과 전보, 경력 계발, 직무수행 평가 등

(3) **유지관리**: 보상 관리와 직원 훈육, 결근 및 이직 관리, 협상, 노사관계 관리 등

### 4) 지휘(Directing)

(1) 관리자가 업무 성취를 위해 구성원에게 리더십을 발휘하여 업무를 지시하고 감독하여 동기를 부여하는 분위기를 구축하고 욕구 간의 조화를 이루기 위해 대인관계 능력을 활용

(2) 리더십과 동기부여, 의사소통과 주장 행동, 조정과 협력, 갈등 및 직무 스트레스 관리 등의 기능적 활동이 포함

### 5) 통제(Controlling)

(1) 결과가 기대하는 표준에 부합되는지 확인하여 표준에 도달되지 못하면 필요한 활동을 수정하고 개선하여 격차를 해소하는 것

(2) 질 관리 방법과 간호의 질 관리, 의료기관 인증 및 환자 안전 등의 활동이 포함

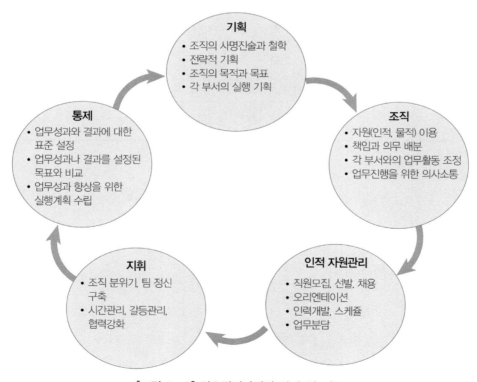

[그림 1-2] 간호관리과정의 단계 및 기능

*출처: 이은주 외, 간호관리학, 학지사메디컬, 2023, p.11.

## **3** 관리의 목표

관리의 목표는 조직의 목적을 제 자원을 효과적이고 효율적인 방법을 활용하여 달성하는 것이다. 따라서 관리의 최종목표는 생산성이고, 생산성은 효과성과 효율성을 내포하고 있다.

### 1) 생산성(Productivity)

(1) 개인이나 조직이 수행한 업무의 양과 질을 자원 활용의 정도를 고려하여 측정한 것

(2) 사용된 투입자원에 대해 얼마의 생산을 이루었는가 하는 경영성과를 측정하는 지표
즉, 일정기간 동안의 투입과 산출의 비율

$$생산성 = \frac{산출(output)}{투입(input)}$$

(3) 생산성은 동일한 투입량으로 산출량을 증가시키거나 산출량은 동일하게 유지하면서 투입량을 감소시킬 때에만 향상됨

### 2) 효과성(Effectiveness)과 효율성(Efficiency)

효과성과 효율성은 상호 대체적이거나 상호 배타적인 것이 아니라, 상호 보완적 개념이다.

(1) **효과성**

① 관리자가 달성해야 할 조직의 목적이 적합한지, 조직의 목적을 어느 정도 달성했는지를 측정하는 것

② 관리자가 적합한 목적을 선정하고, 그 목적을 달성했을 때 효과적임

③ 수행가치 여부 결정과 관련되며, 일할 가치가 있는 것을 찾아내는 가치추구 개념

(2) **효율성**

① 목적을 달성하기 위해 자원을 생산적으로 잘 사용했는가를 측정하는 것

② 투입 대비 산출의 비를 의미함

③ 투입(인건비, 물자, 부품 등)을 최소화하거나, 결과(제품)에 소요되는 시간을 최소화시킬 때 효율적임

[표 1-2] 효과성과 효율성의 비교

| 효과성 | 효율성 |
|---|---|
| 목적과 관련된 개념 | 수단과 관련된 개념 |
| 가치추구와 관련된 개념 | 경제성과 관련된 개념 |
| 결과를 의미하는 개념: 결과의 극대화 추구 | 과정을 의미하는 개념: 비용의 최소화 |
| 옳은 일을 하는가의 개념 | 일을 올바로 하는가의 개념 |
| 대상과 관련된 개념 | 방법과 관련된 개념 |
| 대외 지향적 | 대내 지향적 |
| 조직과 그것을 둘러싼 환경간의 관계의 질을 측정하는 개념 | 기술의 수행에 관련되는 즉, 업적의 질에 대한 측정치 |
| 장기적인 측정치 | 단기적인 측정치 |

| 저효율성 고효과성 | 고효율성 고효과성 |
|---|---|
| 관리자는 올바른 목표를 추구하나 목표달성을 위해 자원을 낭비함<br>예 고객이 사고 싶어하나 값이 너무 비싼 제품 | 관리자는 올바른 목표를 추구하고 이 목표를 달성하기 위해 자원을 적절히 사용함<br>예 고객이 가격과 질적인 측면에서 사고 싶어하는 제품 |
| 저효율성 저효과성 | 고효율성 저효과성 |
| 관리자는 잘못된 목표를 추구하고 자원도 적절하게 사용하지 못함<br>예 고객이 원하지 않는 질이 낮은 제품 | 관리자는 적절하지 못한 목표를 추구하나 목표달성을 위해 자원은 적절히 이용함<br>예 고객이 원하지 않는 질이 높은 제품 |

> **◢ 기출문제 맛 보기**
>
> **다음 빈칸에 들어갈 말로 옳은 것은?**                                   19년 지방직
>
> 백내장 수술 진료비를 행위별수가제가 아닌 포괄수가제로 지불한 결과, 진료 비용이 감소하였다. 백내장 수술 결과는 행위별수가제 환자군과 포괄수가제 환자군 간에 차이가 없는 것으로 나타났다. 따라서 백내장 수술에 대해 포괄수가제가 행위별수가제에 비해 (      )이 높다고 평가하였다.
>
> ① 효능성                ② 효과성                ③ 효율성                ④ 형평성

**정답** ③

## 4 간호관리

### 1) 간호관리의 개념

(1) 조직의 목표인 대상자에게 양질의 간호서비스를 제공하기 위해 간호직원들의 노력과 필요한 모든 자원을 기획, 조직, 인사, 지휘, 통제하는 과정

(2) 간호조직이 추구하는 목적을 보다 효율적이고 효과적으로 달성하기 위한 수단

(3) 간호관리자들이 간호부서나 간호병동에서의 간호활동을 기획, 조직, 인사, 지휘, 평가하는 과정으로 관리과정을 중점적으로 기술(Swansburg)

(4) 간호관리는 조직의 목표를 달성하기 위하여 간호의 자원을 활용하는 과정. 즉, 간호직원을 중심으로 모든 자원을 기획, 조직, 인사, 지휘 및 통제하는 과정이라고 볼 수 있음(Swansburg).

(5) 간호관리에 필요한 기술로 의사소통과 정보체계, 동기부여, 스트레스와 시간관리, 의사결정, 비판적 사고, 그룹관리로 관리과정에 포함되는 내용을 중시(Sullivan & Decker)

(6) 투입을 산출로 바꾸는 전환과정으로, 간호조직의 목표를 달성하기 위하여 간호직원을 중심으로 모든 자원을 기획, 조직, 인사, 지휘 및 통제하는 과정이며 동시에 의사결정, 의사소통, 동기부여, 갈등관리 등의 지원기능을 하는 것(Gillies 등)

(7) 간호서비스의 목적과 목표에 관리과정을 적용하여 간호자원을 조정하고 통합하는 것으로 자원을 중점적으로 기술(Huber)

### 2) 간호관리 체계모형(Gillies)

[표 1-3] 간호관리 체계모형

| 투입 | 전환과정 | | | | | 산출 |
|---|---|---|---|---|---|---|
| 목표달성위해 필요한 자원 | 투입이 산출로 변환되는 과정 | | | | | 산출/결과 |
| • 인력<br>　－생산자 투입요소(간호사)<br>　　: 간호사 수/유형, 교육,<br>　　경험, 기술, 태도<br>　－소비자 투입요소(환자)<br>　　: 환자 중증도, 간호<br>　　요구도, 환자강도지표,<br>　　태도<br>• 물자: 장비, 공급품, 기술<br>• 자금(재정), 건물설계<br>• 정보, 시간<br>• 간접비(실무교육)<br>• 환자분류체계(환자분류점수)<br>• 간호표준<br>• 간호전달체계 | 〈관리과정과 관리지원기능〉 | | | | | • 간호의 질(질 평가 결과)<br>간호의 양(환자 간호제<br>공시간, 직접간호시간)<br>• 간호(제공)시간<br>• 환자 재원일수<br>• 환자 만족도<br>• 간호사 만족도<br>• 간호사의 성장<br>• 결근률, 이직률<br>• 인력개발<br>• 연구(개발, 성과)<br>• 간호 생산성<br>• 원가/비용편익<br>• 조직 개발<br>• 조직 활성화<br>• 조직 유효성 |

〈관리과정과 관리지원기능〉

| 기획 | 조직 | 인사 | 지휘 | 통제 |
|---|---|---|---|---|
| 의사결정<br>재무관리<br>목표관리<br>시간관리 | 조직구조<br>조직문화<br>조직변화 | 직무관리<br>간호전달<br>체계<br>경력개발<br>노사협상 | 리더십<br>동기부여<br>주장행동<br>의사소통<br>갈등관리 | 의료의질<br>관리<br>간호업무<br>평가<br>환자안전 |

〈간호관리과정〉

| 자료수집 | 기획 | 조직 | 인사 | 지휘 | 통제 |
|---|---|---|---|---|---|

• 기획, 지휘, 통제하는 권한을 가진 간호관리자집단

(1) **투입요소**: 인력(간호직원 및 환자), 물자, 자금, 건물설계, 정보, 시간 등의 자원의 개념

　① **인력**: 간호대상자의 건강상태와 간호요구도 혹은 중증도, 간호제공자의 전문직 수행능력과 기술, 경험, 태도 및 교육 등

　② **물자**: 의료·간호 관련 장비를 포함한 비품과 공급품, 물자 활용 테크놀로지 등

　③ **건물설계**: 건물의 규모와 디자인, 위치, 통풍, 건물 간 연계성 등

　④ **그 외**: 자금과 정보, 시간 등

(2) **전환과정**

　① 관리과정(기획, 조직, 인사, 지휘, 통제)과, 관리지원기능(의사결정 등)

　② 기획, 지휘, 통제하는 권한을 가진 간호관리자 집단

(3) **산출요소**: 투입요소가 전환과정을 거쳐 나온 간호생산성을 뜻함

　제공된 간호서비스의 질, 간호제공 시간, 환자만족도, 간호직원 만족도, 간호인력의 이직률, 대상자의 자가간호 수행능력, 재원일수 등

## 3) 간호관리의 특성

물적 요소보다는 인적 요소에 중점을 두며, 우수한 양질의 간호를 추구한다.

(1) 인적요소인 간호직원이 중요

(2) 양질의 간호제공이 목표

(3) 자원으로써 기술적 활용이 요구됨

(4) 일련의 과정이며, 기능임

## 4) 간호관리의 목표

간호관리의 목표는 대상자에게 양질의 간호를 제공함으로서, 궁극적으로 대상자의 안위와 만족을 충족하기 위함이다.

그 구체적 목표는,

(1) 간호업무의 합리화

(2) 변화된 환경에 적절한 적응과 발전을 창조할 수 있도록 노력함

(3) 간호직원의 사기양양과 간호업무를 통한 자아발전 및 자아실현 도모를 촉진

(4) 간호조직의 효과성을 추구하며, 간호사와 간호관리자가 갖추어야 할 기술을 가르침

## 5) 간호관리학의 학문적 성격

| 통합적 | 간호 대상자와 조직의 행위를 이해, 설명하기 위해 여러 학문으로부터 이론과 연구방법을 통합하는 종합 과학적 관점의 학문이다 |
|---|---|
| 인간 중심적 | 간호관리의 구성원인 간호사들이 자기개발과 개인적 성장, 자아실현의 욕구 충족을 목표로 하는 인간중심적 성향을 띠고 연구하는 학문분야이다. |
| 성과 지향적 | 조직의 성과를 높이려는 특성을 갖는다. |
| 상황 적합성 | 조직의 목표달성을 위해 다양한 지식과 기법을 객관적이고 보편적인 원리로 제시한다. |
| 과학적 방법론 | 경험적 관찰에 근거를 둔 실증연구에 바탕을 두며 체계적 관찰과 귀납법, 연역법 등의 검증방법을 통한 과학적 방법과 절차를 따른다. |

## 6) 간호관리의 필요성이 대두된 배경

### (1) 보건수요의 증대

평균 수명의 증가, 건강에 대한 관심 고조, 전 국민 의료보험으로 인한 의료수요 증대, 양질의 의료에 대한 요구도 증가로 치료보다 건강관리 측면이 강조되면서 간호사의 역할 및 간호관리의 중요성이 대두됨

### (2) 국가에 의한 보건의료 통제의 강화

국가가 국민의 기본권을 보장하기 위해 보건의료체제의 통제를 강화하기 시작하면서 간호의 유용성에 대한 관심이 집중됨

### (3) 병원운영에서 차지하는 간호인력 비율의 증가

간호인력이 차지하는 비율이 높고 이에 따라 간호인건비가 증가함에 따라 간호관리를 통해 자원낭비를 최소화하고 간호의 질을 높여 조직 전체의 효율성을 향상하기 위함

### (4) 간호조직의 효율적 관리를 통한 효과성 증가

---

**Q 참고 POINT**

**[간호관리의 필요성]**
1. 의료시스템의 복잡성 증가 및 대형화에 따른 의료기관 간 경쟁력 심화
2. 과학기술, 정보산업의 발전: 의료기술의 발전으로 간호전문직의 역할도 다양화
3. 고객욕구의 다양화와 그에 부응하는 양질의 간호서비스에 대한 요구 증가
4. 환자안전 및 의료서비스의 질 관리에 대한 사회적 요구의 증가

---

**✏ 기출문제 맛 보기**

**1. 간호관리과정에 대한 설명으로 옳은 것은?**　　　　　　　　　　20년 지방직

① 기획은 실제 업무성과가 계획된 목표나 기준에 일치하는지를 확인하는 것이다.
② 조직은 공식 구조를 만들고, 적합한 간호전달체계를 결정하며 업무활동을 배치하는 것이다.
③ 지휘는 유능한 간호사를 확보하고 지속적으로 개발·유지하기 위해 적절히 보상하는 것이다.
④ 통제는 간호조직의 신념과 목표를 설정하고 목표달성을 위한 행동지침들을 결정하는 것이다.

**2. 길리스(Gillies)의 간호관리 체계모형에서 구성 요인별 예시가 바르게 짝지어지지 않은 것은?**

　　　　　　　　　　23년 지방직

① 생산자 투입 요소 - 간호사 직무만족도, 간호 생산성
② 소비자 투입 요소 - 환자의 중증도, 간호 요구도
③ 변환과정 - 의사결정, 간호의 질 관리 활동
④ 산출요소 - 간호사 이직률, 재원일수

**3. 간호관리과정 중 기획 활동에 해당하는 것은?**　　　　　　　　24년 지방직

① 조직의 사명과 목표를 설정한다.
② 구성원을 동기부여하고 격려한다.
③ 직무 성과를 측정하고 개선한다.
④ 직무 수행을 평가하여 보상한다.

---

## **5**　관리자의 유형

### 1) 최고관리자

(1) 환경변화에 따라 조직의 장기목적, 전략, 정책, 활동방침을 설정하고, 각 부서가 어떻게 상호작용을 해야 하는지를 결정

(2) 조직의 외부환경과 상호작용하는 역할을 수행

(3) 조직 전체에 영향을 미치는 장기적이고 전반적인 사업에 대한 의사결정

(4) 전반적인 조직관리에 책임을 짐: 사업성과에 대한 포괄적 책임과 기업의 사회적 책임

(5) 중간관리자의 업무성과를 모니터함

(6) 간호부장, 간호이사, 간호부원장, 간호본부장

---

**정답**　1. ② 　2. ① 　3. ①

## 2) 중간관리자

(1) 최고관리층이 설정한 조직목표, 전략, 정책을 집행하기 위한 제반활동 수행

즉, 조직이 수립한 정책 또는 방침이 실제 행동에 옮겨지도록 지시·확인·통제

(2) 조직의 전략적 목적 달성을 위한 부서별 계획을 세우고 조직의 정책, 절차, 규칙을 정함

(3) 조직의 목적달성을 위해 자원을 조직하는 데 가장 좋은 방법을 찾음

(4) 상위관리자의 요구와 하위관리자 또는 작업자의 능력을 조화시키는 역할과, 최고관리자와 일선 관리자간 상호관계를 조정하는 역할 수행

(5) 일선관리자를 지휘 감독하고, 때로 작업자를 직접 지휘: 구성원의 활동을 조정 혹은 직접 지시 명령하고, 돕기도 함

(6) 조직의 목적이 적합한지 평가하고, 최고관리자에게 조직의 목적을 변경하도록 조언

(7) 간호감독, 간호과장(간호부장이 최고 관리자인 경우), 임상전문 간호사, 사례관리자

## 3) 일선관리자

(1) 조직의 특정업무를 수행하는 조직구성원을 직접 지휘, 감독

(2) 현장에서 실제로 업무를 수행하고, 필요시 기술적인 역량을 전수

(3) 고객의 기대와 요구를 관련부서에 전달

(4) 수간호사, 유닛 매니저, 파트장, 책임간호사, 사례관리자, 일차간호사, 팀 리더, 평간호사

[표 1-4] 간호관리자 유형별 비교

|  | 최고관리자 | 중간관리자 | 일선관리자 |
|---|---|---|---|
| 예 | • chief nursing officer<br>• chief executive officer<br>• chief financial officer | • 간호단위관리자<br>(unit supervisor)<br>• 디파트먼트 헤드<br>(department head)<br>• 과장(director) | • 책임간호사(charge nurse)<br>• 팀 리더(team leader)<br>• 일차 간호사(primary nurse) |
| 책임범위 | • 조직 전체와 외부의 영향 포함 | • 단위 부서의 일상적인 요구와 조직의 요구 통합에 중점 | • 매일 단위 부서의 일상적인 요구에 중점 |
| 중점적인 기획 | • 장기적인 전략적 기획 | • 장기 기획과 단기 기획 결합 | • 단기적인 운영적 기획 |
| 의사소통 방향 | • 대부분 하향식 의사소통<br>- 중간관리자를 통해 하급자의 피드백을 받으며, 동시에 하급자의 피드백을 직접 받기도 함 | • 중앙집권식으로 상향식, 하향식 의사소통 | • 대부분 상향식 의사소통<br>- 일반적으로 중간관리자가 최고관리자에게 보고할 수 있도록 중간관리자에게 의존 |

## 6 관리기능과 관리기술

### 1) 관리기능

관리자의 직위와 유형에 관계없이 모든 관리자들은 조직의 목적을 달성하기 위해 기획, 조직, 인사, 지휘, 통제의 5가지 관리기능을 수행하며 업무를 진행한다.

그러나, 관리자의 계층에 따라 5가지 관리기능의 수행정도는 서로 다르다.

(1) 최고관리자로 올라갈수록 기획기능을 더 많이 수행하고 일선관리자로 내려갈수록 지휘기능을 더 많이 수행

(2) 통제기능은 관리계층에 상관없이 거의 같은 비율로 적용

(3) 조직기능은 최고관리계층보다는 중간관리계층과 일선관리층에 더 많이 적용

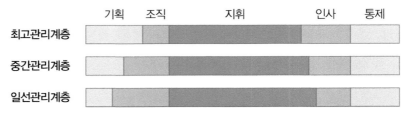

[그림 1-3] 각 관리계층에서 강조되는 관리기능

*출처: 염영희, 학습성과기반 간호관리학, 수문사, 2020, p.29.

### 2) 카츠(Katz)에 의한 관리기술

(1) 개념적 기술(Conceptual skill)

① 전체적으로 조직의 복합성을 이해하는 능력으로, 관리자가 조직을 전체로 파악하고 각각의 부서가 어떻게 연결되고 의존되는지를 이해하는 능력

즉, 각 부분이 서로 어떤 연관성이 있으며, 한 부분의 변화가 조직 전체에 어떤 영향을 미칠지 예측하는 능력

② 조직의 모든 이해관계와 활동을 조정하고 통합할 수 있는 기술

③ 조직관련 문제를 전체적으로 이해하고 문제의 중요성과 시간적 필요성에 따라 문제해결의 우선순위를 정하고 예측할 수 있는 능력

④ 상위 계층으로 갈수록 더 많이 요구됨

(2) 인간적 기술(Human skill)

① 다른 사람들과 성공적으로 상호작용하고 의사소통할 수 있는 능력으로 동기유발에 관한 이해와 지도성을 효과적으로 적용하는 것을 포함

② 원만한 관계를 유지하면서 동기부여하고 조정과 협력을 이끌어내는 기술로, 관리자가 그룹 안에서 협력적인 분위기를 구축하는 데 필요함

③ 모든 계층에서 비슷한 비중으로 요구되며, 세 분야의 기술 중 가장 많은 비중을 차지
④ 인간관계적 기술은 중간관리자에게 상대적으로 중요한 경영관리 기술임(현문사)

(3) **실무적 기술(Technical skill, 전문적 기술)**

① 관리자가 특정분야를 감독하는데 필요한 지식, 방법, 테크닉, 장비 등을 사용하는 능력
② 관리자에게 반드시 필요하지는 않지만 부하직원을 지휘하고, 업무를 조직, 문제를 해결, 직원들과 의사소통하기 위해 필요함
③ 하위 계층으로 갈수록 더 많이 요구됨

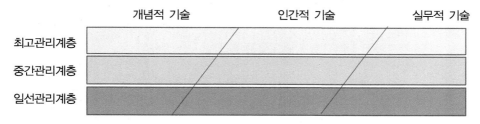

[그림 1-4] 관리계층에 요구되는 관리기술

*출처: Jones, G. R., George, J. M. & Hill, C. W. L.(2000). Contemporary management. p.14.

[표 1-5] 관리기술 사례

| 기술 | 간호관리자의 기술 사례 |
|---|---|
| 1. 개념적 기술 | • 조직의 사명과 비전을 수용하고 공유한다. 전반적인 조직의 목적을 이해하고 어떻게 하면 병동이 조직과 조화로울 수 있는지 이해한다.<br>• 변화하는 보건의료체계의 현실을 받아들인다. 간호사는 조직 안에서 생산성은 높이고 비용은 낮추기 위한 활동을 하여야 한다.<br>• 항상 조직의 사명, 비전, 목표를 포함한 'big picture'를 유념한다. 외부고객(예 환자, 가족, 기관) 및 내부고객(예 직원, 행정가, 이사진 및 다른 부서)의 요구를 이해한다.<br>• 조직의 목표에 맞추어 매일 매일의 활동을 관리하고, 미래를 위하여 계획을 한다. 계획을 바탕으로 고객서비스를 제공한다. |
| 2. 인간관계적 기술 | • 개방적이고 위협적이지 않은 환경을 조성한다. 직원들이 자유롭게 의견을 제시하고 문제를 해결할 수 있도록 정보를 나누고 격려한다.<br>• 인간적인 업무환경을 조성한다. 조직과 직원의 문제를 이해하고 존중하며, 상관을 존경한다. 부하 직원을 사적으로 코치하고 상담하고 교정하며, 공적으로는 칭찬한다.<br>• 직원들에게 정보를 전달하고 인지하게 한다. 기대치, 목적, 목표는 명확하게 의사소통되어야 한다.<br>• 문제해결은 매우 적극적으로 한다. 어떻게 문제를 해결하는지가 문제의 답을 아는 것보다 더 중요하다는 것을 기억한다. 개방적이고 질문할 수 있는 분위기를 유지한다. 문제를 해결할 수 있는 새로운 방법을 모색하고 문제를 해결하는 데 직원이 함께 할 수 있도록 격려한다.<br>• 실패를 배우는 기회로 전환한다. 문제상황을 주의 깊게 평가하고 변화가 효과적일 수 있도록 실행계획을 개발한다.<br>• 의식이 깨어 있어야 한다. 그룹과 자신의 욕구, 문제, 활동에 대하여 민감하여야 한다. |

| 3. 전문적 기술 | • 직원을 적절히 훈련하여 맡은 바 업무를 잘 수행할 수 있도록 한다. 배우고 가르치는 일을 지속적으로 한다.<br>• 조직의 정책과 절차를 정확히 파악하고 전달하여 직원이 잘 알고 따르도록 한다.<br>• 각 직원의 임상 수행능력과 기술을 파악하여 적절히 업무를 위임하고 감독한다.<br>• 임상적 문제에 있어 상담가 역할을 수행하여, 필요하면 환자를 직접 사정하고 직원에게 적절 한 간호 방법을 조언한다.<br>• 환자간호에 있어서 결과지향적이고 결과중심적이 되게 한다. |
|---|---|

*출처: 염영희 외, 간호관리학, 수문사, 2023, p.35.

---

**🖉 기출문제 맛 보기**

〈보기〉에서 설명하는 카츠의 관리 기술로 가장 옳은 것은?                    23년 서울시

---
〈보기〉
• 변화하는 보건의료체계의 현실을 받아들인다.
• 조직의 사명, 비전 등을 포함한 큰 그림을 생각한다.
• 외부고객 및 내부고객의 요구를 이해한다.
• 조직의 생산성을 높이고 비용을 낮추기 위한 전략을 세운다.

---

① 인간적 기술          ② 실무적 기술          ③ 개념적 기술          ④ 윤리적 기술

---

정답 ③

## 7  관리자의 역할

민츠버그(Mintzberg)는 관리자의 10가지 특정 역할을 서술하며, 이를 세 영역으로 범주화하였다.

### • 민츠버그(Mintzberg)의 10가지 관리자 역할

| 역할 구분 | 역할 | 역할 서술 | 활동 |
|---|---|---|---|
| 대인 관계 | 대표자 | 법적 · 사회적으로 요구되는 상징적이고 일상적인 업무의 수행 | • 의식에 참여, 공적 · 법적 · 사회적 기능, 상징적인 업무 수행<br>– 방문객 접대, 직원결혼식 참석, 그룹오찬 주관, 법적서류 서명 등 |
| | 지도자 | 부하직원들에 대한 동기유발, 직원 채용과 훈련 업무 | • 부하직원과의 상호작용(동기부여, 상담, 훈련, 의사소통)<br>– 종업원 채용, 배치, 훈련, 동기부여 등 직원의 업무 수행을 피드백하고, 개인적인 성장을 격려 |
| | 섭외자 | 정보 제공자들과의 네트워크 유지 | • 외부공급자, 고객들과 상호작용<br>• 조직 내 · 외 간 정보 네트워크 연결<br>– 상사, 부하직원과 함께 일하는 것 외에도 다른 사람들과 상호작용을 하며 교량 역할<br>– 다른 부서의 관리자, 전문가, 타부서 직원, 물품공급업자, 환자 등과의 관계를 유지하는 역할 |
| 정보적 역할 | 모니터 (감시자) | 다양하고 특정한 정보를 조직과 환경에서 발견하고 전달받음 | • 일차적으로 정보를 받는 모든 메일 관리와 관리자들 관리<br>어떤 일들이 일어나는지 알기 위해 지속적으로 주변 환경을 모니터하면서 직 · 간접적으로 정보를 수집<br>– 근무번 시작 시 보고를 받는다. 새로운 노사협의 보고서를 검토한다.(현문사) |
| | 전달자 | 외부인이나 부하직원으로부터 받은 정보를 조직의 다른 사람에게 전달 | • 수집된 정보를 조직에 전달<br>• 부하직원에게 구두 또는 인터넷으로 의사소통 유지<br>부하 직원들이 일상적으로 접할 수 없는 정보를 부하에게 전달 |
| | 대변인 | 외부인에게 조직의 계획, 정책, 활동 결과 등을 전하며, 조직에서 전문가로서 활동 | • 간호협회 이사회에 참석하고 정보를 외부에 전달<br>조직의 계획, 정책, 활동, 성과 등 정보의 일부를 기업 외부의 사람들에게 전달<br>– 이사회에 참석하여 정보를 외부에 알림 |

| | | | |
|---|---|---|---|
| 의사<br>결정자<br>역할 | 기업가 | 조직과 환경에서 기회를 찾고 변<br>화를 위한 사업을 추진 | • 새로운 간호서비스 전략 실행<br>• 아이디어 개발 |
| | | | 조직의 변화에 관한 정보를 기초로 사업을 추진해가는 역할<br>－변화를 위한 프로젝트 개발, 기회포착을 위한 조직과<br>　환경 탐색<br>－새로운 서비스 창출, 시장조사, 조직구조 재정비 등 |
| | 고충<br>처리자 | 조직이 예상치 못한 어려움에 당<br>면했을 때 올바른 행동을 수행 | • 어려움과 위기 해결을 위 한 전략 수행<br>• 문제해결자 역할 수행 |
| | | | 조직이 당면한 중요한 문제해결을 모색하는 역할<br>－파업, 계약위반, 각종 민원, 스케줄 문제, 장비 문제, 작<br>　업환경 문제 등 조직 내외에서 발생하는 분쟁과 위기를<br>　해결하는 역할<br>－간호사의 투약오류 원인을 조사하고 해결하고자 시도<br>　한다.(현문사) |
| | 자원<br>분배자 | 중요한 결정을 내리기 위해 조직<br>의 모든 자원을 담당하는 책임<br>감당 | • 스케줄링, 예산 책정, 부하직원의 일에 관한 프로그램<br>• 우선순위 조정 |
| | | | 조직 내의 자원활용과 관련된 의사결정의 역할<br>－조직의 인적, 물적, 재정적 자원을 어떻게, 누구에게 배<br>　분할지를 결정하는 역할<br>－일정계획(스케줄링), 직무설계, 예산책정 역할<br>－간호부에서 내부모집으로 직원을 선발하고자 한다.(현<br>　문사) |
| | 협상자 | 중요한 협상에서 조직을 대표 | • 협상 역할, 단체협약 체결<br>• 구매 및 판매계약 체결 |
| | | | 인간과 집단을 대상으로 중재하는 역할<br>－조직 내 자원교환, 물품공급업자와의 구매 및 판매계약<br>　체결, 노동조합과의 조정활동<br>　(단체교섭, 노사협정) |

## Q 참고 POINT

**[관리의 상호작용 모델, 민츠버그]**

1. 민츠버그는 관리자의 역할을 새롭게 세분화하고, 일부 내용과 용어를 수정 (2009년)
2. 관리자의 역할을 크게 대내적, 대외적으로 구분하고, '역할' 대신 '차원'이라는 용어 사용
3. 관리를 '정보적 차원', '인간 차원', '행동 차원'으로 보다 입체적으로 모델링
   즉, 관리란 1) 정보를 가지고, 2) 사람을 통해서, 3) 활동으로 이어지며, 3개 차원은 아래로 갈수록 구체적.
   　　세 번째 관리의 수준인 행동 차원(행위 수준)이 가장 구체적인 수준, 관리단위 내 · 외부에서 직접 업무
   　　를 수행하는 것을 의미

| 구분 | 업무구상과 스케쥴링 | |
| --- | --- | --- |
| | 대내적 | 대외적 |
| 정보적 차원<br>(정보적 수준) | 의사소통 (정보를 다른 사람들과 받고 나눔) | |
| | • 모니터링　• 너브센터 | • 대변자　• 너브센터　• 전파자 |
| | 통제<br>(정보를 다른 사람들을 통제하기 위해 사용) | － |
| | • 설계　• 위임　• 지명　• 분배　• 평가 | |
| 인적 차원<br>(사람 수준) | 지휘<br>(사람을 격려하고 일을 할 수 있게 함) | 연계<br>(병동 밖에 네트워크 구축) |
| | • 활기 북돋우기　• 개발<br>• 팀 빌딩　　　• 문화 강화하기 | • 네트워킹　• 대표자　• 전달자<br>• 송신자　• 버퍼링 |
| 행동 차원<br>(행위 수준) | 수행 (doing) | 처리 (dealing) |
| | • 프로젝트 관리　• 문제해결 | • 연합 구축　• 지지체계 동원 |

〈요약〉
- 모델의 각 중심원은 상호 개방된 시스템으로 영향력을 주고받는다.
- 동심원의 중심부에 자신의 지식과 경험, 역량과 상상력을 지닌 관리자는 의사소통을 통해 형성된 틀과 마음의 상상력으로 관리단위 내·외부 환경을 고려하여 조직의 문제를 해결하기 위한 안건(의제)의 일정을 잡는다. 이 과정에서 관리자의 업무는 세 단계, 즉 정보단계와 사람단계 및 행동단계 수준에서 이루어진다.
- 단계별 관리자의 주된 역할은 정보단계의 업무로 통제하기가 있으며, 사람단계의 업무로 관계잇기와 구성원의 행동 이끌기이며, 행동단계의 업무로는 수행하기가 있다.

🔗 기출문제 맛 보기

1. 병원의 B 간호부장은 의료기관 서비스 평가를 앞두고 간호 질 향상을 위해 성과급제를 도입함과 동시에 간호인력을 재배치하였다. 이는 간호관리자 역할 중 어떤 역할을 수행한 것인가?　16년 서울시

① 대표자 역할　　　② 섭외자 역할　　　③ 의사결정자　　　④ 전달자 역할

2. 민츠버그(Mintzberg)가 제시한 관리자의 역할 중 '정보적 역할'에 해당하는 것은?　22년 지방직

① 중요한 결정을 하기 위해 조직의 모든 자원을 할당한다.
② 법적이나 사회적으로 요구되는 상징적이고 일상적인 의무를 수행한다.
③ 외부인에게 조직의 계획, 정책, 활동, 성과 등을 알린다.
④ 조직이 예상치 못한 어려움에 당면했을 때 올바른 행동을 수행한다.

정답 1. ③　2. ③

# 관리이론

## 1 관리이론의 분류

### 1) 시대적 구분에 의한 분류(D.Waldo)

#### (1) 고전적 조직이론

① 1880~1930년 사이에 지배적
② 구조론적 관점에 중점
③ 과학적 관리론, 행정관리론, 관료제 이론
④ 특징
- 생산성을 높이기 위해 가장 능률적인 작업방법과 경영원리를 사용
- 원칙들은 과학적으로 검증되지 못함
- 인간적인 면을 무시했다는 평가를 받음
- 조직을 폐쇄적 시스템으로 봄

#### (2) 신고전적 조직이론

① 1940~1950년대에 지배적
② 인간론적, 행동주의 관점
③ 인간관계론, 행동과학론, 의사결정론

#### (3) 현대적 조직이론

① 1960년대 이후
② 통합적 관점, 계량적 연구 중심
③ 경영관리이론, 조직환경이론(체계이론, 상황이론), 카오스이론

### 2) 간호관리의 관점에 따른 분류(Gorden)

(1) **구조론적 관점**: 과학적 관리론, 행정관리론, 관료제 이론, 의사결정론
(2) **인간론적 관점**: 인간관계론, 집단역동, 지도자론, 행동과학론
(3) **통합론적 관점**: 상황이론, 체계이론, 사회기술이론

## 3) 조직이론에 의한 분류(W.R Scott, 1987)

(1) **조직이론들을 조직에 대한 관점과 인간에 대한 관점의 두 가지 차원으로 4가지로 분류**

① 조직: 환경개념의 포함 여부에 따라 폐쇄적, 개방적 관점으로 나눔

② 인간: 인간을 합리적 존재 혹은 사회적 존재로 가정했는지에 따라 합리적, 자연적 관점으로 구분

(2) **조직이론들의 패러다임의 변화**

① 조직에 대한 관점의 변화: 조직을 보는 시각이 환경을 고려하지 않은 폐쇄적 관점에서 환경을 반영한 개방적 관점으로 변화 (1960년대 전후)

② 인간에 대한 관점의 변화: 인간에 대한 관점이 합리적 관점에서 자연적(사회적) 관점으로 변화 (1930년대, 1970년이 기점)

| 구분 | | 인간에 대한 관점 | |
|---|---|---|---|
| | | 합리적 | 자연적(사회적) |
| 조직에 대한 관점 | 폐쇄적 | 조직의 효율성 강조〈1900~1930년〉 과학적 관리론, 행정관리론, 관료제이론 | 인간의 사회적 욕구 강조〈1930~1960년〉 인간관계론, 맥그리거의 XY이론 |
| | 개방적 | 조직을 유기체로 강조〈1960~1970년〉 체계이론, 구조적 상황이론 | 조직의 생존을 강조〈1970년~〉 카오스이론, 현대조직이론 |

(3) **유형별 특징**

① 폐쇄 합리적 조직이론

㉠ 조직을 외부환경과 단절된 폐쇄체계로 보면서 구성원이 합리적으로 사고하고 행동하는 것으로 간주

㉡ 조직을 조직목표 달성의 도구로 간주하고 인간집단을 합리체계로 간주함으로써 조직을 기계장치와 같이 설계하려 했으며, 구성원들을 기계의 부속품처럼 행동하도록 요구함으로써 조직 자체를 조직목표 달성을 위한 거대한 기계로 간주

② 폐쇄 자연적 조직이론

㉠ 구성원들의 인간적인 측면을 수용

㉡ 구성원들이 다양한 욕구를 가진 인간이며, 특히 그들의 사회적 욕구를 연구하고 그 결과를 이용하여 조직의 생산성을 향상시킬 수 있다는 신념에 기초

㉢ 인간의 사회심리적 측면을 밝힘으로써 인간에 대한 이해의 폭을 넓혔으나 인간의 복잡한 모습을 보이는 데는 실패: 인간의 욕구체계를 지나치게 단순화 획일화해서 봄

③ 개방 합리적 조직이론

    ㉠ 복잡한 인간관 즉, 인간을 거의 무한한 잠재력과 가변성을 지닌 복잡한 존재로 규정하고, 조직을 둘러싼 환경변수를 본격적으로 고려하기 시작

    ㉡ 조직 환경의 중요성을 강조하지만, 조직이나 인간의 합리성 추구를 다시 강조

    ㉢ 유기체로서의 조직의 다양한 욕구는 조직을 둘러싼 환경에 의해 영향을 받는다는 새로운 관점을 제시했으나, 조직과 환경을 지나치게 구체적이고 실물적인 것으로 봄

    ㉣ 시스템의 모든 요소간의 상호관련성이 기능적으로 통합되어 있다고 전제함으로서, 조직의 상이한 요소들의 독립적인 생존능력을 부정한다는 비판을 받음

④ 개방 자연적 조직이론

    ㉠ 조직 환경의 중요성을 강조하면서, 조직의 목표달성보다 생존을 중시하고, 조직 속의 비공식성과 비합리성에 초점을 맞춰 조직의 비합리적인 동기적 측면을 부각

    ㉡ 조직관에서 수동성 보다는 능동성을, 폐쇄성보다는 개방성을, 권위적 신념보다는 민주적 탐구의 중요성을 강조

    ㉢ 조직학습, 학습조직, 조직문화이론, 비즈니스 프로세스 리엔지니어링에 해당

    ㉣ 비합리적이고 무질서한 조직을 그대로 설명만 하는 조직이론

    ⇨ 관리자는 조직을 어느 한 관점으로만 보기 보다는, 폐쇄–합리적 관점으로 보면서 또한 개방–자연적 관점으로 볼 때 더욱 다양하게 조직을 관리할 수 있음

---

**✏ 기출문제 맛 보기**

1. 관리이론의 패러다임 변화를 일으키는 데 결정적 역할을 한 이론으로 짝지어진 것은?     15년 서울시

① 행정관리론, 상황이론        ② 인간관계론, 체계이론
③ 관료제 이론, 행태과학론      ④ 과학적 관리론, 체계이론

2. 고전적 관리이론만을 모두 고르면?     24년 지방직

| |
|---|
| ㄱ. 테일러(Taylor)의 과학적 관리론 |
| ㄴ. 베버(Weber)의 관료제론 |
| ㄷ. 페이욜(Fayol)의 일반관리론 |
| ㄹ. 버틀란피(Bertalanffy)의 시스템 이론 |

① ㄱ, ㄴ        ② ㄴ, ㄹ        ③ ㄱ, ㄴ, ㄷ        ④ ㄱ, ㄷ, ㄹ

---

정답    1. ②    2. ③

**Q 참고 POINT**

[조직이론의 특징 비교]

| 년도 | 1900년~1930년 | 1930년~1960년 | 1960년~1970년 | 1970년 이후~ |
|---|---|---|---|---|
| 구분 | 폐쇄-합리적 조직 이론 | 폐쇄-자연적 조직 이론 | 개방-합리적 조직 이론 | 개방-자연적 조직 이론 |
| | • 조직은 외부 환경과 단련된 폐쇄 체재<br>• 조직구성원은 합리적으로 사고하고 행동하는 것으로 간주 | • 조직은 아직도 외부 환경과 단련된 체재로 봄<br>• 조직 구성원들은 자연적 관점으로 보는 것으로 인간적 문제에 중점을 둠 | • 조직 환경의 중요성을 강조<br>• 조직이나 인간의 합리성 추구를 다시 강조 | • 조직 환경의 중요성을 강조<br>• 조직의 합리적인 목적 수행보다는 조직의 존속이나 비합리적 동기적 측면을 강조 |
| 장점 | • 조직의 효율성 강조<br>• 정확성, 안전성, 책임성의 요구 | • 인간의 사회적 욕구 강조<br>• 조직의 비공식적 요인을 개척함 | • 환경을 이론에 반영<br>• 조직을 유기체로 강조 | • 조직의 비합리적인 동기적 측면 중요<br>• 조직의 자기조직화 및 학습 중시<br>• 조직의 효과적 생존 강조 |
| 약점 | • 인간적 가치의 간과<br>• 환경의 중요성 간과<br>• 조직의 비공식적 요인 고찰의 실패 | • 조직의 비공식적 측면만 강조<br>• 인간의 심리적, 사회적 측면만 강조 | • 조직의 전략적 선택의 중요성 무시<br>• 조직과 환경을 지나치게 실물적으로 봄 | • 처방적인 면이 부족함 |
| 공헌 분야 | 경영과학 분야 | 행동과학 및 인력관리 분야 | 조직설계 및 조직개발 분야 | 조직문화이론, 혼돈이론(카오스이론) |
| 대표 학자 | Taylor, Weber, Fayol | Mayo, Barnard, selznick, McGregor | Burn & Stalker, woodward, Lawrence & Lorsch, Thompson, Aston group | Weick, March, Pfeffer & Salancik, & Dimaggio, & Powell, Hannan, & Freeman, Leifer |

*출처: 이창원, 최창현(1996). 새조직론. 대영문화사.

🔍 참고 POINT

[관리이론의 역사적 발전과정]

| 구분 | 고전적 관리이론 | 행동과학이론 | 현대적 이론 |
|---|---|---|---|
| 시대 | 1900~1930 | 1930~1980 | 1950~현재 |
| 특징 | • 조직 중심<br>• 효율 초점 | • 인간 중심<br>• 인간관계 초점 | • 조직과 인간의 균형<br>• 개인의 창의성 초점 |
| 주요이론 | 과학적 관리론,<br>행정관리론, 관료제론 | 인간관계론, 행동과학론 | 체계이론, 상황이론 |
| 경영관리의<br>철학적 변화 | 인간의 효율적 관리에 초점 | 인간관계에 초점 | 개인의 창의성 강조 |

## 2 관리학 이론

### 1) 고전적 관리이론(Classical management theories)

- 1880~1930년대
- 구조론적 관점
- 종류: 과학적 관리론, 행정관리론, 관료제이론

(1) 과학적 관리(Scientific management)

① 대표 학자: 테일러(Taylor)와 그의 동료들
② 핵심 개념: 근로자의 효율성과 생산성을 향상시키는 방법에 과학적 원칙을 적용
③ 대표적 연구: 시간 – 동작 연구
   ⊙ 근로자의 작업시간을 측정하고 활동을 분석하여 작업표준을 만들므로 가장 효율적으로 일을 할 수 있는 방법에 관심을 둠(유일한 최선의 작업방법을 규정)
   ⓒ 업무의 효율성을 높이기 위해 업무분석을 통해 필요 없는 동작을 제거
   ○ 길브레드(Gilbreth) 부부: 벽돌쌓는 과정에 대한 시간-동작분석 연구 수행
④ 관리제도
   ⊙ 업무기획제도
     • 근로자는 오직 업무수행에만 전념
     • 기획부서를 설치하여 업무계획과 준비, 근로자는 실질적인 생산활동에만 투입
   ⓒ 직능부서별 관리제도
     근로조건에 관한 준비와 근로자의 업무수행 방법을 지도하고 책임지는 감독자 역할을 실무부서의 관리자에게 분담시키는 방법

ⓒ 업무문서화 제도

　관리자가 근로자에게 업무를 분담하고, 수행방법과 과정을 지시하며 감독·통제할 때 문서화된 업무지도 지침을 활용해야 함

ⓔ 차별적 성과급 제도

　업무에 관한 임금 비율을 정해놓고 근로자가 부여된 업무를 성공적으로 달성하면 높은 임금 비율을 적용하고, 달성하지 못하면 낮은 임금 비율을 적용

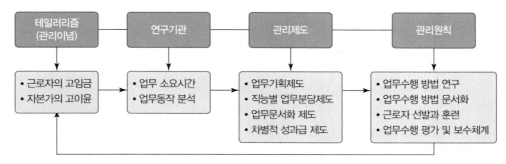

[그림 1-5] 과학적 관리론의 체계도

*출처: 신미자, 간호관리학, 수문사, 2024, p.62.

⑤ 관리원칙(업무의 효율성)

〈원칙1〉 근로자의 효율적인 업무수행 방법에 관한 실험연구

　수행할 업무에 관한 정보 수집과 근로자의 업무수행 방법 및 업무수행 향상 방법에 관해 실험

〈원칙2〉 효율적인 업무수행 방법의 문서화 작업과 근로자 훈련

　업무수행에 필요한 동작을 분석하여 효율적인 업무수행 절차와 규칙을 문서화하고, 이 과정에 따라 업무를 수행하도록 근로자를 훈련

〈원칙3〉 업무수행에 필요한 능력과 기술을 지닌 근로자 선발과 훈련

　특정한 업무수행에 필요한 능력과 기술을 지닌 근로자를 선발하고, 문서자료에 따라 훈련

〈원칙4〉 근로자에 대한 객관적인 업무수행 평가와 보수체계

　근로자의 업무 생산성에 따른 공정하고 수용 가능한 업무수행 평가방법을 적용하고 이에 따른 보수체계를 개발

⑥ 인간관: 경제인, 기계인, X론적 인간관

⑦ 장점
　　㉠ 오늘날 관리학의 기초가 되며 아직까지 관리의 효율성, 생산성 향상에 큰 기여를 함
　　㉡ 관습, 감정, 직관을 배제한 과학적 원칙 적용
　　㉢ 실무나 연구분야에 과학적, 체계적 관리의 기틀 마련
　　　　• 경험적 실무를 과학적 실무로 전환 (간호업무기준, 지침서, 간호실무표준 등)
　　　　• 효율적인 프로토콜 개발
　　㉣ 간호단위에서 업무의 효율성과 신입간호사의 단계적 훈련을 위해 일시적인 기능적 업무
　　　　분담으로 간호전달 체계를 활용
　　㉤ 간호업무를 분석하고 간호행위당 소요시간을 측정하여 필요한 간호인력을 산정하는 방법
⑧ 단점
　　㉠ 관리자의 명령과 통제에 의한 강압적 일방적 관리
　　㉡ 경영의 과학이 아닌 작업의 과학, 즉 조직전체의 합리화가 아니라 공장내부의 합리화 시
　　　　도(노동방법의 과학화)
　　㉢ 계획과 통제는 관리자, 작업수행은 근로자가 하여, 계획과 집행이 분리
　　　　• 관리자와 근로자가 이분화된 관리자의 일방적인 관리로 업무계획과 통제는 관리자의
　　　　　몫이고 업무수행은 근로자의 몫임
　　㉣ 종업원의 인간성 경시: '인간없는 조직'이란 비판을 받음
　　㉤ 과업의 표준화를 유일한 방법으로 강조
　　　　• 표준화에 대한 경직성으로 개인차를 고려않고, 조직이 처한 상황도 고려 않음
　　㉥ 근로자의 복지에는 관심을 두지 않음

(2) 행정관리론(Administrative management)
① 대표학자: 페이욜(Fayol)
② 일반관리론 또는 경영과정론이라고 함
③ 핵심 개념: 광범위하고 일반적인 관리 이론으로, 생산성 보다는 주로 조직관리의 보편적인
　　원리 정립에 중점을 둔 이론
④ 테일러가 생산과 공장의 경영에 관심을 가진데 비해, 페이욜은 주로 경영자 활동에 관심

| 테일러 | • 작업자 계층과 생산의 기술적 측면에 대해 경영의 기술적인 면을 강조<br>• 조직의 생산성과 노동자가 수행하는 노동이나 작업에 중점 |
|---|---|
| 페이욜 | • 생산이나 운영 등의 개별과정 보다는 조직 전체의 관리에 관심<br>• 경영문제를 조직의 상위계층에 집중하고, 건전한 경영원칙의 적용을 강조 |

⑤ 조직을 하나의 전체로 보고, 관리에는 일정한 원칙이 있다고 제시
  ㉠ 관리기능(관리과정): 기획, 조직, 지휘, 조정 및 통제로 구분
  ㉡ 관리원칙(14개): 분업과 조정의 두 차원을 중심으로 구성

| 원칙 | 내용 |
|---|---|
| 분업의 원칙 | • 분업은 일을 전문화시키고 효율성을 높여 작업 생산량을 증가시킨다. |
| 권한의 원칙 | • 상급자는 하급자에게 명령할 수 있는 권한이 있어야 하며, 권한은 책임이 뒷받침되어야 한다.<br>• 권한은 명령하는 권리이며 복종시키는 힘이다. |
| 규율의 원칙 | • 조직과 구성원 간 행동에 대한 규칙이며, 위반 시 제재를 받는다. |
| 명령통일의 원칙 | • 조직 구성원은 오직 한 사람의 상관으로부터 명령을 받아야 한다. |
| 방향일관성의 원칙<br>(지휘 일원화) | • 조직은 동일한 하나의 목표를 향하여 한 사람의 관리자에 의해 계획되고 지휘되어야 한다. |
| 공동목표우선의 원칙 | • 조직목표, 단체목표가 개인목표(이익)보다 우선한다. |
| 합당한 보상의 원칙 | • 보상은 고용주나 구성원 모두에게 공정하고 타당해야 하며, 보상수준은 구성원이 조직에 노력한 공헌에 달려있다. |
| 집권화의 원칙 | • 구성원에게 업무수행을 위한 권한이 적절하게 분권화되어야 하며 최종적인 권한과 책임은 상급자에게 귀속되며, 하급자와 상급자의 권한 배분은 균형을 이루어야 한다. |
| 계층-연쇄의 원칙 | • 최고관리자로부터 조직구성원에 이르기까지 모든 계층에는 단절됨이 없이 연계되어야 하고 명령과 보고의 소통이 이루어져야 한다. |
| 질서의 원칙<br>(적재적소의 원칙) | • 사물에 적재적소가 있고 사람에게도 적재적소가 있다.<br>• 인적 물적 자원은 질서정연하게 배치, 배분, 사용되어야 한다. |
| 공평의 원칙 | • 관리자들은 조직구성원을 공평하게 대하여야 한다. |
| 고용안정의 원칙 | • 조직구성원의 신분보장 즉, 구성원의 고용안정을 확신시킨다. |
| 창의성의 원칙<br>(솔선력 배양의 원칙)<br>주도성의 원칙 | • 구성원에게 계획수립과 수행에 자율과 결정권을 부여함으로서 만족과 창의성 개발을 유도한다. |
| 사기의 원칙<br>(단결, 협동) | • 사기를 높이므로 조직 내의 조화와 통일을 강화시킨다.<br>• 구성원들의 단결과 조화를 유지하여 동기부여와 시너지효과를 누린다.<br>• 조직의 목적 성취를 위해서는 구성원들 간의 팀워크와 조정이 필요하다. 따라서 관리자는 구성원들 간의 조화와 상호이해를 통하여 팀 사기가 향상될 수 있도록 하여야 한다. |

⑥ 장점
  ㉠ 효율적 행정원리에 관심을 가졌으며, 오늘날의 조직이론에 공헌
  ㉡ 권한과 책임을 합리적으로 배열하고 이행하도록 통제장치 마련

⑦ 단점

  ㉠ 관리를 정태적이고 비인간적인 과정으로 파악

    • 조직행위나 구성원에 대한 이해보다는 규범적인 것에 치중(인간 소외)

  ㉡ 비공식적 집단이나 조직 내의 갈등, 조직목표의 형성 등 동적인 조직형성을 설명하기 어려움

  ㉢ 제시한 원리들의 경험적 검증이 안 된 것이 많고, 이율배반적인 것이 있으며, 따라서 구체적 상황에서 적용이 어려움

  ㉣ 조직을 환경과 무관한 폐쇄체계로 간주하므로, 관리의 일반원칙과 같이 유일한 최고의 조직관리법을 개발하려 함

(3) 관료제 이론(Bureaucracy)

  ① 대표 학자: 막스 베버(Max Weber, 1864~1920)

  ② 거대한 조직을 합리적이고 능률적으로 운영하기 위한 이론

  ③ 핵심 개념

    ㉠ 권한체계에 기초를 두는 이론

    ㉡ 효율성과 효과성을 극대화하기 위해 조직의 공식적인 시스템을 강조

  ④ 막스 베버의 3가지 지배유형

| 전통적 지배 | • 전통적으로 권한이 부여된 지배자가 시민을 지배하는 형태 (절대군주국가) |
|---|---|
| 카리스마적 지배 | • 특정인물의 초인적인 힘에 의한 지배형태 (히틀러의 정치) |
| 합법적 지배 | • 법치국가의 지배, 관료제에 의한 지배 |

    ⇨ 합리적, 법적 권한에 기초를 둔 관료제 모형이 근대사회의 대규모 조직을 설명하는 데 가장 적합하다고 주장

  ⑤ 관료제 조직의 특성

    ㉠ 권한의 정의(권한의 계층화)

      • 직위가 계층화되고, 직위에 대한 공적 권한과 책임이 명확히 규정되어야 함

      • 관리자의 개인능력과 관계없이 조직의 지속적인 안정을 도모하기 위함

    ㉡ 공식적인 규칙(규칙과 절차의 정형화)

      • 구성원의 행동과 결정에 대한 규칙과 절차를 명확히 문서화하고 공식화함

    ㉢ 공평한 대우(비개인성)

      • 규칙과 절차는 동등하게 적용되고, 예외가 없음

    ㉣ 경력제도(능력에 기초한 경력개발)

      • 구성원들은 능력과 업무성과에 기초하여 선발되고 승진함: 선발에 객관성 부여

      • 인간은 누구나 직위를 가지는데 이는 직무성과에 따라야 함. 그러나 조직이 업무성과에 영향을 받기보다 사회적인 네트워크나 개인적 관계에 의해 영향받음

    ㉤ 노동의 분화(과업의 분업화)

      • 직무를 명백히 규정하여 업무의 능률을 극대화함

      • 작업이 분명하므로 조직 구성원들은 숙련된 능력을 갖게 됨

> **[관료제의 5가지 원칙]**
> **〈원칙1〉 조직 내 관리자의 직위와 공적 권한**
> 관리자는 조직 내에서 일정한 직위를 차지하며, 직위에 따른 공적인 권한을 부여받는다.
> **〈원칙2〉 구성원의 직무성과에 따른 직위 부여**
> 조직의 모든 구성원들은 자신의 사회적 위치나 개인적인 접촉관계에 의해서가 아니라 자신의 직무성과에 따라 직위를 부여받는다.
> **〈원칙3〉 직위에 따른 명확한 공적 권한과 책임 규정**
> 구성원 각자의 직위에서 업무를 수행하기 위해 부여받은 명확한 권한과 책임이 규정으로 기술되어야 한다.
> **〈원칙4〉 직위의 계층화 구축**
> 조직 구성원들의 직위는 수직적 관계로 계층화되어 누가 누구에게 업무를 지시하고, 보고하는지 알 수 있어야 한다.
> **〈원칙5〉 조직의 명확한 규칙과 절차 및 규범의 성문화**
> 관리자는 조직의 질서 유지와 업무수행을 위해 명확한 규칙과 표준절차 및 규범을 규정하고 성문화한다.

⑥ 장점
  ㉠ 지위에 부여된 권리와 의무를 명확히 규정하고, 규정과 규칙을 구체화함으로써 행정의 객관성 확보
  ㉡ 조직에 수행되는 모든 과업을 분업·전문화하여 업무의 능률을 극대화함

⑦ 단점
  ㉠ 관료제 원리와 전문화 원리를 구분하지 못하는 점
  ㉡ 지나친 권위주의, 특권주의, 문서주의가 강조
  ㉢ 비공식 조직의 중요성을 간과함: 인간적 요소를 도외시하고 공식적 조직에만 집착
  ㉣ 조직이 경직되고, 의사결정에 시간이 많이 걸려 변화에 빠르게 대처할 수 없음

⑧ 적용
  ㉠ 조직환경이 비교적 안정적인 정부기관이나 조직이 방대하고 구성원의 인간적 요소를 덜 중요시하는 조직에 적합
    즉, 안정적인 환경에서 일상적 정형적 과업을 능률적으로 다루어야 하는 상황에 적합
  ㉡ 시장과 기술 환경이 급변하는 기업조직의 제도로는 불합리한 점이 많음

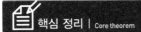

핵심 정리 | Core theorem

| | 과학적 관리론 | 행정관리론 | 관료제 이론 |
|---|---|---|---|
| 대표적 주창자 | 테일러 | 페이욜 | 베버 |
| 연구의 강조점 | 근로자의 업무 효율성 | 관리자의 조직관리 원칙 | 합법적 권한에 의한 관료적 관리 |
| 한계점 | 근로자에 대한 인간적인 면 경시 | 원칙들 간의 충돌과 타당성 검증제한 | 지나친 관료제가 지닐 수 있는 경직성 |

🖊 기출문제 맛 보기

1. 막스 베버(Max Weber)가 제시한 관료제 이론의 특성이 아닌 것은?　　　22년 지방직

① 분업화　　　② 권한의 계층화　　　③ 비공식적 조직 강조　　　④ 공식적 규칙

2. 페이욜(Fayol)의 에서 제시한 14가지 관리원칙 중 〈보기〉에 해당하는 것은?　　23년 서울시

〈보기〉
최고 관리자에서부터 일선 조직구성원에 이르기까지 권한과 의사소통, 명령 체계가 연계되어야 한다.

① 규율의 원칙　　　② 질서의 원칙　　　③ 계층화의 원칙　　　④ 집권화와 분권화의 원칙

## 2) 신고전적 관리이론

- 1940~1950년대에 지배적
- 인간론적 관점
- 종류: 인간관계론, 행동과학론, 의사결정론

(1) 인간관계론(Human relation approach)

① 대표학자: 메이요(E. Mayo)와 그 친구들, 1940년대와 1950년 초에 유행
② 핵심 개념: 사회학, 심리학, 사회심리학, 사회인류학 등 제 과학의 이론과 방법을 적용하여 관리에 있어 인간의 감정, 정서, 사회성 등을 중요시하며, 관리의 민주화와 인간화를 추구
③ 대표적 연구: 호손연구
    1924년부터 시카고의 웨스턴 전기회사의 호손공장에서 10년간 수행된 호손 연구가 인간관계론의 발전 계기

---

정답 1. ③　2. ③

**Q 참고 POINT**

[호손연구(Hawthorne studies)]
(1) 1단계: 조명실험
- 물리적 작업환경의 조건으로 조명과 생산성과의 관계를 측정
- 실험군(여러 조명 적용), 대조군(정상조명) ⇨ 조명과 관계없이 모두 생산량 증가
(2) 2단계: 릴레이 전기 조립작업실 실험
- 인간의 피로감, 권태감 및 단조감등과 생산능률과의 관계를 파악
- 휴식, 작업시간, 장려금, 감독은 생산성에 거의 영향을 못 미친 대신 근로자들에게 쏟은 관심으로 사기가 올라 생산량이 증가
- → 사회심리적 욕구가 동기화를 유발시켜 생산성에 영향을 미친다는 호손효과(hawthorne effect)를 낳음
(3) 3단계: 면접실험
- 공장 내에서의 지도, 감독 및 기타 관리방식을 개선하기위해 근로자들의 불평, 불만에 대한 면접 조사한 결과 물리적 조건에 대하여 불만이 있는 자보다는 사회적, 심리적 조건에 대한 불만자들이 생산성이 낮음
- → 새로운 면접기술을 발견하고, 생산능률을 향상시키기에 물리적 작업환경 이외에 인간관계가 중요하다는 사실을 발견
(4) 4단계: 배선작업 관찰
- 비공식적 자생적 집단과 그 집단 내에서의 인간관계를 파악하기 위한 실험
- → 비공식 조직이 조직의 성과에 영향을 미침

④ 호손실험의 요약
  ㉠ 생산능률은 조직구성원의 태도나 감정에 크게 의존하고 있다.
  ㉡ 이 태도와 감정은 그들이 소속하고 있는 직장 내 분위기와 밀접한 관련이 있다.
  ㉢ 인간이 단지 경제인이 아니라 심리적 사회적 존재라는 인식과 가치를 부여함으로써 사회인의 인간관에 입각하고 있다.
  ㉣ 생산성은 집단의 팀워크와 협동의 정도에 직접적으로 관련되며, 이들의 수준은 집단에 대한 감독자의 관심 등에 관련됨으로써 조직을 사회적 시스템으로 보았다.
⑤ 인간관계론의 특징
  ㉠ 인간의 사회적 심리적요인 등 비합리적 요인, 비경제적 보상을 중시
    - 물리적 환경보다 인간의 사회적·심리적 욕구 충족이 생산성 향상에 크게 기여
  ㉡ 인간의 감정을 중요시하는 감정의 논리를 주요 논리로 함
  ㉢ 인간관: 사회인, Y론적 인간관
  ㉣ 조직관리의 인간화와 민주화로 생산성 제고
    - 민주적이고 참여적 관리방식, 개방적인 의사전달체계 사용 등
    - 과학적 관리의 '비인간화(dehumanizing)' 측면과 관료제 조직을 비판
    - 관리자에게 인간을 이해하는 방법에 대한 훈련프로그램 강화
  ㉤ 비공식적 조직이 조직의 성과에 영향을 미침

⑥ 장점
　　㉠ 조직관리의 민주화나 인간존중에 많은 공헌을 하고, 인간중심적인 관리이론의 토대
　　㉡ 인사상담제도, 고충처리제도, 제안제도 도입에 기여
　　㉢ 자생집단, 비공식조직, 집단역할, 직장이라는 사회적 장소의 중요성 강조
　　㉣ 민주적 리더십의 필요성 인식시킴

⑦ 단점
　　㉠ 지나치게 인간적 측면을 강조하여, 상대적으로 조직의 논리나 경제적 측면이 무시됨
　　㉡ 공식적 조직보다 체계적 지식이 빈약하여 경영성과와 연결시키지 못함
　　㉢ '조직없는 인간'으로 비판받음
　　㉣ 인간에 대한 이해의 폭을 넓혔으나, 인간의 복잡한 모습을 보이는 데는 실패

[표 1-6] 과학적 관리론과 인간관계론의 비교

| 구분 | 과학적 관리론 | 인간관계론 |
|---|---|---|
| 초점 | 직무 중심 | 인간 중심 |
| 연구 | 시간-동작 연구 | 호손 실험 |
| 연구대상 | 공식적 구조 중심 | 비공식적 소집단 중심 |
| 능률관 | 기계적 능률관 | 사회적 능률관 |
| 조직관 | 기계적, 기술적, 합리적, 경제적 모형 | 사회체제 모형 |
| 인간관 | 경제적, 합리적 인간관 (X이론) | 사회적 인간관 (Y이론) |
| 동기부여 | 경제적 유인 | 사회심리적 유인 |
| 의사전달 | 하향적 | 상향적, 하향적 (쌍방향적) |
| 조직과 개인간 목표균형 | 여건(환경) 조성으로 자동적 목표 균형 | 적극적 개인전략(인간관계)으로 목표 균형 |
| 시기 | 1920년대 전후에 강조 | 1930년대 이후에 강조 |
| 기여 | 능률증진에 기여 | 민주성 확립에 기여 |

(2) 행동과학론(Behavioral science approach) = 행태과학론
　① 인간을 둘러싼 문제를 해결하기 위해 사용된 지금까지의 사회과학만으로는 인간의 문제를 해결하는 것이 불가능하다는 이유로 1950년 초에 나타남
　② 인간행동에 영향을 미치는 요인에 관한 지식을 체계화한 학문으로 심리학, 사회학, 인류학적 접근 등 다학문적 접근을 많이 사용함
　③ 종합과학적 접근을 통한 인간행위의 일반화와 객관화를 시도함
　④ 인간을 총체적으로 받아들임: '복잡인'이라는 인간의 모든 행위를 연구대상으로 함
　⑤ 업무 자체의 속성과 인간의 욕구를 충족시키기 위해 기술과 능력을 사용하는 정도와 범위에 더 중점을 둠

⑥ 행태과학론의 종류

행태과학론은 인간행위에 대한 다학문적인 접근을 시도하는 이론으로 크게 6가지가 있음
욕구단계이론(매슬로우), 2요인론(허츠버그), X.Y이론(맥그리거), 성숙-미성숙이론(아지리스),
관리체제이론(리커트), 성취동기이론(맥클랜드)

⑦ 강조점

    ㉠ 근로자의 욕구충족, 성취감 향상

    ㉡ 근로자의 의사결정 참여기회 확대

    ㉢ 상황에 적합한 관리활동

    ㉣ 인간에 대한 긍정적 태도 및 관리 훈련

[표 1-7] 인간관계론과 행태과학론의 비교

| | 인간관계론 | 행태과학론 |
|---|---|---|
| 연구의 접근 | • 물리적/사회 · 심리학적 변수 활용<br>• 호손실험 연구 기반 | • 사회 · 심리 · 인류학 등 다양한 과학적 탐구에 의한 인간행동 이해 |
| 기여 | • 근로자의 인간적인 존엄성 중시<br>• 근로자의 잠재력 개발 중시 | • 업무 자체의 속성 이해/인정<br>• 총체적인 인간 이해<br>• 관리자/근로자의 욕구 충족 기반으로 다양한 이론 도출의 시발점 |

---

🖉 기출문제 맛 보기

1. 인간관계론에 근거하여 조직구성원을 관리하고자 할 때 적합한 활동은?  18년 지방직

① 간호조직의 팀워크를 향상사키기 위해 동아리 지원제도를 도입한다.
② 간호사의 급여체계에 차별적 성과급제를 도입하여 인센티브를 제공한다.
③ 일반병동에 서브스테이션(substation)을 설치하여 물리적 환경을 개선한다.
④ 다빈도 간호행위에 대하여 병원간호실무표준을 설정한다.

2. 관리이론 중 행태과학론(behavioral science theory)에 대한 설명으로 옳은 것은?  23년 지방직

① 생산성 향상을 위해 직무 수행 활동에 과학적 원리를 적용한다.
② 조직에서의 인간 욕구와 행동 특성을 과학적 방법으로 설명한다.
③ 효과적인 조직관리를 위해 공식적인 권한 체계와 규칙을 강조한다.
④ 이상적인 조직설계에 유용한 보편적 조직운영 원칙과 관리 활동을 제시한다.

정답 1. ① 2. ②

## 3) 현대적 관리이론

### (1) 경영과학 이론

① 관리자가 의사결정을 할 수 있도록 공학적 수학적 방법으로 수량적인 자료를 제공함으로써, 과학적 방법과 기술을 사용하여 조직의 문제를 해결하는 데 중점을 둔 이론

② 테일러의 과학적 이론을 확장시킨 현대적 이론

③ MS(Management Science)나, OR(Operations Research)이라고도 함

④ 다양한 기술을 사용: 시뮬레이션, 회귀분석, 확률, 수학적 모델, PERT 등

⑤ 다양한 경영관리이론의 공통점

  ㉠ 관리자의 의사결정을 돕기 위해 사용하는 방법

  ㉡ 경제적, 효과적인 평가기준(조직의 비용, 수입, 이익 등)에 의존

  ㉢ 수학적 모델, 컴퓨터에 의존

### (2) 체계이론(System theory)

① 대표 학자: 1960년대 버탈란피(L. V. Bertalanffy)의 일반시스템이론에 근원

② 체계(system)의 개념

  ㉠ 특정 목적을 달성하기 위하여 여러 개의 독립된 구성인자가 상호간 의존적이고 영향을 미치는 유기적인 관계를 유지하는 하나의 집합체

  ㉡ 상호 의존하는 하부체계와 상호관련 있는 하부체계로 구성

③ 체계이론에서 조직의 특성

  ㉠ 조직을 하나의 체계로 보고, 그것을 둘러싼 환경과의 상호유기적 관점에서 동태적 구조를 지닌 개방체계로 봄

  ㉡ 조직은 독립된 실체가 아니라 외부환경과 상호작용하면서 존재하므로 환경을 이해하는 것이 중요

  ㉢ 조직을 단일 목적을 갖고 서로 관련이 된 부분들이 모인 것으로 보므로, 관리자는 조직을 분리시킬 수 없고 역동적인 전체로 보아야 함

  ㉣ 문제발생 원인을 단순히 한 요소로 보지 않고 전체 조직과 각 부서의 활동, 환경과의 관련성에서 파악(전체성에 초점)

  ㉤ 조직에서 인간의 행동은 태도, 성격, 의사소통, 보상제도와 같은 다양한 요소의 상호작용에 의해 결정

  ㉥ 인간을 무한한 잠재력과 가변성을 지닌 복잡한 존재로 규정

④ 체계의 구성요소

  ㉠ 투입: 재화/서비스 생산에 필요한 사람 · 자재 · 자본 · 정보 · 토지 · 시설 등 자원

  ㉡ 변환과정: 투입물을 산출물로 변형시키는 기업의 관리적 · 기술적 능력

  ㉢ 산출: 유형의 재화, 무형의 서비스, 시스템의 고객/사용자가 원하는 정보, 만족 등

  ㉣ 피드백: 시스템 통제의 열쇠로, 산출물을 측정하고 이 정보를 투입과 변환공정에 반영

  ㉤ 환경: 기업의 결정에 영향을 미치는 경제적 · 사회적 · 정치적 · 기술적 요인

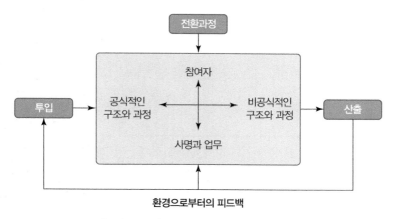

[그림 1-6] 일반체계이론의 주요 개념

*출처: Dienmann, J.A., Nursing Administration, 1998, p.268.

⑤ 장점

  ㉠ 복잡한 조직현상을 통합적으로 접근할 수 있는 틀을 제공

  ㉡ 많은 행태과학의 지혜를 통합하는데 기여

  ㉢ 전체조직과 각 부서가 환경과 맺고 있는 관련성이 파악

⑥ 단점

  ㉠ 추상화 수준이 높은 거대이론 또는 광범위이론에 바탕을 두므로 실제 연구에 구체적 인 방향을 제시해주지 못함

  ㉡ 연구의 범위에 포함시켜야 하는 변수가 너무 많고 다차원적인 인과관계가 너무 많아 실 제 연구에 필요한 상세하고 구체적인 지식을 제공하지 못함

  ㉢ 제시하는 개념이 명확하지 않아 그 개념을 측정하는 방법이 발달하지 못했고, 행정 체계 를 종합적·체계적으로 연구하는 데는 도움이 되나 행정체계의 변동을 설명하기에는 불 충분함

(3) 상황이론(Contingency theory)

① 대표 학자: Fred Fiedler(1967)에 의해 소개. 그 후 영국의 번스(Burns)와 스톨커(Stalker), 미국의 로렌스(Lawrence)와 로쉬(Lorsch)에 의해 개발

② 핵심 개념

  ㉠ 모든 상황에 적합한 유일한 최선의 조직화 방법은 존재하지 않고 최선의 조직설계, 관리 방법은 환경에 달려 있음: "조직에 가장 좋은 하나의 방법이란 없다"

  ㉡ 조직의 내·외부 환경의 요구에 가장 잘 적응하는 조직의 효과성에 영향을 미치는 상황 요인을 규명하려고 함.

  즉, 구체적 상황에 적합한 조직설계와 관리방법을 제시하려고 함

③ 구조적 상황이론(Woodward)

    ㉠ 조직구조 및 조직 유효성에 영향을 미치는 상황요인을 규명

| 상황 변수 | 조직특성 변수 | 조직유효성(조직성과) 변수 |
|---|---|---|
| • 환경<br>• 기술<br>• 규모 | • 조직구조<br>• 관리체계<br>• 관리과정 | • 유효성<br>• 능률성 |

    ㉡ 조직의 유효성을 높이기 위한 조직과 상황간의 적합 부적합 관계 규명

      • 상황변수와 조직특성변수가 적합성 유지 시는 조직의 유효성 증대

      • 상황변수와 조직특성변수가 부적합할 때는 조직의 유효성 감소

④ Stalker의 2가지 관리체계

    ㉠ 조직환경의 특성에 따라 조직구조를 설계하고 통제시스템을 선택

    ㉡ 기계적 체계와 유기적 체계

| 기계적 체계 | 유기적 체계 |
|---|---|
| • 안정적인 환경 | • 변화하는 환경 |
| • 환경과 상호작용하지 않는 폐쇄의 단위로 봄<br>• 조직을 분화된 기능과 분명한 목표를 가진 기업으로 합리성과 엄격한 권위 통제의 위계를 가진 구조로 봄 | • 조직은 환경과 상호작용하는 개방적 단위 |
| • 계급(구조), 기계적 절차(기능), 효율성(자원의 이용), 생산성 | • 살아있는 인간과 같이 더 융통성 있고 덜 구조적이며, 보다 많은 근로자가 의사결정에 영향을 미침 |
| • 집권화된 권한, 수직적 의사소통, 엄격한 규칙과 절차를 통한 통제를 선택 | • 분권화된 권한, 수평적 의사소통, 부문간 협력체계 선택 |

⑤ 상황이론이 관리에 미친 영향

    ㉠ 조직특성과 상황 간의 관련성을 체계적으로 연구할 수 있는 개념적 틀 제공

    ㉡ 조직과 상황간의 적합·부적합 관계를 규명함으로써 조직의 효율성 높임

⑥ 단점

    ㉠ 조직과 상황을 지나치게 실물적으로 봄

    ㉡ 조직과 구성원을 합리적으로 보고, 환경에 적합한 가장 효과적인 조직구조를 개발하려고 함

**기출문제 맛 보기**

관리이론을 시대에 따라 구분했을 때 현대적 조직관리 이론에 해당하는 것은?    22년 2월 서울시

① 상황이론    ② 인간관계론    ③ 행태과학론    ④ 과학적 관리론

정답 ①

(4) **카오스이론(Chaos theory, 무질서이론)**

① 우주가 질서없고 불확실하며 예측불허이며, 조직에 흐르는 비공식성과 비합리성에 초점

② 조직환경의 중요성을 강조하면서, 조직의 목표달성보다는 생존을 중시하고 조직 속에 흐르는 설명하기 힘든 조직의 비합리적인 동기적 측면을 중점적으로 다룸

③ 조직은 서로 얽혀있고 예측하지 못하는 결과를 초래하는 다양한 선택으로 구성

④ 조직은 살아 움직이고 스스로 조직하는 시스템이며, 시스템은 복잡하며 스스로 적응함

    ㉠ 시스템은 오직 안정된 구조 내에서 일시적으로 존재

    ㉡ 시스템이 요구하는 질서와 무질서 사이를 움직이는 것

⑤ 카오스이론은 중앙집권화를 피하고, 조직구조가 융통성이 있고, 유동적이고, 적응력이 빠르며, 문화적으로 민감한 것을 시사

⑥ 현대의 조직문화, 비즈니스프로세스 리엔지니어링, 학습조직, 조직학습의 이론으로 설명

⑦ 관리

    ㉠ 우리에게 특정한 디자인에 대한 애착을 버리고 빨리 적응할 수 있고, 변할 수 있는 창조적이고 융통성 있는 형태를 요구

    ㉡ 관리자는 학습조직을 만들고 유지, 갈등을 인내하고 실험을 지지하고, 위험을 감수하며, 문제 해결시 시행착오를 하는 것

⑧ **단점**: 비합리적이고 무질서한 조직을 그대로 설명만 한 이론으로, 방안을 찾기 어려움

## 3 간호관리학의 이론적 모델(아이오와 모델)

### 1) 아이오와 모델(Iowa Model)의 개요

(1) 간호관리학의 이론적 모델은 간호이론과 관리이론을 합성한 모델

(2) 아이오와 모델은 간호행정, 연구, 실무 및 교육을 위한 휴리스틱 도구(huristic tool)와 지식체 개발을 위한 기틀로서 제시

> ○ 휴리스틱: 결정을 빠르게 하기 위해 사용하는 어림법, 경험에 기초한 추측

(3) 간호관리에 관한 지식은 간호관리자의 조직 내·외부에 대한 역할과 책임에서 도출

### 2) 구성요소

(1) 이 모델은 체계 및 결과라는 두 영역으로 이루어지고, 각 영역은 환자집단 수준, 조직 수준, 보건의료체계 수준의 세 수준으로 구성

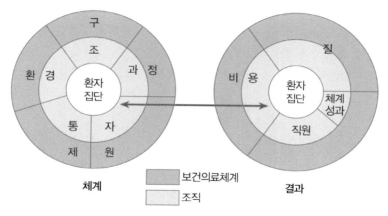

[그림 1-7] Iowa Model

*출처: 염영희 외, 학습성과기반 간호관리학, 수문사, 2020, p.62.

① 두 영역에 포함된 지식은 간호관리자의 역할과 기능에서 도출

② 환자집단은 각 영역에서 중심을 이루고, 각 영역은 조직에 의해 둘러싸였고 조직은 보건의료 체제에 의해 분할됨

③ 각각의 수준(환자집단, 조직, 보건의료체제)은 개방체계이므로 점선으로 표시, 두 영역을 연결하는 화살표는 영역과 각각의 수준 간에 생길 수 있는 상호작용을 의미

## (2) 세 가지 수준

### ① 환자집단수준
- 모델에서 가장 중심이 되는 부분으로, 관리자는 주로 임상실무지식을 사용

### ② 조직수준
- 간호관리자는 조직 수준에서 간호서비스의 전달에 중점
- 이 요소들은 조직과 보건의료체계 내에서 요구하는 간호관리 측면의 서비스이며 동시에 간호관리학의 지식체계 발전에 필요한 요소들임

### ③ 보건의료체제 수준
- 간호관리자가 보건의료에 관련된 많은 부분에서 활동을 하기에 이 모델에서 중요함
  - 예 간호계 대표, 보건의료정책 참여, 보건의료전문분야에서 교육담당, 간호부 관리 등
- 체계 및 결과에 포함되는 요소는 조직수준과 동일

| 구분 | 체계(system)에 포함되는 개념 | 결과(outcome)에 포함되는 개념 |
|---|---|---|
| 환자집단 수준 | 환자의 중증도<br>간호의 표준<br>표준화된 간호계획<br>간호정보체계 | 질의 측정<br>예 합병증 사례, 재원기간, 환자만족, 자원소비 및 비용 |
| 조직 수준 | 구조, 과정, 자원, 통제, 환경 | 성과, 질, 비용 |
| 보건의료체계 수준 | 구조, 과정, 자원, 통제, 환경 | 성과, 질, 비용 |

## (3) 적용

임상실무 지식에 중점을 둔 간호 개념들은 주로 환자 집단에서 사용하고, 조직과 경영에서 온 개념들은 조직 수준에서 주로 사용하며, 다양한 전문분야에서 온 개념들은 보건의료체제 수준에서 사용

## (4) 장점

① 체계 접근법을 사용하였고, 이 체계접근법은 지식체 개발을 강화
② 구체적인 지식체 개발을 위해 결과를 사용하였고, 체계와 결과 사이의 관계는 간호관리의 효과성을 연구하는 데 기여

---

**기출문제 맛 보기**

아이오와 모델에 대한 내용으로 가장 옳지 않은 것은? 　　　　17년 서울시
① 체계와 결과 두 영역으로 구성
② 체계와 결과의 관리를 통해 관리의 효과성을 증명
③ 간호이론과 관리이론 결합
④ 환자집단 수준, 지역사회 수준, 보건의료체계 수준으로 구성

---

정답 ④

# 단원확인문제

**01.** 관리의 개념에 관한 설명으로 옳은 것은?

① 관리는 조직의 목표 달성을 위해 개인에게 업무를 지시하는 과정이다.
② 관리는 조직의 수익을 극대화하기 위하여 관리 비용을 최소화 하는 활동이다.
③ 관리는 조직의 목표달성을 위해 인적 물적 자원을 조정하고 통합하는 활동이다.
④ 관리는 개인의 목표를 달성할 수 있도록 조직구성원에게 다양한 기회를 제공하는 과정이다.

**02.** 간호관리과정 중 다음 설명에 해당하는 것은?

| 조직 구성원들이 직무를 원활하게 수행하도록 지도하고, 격려하며, 영향을 미치는 과정 |
| --- |

① 기획                              ② 조직
③ 인사                              ④ 지휘

**03.** 다음 중 생산성에 대한 설명으로 옳지 않은 것은?

① 동일한 투입량으로 산출량을 증가시킬 때 생산성은 향상된다.
② 효율성과 효과성에 의해 결정된다.
③ 목표를 충분히 달성했다면 생산성은 반드시 높게 측정될 것이다.
④ 일정기간 동안의 투입과 산출의 비율이다.

**04.** 다음 중 효과성과 효율성에 대한 설명으로 옳은 것은?

① 효율성은 자원을 최소로 활용하여 목표를 달성했는가의 능률성을 나타내는 것이다.
② 효과성은 산출량을 의미하고 비용의 최소화를 추구한다.
③ 효과성은 수단과 경제성의 개념이다.
④ 효율성은 목적이 적합한지, 조직의 목적을 어느 정도 달성했는지를 측정하는 것이다

**05.** 김지혜 간호부장은 4차 혁명과 AI 등 보건의료환경이 변화됨에 따라 간호업무시스템을 개선하고자 벤치마킹할 수 있는 선진병원을 확인하고 도움을 요청하였다. 김 부장이 수행한 관리자의 역할은?

① 연결자 역할                    ② 모니터 역할
③ 협상자 역할                    ④ 자원분배자 역할

**06.** 길리스(Gillis)는 투입, 과정, 산출에 이르는 간호관리체계 이론을 설명하였다. 옳은 것은?

① 투입에는 산출을 위한 물자, 의사소통, 동기부여 등이 포함된다.
② 과정에는 기획, 자료수집, 간호시간이 속한다.
③ 산출에는 간호서비스의 양과 질, 환자만족과 직원 만족, 조직의 활성화 등이 포함된다.
④ 산출에는 자금, 인력개발, 연구가 속한다.

**07.** 간호관리과정을 체계모형으로 설명할 때 산출 요소가 아닌 것은?

① 조직의 활성화                    ② 간호사의 태도
③ 비용                            ④ 간호생산성

**08.** 간호관리자가 관리과정을 수행하기 위해 필요한 기술에 대한 설명으로 옳지 않은 것은?

① 실무적 기술 – 경험, 교육, 훈련으로부터 습득
② 인간적 기술 – 사람들과 함께 일할 수 있는 능력과 판단
③ 개념적 기술 – 전체적으로 조직의 복합성을 이해하는 능력
④ 인간적 기술 – 지식, 방법, 기술, 장비 등을 활용함

**09.** 다음 중 민츠버그의 관리자 역할에 대한 설명이 옳은 것은?

① 전달자: 상사, 부하 외에도 다른 사람들과 상호작용을 하며 교량 역할
② 지도자: 조직이 당면한 중요한 문제해결을 모색하는 역할
③ 기업가: 조직의 변화에 대한 정보를 기초로 새로운 프로젝트 개발
④ 대변인: 수집된 정보를 부하들에게 전달

**10.** 과학적 관리론이 추구하는 목적은 무엇인가?

① 민주성
② 인간적 관계 형성
③ 행정 책임
④ 효율성

**11.** Taylor의 과학적 관리론에 대한 설명으로 옳은 것은?

① 인간을 기계화함
② 인간을 감성적 존재로 인식
③ 보편적 원리에 치중하지 않음
④ 비공식적 조직구조를 인정함

**12.** 과학적 관리론은 작업의 효율화로 급격한 생산성 증대를 가져왔으나, 제한점을 가진다. 제한점으로 옳지 않은 것은?

① 연구대상이 생산 조직에만 국한 됨
② 관리자의 명령과 통제에 의한 일방적 경영
③ 인간과 조직에 대한 총체적 관점을 가짐
④ 감정적 동물로서의 인간의 특성을 간과함

**13.** 행정관리론에 대한 설명으로 옳은 것은?

① 동적인 조직화에 대한 설명이 가능한 것이 장점이다.
② 비공식적인 집단의 생성이나 조직 내의 갈등에 대한 설명이 가능하다.
③ 권한과 책임을 합리적으로 배열하고 이행하도록 통제장치를 마련하였다.
④ 과학적으로 검증된 관리원칙을 제시함으로써 이론적용의 보편성이 있다.

**14.** 다음은 페이욜의 행정관리론에서 제시한 관리원칙에 대한 설명이다. 옳은 것은?

① 규율이 원칙: 인적 물적 자원은 질서정연하게 배치, 배분, 사용되어야 한다.
② 공동목표우선의 원칙: 조직목표가 개인목표 보다 우선한다.
③ 방향다양성의 원칙: 조직은 한 사람의 관리자에 의해 계획되고 지휘되어야 한다.
④ 권한의 원칙: 권력은 상위계층에 집중되어야 한다.

**15.** 관리이론 중 관료제를 간호조직에 적용한 경우가 아닌 것은?

① 간호부의 간호사 개인의 욕구충족을 위한 정책 마련
② 간호부의 직급제
③ 전문지식과 전문기술에 입각한 인사정책
④ 간호부서의 모든 업무에 대한 문서화

**16.** 관료제이론의 순기능으로 옳은 것은?

① 효율적인 행정원리를 제시함으로서 오늘날의 조직이론에 공헌
② 인간적 요소를 도외시하고 공식적 조직에만 집착
③ 조직이 규칙대로 운영함으로서 환경변화에 질서있게 대처할 수 있음
④ 직위마다 권한을 명확히 규정하고 규칙을 구체화함으로서 행정의 객관성 확보

**17.** 인간관계론에서 중요하게 생각하는 조직의 관점은?

| | |
|---|---|
| ㄱ. 사회적 장소 | ㄴ. 비공식 집단 |
| ㄷ. 집단 역할 | ㄹ. 조직구조 |

① ㄱ, ㄴ, ㄷ      ② ㄱ, ㄷ
③ ㄴ, ㄹ      ④ ㄱ, ㄷ, ㄹ

**18.** 행태과학론에 관한 설명이 옳지 않은 것은?

① 인간의 행동을 이해하기 위해 과학적으로 탐구한다.
② 맥그리거의 XY이론이 해당한다.
③ 생산성 향상을 위해 성과급제를 도입한다.
④ 근로자의 욕구를 충족하고 성취감을 향상시킨다.

**19.** 버틀란피(Bertalaffy)의 이론에 기초하여, 조직을 하나의 개방체계로 본 관리이론의 장단점이 옳은 것은?

① 복잡한 조직현상을 통합적으로 접근할 수 있는 틀을 제공했다.
② 조직과 상황과의 관련성을 체계적으로 연구할 수 있는 개념적 틀을 제공했다.
③ 비합리적이고 무질서한 조직을 그대로 설명만 하였다.
④ 지나치게 인간적인 측면을 강조하여 조직의 논리가 무시되었다.

**20.** 스코트의 관리이론 분류에 의하면, 다음 설명에 해당하는 이론은 무엇인가?

> • 조직의 효과적인 생존을 강조
> • 조직은 개방적인 관점으로 보고, 인간은 사회적 관점으로 봄
> • 처방적인 면이 부족함

① 맥그리거의 XY이론　　　　② 학습조직이론
③ 인간관계론　　　　　　　　④ 체계이론

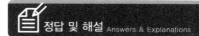
정답 및 해설 Answers & Explanations

**01** 정답 ③

관리: 조직의 목표를 달성하기 위해 자원을 이용하여 기획, 조직, 인사, 지휘, 통제하는 과정이다.

**02** 정답 ④

지휘: 조직의 목표를 달성하기 위해 업무를 지시, 감독, 조정하는 과정이다. 조직의 목표달성을 위해 리더십을 발휘하고 직원들에게 동기를 부여하는 과정이다. 리더십, 동기부여, 갈등관리, 의사소통, 조정, 협력, 주장행동, 스트레스 관리 등이다.

**03** 정답 ③

목표달성과정에서 자원을 낭비하지 않고 관리활동이 이루어지는 것이 중요하므로 목표를 충분히 달성했다고 해서 반드시 생산성이 높은 것은 아니다.

**04** 정답 ①

효율성은 자원을 최소로 활용하여 목표를 달성했는가의 능률성을 의미한다. 비용의 최소화, 수단, 경제성의 개념은 효율성이다. 목적의 적합성과 목적달성 정도를 측정하는 것은 효과성이다.

**05** 정답 ①

연결자 역할은 경쟁자 및 조직 외부의 사람들을 다루는 일을 말하는 것으로 조직의 성공에 영향을 미칠 수 있는 사람들로부터 자원을 모색한다.
외부 이해관계자와 정보 네트워크를 유지하고, 정보를 제공하는 사람들의 네트워크를 유지하는 등은 연결자, 섭외자 역할이다.

**06** 정답 ③

의사소통과 동기부여는 관리지원기능으로 과정이며, 간호시간은 산출, 자금은 투입요소이다.

**07** 정답 ②

간호사의 태도는 생산자 투입요소에 해당한다.

**08** 정답 ④

인간적 기술은 사람들과 함께 일할 수 있는 능력과 판단으로 동기유발에 대한 이해와 지도성을 효과적으로 적용하는 것이다.

**09** 정답 ③

다른 사람과 상호작용을 하며 교량 역할은 섭외자, 조직의 중요문제를 해결하는 역할은 문제해결자, 수집된 정보를 부하들에게 전달하는 것은 전달자 역할이다

**10** 정답 ④

과학적 관리론은 근로자의 효율성과 생산율을 높이기 위한 방법으로 분업화를 통해 과업을 세분화하는데 중점을 두고 기술적 관리관점에서 접근하였다.

**11 정답 ①**

②, ③, ④ 모두 인간관계론에 대한 설명

**12 정답 ③**

③ 인간과 조직에 대한 총체적 관점을 가짐 → 개별 생산과정의 효율성을 강조한 공장 내부의 합리화로 인간과 조직에 대한 총체적 관점을 가지지 못하였다.

**13 정답 ③**

동적인 조직화에 대한 설명이 어렵다. 비공식적인 집단의 생성이나 조직 내의 갈등에 대한 설명이 부족하다. 과학적으로 검증되지 않은 원칙을 제시함으로써 보편성과 일관성이 떨어진다.

**14 정답 ②**

① 규율의 원칙은 조직과 구성원 간 행동에 대한 규칙이며, 위반 시 제재를 받는다.
③ 방향다양성의 원칙은 없다.
④ 권한의 원칙은 상급자는 하급자에게 명령할 수 있는 권한이 있어야 하며, 권한은 책임이 뒷받침되어야 한다.

**15 정답 ①**

관료제는 효율성과 효과성을 극대화하기위해 조직의 공식적인 시스템을 강조하는 이론으로 그 특성은 엄격한 책임과 권한, 공사의 엄격한 구분, 전문지식과 전문기술, 고용관계의 자유계약, 법규에 의한 행정, 전문직업화, 계층제, 문서주의 등이다.

**16 정답 ④**

①은 행정관리론, ②는 관료제의 단점, ③ 관료제는 규칙대로만 운영함으로서 조직이 경직되고, 환경변화에 빠르게 대처할 수 없다.

**17 정답 ①**

인간관계론에서는 비공식적 집단, 집단역할의 중요성, 작업장도 하나의 사회라는 점을 깨닫게 해주었다. ㉣항은 관료제에서 중시한다.

**18 정답 ③**

③은 테일러의 과학적관리론에 해당한다.

**19 정답 ①**

체계이론에 대한 질문으로, 체계이론은 조직을 하나의 시스템으로 통합적으로 접근하는 틀을 제공했다.

**20 정답 ②**

개방 자연적 이론에 대한 설명이며, 카오스이론과 현대 조직이론의 하나인 학습조직이론이 해당한다.

PART **02**

# 기획

# 기획의 이해

## 1 기획의 개념

(1) 관리과정의 첫 단계로, 무엇을 어떻게 언제 누가 해야 하는지를 사전에 결정하는 과정이다.

(2) 조직이 달성해야 할 목표를 설정하고, 이를 효율적으로 달성하기 위한 구체적인 행동 과정 중 최적의 행동방안을 선택하는 행위이다.

(3) 조직이 앞으로 나아갈 방향과 각 활동이 수행되어야 할 방법을 설계하는 것이다.

(4) 조직이 미래에 어떤 위치에 서 있기를 원하며, 어떻게 그 지점에 도달한 것인가를 명확히 하는 것이다(Daft).

(5) 사정의 연속과정으로 목표를 수립하고, 수행하며, 평가 또는 조정하는 계속적인 과정으로, 의사결정과 미래를 예측하는 사고나 정신적 과정이다(Swansburg).

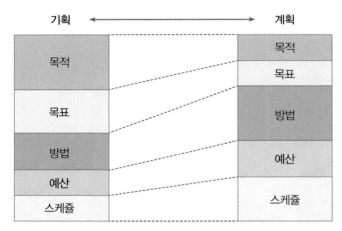

[그림 2-1] 기획과 계획의 차이(의미적 비중)

*출처: 염영희 외, 학습성과기반 간호관리학, 수문사, 2020, p.76.

[표 2-1] 기획과 계획의 차이점

| 기획(planning) | 계획(plan) |
| --- | --- |
| • 계획을 수립, 집행하는 과정<br>• 업무의 목적과 목표가 중요한 관점<br>• 절차와 과정을 중시<br>• 동태적인 개념<br>• 새로운 아이디어를 포함하는 방향성을 지닌 창조행위 즉, what to do를 고민하는 것 | • 기획을 통해 산출되는 결과<br>• 방법, 예산과 스케줄에 큰 비중<br>• 구체적 문서화된 업무수행방법의 제시가 필요<br>• 정태적 개념<br>• 기획을 실현하는 과정으로서 활동목표와 수단 즉, 방법(how to do)을 의미 |

## 2 기획의 필요성

(1) **조직의 목표 달성**: 조직의 모든 노력을 집중하여 조직의 목표를 달성하기 위함

(2) **내 · 외적 환경 변화에 적절한 대처**: 내 · 외부 환경변화로 발생되는 불확실성과 위험을 최대한 감소시키고 적절히 대처할 수 있도록 해줌

(3) **자원낭비의 최소화**: 자원을 효율적으로 활용케 함으로서 낭비를 최소화

(4) **통제의 기준 설정**: 구성원들의 성과를 평가할 수 있는 통제 기준을 제공

## 3 기획의 목적

기획은 미래를 예측하여 체계적이며 합리적으로 목표로 하는 업무를 추진하고 운영하기 위해 필요하다.

(1) 기획은 활동보다는 결과에 초점을 두므로, 성공 가능성을 높여준다.

(2) 기획은 조직의 인적 물적 자원을 예측 통제함으로써 미래상황에 효과적으로 대처하게 한다.

(3) 기획은 최고관리자의 목표와 일치하는 의사결정을 내릴 수 있는 기틀을 제공한다.

(4) 기획은 조직구성원의 수동적인 반응이 아닌 능동적으로 행동하도록 주도한다.

(5) 기획은 미래지향적인 관리를 제시한다.

(6) 기획은 위기상황에 대처하게 하고, 의사결정의 유연성을 제공한다(위기대처능력 증가).

(7) 기획은 조직구성원의 참여를 증가시키고 의사소통을 촉진시킨다.

(8) 기획은 변화의 필요성을 발견할 수 있도록 해준다.

(9) 조직과 개인의 업무수행의 기반이 되고, 비용효과를 증진시킨다.

(10) 기획은 분석적 사고와 여러 대안에 대한 평가력을 강화함으로써, 질을 높여준다.

## 4 기획의 특성

(1) 기획은 여러 대안으로부터 미래의 행동방향을 선택하는 의사결정을 요구한다.

(2) 기획과정은 동적인 개념이며, 기획의 결과인 계획은 정적인 개념이다.

(3) 기획은 간호관리자와 조직구성원들이 원하는 방향으로 행로를 정하게 된다.

(4) 기획은 환자의 간호요구와 관리계획을 결정하는데 사용되는 다량의 정보 및 데이터를 수집, 분석한다.

(5) 기획은 단순한 것에서 복잡한 것에 이르는 기술을 예측함으로서, 실제 상황에 근거한 미래의 기회와 기대의 특징을 지닌다.

(6) 기획은 활동을 의미하므로 조직의 목표와 관련되어 있다. 즉, 몇 가지 자원을 투입하여 목표를 달성하는 일련의 과정이다.

(7) 기획은 고정불변의 형태가 아니며, 합리적이다.

(8)  기획은 통제를 위한 성과표준을 개발하게 해준다.

(9) 기획은 다양한 목적을 가진다.

(10) 기획은 특히 상층관리자에게 더욱 중요한 기능이며, 전략과 관련되어 있다.

### 🔍 참고 POINT

**[기획의 특성(swansburg, 1993)]**

(1) 미래지향적이다.

(2) 개방체계로, 새로운 정보, 자원, 에너지의 투입이 필요하다.

(3) 지속적 검토를 통해 최신의 것을 사용해야 한다.

(4) 일련의 결정을 준비하는 과정이다.

(5) 행동 지향적이다.

(6) 변화 지향적이다. 즉 성장과 변화를 추구한다.

(7) 바람직한 방법을 제시한다.

(8) 방향성, 응집력, 추진력을 제공하는 중요한 요소이다.

(9) 목표 지향적이다.

(10) 동적 개념이다.

기출문제 맛 보기

간호관리과정 중 기획의 특성으로 옳은 것은?                    22년 지방직

① 정적인 개념이다.                              ② 조직목표와 관련되어 있다.

③ 하층관리자에게 더욱 중요한 기능이다.          ④ 미래지향이 아닌 현실위주의 관리를 제시한다.

## 5  기획의 원칙

### 1) 목적부합의 원칙(합목적성의 원칙)

(1) 반드시 수립한 목적이 있어야 하고, 그에 부합되는 목표와 기획을 수립해야 함

(2) 조직의 목적을 명확하고 구체적으로 기술해야 함

### 2) 간결성의 원칙

(1) 기획은 간결하고 명료하게 표현되어 이해하기 쉬워야 함

(2) 조직의 목표와 계획은 복잡한 전문용어로 기술된 경우 자원을 낭비하게 되고 구성원들의 혼란을 초래

### 3) 탄력성의 원칙

변화하는 상황에 대처할 수 있고, 하부집행기관이 창의력을 충분히 발휘할 수 있도록 융통성있게 계획을 수립해야 함

### 4) 안정성의 원칙

(1) 빈번한 수정은 기획의 효과성을 감소시키므로 일관성 있게 수행될 수 있도록 안정적으로 수립

(2) 수집된 정보의 질과 양, 예측기술이 정확해야 안정성이 높음

### 5) 장래 예측의 원칙

(1) 미래의 상황은 정확한 정보를 바탕으로 객관적으로 예측해야 함

(2) 예측기술이 정확해 질수록 안정적인 대처가 가능함

정답 ②

### 6) 포괄성의 원칙

기획에는 필요한 제반 요소(인원, 물자, 설비, 예산 등)들을 빠짐없이 포함해야 함

### 7) 균형성의 원칙

(1) 다른 기획이나 관련 업무 간에 적절한 균형과 조화를 이루어야 함

(2) 동일 기획 내에서도 목표와 소요 자원과의 관계, 제반 중요 요소 사이에 상호균형과 조화가 이루어져야 함

### 8) 경제성의 원칙

(1) 조직의 목표를 달성하기 위하여 인적, 물리적, 재정적 자원을 효율적으로 활용해야 함

(2) 최소한의 비용과 노력으로 최대의 효과를 산출하도록 자원을 적절하게 배분하여 예산을 수립해야 함

### 9) 필요성의 원칙

정당한 이유에 근거한 필요성이 있어야 하며, 필요하더라도 비용이 너무 많이 소요되는 기획수립은 불필요함

### 10) 계층화의 원칙

(1) 일반적이고 추상적인 기본기획으로부터 여러 개의 기획이 파생되면서 기획을 구체화시킴

(2) 파생기획이 건실할수록 기본기획의 실효성이 커짐

### 11) 일반성의 원칙

(1) 기획은 어느 특수한 관리계층만의 독특한 기능이 아니라, 모든 관리자의 기능임

(2) 기획의 성격과 범위는 각 관리자가 가지는 권한과 지위에 따라 다름

### 12) 기획 우선의 원칙

기획이 모든 관리 활동에 선행되어야 함

1. 기획의 원칙 중 〈보기〉에 해당하는 원칙은?                                    19년 서울시

〈보기〉

A지역 시립병원은 병원 경쟁력을 높이기 위한 전략으로 간호간병통합서비스 병동을 신설하기로 결정하였다. 병동을 신설하기 전에 관리자는 필요한 모든 요소들을 검토하고 인적, 물적 자원과 설비, 예산 부족 등으로 차질이 생기지 않도록 모든 요소를 고려하여 충분한 사전검사를 하여야 한다.

① 경제성의 원칙          ② 균형성의 원칙          ③ 포괄성의 원칙          ④ 장래 예측의 원칙

2. 기획의 원칙에 대한 설명으로 가장 옳은 것은?                                    20년 서울시

① 계층화의 원칙: 구체성이 높은 계획부터 시작하여 추상성이 높은 계획까지 점진적으로 수립한다.
② 균형성의 원칙: 목표와 계획은 이해하기 쉬운 용어를 사용하여 간결하고 명료하게 표현한다.
③ 탄력성의 원칙: 환경의 변화에 따라서 수정할 수 있도록 목표와 계획을 융통성 있게 수립한다.
④ 간결성의 원칙: 목표와 계획이 조화롭게 균형을 유지하도록 수립한다.

# 6   기획의 구성요소(기획의 계층화)

• 기획은 목표를 설정하고 목표를 위한 수단과 방법을 계획적으로 수립하는 과정
• 계층화 과정을 통해 상위수준에서 하위수준으로 세분화함
• 기획은 개념과정 혹은 사고과정에 따라 조직이 앞으로 나아갈 비전을 통해 조직의 목적을 설정하고, 구체적 목표를 세우고, 정책, 절차, 규칙을 세움

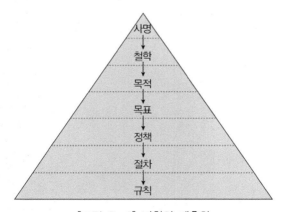

[그림 2-2] 기획의 계층화

## 1) 비전(vision)

(1) 조직의 바람직한 미래상으로, 조직이 궁극적으로 도달해야 할 최종목표

(2) 실제로 볼 수 없는 무엇에 대한 정신적인 이미지로, 조직이 요구하는 미래를 명시하는 미래지향적이고 목적지향적인 진술문

(3) 비전 설정 이유는 구성원이 변화하려는 노력을 한 방향으로 모으기 위함

(4) CAR 원칙 즉, 믿음(credible), 매력(attractive), 현실성(realistic)를 고려

(5) 간결하게 한 두 문구나 문장으로 진술

## 2) 목적(purpose)및 사명(mission)

(1) 조직의 사회적 존재이유로서, 조직의 사명을 명시한 것
즉, 조직이 존재하는 광범위하고 일반적인 진술(3~4개의 간단명료한 문장)

(2) 모든 조직은 목적, 사명에 따라 사회적 기능을 수행하며, 목적은 사회적 맥락에서 결정

(3) 철학 및 목표의 지표가 됨

(4) 간호조직의 목적은 환자에게 양질의 간호를 제공하기 위함이며, 병원의 목적과 일치해야 함

## 3) 철학(philosophy) 혹은 핵심가치

(1) 조직의 목적을 달성하기 위해 조직의 행동을 이끌어가는 가치 또는 신념
즉, 조직의 모든 활동을 안내하는 가치와 신념체계를 서술한 것

(2) 조직의 목적을 달성할 수 있는 방법과 목적을 향한 방향성 제시를 통해 조직구성원을 이끌어 가는 힘(구성원의 행동방향 제시)

(3) 의사결정의 기준과 가치, 조직구성원에게 요구하는 사고의 틀로 추상적 포괄적으로 서술

(4) **간호부서의 철학에 포함되어야 할 사항**

① 병원의 사명 및 철학과 일치

② 간호직원에 대한 의견

③ 간호 대상자인 인간에 대한 신념

④ 간호 · 간호실무 · 간호교육 · 간호연구 · 지역사회에 대한 것

⑤ 간호행정의 의미

⑥ 타 분야와 타 학문과의 관계

## 4) 목표(goal & objective)

(1) 조직의 목적을 달성하기 위한 조직구성원의 구체적 행동지침

(2) 이루어야 할 성과를 구체적으로 표현한 것

(3) 목적에 대한 기대효과를 수치로 구체적으로 표현한 것으로, 일정기간 내 달성해야 할 바람직한 수준 (cf. 목적: 기획이 지향하는 도달점을 개념적으로 표현한 것)

(4) 목표의 기능

① 조직이 나아갈 방향을 설정하고, 업무수행의 지침이 됨

② 업무의욕을 고취하여 효과적인 목표달성에 기여

③ 조직의 성과를 판단하고 통제할 기준을 제공

④ 조정의 촉진에 기여

(5) 일반적 목표와 구체적 목표

① **일반적 목표**: 조직이 달성하고자 하는 최종 결과물

② **구체적 목표**: 일반적 목표를 언제 어떻게 성취할 것인가를 구체적으로 진술한 것

> 예 일반적 목표: 지속적인 질 개선의 장단기 계획을 수립한다.
> 구체적 목표: • 지속적인 질 개선의 중장기 발전계획을 수립한다.
> • 지속적인 질 개선의 단기 발전계획을 수립한다.

(6) 절차중심 목표와 결과중심 목표

① **절차중심 목표**: '모든 환자는 입원 시 호출 등에 대해서 지도받을 것이다'

② **결과중심 목표**: '수술 후 모든 환자는 통증 완화제 투여에 의해 통증이 경감될 것이다'

(7) 목표설정의 원칙

① 목표는 현실적으로 타당하며 예측 가능할수록 좋다.

② 목표 설정은 조직 구성원과 협의하여 설정한다.

③ 목표는 서면화하여 간호실무자나 관련 타 부서에서도 내용을 알고 있어야 한다.

④ 목표의 달성도는 적기에 평가되어야 한다.

⑤ 목표는 목적이 성취된 정도를 측정할 수 있는 결과로 서술되어야 한다.

[표 2-2] 목적과 목표

| 목적(purpose) | 목표(objectives) |
| --- | --- |
| • 정신적 · 철학적<br>• 장기적<br>• 조직 전체가 지향하는 것<br>• 거의 변경되지 않는다.<br>• 목적 설정만으로는 관리대상이 되지 않는다.<br>• 도달해야 할 과녁(的)을 보는 것(目) | • 구체적<br>• 단기적<br>• 여러 수준에서 지향하는 것<br>• 몇 번이고 재설정된다.<br>• 관리 대상이 된다.<br>• 이루어야 할, 도달해야 할 과녁의 구체적이고 다양한 지표를 달성하는 것 |

*출처: 장금성 외, 최신간호관리학, 현문사, 2020, p.73.

## 5) 정책(policies)

(1) 목표를 달성하기 위한 방법을 제시하고, 목표를 행동화하기 위한 과정 및 활동 범위를 알려주는 포괄적인 지침

(2) 활동을 위한 범위나 허용수준을 정하고 그에 따른 행동방침을 정함

(3) 목표달성을 위해 업무를 반복적으로 수행 시 언제라도 일관성 있는 가이드라인이 되는 표준화된 계획

(4) 조직의 의사결정 시 조직을 안내하는 지침: 의사결정의 폭을 한정

(5) 조직의 계획을 조정하고 업무통제를 도와주며, 일관성 있는 관리를 가능하게 해 줌

(6) 구성원 행동의 지속성, 안정성, 공평성을 증진시키고, 갈등을 방지함

(7) 정책은 타당하고, 간결하고, 이해될 수 있어야 하고, 그 이유를 진술할 수 있어야 하고, 적용범위가 넓어야 하고, 안정성 융통성 공정성이 요구됨

(8) **주로 편람에 문서화되어 기술**: 간호서비스 정책은 간호표준과 간호지침서로 제공됨

(9) **명시적 정책과 묵시적 정책**

① **명시적 정책(표현된 정책)**: 문서화된 정책

② **묵시적 정책(암시적 정책)**: 상부 지시없이 스스로 결정하는 정책 **예** 선례

❍ 간호서비스 정책과 절차는 주로 편람이라고도 한다.

## 6) 절차(procedure)

(1) 방침을 실행하기 위한 세부적 계획으로, 미래의 행동과정을 표준화된 처리순서 또는 방법을 설정해 놓은 것 **예** 입퇴원 절차, 수혈안전사고 예방 절차

(2) 업무를 규칙적으로 반복할 수 있게 해주는 업무행위의 지침이 됨

(3) 특정업무를 수행하는 데 근거를 제공하고 적절한 방법과 업무의 흐름을 제시해 줌

(4) 간호관련 절차들은 간호사에게 정보를 주고, 새로운 지식을 알게 해주고, 실수를 감소시켜야 하며, 간호실무에 필요한 새롭고 변화된 기술도 포함되어야 함

(5) 절차를 표준화 시 시간과 비용을 줄여 생산성이 증가되고, 업무평가의 기초가 되며, 새로운 지식과 기술을 간호사들에게 제공하여 변화에 적응할 수 있도록 도움

(6) 장점과 단점

| 장점 | 단점 |
|---|---|
| • 관리노력을 유지하도록 함<br>• 권한의 위임이 촉진됨<br>• 운영의 효율성을 증대함<br>• 직원들에게 효율적 사용을 가능하게 함<br>• 통제를 촉진함<br>• 간호활동을 조정하는 데 도움이 됨 | • 구성원의 참여적 관리를 장려하지 않음<br>• 개인적 판단력이나 의사결정이 제한됨<br>• 지속적인 보안, 보충, 검토가 필요함 |

## 7) 규칙(rules)

(1) 조직 구성원들이 특별한 상황에서 해야 할 것과 금지해야 할 것을 알려주는 명확한 지침 즉, 오직 하나의 행위 선택만을 허용하는 상황에 대해 기술

> **예** 출근 규정, 복장 규정 등: '근무 중 유니폼을 착용해야 한다', '1일 8시간 근무해야 한다.'

(2) 절차와 관련하여 행동을 지시하지만, 절차처럼 행동의 시간적 순서를 제시하지는 않음

(3) 정책보다 더 엄격하고 제한되어 있으며, 표준적 업무처리의 기준이 된다.

(4) 장점과 단점

| 장점 | 단점 |
|---|---|
| • 조직의 사기 저하를 막음<br>• 조직의 체제를 바로 서게 하여 무너지는 도덕 유지에 필요 | • 자유재량권이 없음<br>• 유연성이 적어 경직되기 쉬움 |

## 8) 계획안

(1) 기획의 산물로서, 미래의 행위를 예측하여 성취하기 위한 수단 즉, 자원이나 통제방법에 대한 전략을 명세화한 것

(2) 목표성취를 위한 청사진으로 활동과 절차를 구체적으로 기술해 놓은 목표달성 예정표

(3) 계획안에 포함되는 요소

　① 사업의 목적과 목표에 맞는 예상되는 결과

　② 목표달성에 필요한 정책, 프로그램 절차, 규칙 등의 수단

　③ 활동에 필요한 자원의 종류와 양

　④ 계획안 수행을 위한 의사결정의 절차와 방법

　⑤ 계획안을 보완하기 위한 조정절차

🔍 **참고 POINT**

[병원과 간호부의 기획의 단계 예]

| 기획의 단계 | A 상급 종합병원 | A 간호부 |
|---|---|---|
| 비전 | 최상의 진료와 연구로 신뢰와 존경 받는 21세기 최고의 동북아 병원을 이룩한다. | 최상의 간호를 실현하는 인간중심, 고객중심의 간호부 |
| 목적 (사명 진술문) | 우리들 재단은 공익을 위해 헌신하고, 어렵고 고통 받는 사람들을 돌보는 사회적 책임을 다하며, 국민을 행복하게 하는 나라사랑을 실천합니다. 박애, 봉사, 애국은 세월이 흘러도 변치 않을 우리들 재단의설립 정신입니다. | • 신뢰 받는 고객중심의 간호체계 확립<br>• 업무표준화를 통한 안전간호 실현<br>• 지역사회와의 상호협력<br>• 질병예방과 건강증진을 위해 노력<br>• 건강한 병원문화 창조와 발전을 위해 선도적인 역할 담당 |
| 철학 | • 생명존중: 인간생명에 대한 경외심을 최우선 가치로 한다.<br>• 고객중심: 고객은 우리의 존재 이유이며 최상의 진료서비스를 제공한다.<br>• 사회공헌: 인간사랑을 행동으로 실천하여 사회에 봉사한다.<br>• 상호존중: 서로 존중하며 구성원 모두가 최선의 긍지와 자부심을 갖는다. | 우리는 간호전문직관과 직업윤리를 지닌 간호사로서 병원의 이념인 박애, 봉사, 애국의 정신으로 간호 대상인 인간을 신체적, 정신적, 사회적, 영적 욕구를 지닌 인격체로 이해하며, 인간의 존엄성과 생명의 기본권을 존중하는 생명윤리에 바탕을 두고 인간 삶의 과정에서 건강관리자의 역할을 담당한다. |
| 일반적 목표 | 모든 환자는 원내에서 적정한 건강을 위해 치료를 받는다. | 간호단위에서는 환자안전을 최우선으로 한다. |
| 구체적 목표 | 모든 구성원은 환자안전을 위한 안전교육과정을 1년 4시간 이상 이수한다. | 병동간호사는 환자안전 교육과정을 1년 8시간 이상 이수한다. |
| 정책 | 환자안전정책 | 환자안전정책 |
| 절차 | 비상 시 환자이동 절차 | 비상 시 환자이동 절차 |
| 규칙 | 직무교육규정 | 직무교육규정 |

*출처: 서문경애, 간호관리학, 현문사, 2023, p.43.

## 7　기획 과정

• 기획수립을 위한 합리적인 절차로, 최적의 대안 모색 및 기획과정의 합리적인 관리 및 운영이 중요하다.
• 기획과정은 단계화 과정을 거치며, 학자에 따라 다른 관점을 보인다.

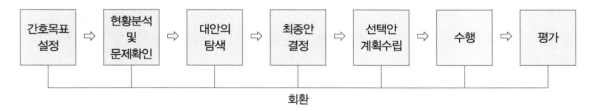

### 1) 간호목표 설정

(1) 목표를 구체화하는 것으로, 인력, 시설, 설비, 기술, 조직 등 능력 범위 내에서 목표를 설정

(2) 가용예산을 감안하고, 시간적으로 가능한지, 윤리 규범에 적합한지 검토하여 설정

### 2) 현황분석 및 문제 확인

(1) 목표를 만족시킬 수 있는 상황을 정확히 분석하고(SWOT 분석), 문제가 무엇인지 확인

(2) 장애요인을 규명하고 문제해결을 위한 한계점을 고려하며, 목표달성에 필요한 자원을 분석

---

### 3) 대안의 탐색과 선택

(1) 각 대안의 시행가능 여부, 효율성, 현실성, 합리성을 충분히 검토 후 대안을 선택

(2) 적은 자원을 투입하고 좋은 결과를 유도할 수 있는 대안이 이상적

(3) 대안 선택 시 비용·효과분석, 비용·편익분석, 시뮬레이션, 델파이 기법 등을 활용

### 4) 최종안 결정

(1) 가용자원이 제한되어 있으므로 우선순위에 따라 결정

(2) 선택기준은 현실성, 효과성, 경제성, 관리의 어려움, 큰 사회적 문제를 해결할 수 있는 활동 등

### 5) 선택된 안의 계획 수립

(1) 실행 전 장단기에 따라 전략적, 전술적, 운영적 계획을 수립

(2) 세부적이고 구체적인 계획안이 작성

### 6) 수행

(1) 변화나 개발을 촉진하기 위해 제안된 활동과 계획 추진을 위해 승인된 안을 실행하는 것

(2) 구체적인 업무수행계획을 수립하고, 이에 따라 필요한 기술 및 인력에 대한 교육을 시행하며, 실제 업무집행을 관리하기 위한 기획, 조직, 감독, 지휘, 조정 및 예산집행 등을 함

### 7) 평가와 회환

(1) 현 업무가 효율적이었는지 객관적 방법을 통해 분석함으로서 향후 업무방향과 업무내용 개선에 도움을 줌

(2) 업무량 평가, 과정평가, 영향력 평가, 적합성 평가 등

---

### 🔍 참고 POINT

[기획과정]

| 6단계 (유승흠, 1995) | 8단계 (김상진외, 1999) |
|---|---|
| ① 간호목표 설정 | ① 비전 설정<br>② 목표 설정 |
| ② 현황분석 및 문제확인 | ③ 환경요소 예측<br>④ 조직 내 가용자원 평가 |
| ③ 대안의 탐색과 선택 | ⑤ 수용 가능한 대안 개발 |
| ④ 대안의 결정(우선순위 결정) | ⑥ 기획 선택 |
| ⑤ 수행 | ⑦ 기획 실행 |
| ⑥ 평가와 회환 | ⑧ 평가와 수정 |

# 8 기획의 유형

| 구분의 기준 | 유형 | 유형 |
|---|---|---|
| 기획의 지속시간 | 단기 기획 | 1년 미만 |
| | 중기 기획 | 5년 전후 |
| | 장기 계획 | 10년 전후 |
| 기획의 구체성 정도 | 구체적 기획 | 구체화의 정도가 높은 기획 |
| | 지침적 기획 | • 일반적이고 폭넓은 지침을 주는 기획<br>• 기본방향만 제시하고, 예측이 어려운 경우 사용 |
| 기획의 적용 범위, 조직의 계층 | 전략적 기획 | 상층관리자가 수립하는 조직 전체의 기획 |
| | 전술적 기획 | 중간관리자가 수립하는 전략적 기획의 목적 달성위한 수단기획 |
| | 운영적 기획 | 일선관리자가 수립하는 실제 업무수행에 필요한 활동 기획 |
| 사용횟수 | 단용 기획 | 다시 반복되지 않는 특정목표를 달성하기 위한 계획 |
| | 상용 기획 | 일정기간이 지나면 규칙적으로 일어나는 활동에 대한 계획 |
| 기획양식 | 반동적 기획 | • 현재 상태의 불만족을 해결하여 조직을 과거의 편안한 상태로 회복시키는 기획<br>• 문제를 전체 조직과의 통합성을 고려하지 않고 따로 분리하여 다루는 경우가 자주 있으며, 경솔한 의사결정이 이루어지기도 함<br>• 현재에서 과거로 향하기 때문에 반동적 기획이라 함(후향적 기획) |
| | 비활동형 기획 | 변화없이 현 상태 유지를 위한 기획 |
| | 사전활동형 기획 | 과거/현재에 불만족하여, 첨단기술 활용하는 미래지향적 기획 |
| | 사전예비적 기획 | 변화하는 욕구를 미리 예측하여 행하거나, 성장을 촉진하기 위한 기획 |

## 1) 기획의 적용 폭, 범위, 조직의 계층에 의한 구분

### (1) 전략적 기획

조직 전체의 기획으로, 조직의 포괄적인 목표 즉 조직의 목표설정, 전략적 판단과 결정, 결정된 전략에 필요한 자원 배분 등 포괄적인 목표를 달성하는데 초점을 두는 기획이다.

① 조직의 자원과 기능을 조직의 내·외적 환경변화가 지닌 기회와 위기에 맞추는데 중점

② 조직의 목표를 설정하고 이를 달성하기 위한 전반적인 계획을 수립

◎ 간호에서의 전략적 기획: 간호부의 목표와 방향설정, 자원분배, 책임지정, 간호수행을 위한 틀을 결정

③ 모든 계획의 기본 틀을 제공하여 조직의 행동 및 의사결정에 일관성을 유지시켜 줌

④ 최고 관리자에 의해 수행되며, 전술적 기획과 운영적 기획의 기초가 됨

⑤ 장기 계획적(3~10년)이고, 포괄적이고 일반적인 용어로 표현

⑥ 중요성

　⑦ 조직 구성원들에게 조직의 미래에 대한 분명한 목표와 방향을 제공

　⑥ 조직의 미래에 초점을 두고 문제와 기회를 예측

　ⓒ 효과적인 조직운영으로 구성원의 만족도가 높음

**(2) 전술적 기획**

전략적 기획과 운영기획의 중간기획으로, 전술적 목표를 다룬다.

① 전략적 기획의 목적을 달성하기 위한 수단

② 전략적 기획을 구체화시킨 것

③ 전략적 목적을 수행하기 위한 수행계획으로, 목표 관련 프로그램, 프로젝트, 계획을 실행하기 위해 실무, 인력과 관련된 방침, 절차, 규칙 수립

④ 중간관리층 관리자에 의해 수립하는 기획

⑤ 전략적 기획보다 단기적인 기획(1~5년)으로, 빠른 시일 내에 결과를 볼 수 있음

⑥ 사업부 및 부서별(업무수준) 기획

**(3) 운영적 기획**

① 단기적인 운영 목표를 달성하기 위한 기획으로, 전술적 기획을 구체화한 것

② 하부 조직단위의 관리자(주로 감독계층)들과 구성원 각자가 담당할 업무를 기획한 것

③ 실제 업무 수행에 필요한 활동계획이며, 실무적 기술이 요구

④ 스케줄, 간호시간, 간호단위 예산 수립 등 기획

⑤ 1일 계획 또는 주간 업무계획(주로 1일~1년)

[표 2-3] 전략기획, 전술기획, 운영기획의 특성

| 차원 | 전략적 기획 | 전술적 기획 | 운영적 기획 |
|---|---|---|---|
| 목적 | 조직전체의 활동계획을 포괄 | 전략적 기획수행의 수단 부서별 기획 | 하위 조직단위의 활동을 계획 구성원 업무 기획 |
| 조건 | 위험하고 불확실한 환경 하에서 기획 | 덜 위험하고 낮은 확실성의 환경 하에서 기획 | 확실성이 높은 환경 하에서 기획 |
| 계획의 주관자 | 최고관리자 | 중간 관리자 | 일선, 하부관리자 |
| 기간 | 장기계획 | 중기계획 | 단기계획 |
| 의사결정 유형 | 혁신적이고 적응적임 | 일상적이고 적응적임 | 구체적임 |
| 기타 | 장기적인 기업의 목적과 관련 (목적) | 장기적인 목적의 수행과 관련 (수단/목적) | 중기적인 목적의 수행과 관련 (수단) |

## 2) 기획의 사용횟수에 의한 구분

### (1) 일시적 기획 (단용 기획)

① 비교적 짧은 기간 내 특정목표를 달성하기 위한 계획
② 미래 다시 반복되지 않을 것 같은 일련의 행동과정
③ 목표달성 시, 더 이상 기획이 필요 없음
④ **프로그램과 프로젝트**
  ㉠ 프로그램: 한 번에 끝나지만, 중요한 조직목적 달성을 위한 대형 활동기획으로 범위가 커서 몇 개의 프로젝트로 연결될 수 있음
  ㉡ 프로젝트: 프로그램과 유사하나, 일반적으로 프로그램보다 범위가 좁고 덜 복잡함
    프로그램의 일부분이 되므로, 프로그램보다 기간이 짧고 적은 자원을 필요로 함

### (2) 상시적 기획 (상용 기획)

① 일정기간이 지나면 규칙적으로 일어나는 활동에 사용
② 반복해서 수행되는 과업을 위한 지침을 제공하기 위한 기획
③ **정책, 절차, 규칙**
  ㉠ 정책: 관리자가 중요한 의사결정을 할 때 따르도록 제공된 광범위한 지침
  ㉡ 절차: 특정 상황에서 따라야 하는 단계를 개괄적으로 기술한 것으로, 어떤 목표를 달성하는데 사용되는 일련의 정확하고 구체적인 단계를 기술한 것
  ㉢ 규칙: 구체적인 행동을 어떻게 수행하는가를 기술한 것으로 구체적이고 분명한 행동을 요구하는 비탄력적인 기획

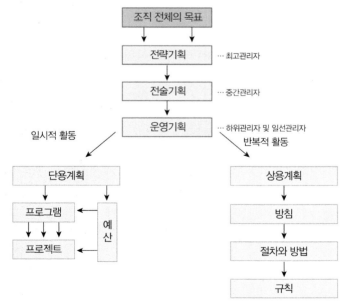

[그림 2-3] 기획의 단계

*출처: 장금성 외, 최신 간호관리학, 현문사, 2020. p.70.

---

📌 **기출문제 맛 보기**

**1. 기획의 유형 중 전술적 기획에 대한 설명으로 옳은 것은?**                                    22년 지방직

① 전략적 기획을 구체화하는 것이다.
② 조직의 사명과 목적을 결정하는 장기 기획이다.
③ 조직의 나아갈 방향에 대하여 의견을 통합한다.
④ 모든 기획의 기본 틀을 제공하기 위하여 가장 우선적으로 수립된다.

**2. 기획 중 단용 계획(single-use plan)에 해당하는 것은?**                                    22년 지방직
① 정책                  ② 규칙                  ③ 절차                  ④ 프로젝트

**3. 기획의 유형에 대한 설명으로 가장 옳은 것은?**                                    23년 서울시
① 전술적 기획은 일시적 기획과 상시적 기획으로 분류된다.
② 전술적 기획은 1년 미만의 단기 기획으로 구체적인 업무 계획이다.
③ 전략적 기획은 최고 관리자가 수립하는 장기적, 종합적 기획이다.
④ 운영적 기획은 급변하는 환경에 대해 미래의 문제와 기회를 예측할 수 있는 방법이다.

---

## 9  기획방법

**1) 기획예산제도(PPBS, Planning Programming Budgeting System)**

(1) 1965년 미 국방성에서 처음 개발ㆍ시행되었던 기획절차도구로, 주로 정부에서 사용
(2) 계획수립과 예산편성을 동시에 고려하는 절차로 자원배분에 대한 의사결정을 합리적으로 일관성 있게 하려는 제도
(3) 기획예산제도의 절차
   ① **계획수립**: 목표를 구체화하고 목표달성을 위한 대안을 탐색하고 평가함
   ② **사업안 작성**: 각 대안에 소요되는 자원(인력, 제도, 과정, 시설)의 윤곽을 세움
   ③ **전체예산편성**: 사업안에 소요되는 자원의 비용을 할당하는 과정. 최소의 비용으로 최대의 편익을 얻도록 예산편성
   ④ **계속 관리통제**: 계획과 예산을 계속적으로 관리, 통제

---

정답  1. ①  2. ④  3. ③

## 2) 작업망 체계모형

관리자가 여러 가지 활동을 기획하고, 일정계획을 짜고 통제해야 하는 대규모의 복잡한 일과성 사업에 전형적으로 사용되는 절차 방법

### (1) PERT(Performance Evaluation Review Technique)

① 불확실한 상황에서 기획과 통제를 하는데 사용되는 작업망 체계모형

② 대규모의 일과성 사업에 전형적으로 사용되는 절차방법

③ 주요작업을 순서대로 나열하여 번호를 붙인 후 화살표로 연결시켜 모형을 만들므로 프로젝트 전체를 완성시키는데 필요한 기대시간 소요량과 어떤 작업이 시작되기 전에 완성되어야 할 작업을 알 수 있음

④ 활동들을 순서적으로 각 활동 완성 소요시간을 세 가지로 추정

낙관적, 확률적, 비관적 완성 기대시간을 계산하여 전 프로젝트에 필요한 세 가지 다른 시간 소요량을 알 수 있도록 함

⑤ 모든 사람이 일정을 지키도록 해 주고, 문제 발생 시 곧 확인이 가능

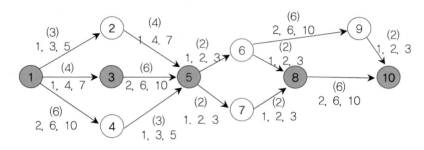

[그림 2-4] PERT모형

○ 원안에 표시된 번호는 하위과업의 진행순서를 나타내며 각 화살표에 표시된 숫자는 낙관적 소요시간, 가능성이 많은 소요시간, 비관적 소요시간을 나타낸다(소요시간의 단위는 주(week)이다). PERT 모형의 하위 과업에는 각기 코드를 달아놓으면 이해하기 쉽다. 예를 들면 1계획된 프로젝트, 2=직원의 교육 등으로 코드를 달아놓는 것이다.

### (2) 주경로기법(CPM, Critical Path Method)

① 사업 활동과 그 사업의 특정 활동의 배열에 초점을 맞춘다는 것은 PERT와 유사하나 작업완성을 위한 하나의 완성시간만을 추정한다는 점에서는 차이가 있음

② 한 작업이 정시에 완성되지 않으면 다른 작업을 시작할 수 없어 사업 지체가 발생 됨을 한눈에 알 수 있음

③ 주 경로가 제 시간 내에 끝나도록 관리자는 자원투입 및 작업속도를 조절함

| 활동명 | 활동내용 | 직전선행활동 | 기간(일) |
|:---:|:---|:---:|:---:|
| 가 | 임시 중환자시설, 기구의 준비 | – | 1 |
| 나 | 기구, 물품, 환자의 이동 | 가 | 1 |
| 다 | 구 중환자실 옆방벽의 철거 | 나 | 2 |
| 라 | 산소 흡인용 배관 설치 | 다 | 2 |
| 마 | 수도시설 | 다 | 2 |
| 바 | 전기시설 | 다 | 1 |
| 사 | 천정, 벽, 바닥의 마감 | 라, 마, 바 | 2 |
| 아 | 환풍기 설치, 내장칠 | 사 | 1 |
| 자 | 임시 중환자실부터 기구, 물품, 환자의 이동 | 아 | 1 |

[그림 2-5] 중환자실 확장사업을 위한 주경로기법의 예

(3) 작업망 체계모형

① 장점: 기획과 통제장치로서 매우 유용

② 모든 사람이 일정을 지키도록 해 줌

③ 문제 발생 시 곧 확인 가능

④ PERT와 CPM을 사용하기 위해서는 진전된 기획을 필요함

ㄱ 모든 활동이 전체적으로 파악되어야 함

ㄴ 각 활동의 완성시간이 추정되어야 함

ㄷ 필요한 인력과 자원이 확보되어야 함

## 3) 간트 도표(Gantt Chart)

(1) 테일러가 고안하고 간트가 발전시킨 도표

(2) 수평축은 시간을 나타내고, 수직축은 예정된 활동의 목록으로 구성되며, 막대는 계획과 실제 업무 진행을 비교하여 시각적으로 보여줌

(3) 간단하게 관리자가 진행 중인 업무나 프로젝트를 쉽게 파악하고 일정을 확인하여 평가하는 데 유용

(4) 계획과 실제 업무진행 결과를 비교하는 통제 수단으로 사용

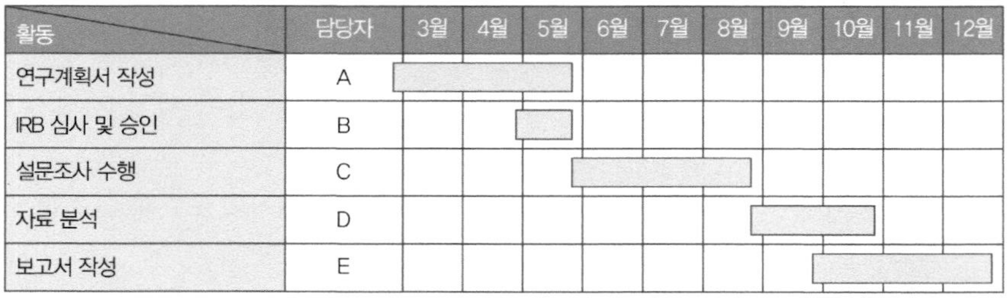

| 활동 | 담당자 | 3월 | 4월 | 5월 | 6월 | 7월 | 8월 | 9월 | 10월 | 11월 | 12월 |
|:---|:---:|:---:|:---:|:---:|:---:|:---:|:---:|:---:|:---:|:---:|:---:|
| 연구계획서 작성 | A | | | | | | | | | | |
| IRB 심사 및 승인 | B | | | | | | | | | | |
| 설문조사 수행 | C | | | | | | | | | | |
| 자료 분석 | D | | | | | | | | | | |
| 보고서 작성 | E | | | | | | | | | | |

[그림 2-6] 간호단위 질 향상 활동의 간트 차트 사례

*출처: 정면숙 외, 간호관리학 제5판, 현문사, 2023, p.69.

# 목표관리

## 1 목표관리(MBO, Management by Objective)의 개념

(1) 1954년 피터 드러커(Peter Drucker)가 미국 노동자들의 동기부여와 생산성 향상을 위해 제창, 제너럴 일렉트릭(GE)에서 의사결정의 분권화를 위한 조직개편에서 처음 적용
(2) 로크의 목표설정이론을 적용하였으며, 업무수행자의 통제 하에 스스로 작업수행에 최선을 다하는 동기부여적 제도
(3) 조직의 상급관리자와 실무관리자가 조직의 목표를 협력하여 설정하고 기대되는 결과의 측면에서 각자의 책임을 규정하고 일정한 기준에 따라서 구성원들의 기여도를 측정, 평가하는 관리 과정(Odiorne)
(4) 조직구성원의 참여과정을 통하여 상층관리자로부터 일선관리자에 이르기까지 그들이 계층별 연간목표를 설정하고, 설정된 목표와 실제의 결과를 정기적으로 비교·통제하는 관리시스템(Garrett & Walker)

## 2 목표관리의 구성요소

### 1) 목표설정(Plan)

(1) 목표관리의 핵심으로, 명확한 구체적이고 측정 가능한 목표를 설정
(2) 달성할 목표가 무엇이며, 목표달성을 위해 해야 할 행동은 무엇이고, 달성기간을 명확히 해야 함
(3) 주로 하위층의 목표로서 단기적(6M~1Yr), 측정가능, 계량적으로 표시가 가능한 목표를 의미
(4) 명확한 목표 설정은 구성원들의 책임영역을 분명하게 해주고 역할갈등과 모호성을 감소시켜 관리자가 효율적 관리를 할 수 있도록 함
(5) 목표의 특성
① 조직 전체의 목표와 조화를 이루어야 한다.
② 기획의 기술적 측면과 인간적 측면을 동시에 고려해야 한다.
③ 목표수행에 참여하는 사람들에 의해 공식화되고 수용되어야 한다.
④ 누가, 무엇을, 어떻게, 언제, 어디서 수행될 업무인지, 자원에 소요되는 비용을 제시해야한다.

⑤ 목표는 측정가능하고 관찰가능한 행동용어로 기술되어, 실제적으로 결과를 측정할 수 있어야한다.

⑥ 목표설정 전에 책임소재가 명확히 기술된 책무수단이 설정되어야 한다.
  • 기대되는 결과의 측면에서 각자의 주요 책임분야를 규정한다.

⑦ 목표는 관리자와 참여자간에 구두나 문서형식(공식화)으로 검토되어야 한다.

⑧ 목표는 유연성이 있어야 한다. 즉, 목표가 유용하지 않은 경우 변화나 삭제가 가능해야 한다.

## 2) 구성원의 참여

(1) 구성원들은 자신이 수행할 목표를 관리자와 협력하여 설정할 때 목표실현 가능성과 수용성이 높아 직무만족도와 생산성이 증가하게 됨

(2) 구성원 참여의 목적
  ① 목표의 실현가능성 증대
  ② 목표의 수용정도 증대

(3) Y론적 인간관: 구성원이 자신의 목표를 설정, 수행, 자기통제할 수 있는 능력을 소지한 것으로 봄

## 3) 피드백

(1) 목표를 계량화하여 구체적으로 명시함으로써 구성원들의 업무 진행사항과 평가에 관한 정보를 제공하고 구성원들은 이 정보를 기초로 자신의 활동을 통제할 수 있음

(2) 주기적으로 피드백: 활력을 일으키고 구성원을 동기부여하여 높은 업적 달성

(3) 피드백이 명확히 이루어질 때 집단의 문제해결력과 개인의 직무수행능력이 증대

## 3 목표관리의 특성

(1) 목표설정 과정을 체계화한 것으로 목표설정에서 시작하여 기획과 통제를 통합하기 위한 기법이며, 관리자가 전략적 기획과 전술적 기획을 통합할 수 있도록 돕는 도구이다.

(2) 인간에 대한 긍정적인 철학과 참여적 관리정신을 반영한다.
  • 목표설정에 있어서 조직수준 상호간의 문제를 해결한다.
  • 관리자와 구성원 간의 신뢰를 구축하고 의사소통을 개방한다.
  • 서로 승자가 되는 관계를 형성한다.
  • 직무에 관계된 업적에 기반하여 보상을 실시한다.
  • 조직에서 정치적인 게임과 공포 또는 압력을 최소화한다.
  • 적극적이고 주체적이며 도전적인 기업문화를 창출한다.

(3) 목표설정은 하향식뿐 아니라 상향식 방법에 의해 상호간에 이루어진다.

(4) 구성요소를 충분히 반영하여 기간 내 완성되어야 한다.

(5) 자주적으로 목표를 설정하고 평가하여 피드백 하는 과정적인 자기관리 시스템이다.

**4** **목표관리과정**

| 목표설정 | | 업무관리 및 수행 | | 성과평가 | | 피드백 및 활용 |
|---|---|---|---|---|---|---|
| 직무의 책임, 우선순위, 목표 및 이정표의 결정 | ⇨ | 목표의 추구, 업적의 체계적인 검토 | ⇨ | 직무업적과 목표달성도를 관리자와 구성원이 평가 | ⇨ | 성과에 따른 보상 및 조직차원, 개인차원에서 활용 |

| 말리(Mali) | 쿤츠(Koontz) | 문헌(1) | 문헌(2) |
|---|---|---|---|
| ① 목표발견단계 | ① 예비목표 수립 | ① 목표 설정 | ① 문제분석 |
| ② 목표설정단계 | ② 구성단위별 역할 확정 | ② 수행 및 검토 | ② 목표설정 |
| ③ 목표확인단계 | ③ 하위목표 수립 | ③ 업적 평가 | ③ 활동계획 |
| ④ 목표실행단계 | ④ 목표와 자원의 분배 | | ④ 계획된 활동의 수행 |
| ⑤ 평가단계 | ⑤ 실행 | | ⑤ 중간평가와 조정 |
| | ⑥ 평가와 재순환 | | ⑥ 최종 평가 |

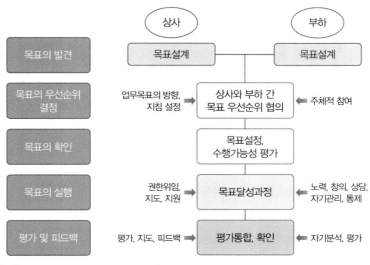

[그림 2-7] 목표관리 과정

*출처: 이병숙 외, 간호관리학, 학지사 메디컬, 2019, p.87.

## 5 목표관리가 성공적으로 수행되기 위한 여건

(1) **최고관리자의 적극적 지원**

(2) **자율성의 강조**: 조직구조가 목표관리를 실행할 수 있는 분권화와 자율성이 확립되어야 함

(3) **올바른 목표의 설정**: 목표를 구체적이고, 명확하고, 수량적 평가가 가능하도록 설정

(4) **정기적 의사소통**: 개인 간, 단위부서 간, 조직과 환경 간 의사소통과 피드백 확립

(5) **성과에 대한 적절한 보상체계**

(6) **분위기**: 신뢰적인 조직 분위기와 개방적인 태도

---

### Q 참고 POINT

**[목표관리의 전제조건]**
(1) 업적에 대한 정의와 측정가능한 표준이 확립되어야 한다.
(2) 달성가능한 적절한 업무량이 요구된다.
(3) 업무수행과정 중 혼돈을 줄이기 위해 작업규범이 설정되어 있어야 한다.
(4) 수행할 과업에 대해 명확한 정의를 내려야 한다.
(5) 목표는 구성원 행동의 최종상태를 반영해야 한다.
(6) 시간적인 구분과 제한이 명확해야 한다.
(7) 업무수행에서 비용 상의 제한이 있어야 한다.
※ 목표관리 대상: 각자의 업무범위가 어느 정도 명확히 구분되어 있는 독립적인 직종이 적당

---

## 6 목표관리의 장·단점

### 1) 장점

업무수행자의 통제 하에 스스로 작업수행에 최선을 다하는 동기부여적 관리제도이며, 개인과 조직의 목표를 명확히 규정함으로써 하향식 방법뿐 아니라 하위층의 참여에 의한 상향식 방법에 의해 상호작용하여 조직의 목표달성을 이루어간다.

(1) 구성원들의 목표에 대한 몰입과 참여의욕 증진

(2) 목적설정의 참여와 토론을 통한 원활한 의사소통

(3) 구성원들에게 효과적인 자기관리 및 자기통제의 기회 제공

(4) 구성원의 성과에 대한 객관적인 평가가 가능

(5) 성과에 대한 책임소재가 명확함

(6) 조직의 모든 단계에서 성과가 향상될 수 있음 즉, 업무의 생산성 향상

(7) 조직 구성원들의 동기부여

(8) 부서와 개인의 목표를 기업의 목표로 일치시킴

(9) 신규직원의 조직 내 동화가 용이

(10) 관리자의 능력을 향상: 상담, 협상, 위임, 권력과 권한의 공유, 평가수행, 관리능력, 지도성의 질과 관리유형 개발, 예산상의 책임, 문제해결, 지속적인 신뢰형성, 의사결정, 경청, 기타 기술적 능력 향상

(11) 통제가 용이하고 평가에 대한 불만이 감소

---

### 🔍 참고 POINT

**[목표관리의 장점]**
(1) **업무의 효율화**: 뚜렷한 목표, 수단, 방법을 계획 후 수행 시, 업무수행이 효율적이고 업무의 양과 질이 개선되며, 이를 통해 생산성 향상
(2) **능력 개발의 촉진**: 현재보다 높은 목표를 설정하고 도전함으로서 직업적 발전과 자기계발 촉진
(3) **조직 구성원의 활성화**: 자주적으로 업무에 임하고 자가평가 함으로서, 근로의욕이 향상되고 조직이 활성화
(4) **업적평가와 처우개선**: 업적을 정확하게 평가하여, 임금, 상여금, 승진에 올바르게 반영
(5) **통제수단**: 통제기준으로서 명확한 목표를 제시하고, 자가평가를 통해 스스로 객관적이고 효과적인 통제가 가능

---

## 2) 단점

(1) 목표의 명확화가 어려우며, 최종목표와 중간목표 간의 갈등을 조정하기 어려움
　　따라서, 조직목표와 직원목표가 수준별 목표들이 조화를 이루도록 조정해야 함

(2) 목표의 신축성이 결여되기 쉬움 = 목표의 탄력성이 떨어짐 = 목표의 경직성
　　즉, 환경의 변화에도 불구하고 관리자와 구성원들이 그 전 목표를 고집할 수 있음

(3) 단기목표를 지나치게 강조하는 경향이 있음

(4) 불확실한 상황과 유동적인 환경에서 적용이 곤란함

(5) 계량화 할 수 있는 목표를 강조하므로 계량화 할 수 없는 성과가 무시되는 경향을 가짐

(6) 부서 간, 구성원 간 지나친 경쟁을 유발하여 조직전체의 성과에 악영향을 끼침

(7) 인간중심주의 혹은 산출중심주의 관리방식에 경험이 없을 때 MBO 도입 시 강한 저항감

(8) 예측된 문제해결로 인하여 상층관리자의 지속적인 능력개발을 저해할 수 있음

### 🖉 기출문제 맛 보기

**1. 목표관리(MBO)에 대한 설명으로 옳지 않은 것은?**                                19년 지방직

① 구체적인 목표와 측정 방법을 계획함으로써 조직성과를 향상시킨다.
② 단기목표에 치중하여 조직의 장기목표에 지장을 초래할 수 있다.
③ 객관적인 직무수행평가와 통제 활동을 용이하게 돕는다.
④ 성과의 질적 측면을 강조함으로써 계량적 목표 측정을 소홀히 한다.

**2. 목표관리(MBO)의 장점에 대한 설명으로 가장 옳지 않는 것은?**                    22년 2월 서울시

① 목표설정에 구성원을 참여시킨다.
② 성과에 대한 책임소재를 명확하게 해 준다.
③ 측정 가능한 성과만이 아니라 질적이고 장기적인 업무성과를 강조한다.
④ 구성원이 관리자와 협의하여 업무계획을 설정함으로써 동기부여가 된다.

**3. 목표관리(MBO)의 장점만을 모두 고르면?**                                     23년 지방직

> ㄱ. 목표 달성에 대한 구성원의 참여의식을 높인다.
> ㄴ. 구성원의 성과 평가를 보다 객관적으로 할 수 있다.
> ㄷ. 구성원이 자신의 직무를 효과적으로 관리 · 통제하도록 기회를 준다.
> ㄹ. 환경 변화가 발생했을 때 목표 변경이 신속하고 용이하다.

① ㄱ, ㄴ          ② ㄷ, ㄹ          ③ ㄱ, ㄴ, ㄷ          ④ ㄴ, ㄷ, ㄹ

---

정답  1. ④  2. ③  3. ③

**CHAPTER 03 의사결정**

## 1 의사결정(decision making)의 개념

(1) 설정한 목표를 달성하거나 문제를 해결하기 위해 이용 가능한 여러 대안 중 하나의 대안을 선택하는 복잡하고 인지적인 과정

(2) 조직의 의사결정은 모든 계층에서 이루어지나, 의사결정의 중요성은 상층부로 갈수록 증가

## 2 의사결정의 특성

(1) 여러 개의 대안 중 최선의 대안을 선택하는 선택적 행위

(2) 관리의 모든 과정에 공통적으로 존재하고 모든 계층의 관리자들이 다 할 수 있는 일반적인 과정 즉, 횡적으로는 생산, 인사, 마케팅 등 모든 활동분야에서, 종적으로는 최고관리자에서 일선관리자에 이르기까지 하게 되는 핵심적인 과정

(3) 의사결정으로 미래의 행동에 영향을 주는 동적인 과정

(4) 목표달성을 위한 수단으로 지속적으로 이루어지는 과정

(5) 논리성, 감정적, 비합리적 요소, 잠재요소에 이르기까지 작용되는 정신적 과정

(6) '기획'과 '의사결정 과정'은 거의 동의어가 될 만큼 의사결정은 기획의 전 과정에서 이루어지며, 핵심적임

(7) 기획을 포함한 모든 관리기능이 의사결정에 의해 수행되고 이들에 영향을 미침

(8) 의사결정의 질은 관리자의 업적과 효과를 측정하는 척도가 되며, 더 나아가 조직의 성패를 좌우하는 가장 큰 요인이 됨

(9) 의사결정은 관리자의 직무에서부터, 조직 구성원 개인의 실제 행동에서부터 일상적이고 반복적으로 수행되는 부분까지 모든 관리계층에서 이루어지는 활동임

Q 참고 POINT

**[병원조직 의사결정의 특성]**
① 진료의 특성 때문에 계량적 목표설정이 어려움  ② 두 가지 이상의 계층에서 지휘를 받게 됨
③ 목적의 다양성  ④ 서비스의 진정한 척도를 표출해내기 어려움

## 3 의사결정 과정

의사결정의 개념적 모형은 의사결정이 일련의 과정을 거쳐 일어나는 현상임을 의미한다. 의사결정 과정은 학자마다 다소 차이를 두고 기술하였는데, 여기서는 4단계로 살펴본다.

즉, 의사결정 과정은 문제를 인식하고(1단계), 문제를 해결할 수 있는 대안을 개발하여 선택하며(2단계), 선택한 대안을 실행하고(3단계), 실행 결과를 평가하는(4단계) 4가지 단계가 순차적으로 이루어지는 과정이며 다시 피드백 되는 순환과정을 거친다.

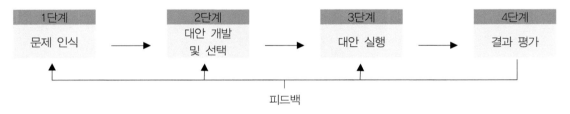

[그림 2-8] 의사결정의 개념적 모형

*출처: 신유근, 인간존중의 경영, 2000. p.292.

### 1) 문제인식 단계

(1) 문제인식이란 관리자가 기대했던 결과를 달성하지 못하는 상황에 처했을 때 문제의 심각성을 감지하고 더 나아가 문제의 원인을 분석·정리하여 문제를 명확히 정의하는 것

(2) **영향요인**: 해결하고자 하는 문제와 관련하여 의사결정자가 보유하고 있는 정보의 양, 문제를 분석 해결할 수 있는 능력, 문제를 해결하고자 하는 동기부여 정도 등 의사결정자의 특성

### 2) 대안의 개발 및 선택 단계

(1) 의사결정의 핵심이 되는 단계로서, 대안을 개발하고 선택하는 단계

(2) 관련정보를 수집하여 여러 가지 대안을 탐색하고, 구체적인 판단기준으로 대안을 비교·평가하여 최선의 목적을 달성하는 데 가장 적합한 최적안을 선택하는 단계

(3) **영향요인**: 해결하고자 하는 문제가 의사결정자에게 얼마나 익숙한가, 문제가 얼마나 애매하고 복잡한가 등과 같은 문제 자체의 특성

## 3) 대안의 실행단계

(1) 제2단계에서 개발되고 선택된 안을 실행에 옮기는 단계

(2) 최선의 결정일지라도 실행되지 않으면 의미가 없으므로 선택안의 실행을 저해하는 요인들을 효과적으로 관리하여 기대하는 결과를 얻을 수 있도록 주의를 기울여야 함

(3) **영향요인**: 의사결정의 변경가능성, 중요성, 결과에 대한 책임의 정도, 시간과 자금의 제한 등 환경적 특성이 의사결정의 질을 좌우

## 4) 결과의 평가단계

(1) 문제를 해결하기 위해 실행된 대안이 최선의 목적을 달성했는지를 평가하고 그 평가결과를 다음 의사결정 과정에 피드백하는 단계

(2) 예상했던 기대효과와 실제의 성과를 비교해 성공 여부를 평가할 수 있고, 이를 통해서 차후 대안의 변경이나 조정이 필요한가를 결정하기 위한 자료를 얻을 수 있음

---

### 🔍 참고 POINT

**[7단계의 의사결정 과정]**

(1) **문제규명 (문제정의) 단계**

의사결정이 필요한 문제를 인식한 뒤 핵심원인을 파악하기 위하여 다각적으로 문제에 대한 질문을 만들어 본다.

(2) **목표설정 단계**

문제점이 명확하게 밝혀지면 문제해결의 목표를 설정한다. 목표는 구체적이고 결과로 기술되어야 한다.

(3) **자료의 수집 · 분석 단계**

문제를 해결할 수 있는 최선의 대안을 강구하기 위해서는 정확하고 충분한 자료수집이 필수적이다.

(4) **대안의 탐색 및 평가 단계**

① 대안탐색: 대안은 이미 존재하는 기존 대안을 수정하여 사용할 수도 있으나, 기존 대안으로 해결할 수 없을 경우 창의적인 새로운 대안을 만들 수도 있다.

② 대안평가: 각 대안은 양적으로나 질적으로 충분히 평가되어야 한다.

(5) **최적안(최종대안)의 선택 단계**

① 비용. 이윤, 질 등의 기준에 의거하여 하나의 대안을 선택한다.

② 대안 가운데 하나를 선택하는 것이 곧 의사결정이므로 최적 대안의 선택단계인 이 단계는 의사결정 과정의 핵심이다.

(6) **시행(집행) 단계**

결정된 최종대안을 실행하며 또한 제대로 실행되도록 하는 활동

(7) **결과평가 단계**

간호관리자는 의사결정의 시행결과를 미리 개발한 평가기준에 의거하여 정당성, 정확성, 적합성의 측면에서 평가한다.

## 4 의사결정 모형

### 1) 전통적 문제해결 모델

전통적 문제해결 모델(traditional problem-solving model)은 널리 사용되고 가장 잘 알려져 있는 모델로, 다음의 7단계로 기술되며 의사결정은 5단계에서 이루어진다.

(1) 단계

① 1단계: 문제확인

② 2단계: 문제의 원인과 결과를 분석하기 위한 자료 수집

③ 3단계: 대안제시

④ 4단계: 대안평가

⑤ 5단계: 최적안 선택

⑥ 6단계: 대안수행

⑦ 7단계: 결과평가

(2) 단점

① 적절한 수행에 시간소모가 크기 때문에 시간적인 제한이 있는 상황에서는 비효과적임

② 초기의 목표설정 단계의 결핍이 있음(목표설정은 의사결정자가 목표에서 벗어나지 않도록 함)

### Q 참고 POINT

**[의사결정과 문제해결의 차이]**

| 의사결정 | 문제해결 |
|---|---|
| • 문제해결과정의 마지막 단계로, 의사결정은 문제해결에서 중요한 상황분석 없이도 일어날 수 있다(란킨 Rankin, 1999). | • 의사결정의 한 부분이며 특히 어려운 상황분석을 중요하게 여기는 체계적인 과정이다.<br>• 문제해결을 하기 위해서는 언제나 의사결정 과정을 거치게 된다. |
| • 의사결정은 대체로 문제에 의해 야기되지만 종종 문제가 제거되지 않은 채 마무리되기도 한다. | • 문제해결은 상황의 문제원인을 확인하는 것이 중요하므로 실제적인 문제를 확인하는데 시간과 에너지가 많이 소요된다. |

**⊘ 기출문제 맛 보기**

간호단위 관리자가 문제해결을 위해 다음 활동에 이어서 우선적으로 수행해야 할 것은?　　　22년 지방직

> 최근 병동 내 물품 관리가 원활하지 않음을 발견하고, 문제에 대한 정보, 경험, 의문점 등을 수집하였다.

① 문제를 인식한다.
② 문제 해결책이 제대로 수행되었는지 평가한다.
③ 수집된 자료를 분석하여 실제 상황에서 가용성이 높은 해결책을 선택한다.
④ 실제 해결책을 수행하고 활동에 영향을 미치는 긍정적, 부정적 요인을 확인한다.

## 2) 합리적 의사결정 모형과 관리적 의사결정 모형

### (1) 합리적 의사결정 모형

① **전제**: 인간은 합리적인 경제인으로서 완전한 정보를 가지고 가장 합리적인 선택을 함
② **조건**
 ㉠ 의사결정에 필요한 모든 정보가 존재하며, 의사결정자는 이 정보를 모두 수집할 수 있음
 ㉡ 의사결정자는 의사결정에서 고려할 수 있는 모든 대안을 인식하고 있음
 ㉢ 의사결정자는 선택한 대안의 실행결과를 미리 완전하게 알 수 있음
 ㉣ 의사결정자는 항상 경제적 이익, 효용가치를 극대화할 수 있는 대안을 선택함

### (2) 관리적 의사결정 모형

① 합리적 의사결정모형처럼 실제로 완전한 합리성 추구가 거의 불가능하므로, 제한된 합리성을 인정하고 최적의 의사결정보다 만족스러운 의사결정을 추구
② 현실적인 의사결정과정을 설명함
 예 병원에서 신규간호사 선발시 이상적 간호사를 찾기 위해 시간을 소비하기보다 최소한의 요건을 충족시키는 적당한 간호사를 선발

---

**정답** ③

## 5 의사결정의 유형

### 1) 문제의 적용수준에 따른 유형: 앤소프(Ansoff)

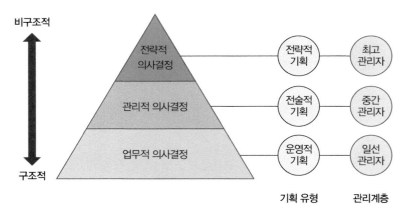

[그림 2-9] 문제의 적용수준에 따른 의사결정 유형

* 출처: 신미자, 간호관리학, 수문사, 2024, p.126.

| | |
|---|---|
| 전략적 의사결정 | ① 주로 상층관리자가 수행하는 조직전체에 영향을 미치는 장기적인 의사결정<br>② 조직차원 의사결정에서 가장 중요: 전략적, 포괄적, 장기지향적 선택<br>③ 목표달성을 위해 최대의 능력을 발휘할 수 있도록 자원을 배분하는 것<br>④ 대부분 비정형적, 비구조적 의사결정 |
| 관리적 의사결정 | ① 조직의 중간관리자가 수행하는 중·단기 기획과 관련된 의사결정<br>② 최대의 과업능력을 산출하기 위해 자원을 조직하는 과정에서 조직기구의 관리에 관한 결정, 자원의 조달, 개발에 관한 결정을 함 |
| 업무적 의사결정 | ① 조직내의 일선 관리층에서 단기적 전략수행과 성과달성에 필요한 관리행동에 관하여 의사결정을 내리는 것으로, 현행 업무의 수익성 극대화가 목적<br>② 정형적, 구조적 의사결정 |

### 2) 문제의 구조화 정도에 따른 분류: 사이몬(Simon)

| | |
|---|---|
| 정형적 의사결정 | ① 구조화의 정도가 높은 의사결정(문제가 일상적, 보편적)<br>② 사전에 설정된 기준에 따라 일상적이며 반복적으로 이루어지는 의사결정<br>③ 책임의 수준도 낮아 대개 하위층에 위임됨 |
| 비정형적 의사결정 | ① 구조화 정도가 낮은 의사결정(문제가 독특함)<br>② 사전에 설정된 해결책이 없는 상황에서 새롭고 독특한 의사결정이 이루어지는 것<br>③ 의사결정자는 외부전문가나 자신의 창의성에 의존해야 함<br>④ 상위층으로 갈수록 의사결정을 하게 됨 |

## 3) 결과의 예측가능성에 따른 분류: 구텐베르그(E. Gutenberg)

| | |
|---|---|
| 확실한 상황의 의사결정 | ① 미래에 발생할 상황과 의사결정 결과를 확실히 예측할 수 있는 의사결정<br>② 현실적으로는 그리 많지 않음 |
| 위험상황의 의사결정 | ① 확실한 상황과 불확실한 상황의 중간상태에 해당하는 의사결정<br>② 각 대안에 대한 결과예측이 확실하지 않으나, 객관적 확률이 주어지는 상황 |
| 불확실성 상황의 의사결정 | ① 상황에 따라 발생할 수 있는 결과를 추정할 수 있으나, 그 발생 확률을 알 수 없는 경우의 의사결정<br>② 의사결정자의 능력, 취향, 위험에 대한 태도에 따라 차이가 남 |

## 4) 가치와 사실의 전제에 따른 유형

| | |
|---|---|
| 가치적 의사결정 | ① 당위성 차원의 윤리적이고 선에 관한 결정<br>② 주로 목표선택에 관한 결정 |
| 사실적 의사결정 | ① 현실차원에서 이루어지는 경험적 관찰과 검증이 가능한 것에 대한 결정<br>② 주로 수단의 선택에 관계된 결정 |

### 🔗 기출문제 맛 보기

**1. 최고관리자가 기획을 수립할 때 사용하는 의사결정 유형으로 가장 옳은 것은?**　　19년 서울시

① 정형적 의사결정, 위험상황의 의사결정, 운영적 의사결정
② 비정형적 의사결정, 위험상황의 의사결정, 전술적 의사결정
③ 정형적 의사결정, 불확실한 상황의 의사결정, 전술적 의사결정
④ 비정형적 의사결정, 불확실한 상황의 의사결정, 전략적 의사결정

**2. 문제의 적용수준과 범위에 따른 의사결정 유형 중 전략적 의사결정에 해당하는 것은?**　　22년 지방직

① 병원 간호부 목표 설정　　　　　　② 연휴 기간의 근무 일정표 작성
③ 간호 사정에 따른 간호진단 작성　　④ 경력 간호사와 신규 간호사의 야간 근무 배정

**3. 조직 내 전략적−관리적−운영적 의사결정 중 관리적 의사결정에 대한 설명으로 옳은 것은?**　　23년 지방직

① 최고관리자가 수행한다.　　　　　　② 정형적이고 구조적이다.
③ 조직의 장기 계획을 수립한다.　　　④ 부서별 자원 조달 방법을 결정한다.

정답 1. ④　2. ①　3. ④

## 6 의사결정 접근방법

### 1) 개인적 의사결정

(1) 개념

특정 개인이 개인의 이해관계에만 근거하여 문제를 인식하고 해결대안을 선택하는 과정

(2) 영향요인

인지구조, 창의력, 정보처리능력, 성격, 가치관, 경험 등

(3) 장·단점

| 장점 | 단점 |
|---|---|
| • 창의적이고 신속한 의사결정 필요시 유리<br>• 시간과 비용이 적게 소요<br>• 의사결정에 대한 책임이 명확 | • 개인의 편견이나 특성이 의사결정에 영향<br>• 제한된 정보와 지식으로 복잡하고 다양한 관점의 접근이 부족<br>• 합리성이 낮고, 집단 의사결정에 비해 질서정연하지 못함<br>• 결정에 대한 구성원의 이해와 수용도 낮음 |

### 2) 집단적 의사결정

(1) 개념

구성원들 간에 집단적 상호작용을 거쳐 문제를 인식하고, 해결 대안을 선택하는 과정
예 위원회, 회의, 태스크 포스 등

(2) 집단 의사결정이 조직에 미치는 영향

① 자율적인 조직기반을 구축하는 핵심적 활동: 의사결정 권한의 위임으로 자주적 문제해결
② 집단의 성과에 직접적 영향을 미침: 자신의 역할에 대한 이해 증가로 목표달성에 기여
③ 조직 구성원들의 창의성 증진: 다양한 경험과 사고방식을 접함으로써 창의적 사고 자극
④ 집단 내 구성원 간 인간관계 개선 및 의사소통 활성화: 참여를 통한 상호 정보지원 등

(3) 집단 의사결정의 장·단점

| 장점 | 단점 |
|---|---|
| • 풍부한 정보와 지식의 활용<br>• 분업이 가능하므로, 복잡하고 전문성을 요하는 문제에 효과적 (과업의 전문화 가능)<br>• 충실한 대안평가가 가능<br>• 대안의 결과에 대한 정당성과 합법성 증대<br>• 결과에 대한 구성원의 수용성 증가<br>• 구성원 상호간의 지적 자극을 통한 시너지 효과 유도<br>• 의사소통의 기능을 수행 | • 시간과 비용이 많이 소요<br>• 집단의 획일성에 대한 압력이 존재(순응압력, 최적 대안 포기, 집단사고)<br>• 최종 결과에 대한 책임소재가 모호할 수 있음<br>• 개인의 창의성이 제한받을 수 있음<br>• 구성원 간 의견 불일치로 갈등 야기<br>• 타협안이 나올 가능성이 높음 |

[개인, 집단 의사결정의 선택기준]

| 선택기준 | 의사결정방법 |
| --- | --- |
| 의사결정의 신속성, 창의성, 비용, 책임소재 | 개인 의사결정 |
| 의사결정의 질(전문성), 구성원의 수용성(정당성, 합법성), 정확성 | 집단 의사결정 |

(4) 집단 의사결정의 문제점

① 집단 사고(Group think)

㉠ 집단사고란 응집력이 높은 집단에서 구성원들 간의 합의에 의한 요구가 지나치게 커서 현실적인 다른 대안의 모색을 저해하는 현상

㉡ 발생하는 상황: 정보의 부족, 토의 절차방법의 부재, 일방적이고 독재적 리더십, 외부로부터 고립이나 위협가능성이 높은 상황

㉢ 집단사고 징후

• 새로운 정보나 변화에 민감하게 반응하지 못하고, 전문가의 조언이나 자문을 무시하며, 문제인식이 소극적이고 상황에 대한 적응능력이 감소

• 비판적 사고를 멈추고, 집단 합의에 부합하는 아이디어 표명에 몰두

• 강한 충성심을 발휘하여 만장일치의 분위기를 조성

• 비현실적, 비합리적, 획일적, 비윤리적인 의사결정을 할 수 있음

㉣ 집단사고 극복방안

• 자유로운 토론 분위기 조성: 반대의견에 대한 비판을 자제

• 리더없는 토론방식

② 애쉬효과(Asch effect)

㉠ 1950년대 애쉬 교수의 지각 실험: 심리적으로 다른 사람의 의견을 따라가는 성향

㉡ 다수가 공유하는 틀린 생각 때문에 한 개인의 옳은 판단이 영향을 받는 현상

③ 로스구이 현상

㉠ 조직에서 문제의 본질을 깨닫지 못하고, 더 간단하고 효과적인 대안이 있는데도 이를 모르고 어렵고 값비싼 대안을 선택하여 어처구니 없이 큰 대가를 치르는 현상

㉡ 중국에서 화재로 불 탄 돼지를 발견하고 그 맛에 감탄하여, 그 후 돼지 로스구이를 먹고 싶을 때마다 집에 불을 질러 고기를 먹음으로서 결국 마을이 잿더미로 변한 현상

🖉 기출문제 맛 보기

**조직 내 의사결정 방법에 대한 설명으로 가장 옳은 것은?**                    19년 서울시

① 구조화된 문제의 경우 비정형적인 의사결정 방법이 유리하다.
② 의사결정의 비용 측면에서는 집단의사결정 방법이 유리하다.
③ 수용성의 측면에서는 개인의사결정 방법이 유리하다.
④ 문제해결 없이 의사결정이 이루어질 수 있다.

(5) 창의적 집단의사결정의 기법

① 브레인 스토밍(Brain storming, Osborn)

㉠ 문제해결을 위해 자주적인 아이디어 제안을 대면적으로 하는 집단토의 방법

㉡ 원칙

- 다른 사람의 아이디어에 대한 평가나 비판을 금함
- 어떤 아이디어든 자유롭게 의견을 내도록 보장
- 가능한 한 많은 아이디어를 내도록 함
- 다른 사람이 제시한 아이디어를 결합하여 새로운 아이디어의 제시도 권장

㉢ 장 · 단점

| 장점 | 단점 |
|---|---|
| • 창의적인 대안 개발 시 사용하며, 대안의 발견에 유용<br>• 자유롭고 융통성있는 사고를 증진하고, 구성원의 창의성을 증진 | • 문제해결과정을 결론지을 수는 없으며, 대안의 결정이 목표가 아님 |

② 명목집단 기법(Nominal group technique)

㉠ 의사결정이 진행되는 동안 구성원이 모이기는 하나 구두로 의사소통을 하지 못하게 하는 과정으로, 아이디어를 문서로 작성하여 제출하고, 토론 후 투표로 결정함

㉡ 명목집단 기법의 단계

- 1단계: 집단 구성원들이 일체의 토론 없이 독립적으로 자신의 아이디어를 문서로 작성한다.
- 2단계: 아이디어를 제출하면 칠판이나 차트에 기록하되 누구의 아이디어인지 모르게 해야 한다.
- 3단계: 칠판과 차트에 적힌 아이디어의 장점과 단점에 대해 토론한다.
- 4단계: 아이디어에 대해 투표하여 가장 높은 점수를 얻은 안을 집단의 안으로 결정하고 그 결과를 구성원에게 통보한다.

정답 ④

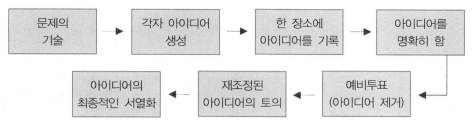

[그림 2-10] 명목집단 토의 과정

ㄷ 장·단점

| 장점 | 단점 |
| --- | --- |
| • 구성원이 독립적으로 아이디어를 제시함으로서 의사결정을 방해하는 타인의 영향력을 줄일 수 있음<br>• 다른 방법에 비해 시간이 적게 소요 | • 리더의 역량이 중요하고, 한 번에 한 개의 문제만 처리할 수 있음 |

ㄹ 적용상황
- 새로운 사실의 발견과 아이디어를 얻고자 할 때
- 정보의 종합이 필요할 때
- 최종 결정을 내릴 때
- 생성된 아이디어나 목록에 우선순위를 부여할 때
- 팀이 문제를 찾고 해결을 위한 다음 단계로 나아가도록 합의에 도달하고자 할 때

③ 전자 회의
ㄱ 가장 최근의 방법으로 고도의 컴퓨터 기술과 명목집단기법을 혼합시킨 것
ㄴ 약 50명의 참가자들이 컴퓨터 앞에서 제시되는 문제에 대해 그들의 의견을 입력시키면 입력내용, 투표내용이 회의실의 대형스크린에 제시
ㄷ 장점: 익명성, 정직성, 신속성

④ 델파이 기법
ㄱ 멀리 흩어져 있는 전문가들의 의견을 모아서(설문조사, 우편조사) 결정안을 만드는 시스템적인 방법
ㄴ 집단 구성원이 대면치 않는 것을 제외하고는 명목집단 기법과 유사
ㄷ 델파이 기법의 단계
- 1단계: 문제를 확인하고 일련의 질문지를 통하여 잠정적인 해결안을 요구받음
- 2단계: 첫 번째 질문지를 익명, 독립적으로 완성
- 3단계: 첫 번째 질문지의 결과를 모아서 요약, 종합해서 수정 제시
- 4단계: 각 구성원들이 결과를 다시 받음
- 5단계: 결과를 검토한 후 구성원들에게 해결책을 다시 요구
- 만장일치에 도달할 때까지 4단계와 5단계가 반복

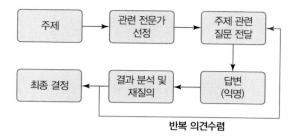

[그림 2-11] 델파이 기법

*출처: 최승욱 외, 경영학원론, 2016, p.275.

ⓔ 장·단점

| 장점 | 단점 |
|---|---|
| • 불확실한 미래 현상을 예측할 때 효과적: 광범위하고 장기적 정책 수립 시<br>• 전문가들을 한 자리에 모이게 할 필요가 없음<br>• 참여자간 독립적인 사고를 유도하고 극단적인 견해는 제거되고 점진적인 합의도출 과정을 통해 의사결정 | • 시간이 많이 소요<br>• 응답자에 대한 통제가 어렵고, 구성원의 도중 탈락 시 신뢰도 저하<br>• 과정이 복잡하고 시간이 많이 드는 기법 |

⑤ 집단노트기법
  ㉠ 확인된 문제에 대해 해결안과 아이디어를 기록한 후, 다음 사람에게 넘김
  ㉡ 다음 사람은 노트의 내용을 보고 자신의 의견을 첨가해 새로운 아이디어를 구성하여 전체적으로 종합하여 문제를 해결하는 기법
⑥ 유추법
  유사를 사용하여 새로운 아이디어를 얻는 방법. 하나의 상황을 다른 상황과 비교하고 둘 사이의 유사성을 밝히는 과정에서 문제해결을 위한 새로운 아이디어가 떠오름
⑦ 온라인 화상회의
  ㉠ 인터넷을 통해 멀리 떨어진 사람들 간에 비디오와 오디오를 이용하여 실시간으로 의사소통하는 방식
  ㉡ 비대면 회의로서 온라인 회의 소프트웨어나 앱을 활용하여 진행
  ㉢ 장·단점

| 장점 | 단점 |
|---|---|
| • 지리적 제약 해소<br>• 이동시간과 비용 절감<br>• 기록 및 파일 공유 용이 | • 비대면 소통의 한계<br>• 집중력 부족<br>• 보안 문제 |

(6) 의사결정 도구(Quantitative decision-making tools)

① 결정격자

결정격자(decision grids)는 대안들을 시각적으로 보면서 같은 기준에 따라 각각 비교할 수 있는 장점이 있다. 도출된 대안이 많거나, 한 집단이나 위원회에서 의사결정을 할 때에 결정 격자 방법이 도움이 된다.

| 대안 | 재정적 영향 | 정책적 영향 | 부서의 영향 | 시간 | 결정 |
|---|---|---|---|---|---|
| #1 | | | | | |
| #2 | | | | | |
| #3 | | | | | |
| #4 | | | | | |

② 결정나무

의사사결정자가 선택할 수 있는 대안과 그에 따른 결과를 나뭇가지 모양으로 나타낸 도표고, 관리자는 의사결정나무를 사용하여 특정한 문제에 대하여 가능한 대안, 결과, 위험, 정보요구도 등을 확인할 수 있다. 최소 2개 이상의 대안들로 시작하여 각 대안별로 발생할 수 있는 사건과 예상되는 결과를 제시한다.

### ✎ 기출문제 맛 보기

**1. 다음에서 설명하는 집단의사결정방법으로 가장 옳은 것은?** 20년 서울시

- 조직구성원들이 대면하여 상호 간의 대화나 토론 없이 각자 서면으로 아이디어를 제출하고 토론 후 표결로 의사결정을 하는 기법이다.
- 새로운 사실의 발견과 아이디어를 얻고자 할 때, 정보의 종합이 필요할 때, 최종 결정을 내릴 때 효과적이다.

① 브레인 스토밍　　② 명목집단법　　③ 델파이법　　④ 기능적 분담법

**2. 다음 글에서 설명하는 의사결정 방법은?** 20년 지방직

A 간호관리자는 병원 감염률을 낮추기 위해 병원 감염 담당자들과의 대면 회의를 소집하였다. 이때, 참석자들은 어떠한 압력도 없이 자신의 아이디어를 자유롭게 제안하고 그 내용에 대해서는 어떠한 평가나 비판도 받지 않도록 하였다. 그 결과, 병원 감염을 효과적으로 감소시킬 수 있는 창의적인 방법들이 다양하게 개발되었다.

① 델파이법　　② 전자회의　　③ 명목집단법　　④ 브레인 스토밍

**3. 〈보기〉에서 설명하는 집단 의사결정 기법으로 가장 옳은 것은?** 23년 서울시

〈보기〉
이 방법은 전문가의 의견을 모아서 결정안을 만드는 시스템적인 방법으로, 과정이 복잡하고 시간이 많이 걸리는 단점이 있으나 집단 구성원들이 만나지 않고 외부 전문가들의 도움을 받아 진행할 수 있다.

① 명목집단 기법　　② 브레인 스토밍　　③ 전자회의　　④ 델파이 기법

정답 1.② 2.④ 3.④

## 7 비판적 사고(Critical thinking)

비판적 사고(critical thinking)는 반영적 사고라고도 하며 주로 평가와 관련되어 있다. 의사결정이나 문제해결보다 범위가 넓으며 철학적인 질문과 주의 깊은 판단능력으로 어떤 상황을 평가하는 과정이다.

### 1) 개념

(1) 단순히 사물이나 사건의 결함성을 찾거나 부정하는 것이 아니라, 삶의 전반적인 영역에서 인간의 신념, 지식, 행위의 타당성과 정당성을 반성적으로 평가하는 지적, 정의적, 실천적 능력과 태도

(2) 철학적 질문과 주의깊은 판단력으로 어떤 상황을 평가하는 과정

### 2) 비판적 사고를 구성하는 요소

(1) **목적, 목표**

모든 추론은 목적이 있으며, 목적이나 목표는 명백성과 중요성, 성취가능성 및 일관성이 있어야 한다.

(2) **중심 문제나 질문**

모든 추론은 문제해결을 위한 시도이거나 무엇을 밝혀내고, 질문에 답하는 것이어야 한다.

(3) **관점이나 참조의 틀**

모든 추론은 어떤 관점에서 이루어진다. 추론은 관점이 다양할 때 향상될 수 있다. 다양한 관점이 분명하게 연결되고, 논리성과 공정성이 강조되어 있으며 일관성과 공평성 있게 적용되어야 추론의 결과가 좋다.

(4) **실증적 차원**

추론은 증거에 기반을 두어야 합리적이다. 증거는 분명하고 정확해야 하며 공평하게 수집되고 보고된 것이어야 하며 일관성 있게 적용되어야 한다.

(5) **개념적 차원**

추론을 구성하는 개념들은 명확하고 깊이가 있으며 중립적이고 적절해야 한다.

(6) **가정**

모든 추론은 가정에 기반을 둔다. 가정은 선명하고 일관성과 정당성이 있어야 한다.

(7) **연루와 결과**

모든 추론은 연루와 결과 및 방향을 지니고 있다. 연루와 결과를 이해하는 것은 결정이나 논쟁을 추론하는 데 중요하다. 연루는 간결하고 완전해야 한다.

(8) **추정과 결론**

모든 추론에는 추정이 따르며 추정으로 결론을 내리고 자료에 의미를 부여하는 것이다. 추정과 결론이 잘 내려지면 추론도 견고해진다. 추정은 명백성과 정당성이 있어야 한다.

## 8 창조적 문제해결

창조적 문제해결이란 현재 상태와 희망하는 바람직한 상태간의 차이를 없애기 위해 노력하는 과정에서 어떻게 효과적으로 해결하는가의 문제이다. 창의적 사고와 지식은 독창적 문제해결에 중요한 요소이다.

(1) 창조적 사고과정은 문제해결과정과 유사하나, 문제해결을 위한 의사결정이 대안의 선택에 초점을 두는 반면 창조적 사고는 대안의 독창성을 강조

(2) 창조적 사고과정: 욕구 → 준비 → 숙고 → 조명 → 검증
   ① 욕구: 창조적 사고에 대한 욕구를 느낌
   ② 준비: 실제로 창조적 아이디어가 나타나는 시기
   ③ 숙고: 상황을 분석하며 생각하는 시기
   ④ 조명: 대안을 발견하는 단계
   ⑤ 검증: 아이디어를 수정하고 검증하는 단계

---

**핵심 정리 | Core theorem**

[문제해결과 의사결정의 비교]

| 개념 | 정의 | 핵심 개념 |
|---|---|---|
| 의사결정 | • 여러 대안 중 한 행동방향을 선택하는 과정이며 반드시 문제해결로 귀결되지는 않음 | 대안 선택 |
| 문제해결 | • 문제의 실제적인 원인이 된 상황분석에 초점을 두며 체계적인 과정으로 항상 의사결정과정을 거침 | 원인 분석 |
| 비판적 사고 | • 한 상황을 평가할 때 철학적인 질문과 세심한 판단을 하는 능력 | 상황 평가 |
| 창조적 사고 | • 의사결정이 대안선택에 초점을 두는 반면 창조적 사고는 대안의 독창성을 중시 | 대안의 독창성 |

# 재무관리

## 1 재무관리의 정의

(1) 경영활동에 필요한 자금을 합리적으로 조달하고 조달된 자금을 효율적으로 운용하는 관리기능
(2) 궁극적인 목표는 기업의 가치를 극대화하는 것

## 2 재무관리의 기능

(1) **자본조달기능**
   ① 투자에 소요되는 자본에 대한 효율적 조달을 결정하는 기능
   ② 자본조달 결정에 의해 자본의 규모와 자본구조가 결정됨
   ③ **자본조달 결정의 목표**: 기업자본의 최적 배합(부채와 자본의 구성에 대한 의사결정)

(2) **투자결정기능**
   ① 기업이 필요로 하는 자산을 어떻게 구성할 것인지 결정하는 기능
   ② 조달된 자본을 효율적으로 배분하는 자본 운용을 의미
   ③ **투자결정의 목표**: 기업자산의 최적배합(유동자산과 고정자산의 결정)

(3) **재무계획기능**
   ① 자금의 조달과 운용에 대한 의사결정을 합리적으로 수행하기 위한 구체적인 계획
   ② 자금조달, 자금운용, 조달과 운영결과의 평가 등에 대한 기능

(4) **재무통제기능**
   예산제도를 통해 병원의 경영활동을 통제하는 기능

## 3 재무관리의 목표

(1) **이윤의 극대화(적정수익의 극대화)**

(2) **기업가치의 극대화**

기업가치란 기업이 소유하는 자산의 시장가치를 합산한 값

(3) **사회적 책임을 다하는 것**

사회적 책임은 기업이 이윤을 어떻게 추구하며, 이 이윤을 어떻게 배분하는가의 문제임

## 4 재무제표

• 기업의 재무상태와 경영상태를 파악하는 기본적인 회계자료
• 기업이 회계기간 동안에 수행한 경영활동의 결과인 회계수치를 상호 비교하여 경영성과의 양호정도를 판단하는 것
• 일정기간동안에 발생된 재무제표인 손익계산서, 대차대조표, 이익잉여금 처분계산서, 재무상태변동표, 원가보고서등에 대한 회계자료로 재무상태와 경영성과의 양호 불량을 판단함

### 1) 대차대조표(Balance sheet, 재무상태표)

(1) 자본과 자산의 두 측면을 설명하는 것으로 일정시점의 기업의 재무상태를 설명하기 위해 작성되는 재무제표의 하나

(2) 자산＝부채＋자본의 관계에서 자산, 자본, 부채의 상태를 말함

  ○ 자산: 보건의료기관에 속한 경제적 자원 중 화폐단위로 측정 가능한 것

(3) 좌측의 차변에 자산을 우측의 대변에 부채와 자본을 표시, 이들 양자의 크기는 같음

| 자산 | 유동자산 | 단기간(1년) 이내 현금화되는 자산 **예** 현금, 예금, 어음, 유가증권 등 |
|------|----------|-----------------------------------------------------------|
|      | 고정자산 | 현금화기간이 1년 이상 걸리는 자산 **예** 부동산, 토지, 건물, 기계장비, 특허권 등 |
| 부채 | 유동부채 | 지급기일이 1년 이내 도래하는 부채 |
|      | 고정부채 | 1년 이후 상환하는 부채 |

(4) 대차대조표가 제공하는 주요 정보

① 기업의 경제적 자원에 대한 정보를 제공함

② 기업의 유동성과 지급능력을 알 수 있음

③ 기업 재무구조의 건전도를 알 수 있음

④ 장기계획 수립 시, 기업의 확장 또는 프로젝트의 계획에 정보를 제공함

| | 대차대조표 | | |
|---|---|---|---|
| | 차 변 | 대 변 | |
| 자금운용결정<br>=자산의 최적배합<br>=자금의 용도 ⇒ | 유동자산<br>고정자산 | 부 채<br>자 본 | ⇐ 자금조달결정<br>= 자본의 최적배합<br>= 자금의 원천 |
| | 자산총계 | 부채와 자본총계 | |

대차대조표
0000년 00월 00일 현재

기관명: 000 병원

(단위: 천원)

| 차변 | | 대변 | |
|---|---|---|---|
| 자산 | | 부채 | |
| 유동자산 | 4,871,235 | 유동부채 | 5,270,377 |
| 고정자산 | 5,398,762 | 고정부채 | 4,316,640 |
| | | 자본금 | 682,980 |
| 자산합계 | 10,269,997 | 부채 및 자본금 합계 | 10,269,997 |

[그림 2-12] 대차대조표의 예

## 2) 손익계산서(Income statement)

(1) 특정기간 동안의 기업의 경영성과를 나타내는 재무제표의 일종

(2) 일정기간 내의 수익과 비용의 발생 및 기업의 경영성과를 나타내는 것

(3) 궁극적인 목표는 순수익을 표시하는 것

(4) 총수익과 총비용의 발생원인 별로 표시되며, 이 양자의 크기는 같음

① **수입(수익)**: 조직이 소비자에게 상품이나 서비스를 제공함으로서 얻는 돈

② **지출**: 수입을 창출하기 위하여 소요되는 비용

(5) 손익계산서가 제공하는 주요 정보

① 기업의 당기 경영활동에 대한 성과를 측정할 수 있음

② 기업의 수익력을 판단할 수 있고 미래의 순이익 흐름을 예측할 수 있음

③ 기업의 경영계획 및 배당정책을 수립하는 중요한 자료가 됨

④ 경영분석의 주요 자료가 되고 있는데 특히 수익성의 지표가 됨

⑤ 경영자의 경영능력 및 경영업적을 평가할 수 있음

⑥ 예산편성 등 재무계획을 수립하고 신규사업의 타당성을 검토하는 근거자료가 될 수 있음

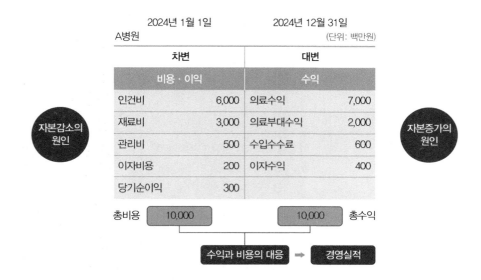

## 3) 현금흐름표(Statement of cash flow)

(1) 일정기간에 기업이 조성한 현금과 사용한 현금의 내역을 정리한 보고서

(2) 당해 회계기간에 속하는 현금유입과 현금유출의 내용을 영업활동, 투자활동, 재무활동 등으로 구분하여 표시

(3) 현금흐름표가 제공하는 주요 정보

① 기업의 채무상환능력, 유동성, 현금조달 전략에 대한 정보를 제공

② 신뢰성이 높아 기업이익 평가에 유용

③ 기업의 미래 현금흐름 예측에 유용한 정보를 제공함

④ 기업의 자금창출 능력 및 자금 조달의 필요성에 대한 정보를 제공함

⑤ 투자 및 재무활동에 대한 정보를 제공함

⑥ 당기순이익과 영업활동으로 인한 현금흐름을 비교하여 이익의 질을 평가할 수 있음

### 현금흐름표
○○년 ○○월 ○○일부터  ○○년 ○○월 ○○일까지

기관명: ○○병원                                                       (단위: 천원)

| 현금흐름 내역 | 금액 |
|---|---|
| Ⅰ. 영업활동 | 4,000,000 |
|    영업활동으로 인한 현금유입액 | 8,500,000 |
|    영업활동으로 인한 현금유출액 | 4,500,000 |
| Ⅱ. 투자활동 | 10,000 |
|    투자활동으로 인한 현금유입액 | 250,900 |
|    투자활동으로 인한 현금유출액 | 240,900 |
| Ⅲ. 재무활동 | 110,000 |
|    재무활동으로 인한 현금유입액 | 400,892 |
|    재무활동으로 인한 현금유출액 | 290,892 |
| Ⅳ. 현금의 증가(Ⅰ+Ⅱ+Ⅲ) | 4,120,000 |
| Ⅴ. 기초의 현금 | 1,100,000 |
| Ⅵ. 기말의 현금(Ⅳ+Ⅴ) | 5,220,000 |

[그림 2-13] 현금흐름표의 예

## 4) 비용-이익 분석(cost-profit analysis)

(1) 모든 투입자원을 화폐로 계산하고(총비용), 조직 활동의 성과를 화폐로 계산하여 산출한 이익과 비교 분석하는 과정

(2) 비용은 목표를 달성하는 데 투입된 지출액으로, 고정비용, 변동비용, 직접비용, 간접비용 등으로 구분

(3) 비용분석을 통해 손익분기점(순이익이 비용과 같은 지점)을 발견하고, 이를 지나면 경영수지가 흑자가 됨

---

※**비용(원가) 분석**
- 재무관리의 중요한 영역으로, 원가를 분석하고 통제하는 것
- 경영상의 이익과 손실은 생산관련 비용 즉, 원가를 얼마나 잘 통제하고 절감하는가에 달려있음

※**비용관리 방법**
  비용표준의 설정, 이용관리(UM), 총체적 질관리(TQM), 업무의 재구조화

---

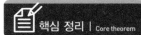

핵심 정리 | Core theorem

[재무제표의 정보]

| 종류 | 개념 | 정보 내용 |
|---|---|---|
| 대차대조표 | 일정시점에서 기관의 자산, 부채, 자본의 재무상태를 표시해 주는 상태표 | • 자산, 부채, 자본의 경제적 자원에 관한 정보<br>• 지급능력 또는 유동성에 관한 경영분석 정보<br>• 기업의 장기계획이나 투자의사결정에 유용한 정보<br>• 재무구조에 관한 정보 |
| 손익계산서 | 일정기간 활동성과와 활동과정 및 내용을 통해 수익과 비용의 발생 및 기업의 경영성과를 나타내기 위한 재무실적표 | • 기업의 영업활동 성과에 관한 정보<br>• 기업의 경영계획이나 배당정책을 수립하기 위한 기초 정보<br>• 경영자의 경영능력이나 경영업적 평가를 위한 기본 정보<br>• 기업의 수익력과 미래의 순이익 흐름에 관한 정보와 경영 분석 기초 정보 |
| 현금흐름표 | 일정기간 병원의 현금흐름과 현금 유출을 명확히 하기 위해 회계기간 현금변동을 표시하는 회계보고서 | • 조달된 재무자원이 어디에 사용되었는지에 관한 정보<br>• 부채상환자금 출처에 관한 정보<br>• 영업활동을 통한 현금유입액의 증가에 관한 정보<br>• 장·단기 자금조달 및 운용에 관한 정보<br>• 과다한 매출 관련, 재고자산으로 인한 자금압박 상태<br>• 내·외부 금융의 균형에 대한 정보<br>• 신투자에 필요한 현금의 적정 규모에 관한 정보<br>• 여유자금 비축 및 재무탄력성에 관한 정보 |
| 기본금변동 계산서 | 기본금과 이익잉여금의 변동 및 수정에 관한 사항을 객관적인 자료에 따라 작성 | |

📝 기출문제 맛 보기

**1. 특정 시점에서 조직의 재무상태를 보여주는 재무제표를 통해 알 수 있는 정보로 가장 옳은 것은?**   20년 서울시

① 조직의 당기 순이익 금액을 확인할 수 있다.
② 조직의 손실 내역을 확인할 수 있다.
③ 조직이 유동부채를 상환할 수 있는지를 확인할 수 있다.
④ 현금이 유입된 영업활동을 확인할 수 있다.

**2. 간호단위 물품 중 유동자산에 해당하는 것은?**   24년 지방직

① 의료기기      ② 기계설비      ③ 일반 비품      ④ 의료용 소모품

정답 1. ③ 2. ④

## **5** 회계(Accounting)

**• 원가의 분류**

**(1) 구성요소에 따른 분류**

| | |
|---|---|
| 인건비 | 의료수익의 창출을 위한 노동력의 소비와 관련하여 발생하는 원가요소<br>**예** 기본급, 수당 등 |
| 재료비 | 환자진료를 목적으로 외부로부터 조달한 물품에 대한 지불비용<br>**예** 약품비, 진료재료비, 급식재료비 등 |
| 관리비 | 의료수익의 창출을 위해 소요되는 비용 중 인건비 및 재료비를 제외한 모든 비용<br>**예** 복리후생비, 통신비, 소모품비 |

**(2) 원가대상에 대한 추적가능성에 따른 분류**

| | |
|---|---|
| 직접원가 | 어떤 원가가 주어진 원가대상에 대하여 경제적으로 실행 가능한 방법으로 추적할 수 있을 때의 원가 **예** 환자별로 투입된 약품, 수술재료비 등 |
| 간접원가 | 어떤 원가가 주어진 원가대상과 관련이 있더라도 그 원가대상에 대하여 경제적으로 실행 가능한 방법으로 추적할 수 없거나 용이하지 않은 경우의 원가<br>**예** 환자들에게 공통 사용된 의료소모품, 행정비용, 광고비, 난방비, 전기료 등 |

**(3) 조업도에 따른 분류**

| | |
|---|---|
| 고정원가 | 조업도의 증감에 관계없이 일정범위의 조업도내에서는 그 비용총액이 변화하지 않는 원가.<br>**예** 감가상각비, 건물임차료, 고정자산 관련 세금, 보험료, 광고비 등 |
| 변동원가 | 조업도의 변화에 따라 그 비용총액이 일정률로 비례적으로 증감하는 원가<br>**예** 약품비, 진료재료비, 동력비등의 일부 간접비 |

**(4) 전체 혹은 단위원가에 따른 분류**: 총원가, 평균원가

**(5) 통제가능여부에 따른 분류**: 통제가능원가, 통제불능원가

**(6) 원가계산 시기에 따른 분류**: 실제원가, 예정원가

## 6 예산관리(Budgetary planning control)

### 1) 예산의 개념

(1) 회계연도 동안 조직의 계획을 종합하여 화폐가치로 표현해 놓은, 금액으로 표시된 업무계획서

(2) 조직의 목표를 성취하기 위해 과거 재정경험을 근거로 현재 계획을 기술하고 미래의 특정기간에 걸친 계획을 기술한 것

(3) 목표로 하는 활동을 위해 필요로 하는 수입과 지출을 총체적으로 계획한 것

(4) 간호사업계획의 기준이 되고, 간호계획을 실현하는 지침이 됨

### 2) 예산의 목적

(1) 계획의 실현 가능성을 조기에 알려줌

(2) 상세하고 종합적인 계획을 할 수 있게 함

(3) 정보교환이 원활하게 됨

(4) 자원의 활용과 직원의 능률을 자극함

(5) 예산에 따른 목표달성 정도를 통해 업무수행평가 가능

(6) 사업계획시마다 필요한 승인, 교섭 등 절차상의 번거로움을 피할 수 있음

### 3) 예산의 기능(Finkler)

목표 달성을 위해 자원의 효과적 사용을 위한 계획이며, 업무를 관리 통제하는 기준을 제공

(1) 기획

① 예산 준비는 관리자로 하여금 미리 생각하고 계획할 수 있게 함

② 관리자에게 목표의식을 갖도록 함

③ 관리자에게 미래를 예측하도록 함

④ 목표를 가장 효율적으로 달성할 수 있는 비용-효과적인 방법을 찾도록 함

⑤ 직원들의 활발한 참여를 통해 이루어지므로 관리자와 실무자들 간 적극적인 의사소통 및 조정이 이루어지도록 함

(2) 통제

① 계획대로 따르게 하는 안내서의 역할을 함

② 동기부여 프로그램을 이용하여 직원들이 예산대로 성취하도록 인센티브를 줌

③ 결산과정을 통해 관리자들은 예산을 성공적으로 수행했는지와 그 이유를 평가 받음

④ 필요한 경우 교정활동을 함

### 4) 예산편성의 이점

(1) 간호부의 제반 활동을 비판적 또는 창조적으로 분석하게 함

(2) 간호관리자의 사고를 현재보다 미래지향적으로 변화시킴

(3) 간호관리자가 문제와 위기를 예측하여 효율적으로 대처할 수 있게 함

(4) 간호부 및 병원의 목표달성에 노력하도록 동기를 부여함

(5) 통제를 위한 준거수단으로 활용됨

### 5) 예산의 선행조건

(1) 예산의 편성과 운용에 대한 권한과 책임의 한계가 명백한 조직구조가 필요

(2) 신빙성 있는 통계자료를 제공하는 체계 마련

(3) 예산집행에 대한 부서의 자율권 부여

(4) 관리자의 예산과정 참여가 가능해야 함

(5) 관리자는 병원의 재정 목표와 집행에 대한 이해가 전제되어야 함

(6) 예기치 못한 지출에 대비할 수 있는 융통성

(7) 예산규모는 병원 예산규모를 참고해야 함

### 6) 현대적 예산의 원칙(Smith)

(1) **책임의 원칙**: 가장 능률적인 방법으로 실현시켜야 할 책임을 진다.

(2) **계획의 원칙**: 예산의 편성·기획은 전체 사업계획과 밀접한 관련성을 가져야 한다.

(3) **보고의 원칙**: 예산의 편성·심의·집행 등은 업무의 진행상황에 관한 최신 정보가 제공되어야 한다.

(4) **다원적 절차의 원칙**: 다양한 예산절차를 활용함으로서 유효적절하게 예산을 운용해야 한다.

(5) **적절한 수단구비의 원칙**: 적절한 관리수단이 필요하다.

(6) **시기 신축성의 원칙**: 변화에 신속히 대응할 수 있도록 필요에 따라 융통성 있게 조정할 수 있어야 한다.

(7) **재량의 원칙**: 필요한 운용수단을 결정할 수 있도록 재량권을 부여해야 한다.

(8) **예산기구 상호교류의 원칙**: 예산기관 간에는 상호교류로 능률적·적극적인 협력관계가 확립되어야 한다.

## 7) 예산 수립 과정

### (1) 예산편성

각 부서에서 예상되는 차기연도의 필요예산을 체계적으로 기획하는, 일종의 화폐가치로 표현되는 계획서

### (2) 예산심의

예산심의위원회에서 예산에 대한 심사와 의결을 받는 과정

### (3) 예산확정

예산 심의위원회의 다각적인 심의 절차 후 확정된 예산안을 각 부서에 통보하게 되는 과정

### (4) 예산집행

심의, 확정된 예산에 따라 수입과 지출을 실행하는 모든 행위

### (5) 결산 및 피드백

① 회계연도의 세입과 세출예산을 실제로 집행한 실적으로 표시하는 기술과정
② 예산확정안과 실제집행금액과의 차이가 있는 경우는 분석 검토하여 원인과 책임을 분명히 하고, 차이 분석을 받은 각 부서장은 가능한 한 빨리 개선의 조치를 취함

### (6) 회계 감사

조직의 재정적 활동과 수지 결과에 대한 사실을 확인하고, 그 결과를 보고하기 위해 장부회계 기록을 제3자가 체계적으로 검사하는 행위

## 8) 예산제의 종류

### (1) 품목별 예산제(LIB, Line-Item Budgeting)

① 개념
   ㉠ 예산의 통제기능을 충족시키기 위하여 고안된 예산제로, 주로 병원조직에서 많이 활용
   ㉡ 예산지출을 통제할 목적으로 지출대상, 성질을 기준으로 세분화하는 예산을 세우는 것
② 장점
   ㉠ 지출통제
   ㉡ 부패방지
   ㉢ 절약과 능률 향상

### (2) 성과주의 예산제(PB, Performance Budgeting System)

① 개념
   ㉠ 관리기능 중심의 예산제로, 예산지출에 있어 능률을 중시함
   ㉡ 예산을 투입해 무엇을 구매할 것인가에 초점을 두는 품목별 예산제와는 달리 무엇을 성취하는가에 초점을 맞추어 예산을 세움

② 장점
ㄱ 각 기관의 사업과 목적을 이해하는 데 도움을 줌
ㄴ 예산편성에 있어서 자금배분을 합리화할 수 있음
ㄷ 예산의 집행에 신축성을 부여
ㄹ 실적분석의 결과 생생한 자료를 다음 회계연도예산에 직접 반영할 수 있음
ㅁ 행정관리에 있어 계획과 통제를 내재적으로 활용할 수 있다.

(3) 기획예산제(PPBS, Planning Programming Budgeting System)
① 개념
ㄱ 중장기 계획을 통해 목표를 설정하고, 정해진 목표를 달성할 수 있도록 사업계획을 짜고, 짜여진 사업계획들에 자금을 체계적으로 배정하는 예산제
ㄴ 장기적인 계획수립과 단기적인 예산편성을 유기적으로 연관시킴으로써 자원배분에 관한 의사결정을 합리적으로 일관성 있게 행하려는 예산제
② 장점
ㄱ 의사결정의 일원화: 사업계획의 목적, 대안, 효과, 비용이 서로 밀접히 연결
ㄴ 자원배분의 합리화: 자원배분의 최적화를 유도하고 시스템의 통합으로 자원 절약
ㄷ 장기적 사업계획의 신뢰성: 장기적 사업계획이 실현성이 있게 됨
ㄹ 조직체를 통합적으로 운영 가능: 대안을 여러 측면에서 비용 효과분석해 보고, 분석시 여러 분야의 의견교환이 활발해짐으로서 상호이해를 바탕으로 통합적 운영 가능
③ 단점
ㄱ 지나친 중앙집권화: 조직의 상층부에 지나치게 많은 권한이 집중
ㄴ 달성효과의 계량화 곤란: 많은 사업에서 성과의 계량화가 곤란
ㄷ 목표설정의 곤란: 목표설정과정이 다원적이며, 다목적적인 사업이 많아 목표설정이 곤란
ㄹ 간접비의 배분곤란: 간접비의 배분이 곤란

(4) 점진적 예산제도
① 개념
ㄱ 전통적 방법으로 전년도의 경비에 근거하여 차기년도의 물가상승률이나 소비자 물가 지수 등을 올해 경비에 추가 혹은 곱해 차기년도의 예산을 세우는 방법
ㄴ 전년도 총비용이 옳다는 가정 하에서 예산을 수립하는 방법
② 장점
ㄱ 실행이 간단, 신속
ㄴ 전문지식 없이도 가능
③ 단점
ㄱ 우선순위가 고려되지 않으므로 비효율적
ㄴ 전년도의 비효율이나 예산낭비를 바로 잡지 못하고 반복

(5) 영기준 예산제(ZBB, Zero Base Budgeting)

① 개념

　　㉠ 예산의 감축기능 중심의 예산제로, 예산 낭비의 가능성을 줄이는 방법

　　㉡ 예산을 편성·결정함에 있어 전 회계연도의 예산에 구애됨이 없이 조직체의 모든 사업과 활동에 대해 영기준(Zero Base)을 도입하여 각각의 효율성과 효과성 및 중요성을 체계적으로 분석하고 그에 따라 우선순위가 높은 사업 및 활동을 선택하여 실행예산을 결정하는 예산제도

② 특징

　　㉠ 예산편성기준이 영의 수준에서 새로 출발

　　㉡ 비용-효과분석 대상에서 신규사업은 물론 계속사업도 분석의 대상이 됨

　　㉢ 예산결정과정에 있어서 목표와 활동 중심적임: 제거되어야 할 활동, 자금 공급이 증가 혹은 감소되어야 하는 활동이 어느 것인지 결정

---

**[ZBB를 위한 가이드라인의 예]**

1. 그 부서에서 현재 이루어지고 있거나 제안되는 목적이나 활동을 모두 기록한다.
2. 이 활동들을 수행할 수 있는 대안적 계획을 세운다.
3. 각 대안의 비용을 구한다.
4. 활동을 계속할 때와 그만 두었을 때의 이익, 불이익을 파악한다.

---

③ 장점

　　㉠ 의사결정 검토과정에 관리자 참여가 장려되어 의사소통의 활성화와 의사결정의 질 향상

　　㉡ 상급관리자와 중간관리자간 상호 이해와 위임능력을 촉진

　　㉢ 협력과 조정으로 우선순위를 결정함으로서 중요사업에 대한 집중지원 가능

　　㉣ 예산낭비 가능성이 축소되고, 자원의 최적 배분 달성

　　㉤ 구성원들로부터 직접 아이디어를 받아 기획하므로 혁신적인 분위기가 촉진

④ 단점

　　㉠ 지출의 적정성이 새로운 시각에서 비교 분석되므로 복잡하고 시간과 노력이 많이 소요

　　㉡ 새로운 방법이므로 새로운 지식과 기술을 배우는데 투자해야 함

　　㉢ 구성원은 해마다 부서나 프로젝트의 존재 유무에 위협을 가하는 것으로 인식

　　　• 관리자는 비용을 정당화해야 하고 합리적 근거를 갖추어야 함

　　㉣ 대안개발과 지출수준별 효과 비교가 쉽지 않아 투입비용에 따른 성과예측에 한계

　　㉤ 예산 배정을 위해 활동에 따른 성과를 부풀리는 경향

## 9) 간호부 예산의 종류

### (1) 인력예산

① 제공하는 노동력에 대한 비용으로, 예산 중에서 가장 큰 비중 차지
- 간호사, 간호조무사, 기타 간호지원인력에게 지출되는 예산

② 실제 노동시간(생산시간)과 실제로 근무하지는 않지만 조직에서 지불해야 하는 시간(여러 혜택을 위해 지불하는 비용, 신규 채용자 오리엔테이션, 이직, 병가 및 휴가, 교육시간 등)도 포함

③ 인력예산 영향요인
- ㉠ 간호업무분담체계(간호전달체계)
- ㉡ 간호인력의 구성
- ㉢ 병상가동률(치료시설 사용률)
- ㉣ 환자 중증도 및 간호서비스 제공수준
- ㉤ 휴가, 병가, 결근과 이직률
- ㉥ 교육시간, 신규채용자 오리엔테이션
- ㉦ 신설되는 간호단위나 기능

### (2) 운영예산

① 두 번째로 큰 영역, 회계연도(년) 동안 조직의 일상적 운영을 유지하는 데 필요한 비용에 대한 예산, 간호단위나 기관의 매일의 운영 세입과 비용계획

② 1년 이내 소비하거나 사용할 서비스와 재화가 포함. 즉, 환자간호에 직 · 간접으로 사용되는 비용

③ 종류
- ㉠ 인건비: 봉급과 수당
- ㉡ 교육훈련비: 실무교육, 학생교육, 장학금, 교육을 위한 여비 등
- ㉢ 도서비: 참고서적, 정기간행물
- ㉣ 유니폼비: 간호사와 간호조무사의 유니폼
- ㉤ 환자피복비: 환의, 시트, 담요, 이불, 베개 등
- ㉥ 부담금: 전문단체회비 등
- ㉦ 소모품: 사무용품, 일반 · 의료 소모품
- ㉧ 세탁비: 유니폼, 환의, 각종 시트, 이불, 담요 등의 세탁
- ㉨ 수선보수 유지비
- ㉩ 감가상각비
- ㉪ 직원 우의 증진 등의 오락비
- ㉫ 의약품비
- ㉬ 기타 후생복지비

(3) 자본(지출)예산

    ① 수명이 1년 이상으로 긴 장기예산을 중요 비품이나 거액을 요하는 시설의 구매나 건축적인 쇄신에 지출되는 예산

    ② 투자로 인한 수익이 앞으로 1년 이상에 걸쳐 장기적으로 실현될 가능성이 있는 투자 결정에 대한 전체적인 계획과정의 수립

    ③ 토지, 건물, 시설투자, 신제품 개발, 사업 확장, 연구개발, 광고비, 시장조사비 등에 대한 투자 (의료기관: 고가의 의료장비 구입, 병원확장, 의료 연구소 설비 및 유지 등)

    ④ 고려사항

        ㉠ 미래 투자환경을 정확히 예측하여야 함

        ㉡ 현대는 기술혁신이 빠르므로 자본지출예산에 대한 의사결정을 더욱 자주 해야 함

        ㉢ 투자금액이 상당히 크며, 잘못 수립되면 기업의 생존까지 위협받을 가능성이 높아짐

(4) 현금예산

    ① 필요한 만큼의 가용 자금을 마련하고 여분의 자금을 유익하게 사용하기 위해서 현금수입과 현금지출이 적합하게 유지되도록 계획하는 것

    ② 현금의 입출금을 말해주는 예산

    ③ 자본예산을 제외한 사실상의 운영예산

    ④ 병원의 투자나 임금, 세금, 이자 지급 등을 위한 예산

---

**🖋 기출문제 맛 보기**

**1.** 빌딩이나 일정 기간 사용되는 주요 장비 구입 등에 대한 예산으로 가장 옳은 것은?    20년 서울시

① 운영예산        ② 자본예산        ③ 현금예산        ④ 인력예산

**2.** 다음 글에서 설명하는 예산 과정은?    20년 지방직

- 회계연도 중, 부서의 수입과 지출의 실적을 확정적 계수로서 표시하는 행위이다.
- 부서의 사후적 재정보고로, 재무활동을 평가할 수 있다.

① 예산 편성        ② 예산 심의        ③ 결산 및 보고        ④ 회계 감사

---

**정답** 1. ②  2. ③

## 7 의료수가

### 1) 우리나라 의료수가 관련제도

(1) **의료보험 적용 이전**: 행위별 수가제를 근간으로 함

(2) **전 국민 의료보험 실시 이후**: 금액제로 변화되었으며, 수가항목 간 상대적 불균형과 수가분류체계상 문제점 제기

(3) 2001년부터 자원기준 상대가치체계에 입각한 수가산정(간호수가는 책정되지 않은 상태)

(4) 2002년부터 DRGs를 부분적으로 수가산정에 반영

(5) 2008년 노인장기요양보험 도입

### 2) 우리나라 의료수가의 문제점

(1) 수가 항목 간 상대적인 불균형으로 서비스에 대한 수가 근거가 비합리적임

(2) 수가 항목 분류체계가 진료행위나 간호행위를 적절히 반영하지 못하고 있음

(3) 행위별 수가 산정 시 원가계산에 근거를 두지 않고 병원의 경영수지 분석에 기초하고 있음

### 3) 현행 우리나라 의료수가

(1) **상대가치수가제도**(RBRVS, Resource Based Relative Value System)

① 각 의료서비스에 필요한 의사서비스의 투입자원을 계산하여 상대가치를 측정 보상해 주는 방법(생산자 구분없이 모든 의료행위가 단지 의사에 의해 생산되는 것으로 간주)

② 2001년 1월부터 요양급여비용(의료보험) 수가계약제가 시행되면서 상대가치수가제도를 도입

    ❍ 수가계약제: 국민건강보험법에 따라 국민건강보험 공단 이사장과 의약계 대표로 구성된 요양급여 비용협의회 위원장이 계약을 통해 보험수가를 결정하도록 하는 것

③ 행위별로 값(수가)를 정하는 방식 대신, 진료행위별 상대가치를 점수로 매겨 기본단가(환산지수)에 곱하여 계산함

④ 상대가치 측정기준

| 의사업무량 상대가치 | 의사의 투입시간, 스트레스, 노력, 기술의 강도 |
|---|---|
| 진료비용 상대가치 | 의사인건비를 제외한 임상인력 인건비, 치료재료, 장비, 기타 관리비용 |
| 의료사고 위험도 상대가치 | 그 행위와 관련하여 발생하는 의료사고와 분쟁 해결비용을 보상 |

Q 참고 POINT

[행위별 수가제]

(1) 서비스 항목별로 가격을 매겨서 보상하는 방식으로 가장 오래되고 일반적인 지불방식

(2) 의료서비스와 약품, 주요 진료재료 항목별로 가격을 책정하여 진료비를 산정

(3) **장점**: 양질의 서비스를 제공하고, 신 의료기술을 개발하도록 동기부여

(4) **단점**: 유사항목 중 이윤이 많은 서비스를 선택하도록 하고, 진료비 계산과 보험청구관리에 많은 시간과 비용 소요

상대가치점수 개발내용

| 업무량 상대가치 | • 행위 정의 및 재분류(재정중립): 적응증, 실시방법, 전형적 사례 정의<br>• 의사(약사) 업무량 상대가치 개발<br> – 전문적 노력에 대한 보상 시간 및 강도를 고려하여 의료 공급자 단체에서 책정 |
|---|---|
| 진료비용 상대가치 | • 행위관련 직접 진료비용(행위별 인건비, 장비비, 재료비)<br> – 주 시술자인 의사(약사)를 제외한 임상인력에 대한 인건비 및 별도 보상되지<br>   않는 치료재료, 의료장비 감가상각비 등<br>• 행위관련 간접 진료비용(행정인력 인건비, 통신 · 전력비 등) |
| 위험도 상대가치 | • 의료사고와 관련된 분쟁해결 비용에 대한 보상<br> (의과 · 치과 · 한방 · 약국 부문별, 진료과별) |

[그림 2-14] 상대가치점수 구성요소(Ⅱ)

(2) **포괄수가제**

포괄수가제는 대상자에게 제공한 의료서비스 항목이나 수량에 직접 관계없이 사례에 기초하여 진료비를 지불하는 방식으로, DRG에 의한 포괄수가제가 대표적인 사례이다.

포괄수가제는 서비스에 투입된 평균 비용에 기초하여 수가수준을 결정하므로, 일부는 이익이 발생하지만 다른 환자에서는 손해가 발생할 수도 있다.

① **질병군별 포괄수가제도의 의의**

  ㉠ 의료서비스의 양과 질에 관계없이 질병군(또는 환자군) 별로 미리 책정된 정액 진료비를 병, 의원에게 지불하는 제도(선불 정액제)

  ㉡ 증가하는 병원비 지출과 건강관리비용을 통제하기 위해 고안해낸 의료비 상환방법

② 우리나라 DRG대상 질환(4개과 7개 질병군)

| 진료과 | 질병군 |
|---|---|
| 안과 | 수정체 수술 (백내장 수술) |
| 이비인후과 | 편도선 및 아데노이드 수술 |
| 일반외과 | 충수절제술, 항문과 항문주위 수술, 서혜 및 대퇴부 탈장수술 |
| 산부인과 | 제왕절개술, 자궁과 자궁부속기 수술(악성종양 제외) |

③ 문제점

　　㉠ 기일 내 모든 것을 처리해야 한다는 긴장감은 의료과오의 가능성을 높일 위험이 있음

　　㉡ 과잉진료가 줄어들지만, 비용을 줄이려는 동기가 강화되어 질 저하 위험성 있음

④ 간호에서의 보완사항

DRGs는 퇴원예정일 내에 모든 작업을 완수해야 하므로 간호사의 업무부담이 증가할 수 있고, 환자를 중심으로 의료인 간의 긴밀한 협력관계가 필요하다.

　　㉠ DRGs와 병행할 수 있는 환자분류제도를 실현해야 함. 또한 전체비용 중 간호비용이 정확히 파악되어야 함

　　㉡ 병원의 사례별 믹스에 따른 간호데이터베이스를 사전에 준비해야 함

　　㉢ 간호사의 비간호기능에 사용된 시간에 대한 정확한 기록을 할 수 있도록 제도적인 뒷받침이 필요

　　㉣ 병원당국의 비용-절감 강조로 간호업무 과다에 대한 대책 마련

　　㉤ 간호행정가, 간호사 모두 병원재정이나 상환제도에 대한 지식과 이해가 필요

(3) 신포괄수가제

① 기존의 포괄수가제에 행위별수가제적인 성격을 반영한 혼합형 지불제도

② 입원기간 동안 발생한 입원비, 처치 등 기본적인 의료서비스는 미리 정해진 포괄수가를 적용하고, 의사의 수술 및 시술에 대해서는 행위별 수가를 별도로 적용

③ 현재의 포괄수가제는 7개의 질병군에만 적용하나, 신포괄수가제는 4대 중증질환(암 · 뇌 · 심장 · 희귀난치성질환)과 같이 복잡한 질환까지 포함되고, 초음파 등 진료에 필수적인 비보험검사 등에도 보험이 적용되어 환자들의 진료비 부담을 감소시킬 수 있음

| 구분 | 7개 질병군 포괄수가제 | 신포괄수가제 |
|---|---|---|
| 대상기관 | 7개 질병군 진료가 있는 전체 의료기관 | 국민건강보험 공단일산병원, 국립중앙의료원, 지역거점공공병원 등 총 90개 기관 |
| 적용환자 | 7개 질병군 입원환자 백내장수술, 편도수술, 맹장수술, 항문수술, 탈장수술, 제왕절개분만, 자궁수술 | 603개 질병군 입원환자 |
| 장점 | 포괄수가(묶음) 의료자원의 효율적 사용 | 포괄수가(묶음) + 행위별수가(건당) 의료자원의 효율적 사용 + 적극적 의료 서비스 제공 |

🔍 참고 POINT

**[인두제]**
일정한 수의 가입자가 의료공급자에게 등록하고, 등록기간 동안 의료공급자는 정해진 범위 안에서 모든 보건의료서비스를 가입자에게 제공하는 진료비 지불방식임

**[총액계약제 (총액예산제)]**
보험자 측과 의사 또는 의료기관 단체(진료자) 측이 일정기간 동안 제공되는 의료서비스에 대해 총 진료비를 사전에 협상한 후 지불하는 방식임

✏️ 기출문제 맛 보기

1. 우리나라의 의료비 지불제도 방식 중 현재 시범사업으로 시행 중인 신포괄수가제도에 대한 설명으로 가장 옳은 것은?                                                19년 서울시
① 신포괄수가제도의 핵심은 비용절감과 서비스 제공의 최소화이다.
② 기존의 포괄수가제에 행위별 수가제적인 성격을 반영한 혼합모형지불제도이다.
③ 4대 중증질환(암·뇌·심장·희귀 난치성 질환)을 제외한 559개 질병군 입원환자에게 적용한다.
④ 의료자원의 효율적 사용을 더욱 증대시키기 위해 완전히 새로운 개념으로 고안된 의료비 지불제도이다.

2. 행위별 수가제가 적용되는 간호행위는?                                                22년 지방직
① 냉찜질                ② 흡입배농 및 배액처치        ③ 활력징후 측정        ④ 수술환자 심호흡 교육

3. 신포괄수가제에 대한 설명으로 옳은 것은?                                                23년 지방직
① 2020년부터 시범사업을 시작하였다.: 2009년 4월 시범사업 시작
② 입원일수에 따라 구분한 환자군별로 요양급여비용 산정방식이 다르다.: 입원일수에 따라 환자군을 구분하여 각 군마다 요양급여비용(의료급여비용) 산정방식을 달리 적용한다.
③ 의료급여 수급권자는 적용되지 않는다.: 건강보험환자, 의료급여 환자, 보훈국비 환자 모두 가능. (신생아, 장기이식 등 일부 환자 제외)
④ 백내장 등 7개 질병군만을 대상으로 한다.: 7개 질병군 포괄수가제 / 신포괄수가제는 603개 질병군

───────────────

정답 1. ② 2. ② 3. ②

## 8  간호수가

환자간호에 소요되는 간호비용은 현행 의료보험수가에서 입원관리료 내의 소항목인 간호관리료로 일괄 취급되면서 미미한 간호수가가 측정되고 있다.

이것은 간호료는 원가 중심점이나 수익점으로서의 간호서비스라는 생산활동으로 인식되지 않는다는 것을 말해준다. 따라서 합리적인 간호수가 산정방법에 관한 연구들이 많이 이루어져야 한다.

### 1) 간호수가와 간호원가

(1) **간호수가**

간호사가 제공한 간호행위의 제공대가로 지불을 청구할 수 있는 금액

(2) **간호원가**

간호사가 입원환자의 요구에 부응하여 수행한 간호행위에 필요로 하는 비용 또는 경비로 간호인 건비, 간호용품과 간호행정 및 교육비 등이 포함

### 2) 간호수가 책정의 이점

(1) 고객이 받은 서비스에 대한 비용을 지불토록 한다.

(2) 고객이 의료서비스 비용을 이해하고 이상적으로는 그 가치를 책정하게 한다.

(3) 의료서비스에 대한 보상으로 병원경영에 있어 이익의 극대화를 꾀할 수 있다.

(4) 간호가 수익을 내는 행위임을 깨닫게 한다. (병원은 이익창출 부서에 자원을 우선공급)

(5) 인력의 사용을 증가시키고 간호의 질을 향상시키는 생산성 체계를 가시화하여 생산성을 자극할 수 있다.

(6) 간호업무의 전문의식을 고취한다.

(7) 간호서비스의 가치를 경제적 사회적으로 인정받음으로서 간호직이 전문직으로 발전하는 기반이 강화된다.

(8) 양질의 저렴한 간호서비스는 의사와 병원서비스에 대한 좋은 대체서비스로 작용하여 국민의료비 절감에 기여한다.

> O 가정 간호 서비스의 활성화는 대상자들의 입원 일수를 줄여서 의료자원의 효율을 높이면서 대상자들의 만족도를 높이는 결과를 가져온다.

### 3) 현행 간호수가의 문제점

(1) 실제의 간호원가를 반영하지 못하고 있음

(2) 현행 간호관리료는 공급자 중심으로 의료비 지불의 공정성이 결여되어 있음

(3) 간호부서가 병원 및 의료서비스 원가를 산정하는데 원가중심부서에서 제외되어 입원관리료 항목으로 일부 구분하여 상환받도록 되어 있음

(4) 현행 간호관리료 수가가 차등지급(1999년 이후)됨에도 불구하고 간호산정 원가에 비해 매우 낮게 책정되어 있음

(5) 낮은 간호지불제도는 병원경영자가 간호부서를 수입부서가 아닌 지출조직으로 인식하게 함

(6) 장기적으로 간호직의 독립적 발전 및 의료사업의 질 저하로 작용

### 4) 현재 우리나라 간호수가 산정방법

○ 현재 우리나라 병원 간호수가: 행위별 수가제(30여 항목)와 일당수가제(간호관리료)를 적용

---

Q **참고 POINT**

**[행위별 수가가 적용되는 간호행위]**

1. 피하 또는 근육 내 주사
2. 생물학적 제제 주사 (반응시험 포함) – 가스괴저 항독소
3. 수액제 주입로를 통한 주사
4. 항암제 주입
5. 하기도 증기흡입치료 [1일당]
6. 단순처치 [1일당]
7. 염증성 처치 [1일당]
8. 장루처치 [1일당]
9. 수술후 튜브삽입에 의한 자연 배액감시 및 처치 [1일당]
10. 흡입배농 및 배액처치 [1일당]
11. 좌욕 [1일당]
12. 체위변경처치 [1일당]
13. 회음부 간호 [1일당]
14. 통목욕 간호 [1일당]
15. 침상목욕 간호 [1일당]
16. 상기도 증기흡입치료
17. 비강영양 [1일당]
18. 장루영양 [1일당]
19. 도뇨 [1회당]
20. 유치 카테터 설치
21. 관장 (관장제 포함)
22. 직장분변제거술
23. 요도 및 방광세척 [1일당]

---

(1) **일당수가**

① 가장 전통적 방법으로 환자간호에 들어간 총비용을 환자 총 재원일수로 나누어 환자 1인당 1일 평균비용을 산출하는 방법(일당 정액제)

② 우리나라 간호관리료 차등제, 노인장기요양보험의 시설수가에 해당

③ **단점:** 서로 다른 간호요구량이 가지는 각 환자에 대한 비용을 정확히 산정하여 반영하지 못함

(2) 방문당 수가

① 가정간호와 같은 지역사회분야에서 자주 쓰이며 총비용을 총 방문수로 나누어 환자 1인당 방문당 수가를 산출

② 가정간호수가와 방문간호수가(노인장기요양보험)에 해당

| 가정간호수가 | 방문간호수가 (노인장기요양보험) |
|---|---|
| • 방문 당 정액제 | • 방문시간당 정액제 |
| • 기본방문료＋진료행위별 수가(치료/재료비)로 구성<br>　－기본방문료: 방문당 수가에 해당<br>　－진료행위별 수가: 진료수가 기준 적용 | • 방문당 수가에서 발전된 형태로, 방문 소요시간을 고려하여 지급 |

(3) 환자분류군별 수가

① 환자를 그들의 중증도에 따른 간호요구량에 따라 동질적인 몇 그룹으로 분류한 후 자원 소모량을 측정하여 각 분류군별로 각각 다르게 수가를 산정하는 방법

② 노인장기요양보험의 시설수가: 일당수가에 노인 중증도를 고려한 등급별 수가가 복합

(4) 행위별 수가

① 간호 개별행위 각각에 수가를 산정하는 방법으로, 환자가 간호서비스를 많이 이용할수록 간호수가가 많이 부가됨

② 우리나라 병원간호수가에서는 일당수가와 함께, 방문간호서비스에서는 방문당 수가와 함께 병행하여 쓰이면서 일당수가나 방문당 수가가 환자 중증도와 관계없이 평균비용으로 일괄 적용되는 것을 보완해 주고 있음

> 🖉 기출문제 맛 보기
>
> 우리나라 간호서비스에 대한 지불제도인 간호수가에 관한 설명으로 가장 옳은 것은?　　19년 서울시
> ① 간호관리료는 간호사 확보수준에 따라 입원료를 차등지급한다.
> ② 가정간호는 간호서비스 제공시간에 따라 수가가 산정된다.
> ③ 장기요양시설에 입소하는 환자는 상대가치요소를 고려하여 수가가 산정된다.
> ④ 간호행위별 수가를 산정하기 위해서는 포괄수가제를 적용한다

5) 간호인력 확보수준에 따른 입원환자 간호관리료 차등제

(1) 간호관리료 차등제의 개요

① 일당 수가제로, 입원환자에 대한 간호서비스를 강화하기 위해 간호사 확보수준에 따라 간호관리료를 등급별로 가감하여 차등 지급하는 제도

---

정답 ①

② 입원료＝의학관리료(기본점수의 40%)＋간호관리료 (기본점수의 25%: 간호사의 투약, 주사, 간호, 상담 등의 비용, 간호기록지 작성, 환자 진료 보호 행위 등 포함)＋병원관리료(기본점수의 35%)가 포함되어 있으며 요양기관 종별에 따라 산정

③ 일반병동, 일반 중환자실, 신생아 중환자실, 소아 중환자실 간호관리료 차등제가 있음

(2) 일반병동 간호관리료 차등제

| 구분 | 1999년 | 2007년 | 2008년 | 2024 |
|---|---|---|---|---|
| 일반병동 | 6등급으로 시작 | 7등급으로 변경, 감산제도 도입 | 감산율을 지역별로 차등 적용 | S, A 등급 도입, 환자수 대 간호사 수의 비로 변경 |

① 인력확보수준에 따른 등급 산정 [2024. 1. 1. 시행]

| | |
|---|---|
| 환자수 대 간호사수의 비 | 직전 분기 평균 환자 수 대비 해당 병동에서 간호업무에 종사하는 직전 분기 평균 간호사수(환자 수 대 간호사수의 비)에 따라 간호인력확보수준을 등급별로 구분하여 적용 |
| 병상수 대 간호사수의 비 | 다만, 의원, 치과의원, 한의원, 보건의료원은 일반병동의 직전 분기 평균 병상 수 대비 해당 병동에서 간호업무에 종사하는 직전 분기 평균 간호사수(병상 수 대 간호사수의 비)에 따라 간호인력확보수준을 등급별로 구분하여 적용 |

[표 2-4] 일반병동 간호관리료: 등급별 병상수/환자수 대 간호사 비

| 등급 | 상급종합병원 |
|---|---|
| S등급 | 1.5 : 1 미만인 경우 |
| 1등급 | 2.0 : 1 미만 ～ 1.5 : 1 이상 |
| 2등급 | 2.5 : 1 미만 ～ 2.0 : 1 이상 |
| 3등급 | 2.5 : 1 이상인 경우 |

| 등급 | 종합병원 |
|---|---|
| S등급 | 1.5 : 1 미만인 경우 |
| A등급 | 2.0 : 1 미만 1.5 : 1 이상인 경우 |
| 1등급 | 2.5 : 1 미만 2.0 : 1 이상인 경우 |
| 2등급 | 3.0 : 1 미만 2.5 : 1 이상인 경우 |
| 3등급 | 4.0 : 1 미만 3.0 : 1 이상인 경우 |
| 4등급 | 6.0 : 1 미만 4.0 : 1 이상인 경우 |
| 5등급 | 6.0 : 1 이상인 경우 |

| 등급 | 병원, 정신병원, 치과병원, 한방병원 |
|------|-----------------------------------|
| A등급 | 2.0 : 1 미만인 경우 |
| 1등급 | 2.5 : 1 미만 2.0 : 1 이상인 경우 |
| 2등급 | 3.0 : 1 미만 2.5 : 1 이상인 경우 |
| 3등급 | 3.5 : 1 미만 3.0 : 1 이상인 경우 |
| 4등급 | 4.0 : 1 미만 3.5 : 1 이상인 경우 |
| 5등급 | 6.0 : 1 미만 4.0 : 1 이상인 경우 |
| 6등급 | 6.0 : 1 이상인 경우 |

| 등급 | 의원, 치과의원, 한의원, 보건의료원 |
|------|-----------------------------------|
| 1등급 | 2.5 : 1 미만인 경우 |
| 2등급 | 3.0 : 1 미만 2.5 : 1 이상인 경우 |
| 3등급 | 3.5 : 1 미만 3.0 : 1 이상인 경우 |
| 4등급 | 4.0 : 1 미만 3.5 : 1 이상인 경우 |
| 5등급 | 4.5 : 1 미만 4.0 : 1 이상인 경우 |
| 6등급 | 4.5 : 1 이상인 경우 |

② **일반병동의 병상**: 요양기관 전체병상에서 응급실, 신생아실, 분만실, 회복실, 중환자실, 집중치료실, 격리실, 무균치료실, 인공신장실, 납차폐특수치료실, 낮병동 등을 제외한 입원병실의 병상. 별도의 병동으로 구분 운영하지 않는 격리실, 무균치료실, 납차폐특수치료실 등은 일반병동의 병상으로 봄. 다만, 「정신건강증진 및 정신질환자 복지서비스 지원에 관한 법률」에 의한 정신의료기관 중 폐쇄병동의 경우 일반병동의 병상에서 제외할 수 있음.

③ **폐쇄병동의 입원료**

정신의료기관 중 폐쇄병동을 일반병동 병상에서 제외한 경우 폐쇄병동의 입원료는 다음과 같다.

㉠ 상급종합병원: 3등급 입원료

㉡ 종합병원: 소재지 구분에 따른 5등급 입원료

㉢ 병원, 정신병원, 치과병원, 한방병원: 소재지 구분에 따른 6등급 입원료

㉣ 의원, 치과의원, 한의원, 보건의료원: 6등급 입원료

④ 일반병동 간호관리료: 의료기관별 가산기준

※ 기준등급: 입원료 소정점수로 산정, (＋가산, −감산)

| 2024년 | 상급종합병원 | 종합병원 | 병원/정신병원/치과병원/한방병원 | 의원/치과의원/한의원/보건의료원 |
|---|---|---|---|---|
| 일반병동 | S등급: 1등급의 +15%<br>**1등급: 기준등급**<br>2등급: 1등급의 −10%<br>3등급: 2등급의 −10% | S등급: A등급의 +12%<br>A등급: 1등급의 +12%<br>**1등급: 기준등급**<br>2등급: 1등급의 −10%<br>3등급: 2등급의 −10%<br>4등급: 3등급의 −10%<br>5등급:<br>　− 의료취약지역:<br>　　4등급의 −15%<br>　− 서울 및 광역시:<br>　　4등급의 −30%<br>　− 기타지역:<br>　　4등급의 −25% | A등급: 1등급의 +10%<br>1등급: 2등급의 +10%<br>2등급: 3등급의 +10%<br>3등급: 4등급의 +10%<br>**4등급: 기준등급**<br>5등급: 4등급의 −10%<br>6등급:<br>　− 의료취약지역:<br>　　5등급의 −15%<br>　− 서울 및 광역시:<br>　　5등급의 −30%<br>　− 기타지역:<br>　　5등급의 −20% | 1등급: 6등급의 +50%<br>2등급: 6등급의 +40%<br>3등급: 6등급의 +30%<br>4등급: 6등급의 +20%<br>5등급: 6등급의 +10%<br>**6등급: 기준등급** |
| 산정현황미제출 | 3등급의 −50% | 4등급의 −50% | 5등급의 −50% | |

(3) 일반중환자실

※ 기준등급: 입원료 소정점수로 산정, (＋가산, −감산)

| 2024년 | 상급종합병원 | 종합병원, 병원, 정신병원, 치과병원, 한방병원 |
|---|---|---|
| 일반중환자실 | S등급: A등급의 +20%<br>A등급: 1등급의 +20%<br>**1등급: 기준등급**<br>2등급: 1등급의 −20%<br>3등급: 2등급의 −20% | S등급: A등급의 +20%<br>A등급: 1등급의 +20%<br>1등급: 2등급의 +20%<br>2등급: 3등급의 +20%<br>**3등급: 기준등급**<br>4등급: 3등급의 −20%<br>5등급: 4등급의 −20%<br>6등급: 5등급의 −20%<br>7등급: − 의료취약지역: 6등급 소정점수<br>　　　− 기타지역: 6등급의 −20% |
| 산정현황미제출 | 3등급의 −50% | 7등급의 −50 |

(4) 신생아 중환자실

※ 기준등급: 입원료 소정점수로 산정, (+가산, -감산)

| 구분 | 상급종합병원 | 종합병원 | 병원 |
|---|---|---|---|
| 2007년 | 4등급으로 시작 | | |
| 2016년 | 1~5등급 (4등급 기준 가감) | | 1~4등급 (3등급 기준 가감) |
| 2018년 | 1~6등급 (5등급 기준 가감) | | 1~5등급 (4등급 기준 가감) |
| 2024년 | S~4등급 (1등급 기준 가감) | S~4등급 (3급 기준 가감) | |

| 2024년 | 상급종합병원 | 종합병원/병원/정신병원/치과병원/한방병원 |
|---|---|---|
| 신생아 중환자실 | S등급: A등급의 +20%<br>A등급: 1등급의 +20%<br>**1등급: 기준등급**<br>2등급: 1등급의 -5%<br>3등급: 2등급의 -5%<br>4등급: 3등급의 -10% | S등급: A등급의 +20%<br>A등급: 1등급의 +20%<br>1등급: 2등급의 +20%<br>2등급: 3등급의 +20%<br>**3등급: 기준등급**<br>4등급: 3등급의 -20% |
| 산정현황 미제출 | 4등급의 -50% | |

(5) 소아중환자실 간호관리료 차등제

① 2008년 소아 혹은 성인중환자실 간호관리료(9등급)로 시작하여, 2015년에 분리
② 소아 중환자실 입원환자 간호관리료 차등제

※ 기준등급: 입원료 소정점수로 산정, (+가산, -감산)

| | 상급종합병원 | 종합병원/병원/정신병원/치과병원/한방병원 |
|---|---|---|
| 소아 중환자실 | S등급: A등급의 +20%<br>A등급: 1등급의 +20%<br>**1등급: 기준등급**<br>2등급: 1등급의 -20%<br>3등급: 2등급의 -20% | S등급: A등급의 +20%<br>A등급: 1등급의 +20%<br>1등급: 2등급의 +20%<br>2등급: 3등급의 +20%<br>**3등급: 기준등급** |
| 산정현황 미제출 | 3등급의 -50% | |

## 🔍 참고 POINT

[2024년 1월 1일부터 시행]

1. 야간전담간호사 관리료는 다음 요건을 모두 충족한 경우 인정함

   가. 대상기관

   1) 상급종합병원, 종합병원, 병원(요양병원, 정신병원 제외)

   2) 간호인력 확보수준에 따른 입원환자 간호관리료 차등제 등급이 상급종합병원은 3등급, 종합병원은 4등급, 병원·치과병원·한방병원은 5등급 이상

   나. 인력

   1) 「간호인력 확보수준에 따른 간호관리료 차등적용 관련 기준」에 따른 야간전담간호사 2인 이상

   2) 야간전담간호사를 제외한 일반병동 간호사 총 인원이 직전분기 대비 5%를 초과하여 감소하지 않은 경우

   다. 야간전담간호사 운영비율

   「간호인력 확보수준에 따른 간호관리료 차등적용 관련 기준」에 따른 총 간호사 중 야간전담 간호사의 비율(소수점 셋째자리 이하 절사)

   라. 산정횟수

   간호인력 확보수준에 따른 입원환자 간호관리료 차등제 적용 입원료 산정시 1일당 1회 산정

2. 야간간호료는 야간간호료는 간호사가 야간(22시~익일 6시)에 근무하면서 일반병동 입원환자를 간호하는 경우에 산정하며, 다음 요건을 모두 충족한 경우 인정함

   가. 대상기관

   1) 상급종합병원, 종합병원, 병원(요양병원, 정신병원 제외)

   2) 간호인력 확보수준에 따른 입원환자 간호관리료 차등제 등급이 상급종합병원은 3등급, 종합병원은 4등급, 병원·치과병원·한방병원은 5등급 이상

   나. 인력

   일반병동 분기별 평균 환자 수 대비 평균 야간근무 간호사 수 25:1 이하

   다. 산정횟수

   간호인력 확보수준에 따른 입원환자 간호관리료 차등제 적용 입원료(가-2 입원료) 산정시 1일당 1회 산정

   라. 현황신고 및 적용방법

   1) 야간근무 간호사 수: 야간(22시~익일 6시) 동안 8시간 근무하는 경우 1인, 4(이상)~8시간(미만) 근무하는 경우 0.5인으로 산정함. 다만, 동일 동 야간시간 동안 8시간 근무 산정인원이 1인 이상인 경우에 한하여, 4(이상)~8시간(미만) 근무를 추가 인정함

   2) 환자 수: 「간호인력 확보수준에 따른 간호관리료 차등적용 관련 기준」에 의해 산정한 평균 환자 수를 적용함

   3) 평균 환자 수, 평균 야간근무 간호사 수는 각각 소수점 셋째자리에서 반올림하여 계산하며, 평균 환자 수 대비 평균 야간근무 간호사 수는 소수점 셋째자리 이하 절사하여 계산함

   4) 미제출 기관의 경우 야간간호료를 산정할 수 없음

**1. 우리나라 간호관리료에 대한 설명으로 가장 옳은 것은?**  23년 서울시 변형문제

① 환자의 간호요구도나 제공된 간호서비스의 종류와 양에 따라 책정된다.

② 간호관리료 차등제 적용 기준은 상급종합병원 일반병동의 경우 S-3등급으로 구분되어 있다.

③ 입원료의 40%로 책정되어 있다.

④ 상급종합병원 일반병동의 경우 4등급은 5등급 입원료에 20%가 가산된다.

**2. 간호관리료에 대한 설명으로 옳은 것은?**  23년 지방직 변형문제

① 입원료 수가의 40%를 차지한다.

② 행위별 수가제를 적용 받는다.

③ 상급종합병원 일반병동의 간호관리료는 S등급 내지 3등급으로 구분한다.

④ 근무조별 간호사 1명이 담당하는 평균 환자 수를 기준으로 등급을 산정한다.

## 6) 간호 간병 통합서비스 수가제(구 포괄간호수가제)

### (1) 개요

① 국민의 간호·간병 부담 해소 및 병원의 간호서비스 개선을 위한 법적 근거가 마련

② 환자에게 안전하고 질 높은 간호를 제공하고 병원감염을 예방하기 위해, 포괄간호수가서비스를 국가 차원에서 추진

③ 2015년도부터는 국고지원 방식 대신 건강보험이 적용되는 시범사업으로 전환하여 지방 중소병원부터 확대 시행해 왔으며, 2016년 4월부터 상급종합병원 및 서울소재 병원(간호3등급 이상)으로 조기 확대 시행, 2018년부터는 전국의 병원으로 확대·실시되고 있음

### (2) 법적 근거

① 의료법

> **의료법**
> **제4조의2(간호·간병통합서비스 제공 등)**
> ① 간호·간병통합서비스란 보건복지부령으로 정하는 입원 환자를 대상으로 보호자 등이 상주하지 아니하고 간호사, 제80조에 따른 간호조무사 및 그 밖에 간병지원인력(이하 이 조에서 "간호·간병통합서비스 제공인력"이라 한다)에 의하여 포괄적으로 제공되는 입원서비스를 말한다.
> ② 보건복지부령으로 정하는 병원급 의료기관은 간호·간병통합서비스를 제공할 수 있도록 노력하여야 한다.
> ③ 제2항에 따라 간호·간병통합서비스를 제공하는 병원급 의료기관(이하 이 조에서 "간호·간병통합서비스 제공기관"이라 한다)은 보건복지부령으로 정하는 인력, 시설, 운영 등의 기준을 준수하여야 한다.
> ④ 「공공보건의료에 관한 법률」 제2조제3호에 따른 공공보건의료기관 중 보건복지부령으로 정하는 병원급 의료기관은 간호·간병통합서비스를 제공하여야 한다. 이 경우 국가 및 지방자치단체는 필요한 비용의 전부 또는 일부를 지원할 수 있다.

─────────────

**정답** 1. ② 2. ③

⑤ 간호 · 간병통합서비스 제공기관은 보호자 등의 입원실 내 상주를 제한하고 환자 병문안에 관한 기준을 마련하는 등 안전관리를 위하여 노력하여야 한다.

⑥ 간호 · 간병통합서비스 제공기관은 간호 · 간병통합서비스 제공인력의 근무환경 및 처우 개선을 위하여 필요한 지원을 하여야 한다.

⑦ 국가 및 지방자치단체는 간호 · 간병통합서비스의 제공 · 확대, 간호 · 간병통합서비스 제공인력의 원활한 수급 및 근무환경 개선을 위하여 필요한 시책을 수립하고 그에 따른 지원을 하여야 한다.

[본조신설 2015. 12. 29.]

**의료법 시행규칙**

**제1조의4(간호 · 간병통합서비스의 제공 환자 및 제공 기관)**

① 법 제4조의2제1항에서 "보건복지령으로 정하는 입원 환자"란 다음 각 호의 어느 하나에 해당하는 입원 환자를 말한다.

  1. 환자에 대한 진료 성격이나 질병 특성상 보호자 등의 간병을 제한할 필요가 있는 입원 환자

  2. 환자의 생활 여건이나 경제 상황 등에 비추어 보호자 등의 간병이 현저히 곤란하다고 인정되는 입원 환자

  3. 그 밖에 환자에 대한 의료관리상 의사 · 치과의사 또는 한의사가 간호 · 간병통합서비스가 필요하다고 인정하는 입원 환자

② 법 제4조의2제2항에서 "보건복지령으로 정하는 병원급 의료기관"이란 병원, 치과병원, 한방병원 및 종합병원을 말한다.

③ 법 제4조의2제3항에서 "보건복지령으로 정하는 인력, 시설, 운영 등의 기준"이란 별표 1의2에 따른 기준을 말한다.

④ 법 제4조의2제4항 전단에서 "보건복지령으로 정하는 병원급 의료기관"이란 병원, 치과병원, 한방병원 및 종합병원을 말한다. 다만, 다음 각 호의 어느 하나에 해당하는 의료기관은 제외한다.

  1. 「군보건의료에 관한 법률」 제2조제4호에 따른 군보건의료기관

  2. 「치료감호법」 제16조의2제1항제2호에 따라 법무부장관이 지정하는 국립정신의료기관

[본조신설 2016. 10. 6.]

---

**[별표 1의2] 간호간병통합서비스 제공기관의 인력, 시설, 운영 등 기준 〈개정 2022. 9. 14.〉**

1. 인력기준: 간호 · 간병통합서비스 제공 병동에 다음 각 목의 구분에 따른 인력을 배치한다.

  가. 간호사: 다음의 구분에 따라 배치할 것

    1) 상급종합병원: 간호 · 간병통합서비스 제공 병동의 입원환자 7명당 간호사 1명 이상. 다만, 입원환자 7명당 간호사 수를 계산한 후 남은 입원환자가 7명 미만인 경우에는 1명을 배치한다.

    2) 종합병원: 간호 · 간병통합서비스 제공 병동의 입원환자 12명당 간호사 1명 이상. 다만 입원환자 12명당 간호사 수를 계산한 후 남은 입원환자가 12명 미만인 경우에는 1명을 배치한다.

    3) 병원: 간호 · 간병통합서비스 제공 병동의 입원환자 16명당 간호사 1명 이상. 다만 입원환자 16명당 간호사 수를 계산한 후 남은 입원환자가 16명 미만인 경우에는 1명을 배치한다.

  나. 간호조무사: 간호 · 간병통합서비스 제공 병동의 입원환자 40명당 1명 이상. 다만 입원환자 40명당 간호조무사 수를 계산한 후 남은 입원환자가 40명 미만인 경우에는 1명을 배치한다.

  다. 간병지원인력: 1명 이상. 다만, 2명 이상인 경우에는 진료과목 또는 업무 성격 등에 따라 병동지원인력, 재활지원인력으로 구분하여 배치할 수 있다.

2. 시설기준: 다음 각 목의 기준에 따라 설치한다.

  가. 간호 · 간병통합서비스를 제공하는 병동은 다른 병동과 구별되도록 설치할 것

  나. 간호 · 간병통합서비스 병동 내 시설 및 장비는 다음의 기준에 따를 것

> **「의료법 시행규칙」**
> **제1조의5(간호 · 간병통합서비스의 제공 절차)**
> ① 법 제4조의2에 따라 간호 · 간병통합서비스를 제공받으려는 경우에는 간호 · 간병통합서비스에 대한 의사 · 치과의사 또는 한의사의 의견서 및 환자의 동의서(환자가 동의할 수 없는 불가피한 사유가 있는 경우에는 보호자의 동의서를 말한다)를 첨부하여 의료기관의 장에게 신청하여야 한다.
> ② 제1항에도 불구하고 의료기관의 장은 입원 환자에 대한 진료 및 관리의 특성상 간호 · 간병통합서비스가 특히 필요하다고 인정하는 경우에는 입원 환자의 동의(환자가 동의할 수 없는 불가피한 사유가 있는 경우에는 보호자의 동의를 말한다)를 받아 간호 · 간병통합서비스를 제공할 수 있다.
> ③ 제1항 및 제2항에 따른 간호 · 간병통합서비스의 제공 절차 및 방법 등에 필요한 세부 사항은 보건복지부장관이 정하여 고시한다. [본조신설 2016. 10. 6.]

(3) 간호간병통합서비스 사업지침

① 기본운영방식

　㉠ 간호간병통합서비스는 병동단위로 제공하며, 환자입원에 따르는 모든 입원서비스를 병원이 책임지고 제공한다.

　㉡ 간호간병통합서비스 병동에는 사적 고용 간병인이나 보호자가 상주하지 않도록 제한하고 병문안 기준을 마련하여 운영하는 등 쾌적한 입원환경이 제공되도록 한다. 「의료법」 제3조 제2항에 의한 요양병원 및 제3조 제5호에 의한 정신병원을 제외한 전국의 병원급 의료기관으로서 국민건강보험공단으로부터 사업참여 지정을 받은 기관

② 사업 대상기관

　㉠ 대상기관: 전국의 병원급 의료기관

　㉡ 의료기관 특성(인력배치수준, 병동환경개선, 병동운영지침 구비) 및 사업수행능력을 평가하여 사업참여 지정을 받은 기관

③ 제공인력 구성 및 업무

　㉠ 제공인력은 간호사, 간호조무사, 간병지원인력으로 구성하며, 간병지원인력은 병동지원인력, 재활지원인력으로 구분하여 배치할 수 있다.

　㉡ 제공인력 간 업무 분담은 '팀 간호체계'의 특성을 감안하여 간호간병통합서비스 제공기관에서 다음을 참고하여 자율적으로 결정한다.

| | |
|---|---|
| 간호사 | 전문영역의 간호행위, 기본 간호행위, 환자의 기본적인 일상생활 보조, 제공 인력 지도 · 감독 등 팀 간호 총괄 |
| 간호조무사 | 간호사의 지도 감독하에 간호보조, 환자의 기본적인 일상생활(위생, 식사, 체위변경 등)을 보조하는 업무를 수행 |
| 병동지원인력 | 간호사의 지도 · 감독하에 일상생활 보조(일반식 보조, 세수, 머리 감기 등), 병동의 행정업무 보조, 검체 및 약품 이송, 환자 이송 및 환경정리 등 |
| 재활지원인력 | 간호사의 지도 감독하에 환자의 신체활동 보조업무, 환자의 이송 등을 수행 |

※ 단, 간병지원인력(병동 · 재활)은 환자 안전에 위해가 없는 일상생활 보조 업무만 수행 가능

④ 병동 입원결정

　㉠ 「의료법 시행규칙」 제1조의4제1항에 따라 다음 중 어느 하나에 해당하는 입원 환자는 간호 · 간병통합서비스 병동 입원이 가능하다.

　　• 환자에 대한 진료성격이나 질병 특성상 보호자 등의 간병을 제한할 필요가 있는 입원 환자

　　• 환자의 생활여건이나 경제 상황 등에 비추어 보호자 등의 간병이 현저히 곤란하다고 인정되는 입원 환자

　　• 그 밖에 환자에 대한 의료관리상 의사 · 치과의사 또는 한의사가 간호 · 간병통합서비스가 필요하다고 인정하는 입원 환자

　㉡ 주치의가 환자의 신체적 · 정신적 · 사회적 측면의 제반사항을 판단하여 병동 입원 여부를 결정하며, 담당 주치의가 간호 · 간병통합서비스 병동 입원이 부적절하다고 판단하는 경우에는 제한 가능하다.

　㉢ 환자 상태의 중증도와 질병군의 제한이 없으며, 간호 · 간병통합서비스 병동 이용에 동의한 환자로 한다.

　㉣ 중증환자 전담병실의 입원 환자는 간호필요도가 높은 수술 환자, 치매, 섬망, 복합질환자 등 집중관찰 및 돌봄이 필요한 환자로 주치의가 판단한 환자로 한다.

⑤ 병동 운영위원회 구성(2024. 7. 사업 지침)

　㉠ 병원은 양질의 간호 · 간병통합서비스 사업의 원활하고 효과적인 운영을 위해 병동운영위원회를 설치 · 운영한다.

　㉡ 병동운영위원회는 간호 · 간병통합서비스 운영 중에 발생한 현안 사항을 보고하고심의 · 의결하며 병동 운영을 평가하고 관리한다.

　　• 환자 안전 운영관리

　　• 양질의 적정 인력관리

　　• 병동 업무 규정 및 제공인력 교육 등 운영에 관한 중점 사항 등

⑥ 요양급여 비용 산정

　㉠ 간호간병통합서비스 병동 입원환자에 대해서는 현행 입원료 대신 간호간병통합서비스 병동 입원료를 산정한다.

　㉡ 간호간병통합서비스 병동 입원료는 '입원관리료'와 '간호 간병료'로 구성된다.

| 입원관리료 | 간호 간병료 |
|---|---|
| 의학관리료 + 병원관리료 + 정책가산 | 간호 간병료 + 정책가산 |

　※ 간호 · 간병통합서비스의 점수(이하 소정점수)에서 의학관리료는 입원관리료 소정점수의 100분의 53, 병원관리료는 입원관리료 소정점수의 100분의 47로 구성된다.

- 간호간병료는 입원환자에게 필요한 간호사의 간호서비스 일체와 간호조무사 및 재활지원인력의 신체활동 보조 행위 등의 비용을 의미한다.
- 입원관리료와 간호간병료에는 간호간병통합서비스 제공을 위한 병동 환경개선, 각종 행정비용 등을 고려한 정책가산을 포함한다.
- 간호 · 간병통합서비스 병동에는 간호인력 확보수준에 따른 입원 환자 간호관리료 차등제를 적용하지 아니한다.

⑦ 모니터링

　㉠ 간호 · 간병통합서비스 병동 입원 환자의 간호필요도 측정 자료를 지속적으로 모니터링하여 제공인력 배치의 적정성을 평가한다.

　㉡ 간호 · 간병통합서비스 병동의 병동지원인력 운영 현황을 확인하여 간호 · 간병료 가산 지급의 적정성 여부를 평가한다.

　㉢ 간호 · 간병통합서비스 병동의 보호자 상주 현황을 모니터링 하여 상주유형, 평균 상주 일수, 상주율 등 보호자 상주관리의 적정 여부를 점검한다.

---

**🖉 기출문제 맛 보기**

「의료법 시행규칙」상 간호 · 간병통합서비스의 제공 환자에 해당하지 않는 것은?　　23년 지방직

① 환자에 대한 진료 성격이나 질병 특성상 보호자 등의 간병을 제한할 필요가 있는 입원 환자
② 환자 상태의 중증도와 질병군 특성을 고려하여 종합병원급 진료가 필요하다고 인정되는 입원 환자
③ 환자의 생활 여건이나 경제 상황 등에 비추어 보호자 등의 간병이 현저히 곤란하다고 인정되는 입원 환자
④ 환자에 대한 의료관리상 의사 · 치과의사 또는 한의사가 간호 · 간병통합서비스가 필요하다고 인정하는 입원 환자

---

정답 ②

⑧ 제공인력 배치 - 배치 기준

환자 특성, 제공인력 수급 상황 등을 고려하여 의료기관 종별 간호사와 간호조무사 배치 기준(표 2-5)을 선택하여 운영한다.

㉠ 일반병동

[표 2-5] 간호 · 간병통합서비스 일반병동 제공인력 배치 기준

| 종별 | 간호사당 환자 수 | 간호조무사당 환자 수 | 병동지원인력당 환자 수 |
|---|---|---|---|
| 상급종합 | 1 : 5 이하 | 1 : 12 이하<br>1 : 20 이하<br>1 : 25 이하<br>1 : 30 이하 | 7명 이하<br>8명 이하<br>10명 이하<br>14명 이하<br>20명 이하<br>40명 이하 |
| 상급종합 | 1 : 6 이하 | | |
| 상급종합 | 1 : 7 이하 | | |
| 종합병원 | 1 : 7 이하 | | |
| 종합병원 | 1 : 8 이하 | | |
| 종합병원 | 1 : 10 이하(표준) | | |
| 종합병원 | 1 : 12 이하 | | |
| 병원 | 1 : 10 이하 | | |
| 병원 | 1 : 12 이하(표준) | | |
| 병원 | 1 : 14 이하 | | |

※ 상기 환자 수는 「의료법 시행규칙」 별표1의2(「의료법 시행규칙」 제1조의4제3항 관련)에 따라 간호 · 간병통합서비스 제공 병동의 입원환자를 말함
※ 간호사 배치기준 대비 간호조무사 동일 · 상향 배치기준 선택 불가
※ 간호조무사 1 : 40 배치 폐지(기존 적용기관에 한해 1년 유예기간 부여(2024. 7. 1. ~ 2025. 6. 30.))
※ 간호조무사 1 : 30 배치 폐지 예정(2024. 7.부터 3년 유예기간 부여 후 폐지)

ⓐ 의료기관 종별 간호사 배치기준 중 상급종합병원 1 : 5 이하, 종합병원 1 : 7 이하와 1 : 8 이하, 병원 1 : 10 이하는 병원 및 환자구성 등을 고려해 결정한다.

ⓑ 종합병원 간호사 배치기준 1:12이하, 병원 간호사 배치기준 1:14 이하는 병원 및 환자구성 등을 고려해 결정한다.

ⓒ 간호 · 간병통합서비스 제공인력(병동지원인력제외) 당 환자 수는 1일 3교대를 기준으로 휴가 등을 감안한 실제 근무 배치기준이며, 평균 1명의 제공인력이 실제로 담당하고 있는 평균 환자 수를 의미한다.
  • 간호 · 간병통합서비스 병동지원인력 당 환자 수는 병동지원인력 1인이 담당하는 일 평균 환자 수를 의미한다.

㉡ 간호 · 간병통합서비스 재활병동 지정기준 및 제공인력 배치
통합재활병동 운영기관 지정기준은 다음과 같다.

ⓐ 재활의학과 전문의와 물리치료사, 작업치료사가 각 1명 이상이어야 한다.

ⓑ 1개 통합재활병동 당 재활의학과 전문의가 1인 이상이거나, 재활의학과 전문의 1인 당 환자 수*가 70명 이하이여야 한다.
  * 전문재활치료를 받고 있는 입원환자

ⓒ 전문재활치료(「건강보험 행위 급여 · 비급여 목록표 및 급여 상대가치점수」제1편 제7장 제3절)를 받는 환자로 구성되어야 한다.

ⓓ 통합재활병동 입원환자는 발병 또는 수술 후 2년 이내이어야 하고, 50% 이상은 발병 또는 수술 후 1년 이내 환자이어야 한다.

❍ 다만, 산재환자 등 타 법령 급여 대상 환자의 경우에는 재활치료의 종류 등 환자 구성을 달리 적용할 수 있음.

통합재활병동 운영기관은 제공인력 배치기준(표 2-6)을 선택하여 운영할 수 있다.

[표 2-6] 간호 · 간병통합서비스 재활병동 제공인력 배치 기준

| 종별 | 간호사당 환자 수 | 간호조무사당 환자 수 | 재활지원인력당 환자 수 | 병동지원인력당 환자 수 |
|---|---|---|---|---|
| 종합병원 | 1 : 10 이하 | 1 : 12 이하 1 : 20 이하 1 : 25 이하 1 : 30 이하 | 1 : 10 이하 1 : 15 이하 1 : 25 이하 | 7명 이하 |
| | 1 : 12 이하 | | | 8명 이하 |
| 병원 | 1 : 12 이하 | | | 10명 이하 |
| | 1 : 14 이하 | | | 14명 이하 |
| | 1 : 16 이하 | | | 20명 이하 |
| | | | | 40명 이하 |

※ 상기 환자 수는 「의료법 시행규칙」 별표1의2(「의료법 시행규칙」 제1조의4제3항 관련)에 따라 간호·간병통합서비스 제공 병동의 입원환자를 말함

※ 간호사 배치기준 대비 간호조무사 동일 · 상향 배치기준 선택 불가

※ 간호조무사 1 : 40 배치 폐지(기존 적용기관에 한해 1년 유예기간 부여〈2024. 7. 1. ~ 2025. 6. 30.〉)

※ 간호조무사 1 : 30 배치 폐지 예정(2024. 7.부터 3년 유예기간 부여 후 폐지)

⑨ 운영기준

㉠ 간호사 및 간호조무사는 병원에서 직접 고용하여야 한다.

㉡ 간호 · 간병통합서비스 제공인력 배치는 병원 단위로 적용하며, 병동별로 달리 배치할 수 있다.

㉢ 원활한 병동 운영을 위해 신규 제공인력과 기존 제공인력을 적절하게 배치한다.

# 시간관리

## 1 시간관리(Time Management)의 개념

### 1) 시간관리의 개념

(1) **광의**: 주어진 모든 시간을 최선으로 활용하여 최대의 효과를 거두는 것으로, 삶의 전체를 관리하는 것

(2) **협의**: 효과적인 활동을 위한 시간을 잘 조직하는 것으로 사람이 인간으로서 영위해야 할 기본생활(식사, 취침, 휴식) 등을 제외한 시간을 관리하는 것

### 2) 시간관리의 중요성

(1) 삶을 균형있게 운영하게 함

(2) 가치있는 일에 더 많은 시간을 투자함으로써 목표달성을 쉽게 함

(3) 변화가 심한 현대에서 쉽게 적응할 수 있게 함

(4) 정신적 육체적 스트레스를 예방하며 건강한 삶을 살게 함

## 2 시간관리 매트릭스

### 1) 개념

한정된 시간 내에 효율적으로 일을 처리하고 노동과 여가, 휴식 간의 균형을 이룸으로서 시간 사용에 최대의 만족감을 갖도록 하는 것

### 2) 시간 관리의 단계

(1) **제1세대 시간관리**: 메모지 기록, 목록표 작성

(2) **제2세대 시간관리**: 달력과 약속기록부 활용. 미래에 있을 일과 활동에 대한 스케줄 작성

(3) 제3세대 시간관리

    ① 우선순위 개념 추가

    ② 목표설정에 초점을 두어 가치있고 중요한 것을 명확히 밝힘

    ③ 각 활동을 통해 얻는 이익을 비교하여, 최대 이익 가져올 수 있는 목표와 활동 수행 등 구체적 계획을 포함

    ④ 효율적인 스케줄 작성과 시간 통제가 자주 역효과 초래

       즉, 효율성을 중시함으로서 스케줄에 얽매이고 인간관계 형성 저해

(4) 제4세대 시간관리

    ① 인간관계의 유지와 증진, 결과의 달성을 강조.

    ② 생산과 생산능력 간의 균형유지에 더 중점을 둠

    ③ 시간을 관리하는 것이 아니라 자신의 관리가 중요함

## 3) 시간관리 매트릭스(4세대 시간관리)

효과적인 시간활용을 위해 업무의 우선순위를 정하고 구분하는 방법으로, 중요성과 긴급성에 따라 분류

(1) 제1상한: 중요하고 긴급한 일 – 위기, 급박한 문제

    → 스트레스와 피로에 시달리고 위기관리나 문제수습에만 매달림

(2) 제2상한: 중요하나 긴급하지 않은 일 – 인간관계 구축, 예방, 생산능력 활동

    → 장기적인 효과성을 높임

(3) 제3상한: 긴급하나 중요하지 않은 일 – 일부 전화, 일부 회의, 눈앞의 급박한 활동

    → 단기성과 위주의 위기관리

(4) 제4상한: 긴급하지도 중요하지도 않은 일 – 바쁜 일, 하찮은 일, 시간낭비적인 일

    → 완전한 무책임

|  | 긴급함 | 긴급하지 않음 |
|---|---|---|
|  | 제1상한 (위기의 장) | 제2상한 (예방의 장) |
| 중요함 | • 위기<br>• 급박한 문제<br>• 기간이 정해진 프로젝트 | • 예방과 준비, 생산능력 활동<br>• 인간관계 구축<br>• 새로운 기획 발굴, 교육<br>• 중장기 계획, 오락, 휴식, 운동 |
|  | 제3상한 (현혹의 장) | 제4상한 (낭비의 장) |
| 중요하지 않음 | • 잠깐의 급한 질문, 일부 전화<br>• 일부 우편물, 보고서, 회의<br>• 눈앞의 급박한 상황<br>• 인기 있는 활동 | • 바쁜 일, 하찮은 일<br>• 일부 우편물, 전화<br>• 시간 낭비거리<br>• 즐거운 활동 |

○ 상한별 시간관리

① 2상한: 효과적인 자기관리의 심장부로, 자발성과 주도성이 요구되고, 성공한 사람들은 당면문제보다 미래 기회 위주로 살기 때문에 1상한의 일을 줄일 수 있음

② 1상한에 주로 속한 사람들: 위기관리자, 문제해결자 등. 그러나 자신을 파괴시켜 4상한으로 도피하게 함

③ 3상한, 4상한의 일을 주로 하는 사람들: 근본적으로 책임감이 부족한 사람

## 4) 제2상한을 중심으로 시간관리 할 수 있는 도구의 기준

(1) **일치성**: 비전과 사명, 역할과 목표, 우선순위와 계획, 욕망과 자기절제의 조화와 통일

(2) **균형유지**: 도구는 여러 역할을 확인하게 하고 잊지 않도록 도움으로서, 생활에 균형 유지

(3) **제2상한 위주**: 중요하다고 생각되는 것들 중에서 우선순위를 매기고 일정을 계획

(4) **사람 위주**: 일정만이 아닌 사람 위주의 시간관리 도구 필요 즉, 인간관계의 가치를 반영

(5) **융통성**: 개인의 스타일, 필요, 특수 사정에 따라 조정될 수 있는 융통성이 있어야 함

(6) **휴대가능성**: 도구는 항상 휴대 가능하여 다니면서 점검할 수 있어야 함

## 3 시간관리 활동

제2상한 중심의 시간관리는 다음의 4가지 주요활동을 포함한다.

(1) **역할규명**: 자신의 여러 주요 역할을 기록한다.

(2) **목표선택**: 성취할 2~3가지 결과를 기록한다.

(3) **일정계획**: 목표를 수행할 요일과 시간을 결정하여 중요활동란이나 약속 및 실천사항란에 옮겨써서 계획을 수립할 수 있다.

(4) **매일 적용**: 매일 계획을 우선순위에 따라 조정하고 일과표를 점검·적용한다.

---

🖉 **기출문제 맛 보기**

갑작스럽게 방문한 사람에게 간호관리자가 효율적인 시간관리를 위해 대처하는 방법으로 옳지 않은 것은?

13년 경기

① 사무실 문을 닫고 열어주지 않는다.
② 간호관리자의 사무실 외의 장소에서 상담한다.
③ 대상자를 서서 맞이하고 계속 서서 응대한다.
④ 추후 방문일자를 예약한다.

---

정답 ①

## 단원확인문제

**01.** 기획의 목적에 해당되지 않는 것은?

① 관리자의 기획능력을 개발하기 위함이다.
② 예측불허의 변화에 대비할 수 있게 한다.
③ 구성원들의 성과를 평가할 수 있는 통제기준을 마련한다.
④ 자원을 효율적으로 활용케 함으로서 낭비를 최소화한다.

**02.** 기획기능과 관련된 설명 중 옳지 않은 것은?

① 무엇을, 어떻게, 언제, 누가 할 것인가를 사전에 결정하는 것이다.
② 기획은 목표지향적, 행동지향적, 변화지향적이며, 정태적인 특성을 지닌다.
③ 조직의 미래지향적 목표설정을 통해 미래예측이 가능하므로 조직이 원하는 계획대로 추진할 수 있게 한다.
④ 조직이 달성해야 할 목표를 설정하고 이를 달성하기 위한 여러 행동과정 중 하나의 행동과정을 선택하는 행위이다.

**03.** 다음 내용은 기획의 원칙 중 무슨 원칙에 해당하는가?

변화하는 상황에 대처할 수 있고, 하부집행기관이 창의력을 충분히 발휘할 수 있도록 수립한다.

① 장래예측의 원칙　　　　　　　② 균형성의 원칙
③ 목적부합의 원칙　　　　　　　④ 탄력성의 원칙

**04.** 조직 전체의 전략목적을 달성하기 위해 세워진 수행계획을 세부적으로 세우고, 계획을 수행하기 위해 필요한 방침, 절차, 규칙 등을 수립하는 관리계층은 누구인가?

① 간호부장　　　　　　　　　② 간호과장
③ 수간호사　　　　　　　　　④ 일반간호사

**05.** 간호조직의 전략적 기획의 특성에 대한 내용 중 옳지 않은 것은?

① 실제 업무수행에 필요한 활동계획을 작성한다.
② 간호조직의 전체적인 전략적 목표와 계획을 수립한다.
③ 간호인력 들에게 조직이 지향하는 미래의 분명한 목표와 방향을 제공한다.
④ 간호부의 목표와 방향을 결정하고, 자원분배, 책임지정, 간호수행을 위한 틀을 결정해 준다.

**06.** 전략기획, 전술기획, 운영기획 간의 차이를 비교 설명하였다. 옳지 않은 것은?

① 전략기획은 조직전체의 활동계획을 하는 반면 운영기획은 하위 조직단위의 활동계획을 한다.
② 전술기획은 중간 관리층이 주관하는 것에 반해 운영기획은 하위 관리층이 주관한다.
③ 전략기획은 확실한 환경 하에서 기획이 이루어지는 반면 전술기획은 확실성이 낮은 환경 하에서 기획이 이루어진다.
④ 전략기획은 장기적인 조직의 목적과 관련된 반면 전술기획은 장기적인 목적수행과 관련되어 수단에 중점을 둔다.

**07.** 절차에 대한 설명으로 옳은 것은?

① 명시적 절차와 묵시적 절차가 있다.
② 구성원의 참여적 관리를 장려한다.
③ 업무를 규칙적으로 반복할 수 있게 해주는 업무 행위의 지침이 된다.
④ 통제를 촉진하며, 개인적인 판단이나 의사결정을 촉진한다.

**08.** 아래 내용에 대한 설명이 옳은 것은?

> 조직의 목적을 성취하기 위하여 구성원을 움직이게 하는 신념과 가치체계

① 철학 혹은 사명으로 불리운다.
② 의사결정시 조직을 안내하고 활동범위를 알려주는 지침이다.
③ 구성원들이 오직 하나의 행동만을 선택하도록 알려준다.
④ 조직의 목적을 달성할 수 있도록 구성원의 행동방향을 제시한다.

**09.** 기획기법 중 대규모의 일과성사업에 전형적으로 사용되며, 불확실한 상황에서 기획과 통제를 하기 위한 기법으로 각 활동의 완성 소요시간을 세 가지로 추정하는 기법은?

① 간트도표
② PERT
③ 주경로기법
④ 기획예산제도(PPBS)

**10.** 조직의 효율화를 위한 관리기법으로 여러 분야에서 활용되고 있는 목표관리의 개념에 해당되지 않는 것은?

① 목표설정에 참여한 막료(staff)가 직접 직무수행을 함
② 조직구성원들의 합의된 목표설정
③ 정기적인 성과와 업적 측정 및 평가
④ 구성원 개개인의 개별 목표, 권한, 책임 범위를 상하 협의하여 설정

**11.** 목표에 의한 관리의 기법을 적용함으로써 조직에 미칠 수 있는 한계점이 아닌 것은?

① 장기적이고 질적인 목표를 경시하는 경향이 있다.
② 목표의 계량화를 강조하므로 계량화할 수 없는 성과가 무시될 수 있다.
③ 권력성, 강제성을 띤 조직에서는 적용이 어렵다.
④ 경쟁유발이 부족하여 성과에 악영향을 미칠 수 있다.

**12.** 목표관리의 장점이 옳지 않은 것은?

① 구성원의 목표에 대한 몰입과 참여의식 증진
② 목표 설정 시 참여와 토론을 통해 의사소통이 원활해짐
③ 불확실한 상황과 유동적인 환경에서 적용하기 좋음
④ 구성원들에게 보다 효과적인 자기관리 및 자기통제의 기회를 제공

**13.** 다음 중 목표에 의한 관리(MBO)에 대한 설명으로 옳지 않은 것은?

① 통제에 의한 관리에서 탈피하려는 것이다.
② 환류(feed back)의 과정이 포함된다.
③ 시간적 제한과 비용 상의 제한이 있어야 한다.
④ 신규직원들의 조직 내 동화에 어려움이 있다.

**14.** 목표에 의한 관리(MBO)를 위한 간호직원들의 준비와 관련된 설명으로 옳지 않은 것은?

① 간호관리자는 전체 간호직원들에게 MBO에 대한 철학·목적·과정 등을 일깨워 주어야 한다.
② 최고 관리자와 부서별 감독자들은 간호부서의 목적, 목표, 행동기준 등을 서면상으로 간략히 진술한 자료를 준비해 두어야 한다.
③ 간호사들은 부서의 목표를 가장 잘 진행시킬 수 있는 활동이 무엇인지를 규정해야 한다.
④ 간호관리자는 MBO의 실행을 위해 모든 간호부서의 작업설명서를 최신의 것으로 정리해야 한다.

**15.** 의사결정의 유형에 대한 설명 중 옳지 않은 것은?

① 비정형적 의사결정은 사전에 설정된 지침에 따라 이루어지는 의사결정이다.
② 정형적 의사결정은 선례에 따라 기계적·반복적으로 행해지는 의사결정이다.
③ 가치결정은 윤리적이고 선에 관한 결정이며, 주로 목표선택에 관계된 의사결정이다.
④ 관리적 의사결정은 자원을 조직하는 과정에서 자원의 조달 개발과 관련된 의사결정이다.

**16.** 다음은 개인 의사결정과 집단 의사결정에 대한 설명이 옳지 않은 것은?

① 집단 의사결정은 복잡하고 전문성을 요하는 문제에 좋다.
② 개인 의사결정이 집단 의사결정보다 정확성이 높다.
③ 의사결정의 질, 수용성 등이 중요한 경우에는 개인보다 집단 의사결정을 선택하는 것이 좋다.
④ 의사결정의 신속성·창의성 등이 중요한 사안일 경우에는 집단보다는 개인 의사결정이 유용하다.

**17.** 집단 의사결정의 단점이 아닌 것은?

① 시간과 비용이 적게 든다.
② 상관이 의도하는 방향으로 결정될 수 있다.
③ 적극적인 구성원의 압력에 의해 모든 구성원이 참여가 억제되어 최선이 아닌 결정을 할 수 있다.
④ 결정된 사항의 시행과 그 결과에 대한 책임소재가 불분명해질 수 있다.

**18.** A병원은 병원감염율 감소를 위한 창의적인 대안을 마련하기 위해 간호사 회의를 소집하여, 대안을 각자 발표하지 않고 무기명으로 작성하여 제출하도록 하였다. 반면, B병원은 병원감염관련 전문가 들에게 설문조사를 통해 대안을 마련하기로 했다. 각 병원의 창의적 의사결정 방법은 무엇인가?

| | A병원 | B병원 |
|---|---|---|
| ① | 명목집단기법 | 델파이기법 |
| ② | 브레인스토밍 | 델파이기법 |
| ③ | 델파이기법 | 브레인스토밍 |
| ④ | 명목집단기법 | 브레인라이팅 |

**19.** 병원 재무관리의 개념을 옳게 서술한 것은?

① 투입과 산출과의 관계를 설명한다.
② 경영을 위하여 소비되는 경제적 가치를 의미한다.
③ 목표를 설정하고 이를 효율적으로 달성하기 위한 구체적인 행동방안을 마련하는 것을 말한다.
④ 병원 운영에 필요로 하는 자금을 합리적으로 조달하여 금융비용을 최소화하고 그 조달된 자금을 효율적으로 운영하여 투자가치를 극대화하기 위한 의사결정을 수행하는 관리활동이다.

**20.** 기업 재무구조의 건전성을 알 수 있으며, 일정시점에서 기관의 재무상태를 표시해주는 것은 무엇인가?

① 재무제표
② 대차대조표
③ 손익계산서
④ 현금흐름표

**21.** 손익계산서에 대한 설명이 옳지 않은 것은?

① 일정시점을 기준으로 기업의 수익과 비용 발생 및 경영성과를 나타낸다.
② 기업의 수익력을 판단할 수 있고 미래의 순이익 흐름을 예측할 수 있다.
③ 당기 경영활동에 대한 성과를 측정할 수 있다.
④ 경영자의 경영능력 및 경영업적을 평가할 수 있다.

**22.** 예산에 대한 개념이 옳지 않은 것은?

① 예산은 조직활동이 기대되는 결과를 수치로 표시한 것이다.
② 간호사업계획의 기준이 되고, 간호계획을 실현하는 지침이 된다.
③ 간호서비스를 생산하는데 소모된 자원의 양을 재무적으로 표현한 것이다.
④ 미래의 특정기간에 걸쳐 계획을 종합하여 화폐가치로 표현해 놓은 금액으로 표시된 업무 계획서를 말한다.

**23.** 예산과정을 옳게 나열한 것은?

① 예산편성 – 예산집행 – 예산심의 – 예산결산 – 회계감사
② 예산편성 – 예산심의 – 예산집행 – 예산결산 – 회계감사
③ 예산심의 – 예산집행 – 예산결산 – 예산편성 – 예산확정
④ 예산심의 – 예산편성 – 예산집행 – 예산결산 – 평가 및 회환

**24.** 다음 중 영기준 예산(zero-base budget)의 특징에 관한 설명이 옳지 않은 것은?

① 예산편성기준이 '0'(zero)의 차원에서 예산을 시작하도록 하는 예산과정이다.
② 이 예산의 주 기능은 통제 기능 중심으로 이루어져 있다.
③ 비용 – 효과분석 대상에서 신규사업은 물론 계속 사업도 분석의 대상이 된다.
④ 예산결정과정에서 목표와 활동 중심적이다.

**25.** 간호행위가 수가로 산정되어야 할 이유로 옳지 않은 것은?

① 현대의 질병양상과 보건의료 소비 행태 변화가 기존의 병원서비스가 아닌 다양한 형태의 간호서비스를 요구하므로

② 간호행위가 병원의료의 대체 서비스로 총 진료 절감의 조절인자로 작용하므로

③ 간호의 양적, 질적 기여도가 높아져 보다 전문적인 지식과 기술을 갖추게 되므로

④ 간호업무가 지출보다는 수익을 창출하는 활동으로 간주하므로

**26.** DRG적용에 따른 포괄수가제의 이점으로 옳지 않은 것은?

① 자원이용의 감축
② 조기퇴원 및 재원일수 단축
③ 병원수입의 증가
④ 의료비 절감 및 의료비 증가 억제

**27.** 간호관리료 차등제에 대한 설명이 옳지 않은 것은?

① 환자 수 대 간호사수의 비가 원칙이다.

② 상급종합병원은 S등급이 기준등급이다.

③ 상급종합병원은 간호인력확보수준을 S · 1 · 2 · 3등급으로 구분하여 적용한다.

④ 의원, 치과의원, 한의원, 보건의료원은 병상수 대 간호사수의 비로 한다.

**28.** 우리나라 간호수가에 대한 설명이 옳은 것은?

① 가정간호수가는 방문시간당 정액제이다.

② 간호관리료와 노인장기요양보험의 시설수가는 일당수가제이다.

③ 우리나라 병원의 간호수가는 일당수가와 포괄수가제를 적용한다.

④ 간호간병통합서비스 병동의 입원관리료는 입원관리료와 간호관리료로 구성된다.

**29.** 다음 중 일반병동의 병상에서 제외되는 곳은?

| | |
|---|---|
| ㄱ. 응급실 | ㄴ. 신생아실 |
| ㄷ. 분만실 | ㄹ. 회복실 |
| ㅁ. 중환자실 | ㅂ. 낮병동 |

① ㄱ, ㄴ, ㄷ, ㄹ      ② ㄴ, ㄷ, ㄹ, ㅁ
③ ㄹ, ㅁ, ㅂ      ④ ㄱ, ㄴ, ㄷ, ㄹ, ㅁ, ㅂ

**30.** 종합병원의 일반병동 간호관리료 차등제에 대한 설명으로 옳은 것은?

① A등급이 기준 등급이다.
② 환자 수 대 병상수의 비에 따라 적용한다.
③ 산정현황을 미제출한 경우 4등급의 40% 감산한다.
④ 의료취약지역 요양기관이 5등급이면 4등급 입원료 소정점수의 15% 감산한다.

## 정답 및 해설 Answers & Explanations

**01** 정답 ①
기획의 궁극적 목적은 조직의 목표를 달성하기 위함이며, 관리자의 기획능력 개발을 목표로 하지는 않는다.

**02** 정답 ②
기획(planning)은 계획을 수립, 집행하는 과정으로, 동태적인 개념이다.

**03** 정답 ④
사소한 환경변화 시 마다 계획을 변경 시는 혼란을 야기하므로, 환경변화 시 하부집행기관이 수정할 수 있도록 융통성있게 수립해야 한다는 원칙은 탄력성의 원칙이다.

**04** 정답 ②
전술적 기획을 하는 관리계층이며, 이는 중간관리자로 간호과장이다.

**05** 정답 ①
실제 업무수행에 필요한 활동계획을 수립하는 것은 운영적 기획이다.

**06** 정답 ③
전략기획은 불확실한 환경 하에서 장기계획을 세우는 것이다.

**07** 정답 ③
절차란 미래의 행동과정을 표준화된 처리순서 또는 방법을 설정해놓은 것으로, 반복적인 업무행위의 지침이 된다. ① 정책에는 묵시적 정책과 명시적 정책이 있다. ② 절차는 구성원의 참여적 관리를 장려하지 않는다. ④ 절차는 통제를 촉진하나 개인적인 판단력이나 의사결정이 제한된다.

**08** 정답 ④
철학(혹은 핵심가치)이다. ①에서 사명은 목적을 의미하며, ②는 정책, ③은 규칙이다.

**09** 정답 ②
불확실한 상황에서 세 가지 활동 완성 소요시간을 측정하는 기법은 PERT이다.

**10** 정답 ①
목표관리에서 목적설정에 참여하고 직접 직무를 수행하는 것은 막료(Staff)가 아니라 계선(Line)이다.

**11** 정답 ④
목표관리는 구성원 간, 부서 간 지나친 경쟁을 유발하여 조직 전체 성과에 악영향을 미칠 수 있다.

**12** 정답 ③
MBO는 불확실한 상황과 유동적인 환경에서는 적용하기 어렵다는 단점이 있다.

**13** 정답 ④

MBO에서, 신규직원들은 그들에게 기대되는 것을 명확하게 알 수 있고 계속적인 피드백과 충고, 지지를 받을 수 있어 조직 내로 동화가 용이하다.

**14** 정답 ③

③은 간호사가 아니라 간호관리자의 일이다.

**15** 정답 ①

비정형적 의사결정은 선례가 없는 의사결정자의 새롭고 독특한 결정으로서, 고도의 창의력과 판단력이 요구되는 비구조화된 상황에서 이루어지는 의사결정이다.

**16** 정답 ②

의사결정의 정확성은 개인의사결정보다 집단의사결정에서 더 높다.

**17** 정답 ①

집단의사결정은 시간과 비용이 많이 든다.

**18** 정답 ①

A병원은 구성원이 모이기는 하지만 구두 의사소통없이 아이디어를 무기명으로 작성하여 제출한 후 토론하여 결정하는 것이므로 명목집단기법이고, B병원은 흩어져 있는 전문가들의 의견을 설문조사를 통해 의사결정하는 방법이므로 델파이기법이다.

**19** 정답 ④

①은 생산성, ②는 원가, ③은 기획개념을 설명한 것이다.

**20** 정답 ②

일정시점에서의 기관의 자산, 부채, 자본의 재무상태를 표시해 줌으로서 재무구조의 건전성을 알려주는 것은 대차대조표이다.

**21** 정답 ①

손익계산서는 일정시점을 기준으로 하는 것이 아니라, 일정기간 내의 수익과 비용을 표시한다.

**22** 정답 ③

③은 원가(비용)의 개념이다.

**23** 정답 ②

예산과정은 편성 – 심의 – 집행 – 결산–회계감사의 과정을 거친다.

**24** 정답 ②

영기준 예산(ZBB)은 감축기능 중심의 예산이다.

**25** 정답 ④

간호행위가 수가로 산정되어야 할 이유는 간호업무가 수익보다는 지출만 하는 소모적 활동으로 간주하기 때문이다.

**26** 정답 ③

DRG는 정액제로 인해 병원수입의 감소가 예상된다.

**27** 정답 ②

상급종합병원은 1등급을 기준등급으로 한다.

**28** 정답 ②

① 가정간호수가는 방문당 정액제이다. ③ 병원의 간호수가는 일당수가(간호관리료)와 행위별 수가가 적용된다.
④ 간호간병통합서비스 수가는 입원관리료와 간호간병료로 구성된다.

**29** 정답 ④

일반병동의 병상은 요양기관 전체병상에서 응급실, 신생아실, 분만실, 회복실, 중환자실, 집중치료실, 격리실, 무균치료실, 인공신장실, 납차폐특수치료실, 낮병동 등을 제외한 입원병실의 병상을 말한다. 이때 별도의 병동으로 구분 운영하지 않는 격리실, 무균치료실, 납차폐특수치료실 등은 일반병동의 병상으로 본다. 다만, 「정신건강증진 및 정신질환자 복지서비스 지원에 관한 법률」에 의한 정신의료기관 중 폐쇄병동의 경우 일반병동의 병상에서 제외할 수 있다.

**30** 정답 ④

① 1등급이 기준 등급이다.
② 환자 수 대 간호사수의 비에 따라 적용한다.
③ 산정현황을 미제출한 경우 4등급의 50% 감산한다.

PART

# 03

# 조직

# 조직의 이해

## 1) 개념

(1) 조직은 하나의 실체로 조직화 과정에 의해 형성되는 결과
즉, 조직화는 혼돈된 상황에 질서를 부여하여 구성원의 행위를 예측할 수 있도록 만드는 과정이며, 이 과정의 결과가 구조적인 조직을 의미

(2) 조직은 특정 목적을 가지고 있으며 그 목적을 달성하기 위해 구성원들 간에 합법적인 상호작용을 하는 사람들의 협동 집단(Wever)

(3) 계속적으로 환경에 적응하면서 공동의 목표를 달성하기 위해 공식적 · 비공식적 관계를 유지하는 사회적 구조(Selznick)

(4) 사람들이 목적을 달성하기 위해 가장 효과적으로 협력할 수 있도록 가능한 직무의 성격을 명확히 편성하고, 책임과 권한을 명백하게 하여 이것을 하위자에게 위임하고 또한 상호관계를 설정하는 과정(Allen)

(5) 조직은 공동의 목표를 중시하며, 목표달성을 위해 업무와 구성원들의 상호관계를 설정한 체계화된 구조에 따라 상호작용하며, 환경변화에 적응해 가는 인간의 사회집단

## 2) 조직의 기능

(1) 기능과 책임의 분배를 통해 합의된 목표에 달성하도록 하기 위한 직원의 배정 즉, 기획과정에서 목표, 정책, 계획안, 절차, 규정 등이 결정된 후, 누가 무엇을 담당할 것인가 하는 구체적인 문제를 해결하려는 기능이다.

(2) 조직의 기능은 사람, 물자, 시간을 조정하고 책임과 의무를 부여하며 다른 부서와 업무활동을 조정하고 효과적으로 의사소통 한다.

(3) 개인이나 특정 구성요소들이 집단을 이루어 필요한 활동, 물품, 재원, 사람을 준비시키고 분류하여 유기적으로 결합해 목적을 달성하도록 한다.

### 3) 조직의 특징

(1) 환경과 꾸준히 상호작용하는 개방체계이다.

(2) 복수의 개념이다.

- 많은 개인이 모여 공통된 목적을 달성하려고 노력하는 단체이자 조직의 여러 구성인자에 의해 구성되는 복합체임

(3) 일반적으로 계층구조를 가지고 있다.

(4) 조직 나름의 사명이나 목적을 가진다.

(5) 조직의 목적달성을 위한 고유한 운영법칙이나 규율을 가진다.

- 구성원의 행동을 조정 통제하는 규칙과 규정을 가짐

(6) 수명을 가지고 있다.

(7) 동태적 성격을 지닌다.

# 조직화

## 1 조직화의 개념

(1) 조직목표를 가장 효과적으로 성취할 수 있도록 조직구조를 만들어나가는 과정
(2) 여러 부분을 엮어서 하나의 전체로 만드는 것
(3) 조직의 목표를 달성하기 위해 구성원의 직무와 상호관계를 규정하고, 조직구조의 틀을 형성하는 과정
(4) 사물이 일정한 질서를 갖고 유기적인 활동을 하게끔 통일을 이루는 것

## 2 조직화의 기능

(1) 조직구성원들의 공동 작업에 알맞은 환경을 제공하는 것
(2) 일을 세분화하여 구성원에게 배분하고 자원을 할당하여 산출결과를 조정하는 과정
　① 수행할 과업은 무엇인가
　② 과업수행을 누구에게 맡길 것인가
　③ 과업을 어떤 방법으로 한데 묶을 것인가
　④ 누가 누구에게 보고하게 할 것인가
　⑤ 특정 의사결정을 어느 위치에서 이루어지게 할 것인가를 선택하는 경영기능

**3** 조직화의 과정

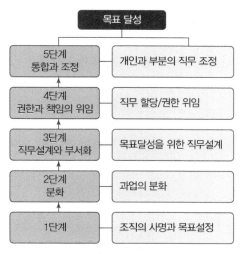

[그림 3-1] 조직화 과정

(1) **1단계:** 조직의 사명과 목표설정. 조직이 나아갈 미래상, 즉 비전을 추구하기 위한 거시적인 임무 설정이 조직의 사명이므로, 여기에 맞추어 목적, 목표, 계획을 도출하게 된다.

(2) **2단계:** 과업의 분화(differentiation). 조직목표와 계획을 달성하기 위해 수행되어야 하는 전체 작업 활동들을 구체적으로 규명하는 단계로, 고객에게 제공할 제품이나 서비스를 과업(task)으로 세분화하는 과정으로 이를 분화라고 한다.

(3) **3단계:** 직무설계(job design)와 부서화. 기능적으로 동일하거나 유사한 과업들을 어떤 기준에 따라 각 구성원에게 할당할 업무, 즉 직무(job)로 묶은 후 다시 유사하거나 상호연관된 직무들을 한곳에서 수행할 수 있도록 그룹화 또는 집단화하는 과정이다.

(4) **4단계:** 직무 할당/권한과 책임의 위임. 업무를 개인에게 할당하고 이를 수행할 권한과 책임을 위임하는 과정으로, 부서에 할당된 업무들을 정해진 기간 내에 효과적으로 진행하기 위하여 업무를 단위화하여 개인에게 할당하는 것이다.

(5) **5단계:** 개인과 부분의 직무 조정/통합과 조정. 조직의 구조는 분업화와 부문화에 따라 분화하기 때문에 부서 간 작업 활동들은 상호 조정되어야 한다. 통합(integration)과 그와 관련된 조정(coordination)은 조직의 목표를 효과적으로 달성하기 위해 조직의 여러 부서 간의 활동을 연계시키는 절차이다.

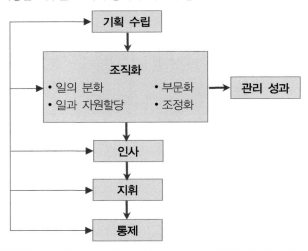

🔍 **참고 POINT**

**[조직화의 단계]**

(1) **일의 분화**: 조직 목표달성을 위해 필요한 일과 활동이 어떤 것이 있는지 확인하고, 분류

(2) **일과 자원 할당**: 분류된 일이나 활동을 세분화하여 각 개인에게 할당하고 가용자원을 할당

(3) **부문화**: 비슷한 업무를 묶어서 같은 부서에 배치하는 것

(4) **조정화**: 구성원의 다양한 직무를 조직의 궁극적 목표에 통합하기 위해 취하는 일련의 조치

---

## 4  조직화의 원리

### 1) 계층제의 원리

(1) 개념

① 구성원들을 권한, 책임, 의무의 정도에 따라 상하 계급이나 계층별로 배열하여 집단화한 뒤, 각 계층 간에 권한과 책임을 배분하고 명령계통과 지휘, 감독 체계를 확립하는 것

② 권한과 책임에 따른 직무의 등급화(Mooney)

③ 역할의 수직적 계층분화에 따른 직위의 권한과 관련한 원칙

(2) 계층제 원리의 장·단점

| 장점 | 단점 |
|---|---|
| • 조직 내 명령 통일<br>• 조직 내 의사소통의 통로<br>• 조직 내 권한과 책임의 위임통로<br>• 지휘와 감독으로 조직의 질서 유지<br>• 분쟁이나 역할갈등 시 조정의 통로<br>• 조직의 목표설정이나 배분의 통로<br>• 조직의 내부통제의 통로<br>• 상명하복에 따른 조직의 안정성을 유지하는 기능<br>• 승진을 통한 사기의 앙양을 도모 | • 조직의 경직화로 개인의 창의력이나 자율성 저하<br>• 의사소통 시 직원에게 과중한 부담을 주어 왜곡이나 누락, 편중 등의 현상 유발<br>• 조직이 환경에 신축적 대응부족으로 비효율적인 조직관리<br>• 조직 구성원의 비인간화로 조직에 대한 소속감 결여, 박탈감과 이직 초래<br>• 계층수가 많아짐에 따라 의사소통의 왜곡이 초래되고 환경에 신축성 있는 대응을 어렵게 함 |

(3) 현대 간호조직의 고려사항

① 의사소통의 차단, 인간관계 등한시, 사기저하의 방지와 환경 적응력 및 신축성 향상을 위해 간호계층의 완화를 도모

② 이중적 계층제 혹은 이중감독을 수용하는 입장에 섬

③ 업무상의 계층제를 신분적, 사회적 계층제와 혼합시키지 않음

## 2) 명령통일의 원리(명령일원화의 원리)

(1) 개념

조직의 각 구성원은 한 명의 상관으로부터만 명령과 지시를 받고, 보고해야 한다는 원리

(2) 명령통일의 원리의 장·단점

| 장점 | 단점 |
|---|---|
| • 조직 구성원의 책임소재가 명확<br>• 상급자와 하급자 사이에 명령과 보고의 대상이 명확<br>• 조직의 전체적인 조정이 가능<br>• 조직 내 의사소통의 혼란이 최소화<br>• 업무의 혼란과 비능률, 무책임 등의 감소 | • 계층적 권위가 과도하게 작용<br>• 의사소통 시 하급자의 심리적 부담 가중<br>• 기능 전문가의 영향력 감소로 업무지연 유발<br>• 환경변화에 신속하고 융통성 있는 적응이 어려움 |

(3) 명령통일의 원리를 무시하는 경우

① 조직의 체계와 질서 파괴

② 상하, 동료간 원만한 인간관계를 저해함으로서 안정성 상실

### 3) 통솔범위의 원리(관리한계의 원칙)

(1) 개념

① 한 사람의 통솔자가 효과적으로 지도·감독할 수 있는 부하직원의 수는 한 사람이 효과적으로 지도·감독할 수 있는 범위를 벗어나서는 안된다는 원리

② 근거: 인간의 지식, 시간, 능력에는 한계가 있음

(2) 통솔범위에 영향을 주는 요인

① 통솔자의 능력과 시간: 통솔자가 시간적 여유 있을수록 통솔범위 증가

② 부하직원의 자질 및 의식구조: 부하능력이 좋을수록 통솔범위 증가

③ 막료의 지원능력: 스탭의 조언과 지원이 많을수록 통솔범위 증가

④ 업무의 성질: 일상적, 반복적, 비전문적, 표준화된 과업일수록 통솔범위 증가

⑤ 직무의 명백성: 정책, 직무, 권한이 구조화되어 명백할수록 통솔범위 증가

⑥ 작업장소의 지리적 분산정도: 지역적 분산이 넓을수록 통솔범위 감소

⑦ 통솔자의 심리상태: 통솔자의 권력욕이 클수록 통솔범위 증가

⑧ 조직의 기획과 통제정도(조직방침의 명확성과 객관적 표준 이용 가능성)

- 기획과 방침이 명확하고, 객관적 평가기준이 명확할수록 통솔범위 증가
- 조직의 기획과 통제능력이 높을수록 통솔범위는 증가
- 관리자의 기획과 조정기능이 많이 요구될수록 통솔범위는 감소

⑨ 정보전달능력과 기법: 구두전달이 많을수록 통솔범위 감소

(3) 통솔범위와 계층 수는 반비례함

(4) 통제폭과 구조적 특징

통제폭에 따라 계층수가 달라지므로, 통제폭은 조직구조와 깊은 관계

| 통제폭 | 구조 | 구조적 특징 |
|---|---|---|
| 좁음 | 고층구조 | 수직적, 집권적, 통제적, X이론적 |
| 넓음 | 평면구조 | 수평적, 분권적, 자율적, Y이론적 |

[표 3-1] 평면구조와 고층구조의 특성

| 구분 | 고층구조 | 평면구조(저층구조) |
|---|---|---|
| 계층 수 | 많음 | 적음 |
| 관리폭 (통제의 폭) | 좁음 (관리자가 관리한 부하 수가 적음) | 넓음 |
| 통제방식 | 집권화 | 분권화 |
| 의사소통고리 | 길어짐(하향적) | 단순함(상향적) |
| 인간관 | X이론 | Y이론 |
| 관리 | 통제적(지시통제) | 자율적(자기통제) |
| 장점 | 질서유지, 일사불란한 업무처리 | 개인성장 촉진, 의사전달이 신속, 부정확하고 왜곡된 의사전달을 감소시킴 / 관료적이고 번거로운 절차 등의 역기능을 감소시킴 |
| 단점 | 조직의 경직화, 의사전달의 통로가 길어서 정보가 부정확하고, 왜곡될 가능성 큼 | 동등한 지위가 늘어나 의사소통 조정의 어려움 |
| ex | 군대 조직 | 대학 조직 |

## 4) 분업 및 전문화의 원리

### (1) 개념

① 조직의 규모가 확대될수록 업무의 내용과 성질이 복잡해지기 때문에 조직의 합리성을 높이기 위해서는 조직의 업무를 종류와 내용별로 나누어 분담시키는 분업 또는 전문화가 필요하다는 원리

② 이유

㉠ 사람의 능력에 한계가 있음

㉡ 모든 사람의 기술과 성격에 차이가 있음

㉢ 한 사람이 같은 시간에 두 장소에서 일할 수 없고, 동시에 한 사람이 같은 시간에 두 가지 일을 할 수 없음

### (2) 분업 · 전문화 원리의 장 · 단점

| 장점 | 단점 |
|---|---|
| • 업무의 단순화 및 기계화 <br> • 가장 신속한 업무수행에 대한 최선의 방법 발견 가능 <br> • 보다 효과적이고 능률적인 업무수행 가능 <br> • 업무수행의 개인적 차이에 대한 해결 가능 | • 업무 기계화의 가속으로 비인간화 초래 <br> • 구성원의 흥미와 창의력 상실, 능력개발과 자아실현의 욕구 저해 <br> • 분업의 지나친 강조로 전체적인 업무 중복 <br> • 재정적 낭비와 책임회피 초래 <br> • 조직단위 간에 통합과 조정의 어려움 |

## 5) 조정의 원리(목표통일의 원리)

(1) 개념

  ① 공동목적을 달성하기 위해 조직 구성원들의 행동을 통일시키고 집단의 노력을 질서있게 배열함으로써 조직의 존속과 효율화를 도모하는 것
    즉, 하위체계 사이의 통일을 기하기 위한 상위체계의 과정

  ② 분업과 전문화가 매우 심한 조직은 각 하부 시스템간의 시너지 효과가 극대화되도록 이들을 효과적으로 통합, 조정하는 것이 필요

(2) 조정의 방법

  ① 명령계통의 단일화: 조직의 정보체계를 확립
  ② 조직목표 설정 및 달성계획수립
  ③ 규정과 절차 마련: 평소 일상적인 업무의 조정과 통합 실시
  ④ 계층제에 의한 권한과 책임의 명확화
  ⑤ 조직 수평부서 간의 구조적, 기능적 통합 실시 **예** 위원회, 프로젝트조직, 행렬조직 등

(3) 조정이 필요한 경우

  ① 전문분야 간 갈등이나 분쟁의 신속한 해소를 위해 필요
  ② 조직 환경요인의 변화가 심한 경우 필요
  ③ 작업간의 상호관련성이 높을수록 필요

(4) 조정화가 없는 경우

  ① 개인과 부서가 자기 역할을 망각하기 쉬움
  ② 자신의 목표에만 집착하여 조직 전체의 목표 저해
  ③ 전문분야 간 갈등과 분쟁

🖉 기출문제 맛 보기

1. 직무를 종류와 내용으로 분할하여 조직 구성원에게 분담시킴으로써 효과와 효율성을 도모하는 조직화의 원리는?　　　　　　　　　　　　　　　　　　　　　　　　　22년 2월 서울시

① 계층제의 원리　　　　　　　　　　　　　　② 분업 및 전문화의 원리
③ 명령통일의 원리　　　　　　　　　　　　　　④ 통솔범위의 원리

2. 조직화의 기본 원리 중 〈보기〉에 해당하는 것으로 가장 옳은 것은?　　　　　　　23년 서울시

〈보기〉
- 위원회 및 스태프 조직을 활용한다.
- 조직의 목표를 설정하고 목표를 달성하기 위한 계획을 수립한다.
- 조직의 모든 구성원이 따를 수 있는 규정과 절차를 마련한다.
- 수평 부서 간의 업무활동을 구조적, 기능적으로 통합해 나간다.

① 조정의 원리　　　② 계층제의 원리　　　③ 명령통일의 원리　　　④ 통솔범위의 원리

3. 조직화를 위한 통솔범위의 원리에 대한 설명으로 옳은 것은?　　　　　　　　24년 지방직

① 권한과 책임 수준에 따라 구성원 간 위계를 설정한다.
② 상급자와 하급자 간 명령과 보고체계를 일원화한다.
③ 관리자가 지휘하고 감독할 수 있는 구성원의 수를 제한한다.
④ 규정과 절차를 마련하여 부서 간 활동을 통합한다.

---

정답 1. ② 2. ① 3. ③

# 조직이해를 위한 기본개념

## 1 권력과 권한

### 1) 권력(Power)

#### (1) 개념

① 상호작용하는 사회적 관계에서 행위자가 저항을 물리치고 자신의 의사를 관철시킬 수 있는 가능성을 가진 힘
  즉, 상대방의 행동을 자신이 의도한 방향으로 조정하고 움직이게 할 수 있는 능력
② 다른 사람에게 영향을 미칠 수 있는 능력

#### (2) 종류(French & Raven, 1959)

| | |
|---|---|
| 합법적 권력 | • 권력수용자가 권력자의 권력행사를 인정하고 이에 추종해야 할 의무가 있다고 생각하는 것을 바탕으로 하는 권력<br>• 조직 내의 공식적인 지위가 주는 권력으로, 권한과 같은 의미 |
| 보상적 권력 | 권력 행사자의 보상하는 능력에 기인하는 권력<br>예 금전적 보상, 포상, 업무 공간 확보, 업무수행에 대한 인정 등 |
| 강압적 권력 | 해고, 징계와 같이 벌을 줄 수 있는 능력에 기인하는 권력 |
| 준거적 권력 | 특별한 자질을 가지고 있거나 다른 사람들이 권력 행사자를 닮으려고 할 때 생기는 권력<br>예 높은 도덕성, 가치관, 품성에 기인한 권력, 카리스마 |
| 전문적 권력 | 특정분야나 상황에 대해 높은 전문적 지식, 기술, 정보 등을 가질 때 생기는 권력 |
| 정보적 권력 | 유용하거나 희소가치가 있는 정보를 소유하거나 쉽게 접근할 수 있을 때 생기는 권력 |
| 연결적 권력 | 조직 내 영향력이 있는 사람이나 중요한 인물과 연결될 수 있다는 것에 기인하는 권력 |

> **Q 참고 POINT**
>
> [권력의 분류]
> 1. **공식적 권력(조직적 권력)**: 합법적 권력, 보상적 권력, 강압적 권력
> 2. **비공식적 권력(개인적 권력)**: 준거적 권력, 정보적 권력, 전문적 권력, 연결적 권력

**1. 권력의 유형에 대한 설명으로 가장 옳은 것은?**  19년 서울시

① 다른 사람에게 가치가 있다고 인정되는 상을 주거나 보상을 할 수 있는 능력은 보상적 권력이다.

② 지식, 전문성과 경험 등에 의해 얻어지며 특정 전문 분야에 한정되는 권력은 준거적 권력이다.

③ 해고, 징계와 같은 처벌에 대한 두려움에 근거하여 발생되는 권력은 합법적 권력이다.

④ 특별한 자질을 갖고 있거나 다른 사람들이 권력 행사자를 닮고자 할 때 발생하는 권력은 전문가 권력이다.

**2. 다음 사례에서 간호본부장이 가진 권력의 유형은?**  24년 지방직

> 간호본부장이 간호학술제 수상자들에게 해외여행 기회를 제공하기로 결정함

① 보상적 권력    ② 강압적 권력    ③ 준거적 권력    ④ 전문적 권력

## 2) 권한(Authority)

### (1) 개념

① 조직규범에 의해서 '정당성이 인정된 권력'으로, '직무를 수행할 수 있게 하는 자유재량권'. 즉, 스스로 일을 결정하고 그 결정에 타인을 따르게 할 수 있는 힘

② 조직에서 직위에 따른 역할에 부여하는 공식적 권리이며, 합법적 권력임(Weber)

### (2) 권한의 유형

① 라인 권한: 계선권한(Line authority)
  ㉠ 라인: 조직 내 상하의 수직적 계층구조
  ㉡ 라인권한: 상층관리자가 하층 부하에게 지시, 명령, 감독할 수 있는 권한
  ㉢ 계선기능: 조직의 목표달성에 직접적인 영향을 미침 즉, 조직 활동을 직접 집행

② 스탭 권한: 막료권한(Staff authority)
  ㉠ 스탭: 자기가 맡은 전문영역 내에서의 제한된 권한만을 행사하며, 계선의 의사결정에 조언하고 협력하는 사람
  ㉡ 스탭권한: 일반적으로 명령할 수 없고, 계선의 업무를 지원하고 조언을 해주는 권한
  ㉢ 스탭기능: 조직의 목표달성에 간접적으로 기여함

③ 직능적 권한(Functional authority)
  ㉠ 조직에서 실제로 막료에게 명확한 권한을 주어 막료로 하여금 계선에게 명령을 직접 내릴 수 있게 하는 권한
  ㉡ 다른 부문의 사람이 수행하는 업무활동과 관련된 특정과정에 대하여 위임받은 권한
  ㉢ 간호부서에서 직능적 권한을 가진 막료: 간호 질 보장 관리자, 간호교육(정책) 관리자

정답 1.① 2.①

## 3) 권한위임

(1) 개념

① 권한위임이란 권한을 가지고 있는 상위자가 하위자에게 업무의 일부를 맡기는 것이다.

② 한 사람으로부터 다른 사람에게로 직무의 완수를 위한 책임을 전달하는 것이다.

③ 위임은 단순히 아랫사람에게 과업이나 업무만을 할당하거나 문제를 떠넘기는 것이 아니라 구성원에게 독자적으로 활동하기 위한 적절한 권한을 주고 업무를 잘 성취해 내도록 필수적인 자원을 제공해주어야 한다.

④ 권한위임은 변혁적 리더십의 특징이다.
- 권한위임은 리더가 그들의 비전을 의사소통하고, 피고용인에게 그들의 재능, 학습, 창조성, 모험심을 격려하고 발휘할 수 있는 기회가 주어졌을 때 나타난다. 권한위임은 리더십, 협력적 동료관계, 자존감, 전문성을 키우는 것이다.

⑤ 권한위임은 직위로부터 발생하는 정당한 권력을 포기하는 것이 아니며 권력의 단순한 양도나 그것과 같은 크기의 부담 혹은 책임을 떠넘기는 것도 아니다.
- 관리자가 구성원들을 믿고 일을 맡기는 동시에 일의 진행 상황을 파악하면서 적절한 때에 필요한 도움을 주는 것이다

⑥ 책임 절대성의 원칙
- 권한을 위임했어도 근본적인 책임은 위임될 수 없으므로 위임자는 그 일에 대해서는 궁극적인 책임을 져야 한다.

⑦ 예외의 원칙
- 상사가 일상적이고 반복적인 일을 부하에게 위임하고 자신은 예외적이거나 우연적인 업무만 수행하게 되는 것을 의미한다.

(2) 장 · 단점

| 장점 | 단점 |
|---|---|
| ① 의사소통의 노력과 시간을 줄일 수 있음<br>② 신속하고 합리적인 의사결정과 업무수행을 할 수 있게 함<br>③ 관리자 자신의 능력, 시간, 지식의 한계를 보강할 수 있음<br>④ 하급자의 능력을 개발시킬 수 있음<br>⑤ 관리자의 부담을 경감하여 전체 업무를 감독할 수 있는 여유를 가짐<br>⑥ 관리자가 보다 고차원적인 업무에 매진할 수 있게 함<br>⑦ 부하직원의 경험과 잠재력을 키울 기회 제공<br>⑧ 상 · 하위계층의 모든 사람들이 자신의 전문성을 살릴 수 있음<br> • 특정 업무가 해당 전문담당자에게 주어지므로 효과적으로 업무수행이 가능하다.<br>⑨ 구성원들 간 인간관계를 증진시키고, 사기를 높임<br>⑩ 급변하는 환경에서 융통성 있고 신속한 의사결정으로 적절히 대응하게 함 | ① 권한의 분산으로 각 부서별 이기주의 팽배 가능성<br>② 조직구조의 분산으로 조직 전체의 비용이 증가 |

(3) 위임의 장애요인

| 위임하는 자의 장애요인 | 위임받는 자의 장애요인 |
|---|---|
| • 자신이 가장 잘할 수 있다고 생각한다.<br>• 부하에게 맡기는 것을 불안하게 생각한다.<br>• 이것저것 간섭하고 싶어 한다.<br>• 자기 방법을 고집한다.<br>• 자신의 지위를 위협하는 것으로 여겨 두려워한다.<br>• 부하 훈련을 원치 않는다. | • 적절한 위임 방법을 모른다.<br>• 주체적인 행동을 피하고 상사의 지시에 따르기를 선호하며 스스로 노력하기를 싫어한다.<br>• 자신이 없다.<br>• 실패에 따르는 비판을 두려워한다.<br>• 추가 보상없이 업무량과 더 많은 책임이 늘어나는 것으로 생각한다. |

(4) 권한위임 결정요인

① **조직규모**: 조직의 규모가 클수록 권한위임의 정도가 높아짐

② **사안의 중요성**: 의사결정의 내용이 조직의 장래에 미치는 영향이 큰 중요한 업무일수록 의사결정에 대한 권한이 위임되는 정도가 작아짐

③ **과업의 복잡성**: 복잡한 과업수행 시에는 전문적 식견을 갖춘 사람에게 위임

④ **조직문화**: 관리자들이 하위자들의 능력을 인정 시 권한위임 정도가 높아짐

⑤ **하위자의 자질**: 하위자의 능력과 기술, 동기부여 정도

(5) 권한위임 시 고려사항

① 피위임자가 달성할 수 있는 정도의 권한을 위임해야 함

② 위임되는 권한의 내용을 명백히 해야 함

③ 상위에서 하위계층으로 내려감

④ 위임하는 사람의 적정 통솔범위 내에서 권한을 위임

⑤ 부하의 능력수준을 고려

⑥ 권한이 위임되었다 해서 책임까지 완전히 위임되는 것은 아님(책임절대성의 원칙)

⑦ 권한과 책임은 균등해야 함

⑧ 위임되는 권한을 명확하게 하기 위해 가능한 한 성문화해야 함

---

🔍 **참고 POINT**

**[권한위임 시 고려사항]**
• **잠재적 해악**: 권한위임으로 인하여 발생할 수 있는 잠재적인 해악
• **업무의 복잡성**: 복잡한 업무일수록 위임이 바람직하지 않다.
• **요구되어지는 문제해결과 혁신성의 정도**: 만약 업무가 매우 주의를 기울여야 하고 고도의 판단력과 혁신성이 요구되어진다면 그 업무는 위임하지 않는 것이 좋다.
• **결과의 예측불가능성**: 위임결과가 알려지지 않거나 예측이 불가능하다면 그 업무는 위임하지 않는 것이 좋다.
• **상호관계의 정도**: 업무를 위임함으로써 신뢰적인 상호관계가 깨지거나 줄어들 수 있다면 그 업무는 위임하지 않는 것이 바람직하다.

CHAPTER **04** 조직구조

## 1 조직구조의 구성요인: 복잡성, 공식화, 집권화

조직구조란 경영활동을 위해 필요한 일, 부서, 직위, 권한관계를 안정적으로 짜놓은 틀이나 뼈대

### 1) 복잡성(Complexity): 분화 정도

- 조직의 분화 정도(조직이 인적 물적 자원을 과업에 할당하고 업무와 권위를 세분화 한 정도)
- 조직 규모가 커질수록 복잡성이 증대(수직적, 수평적 분화가 증가)
- 구조적 복잡성이 증가될수록 조직 내의 효과적 의사소통, 조정, 통제수단에 대한 필요성이 더 커지며, 이때 조직의 목표방향을 통합하기 위한 관리자의 책임이 증가

#### (1) 수직적 분화(조직계층의 수)

① 조직구조의 깊이를 가리키는 말로, 권한계층의 최상층에서 최하층까지의 계층수를 의미
② 조직이 분화되어 복잡성이 더해갈수록 권한계층의 수가 증가
③ 통제범위의 원리와 밀접한 관계 **예** 군대의 포병 조직: 수직적 분화가 잘됨

#### (2) 수평적 분화(부문화)

① 단위부서들 간의 횡적분리의 정도를 의미
② 과업의 분화로, 분업으로 세분화된 활동들을 직무와 대응시키고 이를 조직 전체수준에서 집단별로 결합시키는 과정으로, 부문화 혹은 부서편성이라고도 함
③ 조직 내 전문지식이나 기술이 필요한 직무의 수가 많을수록 복잡성이 증대됨
    **예** 대학조직: 수평적 분화가 잘 되어 있음

#### (3) 지역적 분산

조직의 사무실, 공장 및 인력이 지역적, 지리적으로 분산되어 있는 정도

### 2) 공식화(Formalization): 직무의 표준화

#### (1) 개념

① 조직 내의 업무가 표준화되어 있는 정도
② 조직의 규칙과 절차에 조직원들이 의존하는 정도(행위의 절차와 규칙이 명시화된 정도)
③ 업무수행에 취할 수 있는 수단 및 행동과 관련된 사항이 얼마나 구체적으로 제시되어 있는가의 정도

④ 공식화가 높은 조직은 직무활동의 내용을 정확하게 기술한 직무기술서, 정교하고 많은 규칙, 작업과정에 대한 명확한 절차 등이 존재함
⑤ 표준화 정도가 클수록 조직원의 자유 재량권은 작아짐

**(2) 공식화의 장·단점**

| 장점 | 단점 |
| --- | --- |
| ① 업무행위의 편차를 최소화<br>② 업무흐름의 일관성과 명확성을 높여 생산의 효율성 향상<br>③ 업무의 영역, 권한과 책임소재, 명령과 지시, 보고계통을 명확히 하고 구성원들이 규정에 따라서 정해진 행동을 신속하게 취할 수 있게 하여 업무 모호 시 발생할 수 있는 시간과 자원의 낭비를 줄여줌으로서 부서 간 발생할 수 있는 마찰이나 갈등을 방지<br>④ 구성원의 행동의 예측과 통제가 용이해짐<br>⑤ 루틴화된 규범에 근거한 공정한 과업 수행<br>⑥ 반응의 신뢰성을 높여 대외관계의 일관성과 안정성 유지<br>⑦ 일상적 업무의 하부위임이 가능<br>⑧ 직접적 감독에서 간접적 감독으로의 전환이 용이해짐 | ① 지나친 공식화는 조직구성원의 자율성이 축소되고 창의력을 감소시키는 결과를 가져옴<br>② 조직 내에 관료제의 문제점이 만연할 가능성: 구성원의 기계화와 소외감, 조직의 경직화<br>③ 규칙에 의존하면 상사와 부하 간에 민주적, 인간적 관계를 유지하기가 어려워짐<br>④ 비개인화-비인간화 풍토가 조성됨<br>⑤ 유동적·비정형적 사항에 대한 탄력적 대응이 저하됨<br>⑥ 문서주의나 번문욕례(red tape)가 발생함 |

**(3) 적용**

환경 변화에 영향을 받고, 예측하기 어려운 상황의 조직이나 업무는 구성원의 지식이나 기술, 능력 등의 재량성에 의존할 가능성이 높아 공식화를 약하게 하는 것이 더 효과적이다.

## 3) 집권화와 분권화: 권한의 배분

**(1) 개념**

권한이 조직 전체에 어떻게 분산되어 있는지를 나타내는 개념

**(2) 집권화**

① 개념

조직이 사용가능한 자원분배와 관련된 의사결정과 조직구성원간의 직무수행에 관계된 직위권한이 상층부에 집중되어 있는 것

② 특성

• 공식조직과 관련
• 의사결정의 자유재량의 개념
• 단일 위치의 개념과 관련, 조직의 상층계층에 집중

- 분권화와 상반되는 개념
- 하위층의 정보투입이 많을수록 그 조직의 의사결정은 덜 집권화됨

③ 필요성
- 의사결정에 포괄성, 종합적 관점을 가져 조직의 능률성과 경제성을 높일 수 있기 때문
- 집권화 정도는 조직의 상황적 요인에 따라 그 정도를 결정하는 것이 합리적임
  - 결정사항의 중요성, 방침의 통일성, 조직규모, 업무의 성격, 통제기술 등

(3) 분권화(Decentralization)

권력이나 권한이 조직의 좀 더 많은 장소에 분산되어 있는 것, 의사결정이 조직계층의 하부에 위임되는 것. 분권화가 높아지면 권한 위임정도도 높아짐
→ 집권화와 분권화는 상대적 개념으로, 의사결정의 분산정도에 대한 개념이며, 각 조직의 적합성 정도와 효율성을 위해 적합한 비율로 결합하게 된다.

(4) 집권화와 분권화의 장·단점

| | 장점 | 단점 |
|---|---|---|
| 장점 | • 통일성 촉진<br>• 경비 절약<br>• 위기에 신속히 대처<br>• 중복과 혼란을 피함<br>• 명령의 신속한 전달<br>• 업무의 일사분란한 대처<br>• 높은 통합적 조정<br>• 최고관리자의 리더십 발휘가 용이<br>• 분열 억제기능 | • 대규모 조직에 효용이 큼<br>• 참여의식 권장과 자발적 협조유도<br>• 조직 내 의사전달 개선<br>• 조직실정에 맞는 업무처리 가능<br>• 많은 정보투입으로 정확한 선택가능<br>• Y론관으로 구성원에 대한 신뢰형성<br>• 전문화를 촉진<br>• 최고 관리자로 하여금 중대한 결정에 집중할 수 있게 함<br>• 하부 관리자가 자율성을 갖게 되어 실무변화에 신속히 대응할 수 있게 함<br>하위계층을 강하게 훈련시키는 효과가 있음<br>• 조직의 반응시간을 줄여 조직 환경에 민감하게 대처할 수 있게 함<br>• 부서 간, 기능 간 또는 부서 내, 기능 내 구성원들 간의 인간관계를 증진시킴<br>• 구성원의 일에 대한 동기부여를 높임<br>• 개인으로 하여금 창의력을 발휘할 수 있게 함<br>• 비공식적이며 민주적인 관리체제를 발전시킬 수 있게 함 |
| 단점 | • 조직의 관료주의화 및 권위주의적 성향초래<br>• 행정의 실효성에서 일탈하기 쉬움<br>• 구성원의 창의성, 자주성, 혁신성 결여<br>• 조직의 탄력성 잃기 쉬움<br>• 전문화가 어려움<br>• 의사소통 문제 유발<br>• 조직을 형식주의화<br>• 획일주의로 변질·탄력성 잃을 수도 있음 | • 중앙의 지휘, 감독이 약화<br>• 전체를 종합적으로 보지 못함<br>• 업무의 중복과 비용 낭비 초래<br>• 협동심이 감소<br>• 조직 내 통일, 조정의 어려움<br>• 조직 전체의 이익 도모 어려움<br>• 업무가 전체적으로 통합되지 않아 비용이 많이 듦<br>• 조직 방침을 일관성 있게 유지하기 어려움<br>• 통제가 불가능할 수 있음 |

(4) 집권화와 분권화에 영향을 미치는 요인

| 영향요인 | 내용 |
|---|---|
| 조직의 규모 | • 대규모 조직인 경우에는 분권화가 더 적절하나, 예외인 경우도 있음<br>• 생산라인이 많거나 <u>다각적인 조직</u>(다양한 종류의 생산 판매하는 대규모 조직의미)일수록 시장과 생산, 판매의 특성과 발생가능한 문제가 다양하므로 집권적 관리 방식이 부적합<br>• 조직 규모가 작으면 집권화가 능률적임 |
| 시장의 분포 | • 시장이 널리 분포되어 있거나 시장구조가 복잡한 경우에는 분권화가 적절 |
| 직무의 성질 | • 비교적 일상적이고 규칙적인 직무의 경우에는 집권화가 적절<br>• 일정하지 않고 불규칙적인 직무의 경우에는 분권화가 적절 |
| 외부 환경 | • 조직의 생존이 정부나 노조 또는 원료공급자와 같은 외부 특정집단의 영향이 크면 클수록 집권화 경향: 조직에 미치는 영향에 대한 신속한 대처 위함<br>• 조직 환경이 급변하고 동태적일수록 분권화가 요구됨<br>• 그 지역의 특수성을 고려해야 할 때일수록 분권화가 요구됨 |
| 비용 | • 비용이 많이 들수록 통제를 위해 집권화 경향이 커짐 |
| 관리자의 능력 | • 관리자의 주도적 능력이 많으면 집권화경향이 커짐<br>• 하부관리자가 유능할수록 분권화 경향이 커짐 |
| 조직의 방침 | • 통일성을 중시할수록 집권화 |

## 4) 조직의 구조적 변수 간의 관계

(1) 집권화와 공식화의 관계

① 단순한 작업을 하는 조직의 경우에는 조직원에게 행동지침을 제공하기 위한 규칙이 필요하여 공식화의 정도가 높고, 전문직 조직의 경우에는 일반적으로 분권화 경향과 낮은 수준의 공식화를 보인다.

② 비숙련구성원의 높은 공식화는 집권화와 상관관계가 있는 반면에, 전문적 조직구성원은 낮은 집권화와 공식화가 서로 관련되는 경향이 있다.

(2) 복잡성과 공식화의 관계

복잡성과 공식화의 관계는 비례 or 반비례 관계 입장이 나뉜다.

(3) 복잡성과 집권화의 관계

① 복잡성과 집권화는 서로 역상관 관계에 있다.

② 고도의 복잡성과 분권화 사이에는 서로 상관관계(비례관계)를 나타내며, 전문직 훈련을 많이 받을수록 의사결정에 참여할 가능성이 더욱 높다.

---

**🖉 기출문제 맛 보기**

**1. 다음 글에서 설명하는 조직의 구성요소는?**                               20년 지방직

> • 조직 내 자원 배분과 관련된 의사결정의 집중도
> • 직무수행에 있어서 직위 간 권한의 분배 정도

① 복잡성                 ② 공식화                 ③ 집권화                 ④ 전문화

**2. 분권화보다 집권화가 바람직한 상황은?**                               24년 지방직

① 시장이 넓게 분포되어 있을수록            ② 비일상적인 직무가 많을수록
③ 하급자의 능력이 뛰어날수록             ④ 부서 간 통합과 조정이 중요할수록

---

# 2    조직구조의 결정요인

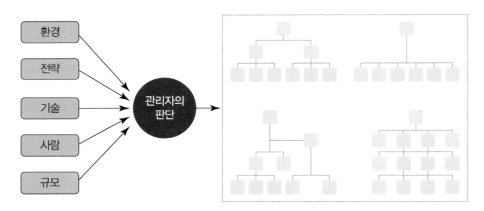

[그림 3-2] 조직구조의 결정요인과 조직구조 형태

* 출처: 유필화, 황대규, 강금식, 정흥주, 장시영, 글로벌 시대의 경영학개론, 2018, p.312.

---

정답  1. ③   2. ④

## 1) 전략

(1) 전략이란 조직이 장기목적을 설정하고 행동의 방침이나 방향을 채택하여 조직목적 달성에 필요한 제 자원을 배분하는 것

(2) 조직목표를 달성하기 위한 합리적인 수단이자, 조직구조를 결정짓는 중요한 요소

(3) 수단과 목표를 동시에 포함하는 개념

(4) 조직의 권한과 의사소통 유형 결정, 목표달성을 위한 기획 및 정보의 흐름에 영향을 줌

## 2) 규모(Size)

(1) 조직원의 총수

(2) 조직규모는 조직의 수직적 분화, 조직 공식화의 증대, 조직 분권화에 영향을 줌

## 3) 기술(Technology)

(1) 조직 내에서 투입물을 산출물로 변형시키는 과정 혹은 방법

(2) 단순 기술인 경우는 공식화·집권화된 조직구조가 더 효율적임

## 4) 환경(Environment)

(1) 조직을 둘러싸고 있는 모든 요소들

(2) 직접 통제나 관리가 불가능: 관리자는 그 환경의 영향을 제거하거나 최소화하도록 노력

(3) 환경이 지닌 불확실성에 따라 조직구조와 관리가 달라짐: 급변환경 시 분권화를 높임

## 5) 권력 – 통제

(1) 전략, 규모, 기술, 환경 등의 조직구조는 권력 – 통제라는 정치적 활동으로 영향을 받음

(2) 권력 – 통제력을 가진 사람은 복잡성이 낮고 공식화, 집권화가 높은 조직구조를 선호함

## 3 공식조직과 비공식조직

## 1) 공식조직(Formal organization)

(1) 법령 또는 규정에 의해 공식화된 조직으로, 업무와 직위가 제도적으로 인정된 조직

(2) 능률과 비용의 논리로 움직임

(3) 특징 및 기능

① 계층, 부서간의 권한, 책임, 의사소통의 경로를 분명하게 밝혀줌

② 모든 구성원에게 직무가 할당되며 지위, 신분의 체계가 문서화됨

③ 조직목적 달성을 위해 의도적으로 구성된 조직

④ 개인과 조직에게 정체감을 주고, 그 결과 직무만족을 조장

⑤ 조직수명이 비교적 지속적

## 2) 비공식조직(Informal organization)

(1) 인간상호관계를 바탕으로 자연발생적으로 형성되는 조직

(2) 조직기구표상에는 나타나지 않는 조직

(3) 집단형성 자체가 목적이 되는 자생적 조직: 개인적, 사회적 욕구의 필요성에 의해 형성

(4) 구성원의 가치체계나 행동에 영향을 미침

(5) 감정의 논리에 움직여짐

(6) 비공식 조직의 장·단점

| 장점 | 단점 |
|---|---|
| • 조직의 과업달성 용이<br>• 구성원 간 친밀감 유지로 원활한 의사소통<br>• 구성원 간에 상호지지 제공<br>• 구성원의 사회적 욕구충족<br>• 일체감과 소속감, 만족감, 안정감 제공<br>• 좌절감과 불평에 대해 완충판 역할을 담당함으로써 조직을 유지하는 안전장치로서의 기능<br>• 조직의 생리현상 파악 용이<br>• 쇄신적인 분위기를 조성함 | • 조직의 목표나 기대와의 갈등으로 상반된 방향으로 움직일 가능성이 존재<br>• 조직 목표달성을 위한 본연의 업무수행이 어려움<br>• 조직 관리의 방해요인으로 작용<br>• 조직의 변화에 저항세력으로 작용<br>• 비공식 조직구조에 동조 강요로 능력 있는 사람이 조직에 기여하는 것을 방해하고 공식조직의 목표달성을 어렵게 만듦<br>• 파벌주의, 할거주의, 조직 불안정성, 불필요한 소문이 만연하여 의사소통 혼선 초래 |

## 3) 공식조직과 비공식조직의 특성 비교

| 구분 | 공식조직 | 비공식조직 |
|---|---|---|
| 발생 | 인위적 | 자생적 |
| 형태 | 제도적, 가시적 | 비제도적, 비가시적 |
| 대인관계 | 관계가 미리 규정됨 | 상호욕구나 필요에 의함 |
| 리더십 | 임명됨 | 자연적 부상 또는 선출됨 |
| 행동통제 | 상/벌에 의한 통제 | 욕구충족에 의한 통제 |
| 제도의 의존성 | 상대적으로 의존적임 | 상대적으로 비의존적임 |
| 질서 | 조직의 전체적 질서추구 | 조직의 부분적 질서추구 |
| 지향 | 조직의 목표 달성 (직무지향적) | 구성원의 욕구 충족 (인간지향적) |

🖉 기출문제 맛 보기

〈보기〉에 제시된 조직구조의 유형에 대한 설명으로 가장 옳은 것은?　　23년 서울시

〈보기〉

A병원에 입사한 간호사는 병원 내 동아리 활동에 대한 소개와 함께 소속부서에 상관 없이 1개 이상의 동아리에 가입해야 함을 안내 받았다.

① 조직의 생리를 파악할 수 있다.
② 기관의 목표달성을 위한 공식조직이다.
③ 조직도를 통해 계층, 의사소통 통로를 확인할 수 있다.
④ 구성원에게 구체적인 직무가 할당되는 영구적인 조직이다.

## 4 기계적 조직과 유기적 조직

### 1) 기계적 조직(Mechanistic system)

(1) 조직을 환경과 상호작용하지 않는 폐쇄적 단위로 봄
(2) 조직은 분화된 기능과 분명한 목표를 지닌 기업으로, 합리성과 엄격한 권위통제의 위계 구조
(3) 계급구조, 기계적 절차와 기능, 자원이용의 효율성과 생산성, 집권화된 권한, 수직적 의사소통, 엄격한 규칙과 절차를 통한 통제 등이 특징
(4) 안정된 환경에서는 조직의 효율성과 합리성을 높이는 기계적 구조가 적합

### 2) 유기적 조직(Organic system)

(1) 조직을 환경과 상호작용하는 개방적 단위로 봄
(2) 조직은 살아있는 생물과 같이 더 융통성 있고, 덜 구조적이며, 많은 근로자가 의사결정에 영향을 미치는 구조
(3) 분권화된 권한, 수평적 의사소통, 부문 간 협력체계 등이 특징
(4) 변화하는 동태적 환경에서는 환경변화에 대한 적응력을 높이는 유기적 조직이 적합

정답 ①

## 3) 기계적 조직과 유기적 조직의 특성 비교

| 구분 | 기계적 조직 | 유기적 조직 |
|---|---|---|
| 구성 | 구조가 복잡하고, 공식화와 집권화가 높은 조직 | 구조가 단순하고, 공식화와 집권화가 낮은 조직 |
| 조직 특성 | • 좁은 직무범위로 관리자 통솔범위가 적고 명령 계통이 일원화<br>• 수직적 위계질서에 의해 관리자에게 권한 부여 (고층구조), 계층제<br>• 표준운영절차, 규칙을 많이 만들고, 일에 대한 표준화를 통해 업무를 수행 | • 넓은 직무범위로 관리와 통솔범위가 넓고<br>• 수직적 위계가 적고, 수평적으로 의사결정의 권한을 부여 (저층구조)<br>• 규칙이 적고, 일을 표준화하지 않음 |
| 조직 | • 능력이 많고 정보, 기술, 지식이 많은 관리자가 능력이 부족한 부하직원을 이끌어 조직목표를 달성해가는 조직에 적절<br>• 직능조직 등 | • 자율적으로 일하는 전문가들이 많은 조직에 적합<br>• 행렬조직 등<br>예 컴퓨터 엔지니어가 많은 조직 |
| 장점 | 예측가능성, 효율성, 합리성을 높임 | 환경변화에 대한 적응력을 높임, 탄력성, 신축성 추구 |
| 적용 상황 | • 안정된 환경, 변화 없는 환경에서 적합<br>• 분업적이고 단순한 업무 | • 동태적 환경에서 적합<br>• 비분업적이고 복잡한 업무 |

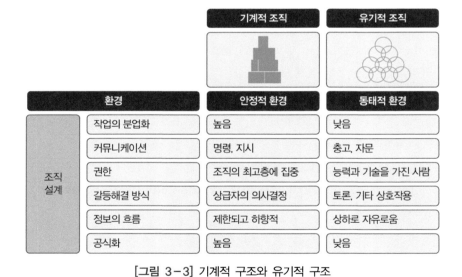

[그림 3-3] 기계적 구조와 유기적 구조

*출처: 임창희, 조직의 이해, 2015, p.186.

조직구조의 기본 유형인 관료조직이 빠르게 변화하는 외적 환경에 적응하고 효율성을 높이기 위하여 추
진하는 변화는?                                                                            15년 서울시

① 직무표준화로 조직의 공식화 정도를 높여 업무수행능력을 향상시킨다.
② 계층의 수를 확대하여 통솔범위를 좁힘으로써 관리의 효율성을 증진시킨다.
③ 조직의 수직적 분화정도를 낮추고 팀제 조직으로 전환하여 업무의 효율성을 향상시킨다.
④ 분업의 정도를 높여 짧은 시간 내에 숙련된 기술을 습득함으로써 능률성을 향상시킨다.

## 5 공식조직구조의 유형

### 1) 정태적 조직

정태적 조직은 피라미드 구조, 상사의 명령, 지시에 따라 하급자가 움직이고 조직의 중요한 의사결
정은 주로 조직의 상층부에서 이루어짐. 표준화된 공식적인 구조, 복잡하고 계층적인 구조와 권한
의 집중. 정태적 조직은 많은 조직원이 있는 조직을 효과적, 효율적으로 운영할 수 있다는 장점, 변화
에 빠르게 적응하지 못하는 단점
→ 종류: 라인조직, 라인-스태프조직, 직능조직, 관료제 조직 등

(1) 라인조직(Line organization): 계선조직

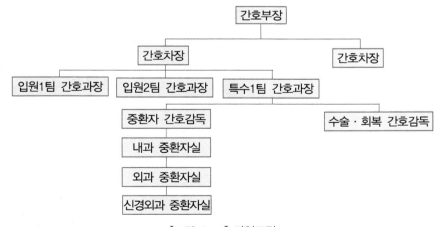

[그림 3-4] 라인조직

① 관리자와 부하 간 수직적 관계를 보여주는 것으로, 조직기구표를 통해 확인할 수 있는 조직
② 명령통일의 원리, 계층제의 원리, 통솔범위의 원리, 권한위임의 원칙, 권한과 책임의 원리가 충실히 지켜지는 조직
③ 라인조직의 장·단점

| 장점 | 단점 |
|---|---|
| • 권한과 책임의 소재와 한계가 분명하기 때문에 업무수행이 용이<br>• 명령복종의 관계에 따라 의사결정이 신속함<br>• 강력한 통솔력 발휘로 추진력 있는 업무수행<br>• 관리자는 부하에게 강력한 통솔력 발휘: 전체 질서 확립, 개별부서 조정 용이<br>• 조직운영이 효율적임 → 분업 및 전문화로 인해 조직의 효율성이 높음<br>• 신규직원의 조직에 대한 이해가 용이 | • 업무가 의사결정자의 독단으로 처리될 수 있음: 구성원 창의력 약화, 하위자 의욕상실<br>• 라인조직 밖의 전문적인 지식이나 기술이 활용되기 어려움<br>• 조직의 경직성, 보수성 경향으로 환경변화에 민감하게 적응하기 어려움<br>• 부서 간의 업무 중복으로 조직의 운영에 능률성 저하와 혼란을 초래할 수 있음 |

④ 적용

단순하고 소규모 조직에 적합(업무가 복잡하고, 대규모 조직에 부적합)

(2) 라인-스탭조직(Line & Staff organization): 계선막료조직

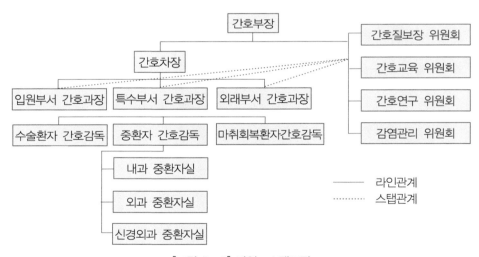

[그림 3-5] 라인-스탭조직

① 라인에 스탭을 추가한 조직으로, 최고관리자의 통솔범위가 확대
② 스탭
  ㉠ 구체적인 집행권, 명령권은 없으나 라인 관리자가 의사결정을 할 때 조언, 지원, 조성, 촉진, 협조 등을 하는 조직(스탭 역할 강화로 정책 입안, 계획, 통제하는 기능까지 확대)
  ㉡ 조직의 목적달성에 간접적으로 기여
  ㉢ 명령통일의 원리와 분업 및 전문화 원리의 조화

③ 라인-스탭조직의 장·단점

| 장점 | 단점 |
| --- | --- |
| • 라인조직 바깥의 전문적인 지식과 경험을 활용할 수 있음<br>• 의사결정자의 독단을 막음으로써 조직이 의사결정을 합리적으로 할 수 있음<br>• 조직 활동에 조정이 용이하여 조직에 융통성, 신축성을 기할 수 있음<br>• 최고관리와의 통솔범위를 확대시킴 | • 라인과 스탭 간에 불화나 갈등 알력이 생길 수 있음<br>• 라인과 스탭 간에 권한과 책임의 소재, 한계가 불분명할 수 있음<br>• 조직 내 의사소통이 혼란에 빠질 수 있음<br>• 행정의 지연이나 지출경비가 증가될 수 있음 |

④ 효과적인 상황

조직이 대규모화되고 업무내용이 복잡해지는 상황

(3) 직능조직(Fuctional organization) = 테일러식 조직

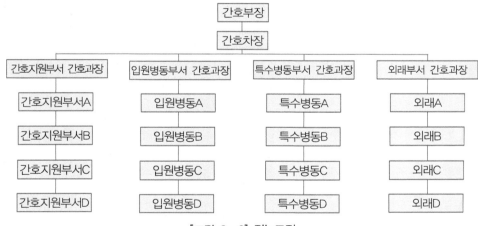

[그림 3-6] 직능조직

① 업무를 비슷한 유형별로 통합시켜, 업무 유형별로 조직을 부문화한 조직
② 최고관리자의 총괄 감독하에 전문화된 기능에 따른 부서를 구성하고, 권한을 부여받은 전문가 스태프가 부서를 지휘하고 감독하는 조직
③ 각 기능을 하나의 부서단위로 하여 조직을 기능단위별로 편성한 것, 여기서 스태프는 단순히 충고나 조언 등의 역할을 넘어 라인조직에 있는 직원들에게 직접명령을 내릴 수 있다.
④ 의사결정이 조직 상층에서 이루어지고, 명령으로 그 내용이 하달되는 피라미드식 중앙구조의 형태를 취함 (라인구조)

⑤ 직능조직의 장·단점

| 장점 | 단점 |
|---|---|
| • 인력이나 자원이 중복되지 않고 효율적 이용<br>• 같은 업무의 반복으로 기술적 발전 및 기능적 숙련도 발전이 가능<br>• 중앙집권식 의사결정으로 조직의 통합성 유지가 가능<br>• 조직기능 간 조정력이 강화<br>• 구성원의 조직 속에서의 정체성 확인 가능 | • 한 가지 기능 초월 시 조정력 약화: 기능 부서 간 협력과 조정이 어려움<br>　→ 그러나 한 가지 직능을 넘어서는 부서 간 또는 조직 간의 조정이 힘들어 타 부서나 타 조직 간에 협조가 잘 이루어지지 않음<br>• 의사결정시 중앙집권화로 시간소모: 상부가 바쁘면 하부의 업무가 지연되어 의사결정에 시간소모가 많을 수 있음<br>• 환경변화에 효율적 대처가 어려움<br>• 다기능적인 업무수행 시 책임소재 불분명 |

⑥ 적용

　㉠ 조직이 안정되고 확실한 환경일 때

　㉡ 조직이 중소 규모일 때

　㉢ 조직에서 사용하는 기술이 관례적이며, 기능 간 상호의존성이 낮을 때

　㉣ 조직이 기계적 효율성과 기술적 질을 중요시할 때

## 2) 동태적 조직

애드호크라시(adhocracy)로 불리는 조직, 구성원의 자발성, 창의적인 행동을 중심으로 구성, 구조적인 면에서 융통성, 적응력이 높은 것이 특징. 조직구조가 복잡하지 않고, 형식이나 공식에 얽매이지 않으며 의사결정권이 분권화되어 있는 것이 특징. 환경변화에 빠르게 적응할 수 있음.

→ **종류**: 프로젝트 조직, 매트릭스 조직, 위원회 등

### (1) 프로젝트 조직

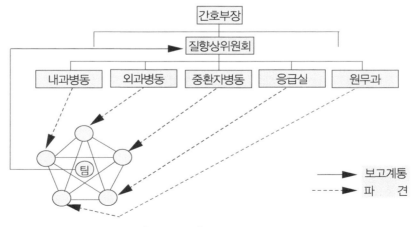

[그림 3-7] 프로젝트 조직

① 특정 과제, 목표를 달성하기 위해 만든 임시적 · 동태적인 조직 예 당뇨교육 프로젝트팀
② 최고 관리자 밑에 설치되어 전문적인 프로젝트 관리자의 책임 아래 관리
③ 급변하는 환경변화와 기술혁신에 신속하고 합리적으로 대응하기 위한 조직
④ **특징**
　　㉠ 과제 중심적 성격을 지녀, 달성해야 할 분명한 조직목적과 분명한 마감시간이 있음
　　㉡ 구성원은 수평적 관계: 과업달성에 필요한 전문인력으로 구성, 권한관계가 좌우관계
　　㉢ 집단문제해결 방식으로 임무 수행
　　㉣ 임무가 끝나면 모조직으로 돌아감
⑤ **프로젝트 조직의 장 · 단점**

| 장점 | 단점 |
|---|---|
| • 인적 물적 자원의 탄력적 운영이 가능<br>• 조직목적이 분명하고 조직원 각자의 정체성이 확인됨<br>• 조직의 기동성이 있어 업무를 신속, 정확, 효과적으로 수행가능<br>• 조직의 환경변화에 민감하여 기술개발, 신규사업, 경영혁신, 업무조정 등에 적용가능<br>• 구성원들의 사기 진작 | • 일시적 · 한정적 혼성조직으로 프로젝트 관리자의 관리능력에 의해 크게 좌우됨<br>• 관리자의 지휘능력에 따라 성과 차이 발생<br>• 리더에 의존적임<br>• 모 조직에 대한 명령통일성과 충성심 약화<br>• 한시적 조직이므로 추진하는 업무에 일관성을 유지하기 어려움<br>• 기존 조직과의 조정의 어려움으로 갈등 유발 |

⑥ **적용**
　　㉠ 과업의 성공여부가 조직에 결정적으로 영향을 미치는 중요한 과업인 경우
　　㉡ 특정 과업이 구체적인 시간적 제약과 성과기준을 가진 경우
　　㉢ 특정 과업이 예전의 과업과 비교하여 독특하고 생소한 경우
　　㉣ 특정 과업이 상호의존적인 기능을 필요로 할 경우

(2) 매트릭스 조직(행렬 조직)

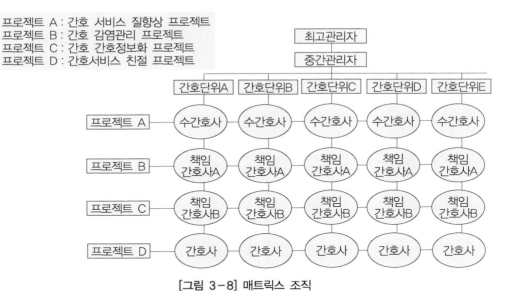

프로젝트 A : 간호 서비스 질향상 프로젝트
프로젝트 B : 간호 감염관리 프로젝트
프로젝트 C : 간호 간호정보화 프로젝트
프로젝트 D : 간호서비스 친절 프로젝트

[그림 3-8] 매트릭스 조직

① 라인조직에 프로젝트 조직이 통합된 형태: 라인조직의 효율성 + 프로젝트조직의 유연성
② 조직의 기능구조와 생산구조가 섞인 형태: 한 구성원이 세로로는 계층적인 기능적 업무에 묶이고, 가로로는 프로젝트인 생산이나 서비스 측면의 업무로 묶이는 형태
③ 특성
  ㉠ 계층구조에 따른 관계와 프로젝트 구조에 따른 관계를 서로 보완체계로 형성
  ㉡ 2명의 상사시스템을 갖춤: 명령일원화의 원리를 위반
④ 이중적인 기능과 권한이 존재하므로 구성원은 역할 및 정체성에 대해 갈등할 수 있으므로 관리자는 탁월한 인간관계기술을 갖추고 타협과 협상에 능숙해야 하며, 조직 전체를 조정할 수 있는 통합기전도 필요 (통합기전 서면화, 컴퓨터 통신 모임, 특별위원회, 업무위원회)
⑤ 매트릭스 조직의 장·단점

| 장점 | 단점 |
|---|---|
| • 조직의 기능적, 생산적 관리 모두 가능<br>• 조직의 자원이용이 효율적<br>• 조직의 환경변화에 잘 대처함<br>• 조직의 관리기술을 발전시킬 수 있음: 인간관계술, 타협과 협상능력, 조정기술<br>• 최고관리자는 권한위임으로 장기계획에 집중할 수 있다. | • 이중권한으로 구성원에게 좌절과 혼란을 가중시킬 수 있음<br>• 관리자의 권한-라인 간 마찰이 생길 수 있고 이들 간의 권한 균형을 이루기가 힘듦<br>• 관리자간의 권한문제해결에 시간이 필요하며 이에 따라 관리비용이 증가<br>• 관리자 간의 인간관계기술을 높이기 위한 특수훈련이 필요할 수도 있음 |

⑥ 적용

　　㉠ 조직환경이 매우 불확실할 때

　　㉡ 조직의 규모가 중 · 대규모일 때

　　㉢ 조직에서 비관례적 기술이 필요하거나, 부서 간 상호의존성이 높을 때

　　㉣ 생산과 기능 모두 전문화가 필요할 때

(3) 위원회 조직

① 법제상 정책 결정에 복수가 참여하며, 특정 정책의 결정이나 과제의 합리적 해결을 위함

② 조직의 문제 처리에 개인의 경험과 능력을 결합, 기능적인 면을 초월하여 구성된 구조

③ 합의가 단독결정보다 유리하다는 신념에 의해 생김: 민주성, 합리성

④ 기능: 업무조정, 정보의 수집 및 분석, 충고, 경우에 따라 의사결정 책임

⑤ 임시적이 아니라 반드시 일정기간 이상 존속

⑥ 의사결정에 의해 영향받는 사람들이 그 의사결정에 참여할 수 있을 때 의미가 있음

⑦ 위원회 조직의 장 · 단점

| 장점 | 단점 |
| --- | --- |
| • 집단적 결정으로 합리적 결정을 할 수 있음<br>• 많은 사람의 지지와 만족감을 얻어낼 수 있음<br>• 개인의 편견이나 경솔한 결정을 예방<br>• 집행 시 안정성과 지속성을 부여<br>• 각 부서나 집단 간에 조정을 촉진<br>• 조직에 충성도를 높임 | • 일이 지연되고 책임전가가 쉬움<br>• 시간, 에너지, 재정 등의 낭비<br>• 위원회가 독립적일 때는 조직 전체의 통합성 유지가 안 되는 경우 발생<br>• 의사결정이 타협안이 될 가능성 있음<br>• 부하에 대한 감독력이나 통솔력이 감소<br>• 소수에 의한 독재 우려 |

⑧ 적용

　　㉠ 의사결정시 폭넓은 경험과 소양이 요구될 경우

　　㉡ 의사결정에 의해 영향받는 사람이 그 의사결정에 참여할 수 있을 때

　　㉢ 보다 광범위한 업무분담이 바람직할 때

　　㉣ 어느 한 개인이 조직을 이끌어갈 수 없는 변환기 때

⑨ 위원회를 효율적으로 운영하기 위한 요건

　　㉠ 목적, 권한, 책임의 명확화

　　㉡ 협조성과 중심이 있는 위원회 위원 및 소양 있는 위원장 선정

　　㉢ 위원들의 책임의식 강화

　　㉣ 위원회의 정기적 평가

1. 모든 조직은 자신의 존재이유인 조직목적을 가장 잘 성취할 수 있는 형태로 조직을 구조화하는데, 이러한 조직구조의 유형에 대한 설명으로 가장 옳은 것은?　　　　　　　　　　19년 서울시

① 매트릭스 조직은 생산과 기능에 모두 중점을 두는 이중적 조직이다.
② 위원회 조직은 부하에 대한 감독이나 통솔력이 증가한다.
③ 직능조직은 조직이 작고 단순할 때 운영이 잘 된다.
④ 프로세스 조직은 인적 및 물적 자원을 탄력적으로 운영할 수 있다.

2. 최고관리자의 총괄 감독하에 전문화된 기능에 따른 부서를 구성하고, 권한을 부여받은 전문가 스태프가 부서를 지휘하고 감독하는 조직으로 가장 옳은 것은?　　　　　　　　　20년 서울시

① 라인조직　　　　② 라인－스태프조직　　　　③ 직능조직　　　　④ 매트릭스조직

3. 조직 유형을 정태적 조직과 동태적 조직으로 구분할 때 다른 유형에 속하는 것은?　　20년 지방직

① 위원회 조직　　　　② 매트릭스 조직　　　　③ 프로젝트 조직　　　　④ 라인－스태프조직

## 3) 미래사회의 창조적 조직구조: 변화에 대한 적응이 목적, 이는 조직의 생존과 직결됨

[표 3－2] 기본 구축

| 조직 | 축 | 특징 |
|---|---|---|
| 팀 조직 | 팀워크지향성 | 개인의 자율성과 창의성을 존중하고 단위부문의 독립과 자율성 확보 |
| 학습조직 | 학습지향성 | 지식관리 및 지식창출을 중시하며 지속적인 변화를 추구 |
| 프로세스 조직 | 고객지향성 | 고객요구 대응성 중시, 고객군별로 조직의 차별화를 가짐 |
| 네트워크 조직 | 공생지향성 | 부서 간, 외부조직 간의 신뢰관계를 가지며 전략적 제휴 확대 |

(1) 팀 조직

① 환경변화에 적용위한 조직 유연성 제고가 중요해짐으로서, 수평적 조직원리를 바탕으로 자율성을 확보하기 위한 조직

② 부서 간, 계층 간 장벽을 허물고, 팀원 간의 팀워크를 강조한 조직으로, 작업의 시너지 효과를 얻기 위한 조직

③ 팀원들이 자기분야에서 최고전문가로 기능을 발휘함으로써 조직을 생산적으로 만드는 데 목적이 있음

④ 팀 조직의 특징

　㉠ 개인중심에서 팀 중심의 업무추진

　㉡ 의사결정의 신속화: 상호협력과 정보공유로 의사결정을 신속하게 내릴 수 있음

　㉢ 창조적 학습과정을 통해 외부환경에 대한 적응력 제고

정답　1. ①　2. ③　3. ④

ㄹ 명령계통의 단축

ㅁ 조직전체를 동태적이고 생동감 있게 바꿀 수 있음

ㅂ 인적자원의 효율적 활용: 중견간부를 실무 담당자로 유용하게 활용할 수 있음

ㅅ 직능조직에 비해 부서 이기주의를 탈피할 수 있음

⑤ 팀 조직의 장·단점

| 장점 | 단점 |
|---|---|
| • 특정 과업을 수행<br>• 명확하게 팀원의 업무가 구분됨<br>• 책임과 권한이 명확<br>• 공동 수행을 통한 시너지 효과 발휘<br>• 문제해결 및 목표달성의 신속성<br>• 조직의 생산성 향상 | • 구성원 통합의 어려움<br>• 직위로 인한 팀원의 사기 저하<br>• 팀내 분권화로 인한 통제의 어려움 |

⑥ 전통적 조직과 팀 조직의 비교

| 요소 | 전통적 조직 | 팀조직 |
|---|---|---|
| 조직구조 | 계층적/개인 | 수평적/팀 |
| 직무설계 | 단일 업무 | 전체 업무, 다수 업무 |
| 목표 | 상부에서 주어짐 | 스스로 찾아냄 |
| 리더 | 강하고 명백한 지도자 | 리더십 역할 공유 |
| 지시, 전달 | 상명하복, 지시 | 상호충고, 전달, 토론 |
| 정보흐름 | 폐쇄, 독점 | 개방, 공유 |
| 보상 | 개인주의, 연공주의 | 팀, 능력주의 |
| 책임 | 개인 책임 | 공동 책임 |
| 평가 | 상부조직에 대한 기여도 | 팀이 의도한 목표달성도 |
| 업무통제 | 관리자가 계획, 통제, 개선 | 팀 전체가 계획, 통제, 개선 |

(2) 학습조직

① 정보화 사회가 가속화되면서 폭발적으로 늘어나는 정보의 체계적인 조합과 이를 기초로 한 새로운 지식 창출 및 활용여부가 장기적인 측면에서 조직의 경쟁력을 확보할 수 있는 결정적인 요인이라는 인식이 확산되면서 조직도 배우지 않으면 안된다는 것을 가르쳐 주는 조직: 학습은 무한경쟁 시대에서 생산성의 핵심

② 학습조직이란 지식을 창출, 획득, 보급하는데 익숙한 조직, 새로운 지식과 통찰력을 반영하여 행동을 수정할 수 있는 능력을 갖춘 조직, 그리고 이를 조직 내에 저장하고 잘못된 과거 지식을 폐기하는 능력을 갖춘 조직(Garvin, 1993)

③ 학습조직의 특성

ㄱ 인간존중의 기본정신에서 구성원의 창의력과 적응력을 의도

ㄴ 정보를 지식으로 변환, 적응하여 생산성 향상 도모

ⓒ 환경변화에 대처하고, 조직의 내적능력의 극대화를 위해 끊임없이 학습하고, 구성원의 행동 변화

ⓔ 구성원 학습활동 촉진으로 조직전체의 근본적인 변화 지속

ⓜ 장기적으로 구성원 전체 학습능력을 높여 조직의 경쟁력 확보

④ 학습조직의 4가지 유형

구성원 참여와 미래대비 정도에 따라 4가지 유형의 학습조직으로 분류

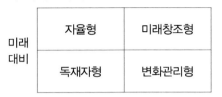

| 유형 | 개념 |
|---|---|
| 독재자형 | • 최고권위자의 권위와 지시에 따라 일부 집행부서에서 단독으로 행동방안을 내놓고 이를 실현시키는 형태<br>• 구성원의 참여가 낮고 미래보다 현재에 초점 |
| 변화관리형 | • 목표는 중앙에서 결정하지만 구체적 방안은 분권화된 조직에서 선택<br>• 구성원의 참여는 높으나 중앙에서 제시하는 단기 위주 목표를 따라야 하므로, 현재에 초점 |
| 자율형 | • 최고위층에서 변화를 유도하는 유형<br>• 최고 권위자가 미래 목표를 설정하고 이를 만족시키는 학습이 그의 주도하에 추구되므로 미래에 초점을 맞춰졌으나 구성원의 참여도가 낮은 편 |
| 미래창조형 | • 구성원들이 전체적으로 함께 작업하면서 미래를 창조해나가는 형태<br>• 현재에 기초하여 미래를 예측하는 것이 아니라 미래를 만들어나가는데 목표를 둠 |

⑤ 학습조직의 장 · 단점

| 장점 | 단점 |
|---|---|
| • 인적자원에 대한 체계적인 관리방안을 제시함<br>• 예측 불가능한 환경의 적응 방안을 제시함 | • 구체적인 조직 유형 제시와 조직설계의 기준제시에 미흡함<br>• 분권화가 고도로 발달함에 따라 통제의 문제가 발생함 |

(3) 프로세스 조직

① 미래를 생각하고 앞으로 무엇을 해야 하는지 고민하는 조직으로, 고객가치를 가장 이상적으로 반영할 수 있도록 직무를 근본적으로 다시 생각하고 리엔지니어링 하는 조직

즉, 고객의 입장에서 기존의 업무 프로세스를 근본적으로 다시 생각하고 재설계한 조직

② 기존조직이 명령과 통제중심의 계급조직이라면 현대와 미래조직은 목적을 달성하기 위한 프로세스(과정)중심 조직임

③ 직무는 현재와 미래의 고객 욕구를 충족시킬 수 있게 조직 되어야 하고, 작업 프로세스는 특별한 목적을 달성할 수 있도록 존재해야 함

④ 조직구조, 관리시스템, 보상시스템, 조직문화 등을 프로세스 중심으로 재설계

⑤ 프로세스 조직에서 조직의 경쟁력을 획득하는 방법은 구성원들이 지금보다 더 열심히 일하는 것이 아니라 지금과는 다른 방식으로 일하는 것

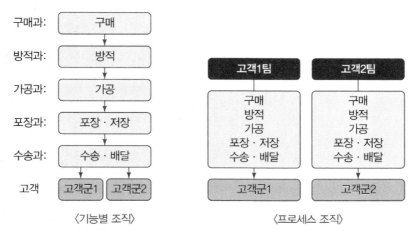

[그림 3-9] 전통적인 기능별 조직과 프로세스 조직과의 비교

*출처: 임창희. 조직론이해. 2015. P.206.

예 보험회사 조직. 전통적 조직구조에서는 보험설계사가 보험가입을 위해 고객정보를 알기 위해서 본사의 여러 부서로 전화를 해야 했다. 고객 파일이 여러 부서에 분산되어 있기 때문이다. 이런 상황에서는 정보전달 속도가 매우 느리다. 프로세스 조직에서는 회사가 특정 대리인을 담당하는 팀을 구성한 후 이들 구성원들로 하여금 보험계약과 증권발급, 보험료 청구 등의 업무를 함께 담당하게 한다.

⑥ **프로세스 조직의 장·단점**

| 장점 | 단점 |
| --- | --- |
| • 고객에 대한 유연하고 신속한 대응<br>• 구성원의 관심사가 고객을 위한 가치창출에 집중됨<br>• 경영성과의 획기적 향상<br>• 고객에 대한 초우량 서비스<br>• 조직 구성원의 근로의 질 향상<br>• 구성원의 조직목표에 대한 폭넓은 시각<br>• 팀워크와 협력증진<br>• 구성원들에게 책임감 공유, 의사결정에 참여, 조직목적에 기여할 수 있는 기회제공으로 삶의 질 개선 | • 프로세스팀 간의 통합문제<br>• 직능 단절문제(정보기술의 접목 한계)와 분권화에 따른 통제문제<br>• 핵심 프로세스를 규명하는 데 시간이 걸림<br>• 조직문화, 직무설계, 경영철학, 정보와 보상시스템 등에 대한 개선이 필요함<br>• 관리자는 권력과 권한이 감소<br>• 효과적으로 작업하기 위해서는 구성원에 대한 많은 훈련이 필요함<br>• 기능에 따른 세분화된 전문적인 기능개발에 한계 |

(4) 네트워크 조직

① 조직들이 자율적이고 유기적인 조직으로 연합하여 창조적이고 효율적인 조직으로 만들 어 감으로써, 미래사회의 경쟁력을 갖는 것

② 전통적 조직의 경계를 초월해 수평적 조정과 협력을 확장한 구조로 공식적인 조직경계를 뛰어넘는 통합메커니즘을 갖춘 조직

③ 모든 것을 제공하는 글로벌 조직이나 기능면에서 철저히 분리된 분업시스템보다 유기적인 네트워크 형성이 더 중요: 지식과 정보의 축적보다 교류를 중시

④ 부서 간, 외부 조직 간 신뢰관계를 가지고 전략적 제휴를 확대

⑤ 네트워크 조직의 장·단점

| 장점 | 단점 |
|---|---|
| • 조직의 개방성, 슬림화, 수평적 통합, 분권화, 혁신을 통한 경쟁력 향상 추구<br>• 막대한 설비나 시설투자 없이 신속한 제품/서비스 개발 가능<br>• 인력관리문제에 대한 부담이 덜함<br>• 환경변화에 유기적으로 대응 가능 | • 전략적 행동의 제약, 대외적인 폐쇄화, 다른 경쟁 집단의 육성 가능성<br>• 협력업체와 문제가 생기는 경우 조직 전체가 위험<br>• 조직원의 충성심 확보 어려움 |

🖉 기출문제 맛 보기

**조직 유형 중 팀 조직에 대한 설명으로 옳은 것은?**                    16년 지방직

① 팀 구성원 간 상호 의존성이 낮다.
② 팀워크를 촉진하기 위해 리더가 통제권을 행사한다.
③ 의사결정에 필요한 정보가 리더에게 집중되어 있다.
④ 조직 내외의 환경변화에 적응하는 유연성이 높다.

정답 ④

# 간호전달체계(간호업무 분담체계)

간호를 조직하여 전달하는 방법으로, 간호업무분담체계라고도 한다.

## 1) 사례방법(Case method)

### (1) 개념

① 사례방법(case method)은 환자방법(patient method), 또는 독간호방법(private duty nursing), 또는 총체적 간호방법(total patient method)이라고도 하는 전인적인 환자간호방법
② 사례방법의 정의는 '한 명의 간호사에 한 명의 대상자'
③ 가장 오래된 전인간호방법으로 처음에는 24시간 독간호 제도였으나, 현재는 여덟 시간 근무 내에서 한 명의 대상자에 대해 책임지는 총체적 간호법으로 변형
④ 중환자실 간호, 호스피스 간호, 그리고 가정간호에서 주로 실시

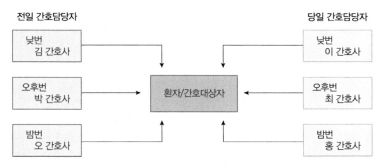

[그림 3-10] 총체적 간호법

### (2) 장점과 단점

| 장점 | 단점 |
| --- | --- |
| • 전적으로 환자의 요구에 집중하므로 환자와 간호사의 관계가 잘 유지되고 만족도 높음<br>• 환자에 대한 깊이 있는 간호정보 수집이 가능<br>• 개별화된 환자 간호가 가능<br>• 다른 방법에 비해 단순하여 업무분담계획이 간단하고 책임한계가 명확함<br>• 환자들이 간호사에 대해 적응할 필요가 감소함 | • 비용이 많이 듦<br>• 근무번에 따라 다른 간호사의 간호를 받게 됨<br>• 동료들과의 관계를 지속적으로 맺기 어려워 고립될 수 있음<br>• 간호의 질 유지를 위해 다른 간호전달법보다도 고도로 숙련된 간호사가 필요. 간호 기술의 숙련도에 따라 간호직원을 분담하여 활용할 수 없기 때문<br>• 간호사 능력 차이에 따라 간호의 질 확보 어려움 |

(3) 문제점

① 충분히 훈련되지 않았거나 준비되지 않은 간호사가 전인간호를 수행할 때
② 병원에서 간호인력이 부족할 경우에는 무면허 의료요원에게 사례방법을 적용하도록 할 수 있음

## 2) 기능적 분담방법(Functional method)

(1) 개념

① 기능이나 업무 중심의 할당으로, 환자 수에 비해 간호인력이 적어 효율성이 높은 간호
② 분업과 효율성에 기초

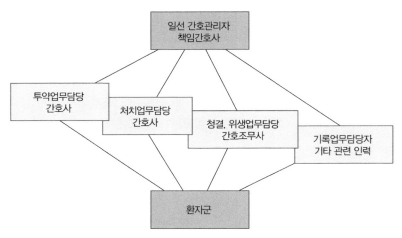

[그림 3-11] 기능적 분담방법

(2) 장점과 단점

| 장점 | 단점 |
| --- | --- |
| • 단시간에 많은 업무 수행 가능<br>• 업무효율성 증가<br>• 비용절감<br>• 특정 간호업무에 전문가가 될 수 있음<br>• 인력 조정에 요구되는 시간 최소화<br>• 업무분담과 수행확인이 용이 | • 간호의 일관성이 부족<br>• 환자의 요구를 많이 간과하게 됨<br>• 간호사들은 자신의 역할에 대한 동기유발 정도가 낮아 업무 만족도가 낮음<br>• 조정자가 많이 필요하므로 비용 면에서 비효과적<br>• 전반적인 환자 간호의 결과에는 별 관심이 없음<br>• 간호의 책임소재가 불분명<br>• 환자는 불안정감을 가지며, 만족도 저하 |

## 3) 팀 간호법(Team nursing)

### (1) 개념

① 기능적 분담방법에서 초래되는 단편적 간호의 개선을 위해 개발

② 다양한 간호 인력이 팀을 구성하여 환자그룹을 간호하는 방법

③ 팀 리더인 간호사와 보조 인력이 있으며, 보조 인력은 팀 리더 간호사의 지휘 아래 간호팀의 일원으로 활동(한 간호단위를 3~4개 팀으로 나누어 운영, 한 팀당 5명 내외로 구성)

④ 팀원들 간의 의사소통이 성공에 필수적: 업무분담표, 간호계획, 보고서 및 서류들, 팀 집담회, 팀원 간 비공식적 피드백

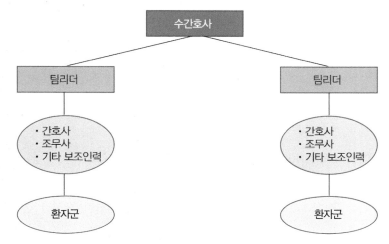

[그림 3-12] 팀간호방법

### (2) 팀 리더의 역할

① 모든 환자의 상태와 요구를 알아야 하고, 개별적 간호계획을 수립할 책임이 있음

② 팀 구성원 지도하고, 간호활동을 조정, 감독, 평가를 함

③ 팀 구성원의 능력에 따른 업무 분담, 단위 관리자에게 보고

④ 중환자 직접 간호 제공

⑤ 팀 구성원 간의 협동적 환경 조성 노력

⑥ 역할수행을 위해 리더십, 의사소통기술, 조직능력, 동기부여, 임상실무능력 등 필요

### (3) 팀 집담회

① 간호계획을 수립하고 수정

② 직원의 교육적 요구를 확인하여 기회 제공

③ 위기사례 연구 등

④ 리더: 간호계획, 문제기록, 업무위임, 교육, 요점정리 등 담당

(4) 수간호사 역할

① 팀 리더 선정

② 팀의 책임한계 설정

③ 간호단위의 전반적인 관리와 직원의 교육에 대한 책임

(5) 장점과 단점

| 장점 | 단점 |
| --- | --- |
| • 팀이 효과적으로 기능할 때 전인적 간호가 가능<br>• 환자만족도 증가<br>• 저임금의 보조인력을 효율적으로 이용할 수 있으며, 전문직과 비전문직 인력 간의 장벽을 최소화<br>• 팀원 간의 협력과 의사소통 증가로 근무의욕을 높이고, 참여의식과 소속감 향상<br>• 동료교육이나 배울 기회로 능력향상<br>• 팀이 책임과 의무를 공유하나, 각자 분담된 업무수행에 자율성 | • 팀원의 활동을 조정 감독하는데 많은 시간 소비<br>• 팀 리더의 인력관리 능력이 필요<br>• 팀 구성원간의 업무조정을 위한 시간이 많이 듦<br>• 충분한 의사소통이 이루어지지 않으면 기능적 분담 방법과 같은 단편적 간호로 전락<br>• 팀원이 매일 바뀌면 업무지시에 한계<br>• 책임과 실수 소재 불분명 |

## 4) 일차간호방법(Primary nursing)

(1) 개념

① 한명의 간호사가 4~5명의 환자를 병원 입원에서 퇴원까지 24시간 전체의 간호를 하는 방법

② 이차 간호사들은 일차간호사가 세워 놓은 간호계획에 따라 간호를 수행

③ 가정간호, 호스피스간호, 다른 보건의료전달체계에도 적용 가능

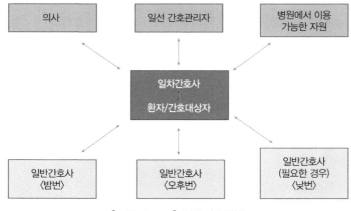

[그림 3-13] 일차간호방법

(2) 일차 간호사

① 요구되는 책임과 자율성의 정도가 높음

② 업무시간동안 환자에게 전인적 간호제공

③ 비번일 때는 일차간호사가 계획한 간호에 대해 일반간호사가 수행하도록 조정

④ 다른 건강요원들에 의한 관리가 잘 이루어지도록 함: 타 전문인과의 의사소통체계 확립

⑤ 능동적으로 문제 해결, 창조하는 자율성, 권한, 책무가 주어짐

(3) 수간호사의 역할

**조정자 역할**: 감독자로서의 역할보다는 조언 역할

(4) 장점과 단점

| 장점 | 단점 |
| --- | --- |
| • 보조인력의 조정, 감독하는 시간소비가 없어 환자에게 전인적인 간호를 직접 제공할 시간 증가하고, 간호의 질 향상<br>• 면허간호사가 환자에게 필요한 전인간호를 수행하기 때문에 면허간호인력이 아닌 보조인력 등이 직접 간호에 접근하는 것을 줄일 수 있음<br>• 간호사의 환자간호에 대한 자율성이 높고, 책임소재가 분명<br>• 간호사의 기술 개발에 동기부여가 됨<br>• 환자 만족도와 일차 간호사의 업무 만족도 증가<br>• 타 건강전문인의 만족도 증가<br>• 사례방법보다 더 비용효율적임 | • 일차 간호사의 자질이 부족할 경우 전인적 환자간호에 어려움을 겪을 수 있음<br>• 일차간호사에 비해 이차간호사의 업무만족도가 낮을 수 있음<br>• 간호인력 모집, 유지에 어려움이 있음 |

## 5) 모듈방법(Modular nursing)

(1) 개념

① 팀 간호의 변형, 팀 간호의 축소형으로 24시간 간호를 지속하면서 자질이 다양한 인력을 효율적으로 활용하기 위함(팀 간호방법＋일차 간호방법)

② 팀 간호를 용이하게 하기 위해 지리적으로 환자를 할당하여 간호인력을 보다 더 침상 곁에 가까이 있게 하고자 하면서 동시에 가능한 적은 인원의 팀을 구성하여 의사소통의 단계를 줄이고 직접 환자 간호시간을 늘여 질적 간호를 제공하고자 하는 방법

③ 일차간호방법 수행 시, 일차간호사가 부족할 때 사용

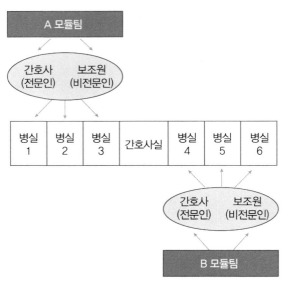

[그림 3-14] 모듈간호방법

(2) 특징

① 총 인력이 2~3명으로, 주축인 1명의 면허간호사와 1~2명의 간호보조인력으로 구성됨
② 분담 반은 환자의 입원에서 퇴원까지 모든 간호를 담당
③ 전문요원과 비전문 요원이 함께 팀을 이룸

(3) 수간호사 역할

촉진자, 조언자, 동기부여자

(4) 팀 간호 및 일차간호와의 유사점과 차이점

| 구분 | 유사점 | 차이점 |
|---|---|---|
| 팀 간호 | 전문직 간호사와 비전문 보조인력이 함께 팀을 이룸 | 팀 리더가 간호과정 책임 |
| 일차간호 | 환자의 입원에서 추후간호 및 재입원시 등 모든 간호를 담당하고 간호과정 적용 | 일차간호사가 24시간 환자 간호의 책임 |

(5) 장점과 단점

| 장점 | 단점 |
|---|---|
| • 간호의 연속성을 유지<br>• 환자의 만족도가 높고, 구성원의 자율성과 만족도가 높음<br>• 비전문직 간호요원 활용으로 경제적<br>• 추후 간호까지 책임을 지므로 총체적 간호가 가능<br>• 부족한 간호인력에 대한 효율적 대처로 질적 간호를 제공할 수 있음 | • 팀원 간 의사소통이 원활하지 않으면 환자와 간호사의 만족도가 떨어짐 |

## 6) 사례관리법(Case management)

(1) 개념

① DRG로 인해 의료비 관리에 대한 문제가 제기되어 등장: 서비스의 질과 비용의 균형 필요

② 환자의 건강관리를 위해 계획된 접근으로 대상자의 다양한 서비스 욕구를 충족시키기 위해 건강사정, 계획, 서비스를 획득하고, 서비스를 전달하며, 서비스 조정 및 감시를 하는 것

③ 정해진 시간 틀 내에서 모든 의료팀원의 노력을 통합하여 환자의 목표를 달성하는 데 초점을 두는 간호전달체계

④ 특정기간에 수행해야 할 의료인의 의무와 기대되는 환자의 결과를 기술함으로써 환자가 최적의 기간 내에 기대하는 결과에 도달할 수 있도록 고안된 건강관리체계

⑤ 대상자 요구 중심적이고, 다학제적인 팀을 구성(병원과 지역사회 모두 적용 가능)

⑥ 사례관리법은 표준진료지침(CP)을 사용하여 질병의 전 과정을 관리하며, 예상 입원기간 제시, 바람직한 환자결과와 목표 기술, 특정 환자유형에 대한 간호방향 제시

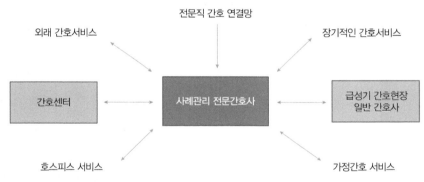

[그림 3-15] 사례관리법

*출처: Ethridge, p., & Lamb, G, (1989), Professional nurse case management Improves quality, access, and costs, Nurse Manager, 20(3), p. 30.

(2) 표준진료지침(Critical pathway, 임상경로, 진료계획표)

① 일련의 간호를 수행하기 위하여 환자 간호의 비용효과적인 측면을 계획, 사정, 적용, 평가하는 구조화된 간호방법론으로, 여기에는 시간 및 활동의 순서가 연속성이 있도록 지도화해 놓은 것

② 특정 진단명에 대한 의료서비스의 제공순서와 시점을 미리 정해둔 표준화된 진료과정

③ Case Type: 비슷한 처치나 자원이 요구되는 동일한 임상적 문제를 가진 환자로 구분(대부분 DRG에 기초)

(3) 적용

① 모든 환자가 사례관리자를 필요로 하지 않음

② 두 개 이상의 진단명 혹은 복잡한 치료적 요구가 있는 사람에게는 부적절

③ 사례 전문간호사: 보통 급성기 간호관리 현장에 있는 10여명의 환자와, 지역사회에서 추후관리를 받는 30여명의 환자, 그리고 결과를 평가하기 위하여 한달에 한 번 정도 전화만 해도 되는 40~50여명의 간호 대상자를 동시에 관리할 수 있음

Q 참고 POINT

**[CP개발 대상질환 선정기준 (공공의료기관 CP개발 대상)]**
(1) 고비용, 다빈도, 고위험, 진료결과가 예측가능한 질환
(2) 진료과정에 변이가 적은 것
(3) 재원일수를 단축하고 싶거나 진료비 청구 시 변상의 문제가 되는 포괄수가 대상질환
(4) 의료의 모든 프로세스에 대해 미리 설명해야 하는 질환 등을 고려하여 선정

Q 참고 POINT

**[CP가 유용한 경우]**
(1) 캐어를 위해 다학제간 접근이 구조화되어 있을 경우
(2) 계획된 시간 틀이 짜여져 있는 경우
(3) 특정한 질환을 위하여 표준화된 치료계획이 있는 경우
(4) 특정한 상황에서 가이드라인으로 또는 증거로 전환이 가능한 경우

(4) **목적**

① 의료비용 절감
② 의료의 연속선상에서 양질의 의료 제공
③ 의료의 분열 감소
④ 자원의 효율적 사용 촉진
⑤ 대상자의 삶의 질 증진
⑥ 대상자의 자기간호 능력 향상
⑦ 새로운 서비스 창출의 촉진

(5) **간호사(사례관리자)의 역할**

돌봄제공자, 조정자, 대변자, 중개인 역할 수행
① 환자간호 제공의 중심에서 간호과정을 적용하여 간호 수행
② 환자의 요구를 즉시 해결하기 위해 다양한 서비스 제공
③ 타 보건 의료팀과 협력하고 조정하며 중개

(6) **장점**

① 입원환자의 재원기간 단축 및 비용 감소
② 서비스의 지속성 확보, 간호의 질 보장, 대상자의 자가간호능력 향상으로 대상자와 가족의 만족도 증진
③ 의료팀 간 의사소통 촉진, 치료계획의 공유, 협조적 분위기 조성으로 직원 만족도 증진
④ 환자간호 표준 설정의 기틀을 마련하고, 직접간호시간 증가로 환자 중심의 간호 실현

⑤ 간호실무의 초점이 단순 업무에서 사례에 대한 책임으로 변화됨으로서 간호사의 책임감과 자율성 증가

⑥ 다학제적 접근으로 전인간호를 제공하고, 전문간호사 제도의 활성화 기대

(7) 단점

① 진료과정의 표준화로 진료의 자율권 침해 가능

② 환자가 일정기간 이상 진료를 받기 어려워 의료과실의 발생 위험

③ 의료의 질 저하 초래 가능

## 7) 매니지드 케어(Managed care)

(1) 개념

① 보건 의료전달과 재정의 체계적인 통합과 조정

② 비용이 제한된 환경에서 간호의 질을 통제하기 위해 고안한 건강관리체계의 포괄적 접근

③ 적절하지 않거나 불필요한 의료서비스는 제외시키면서도 서비스의 질은 감소되지 않도록 하여 궁극적으로 의료비를 감소시키고자 하는 시스템(표준진료지침 사용)

④ 매달 일정비용으로 등록한 사람을 위하여 특정의료서비스를 제공하도록 계약되는 것으로 저비용, 양질의 의료관리를 제공하고자 노력하는 구성원들의 보건계획에 의하여 수행

(2) 사례관리와 매니지드 캐어의 공통점과 차이점

| 구분 | 사례관리 | 매니지드 캐어 |
|---|---|---|
| 공통점 | 표준진료지침 사용 | 표준진료지침 사용 |
| 차이점 | 환자요구 중심, 대상자 중심적 | 비용절감이 목적, 체계중심적 |

### 🖊 기출문제 맛 보기

**1. 〈보기〉의 간호전달체계의 종류는?** 19년 서울시

전문직 간호사와 간호보조인력이 함께 팀을 이루어 일을 하는 것으로, 일반적으로 2~3명의 간호요원이 분담받은 환자들의 입원에서 퇴원까지 모든 간호를 담당한다.

① 팀 간호   ② 일차간호   ③ 모듈간호   ④ 사례관리

**2. 〈보기〉에서 설명하는 간호전달체계는?** 21년 서울시

• 서비스의 질과 비용효과적인 결과를 증진시키며 개인의 요구를 충족시키고자 도입되었다.
• 매니지드 케어 모델이 대표적이다.
• 표준진료지침(critical pathway) 등의 도구를 활용한다.

① 팀간호   ② 모듈간호   ③ 일차간호   ④ 사례관리

정답 1. ③ 2. ④

# 조직문화, 변화 및 유효성

## 1 조직 문화

### 1) 조직문화의 개념

  (1) 조직 구성원 모두가 함께 공유하는 가치와 신념, 규범과 전통, 지식과 이념, 습관과 기술 등을 포괄하는 종합적, 총체적인 것

  (2) 조직구성원의 활동의 지침이 되는 행동규범을 창출하는 공유된 가치와 신념

  (3) 구성원 모두가 공유하는 사고와 행동양상(Marriner－Tomey)

  (4) 공식적, 비공식적 의사소통의 네트워크뿐 아니라 조직 구성원과 고객을 연결시키는 지위나 구조, 조직의 관리스타일까지도 포함하는 거시적, 복합적인 개념

### 2) 조직문화의 특성

  (1) 조직문화는 인간의 사고와 행동을 결정하는 요인이다.

  (2) 조직문화는 학습되는 것으로, 배워서 익히는 것이다.

  (3) 조직문화는 역사의 산물로 현재를 과거와 미래로 연결시켜 주며, 새로운 구성원들에게 전달된다.

  (4) 조직문화는 공유된다. 따라서 문화는 개인이 표현하나, 집합체의 승인을 받으므로 초개인적 특성을 지닌다.

  (5) 조직문화는 공유된 가치관과 관련이 있으며, 비가시적이고 핵심적인 가치관에 기초한 의례, 의식 및 상징물 등과 같은 유형적인 방법으로 표현된다.

  (6) 조직문화는 스스로 통합성을 유지한다.

  (7) 상위문화인 사회문화와 상호작용을 하지만, 그들 사이에는 경계가 있다.

  (8) 모든 조직은 조직문화를 가지고 있으며, 각 조직문화는 고유하다.

    즉, 모든 조직은 상위문화인 사회문화와 공유하는 것도 많아 다른 조직문화와 공통성을 갖는 동시에 차별성을 갖는다.

  (9) 문화는 항상 변한다. 비교적 안정적, 계속적, 변화저항적이며, 서서히 변화한다.

    → 조직문화는 학습되고, 다수에 의해 공유되며, 유형을 지니고 있고, 고유하며, 변화한다.

### 3) 조직문화와 조직분위기의 차이

| 구분 | 조직문화 | 조직분위기 |
|---|---|---|
| 강조점 | 구성원과 전체 조직행동에 영향을 주는 기본 가치와 전제를 강조 | 조직구성원이 감지하는 조직에 대한 인상 강조 |
| 변화성 | 지속적이고 변화 저항적 | 감정적이고 변화하기 쉬움 |
| 거시성 | 조직의 환경적응 또는 전략 등 거시적 현상과 관련 | 소집단의 사기나 동기부여와 관련 |
| 형성유형 | 바람직한 가치관 실현을 위한 주체적 노력의 결과로 형성 | 여러 조건/요인에 의해 자연적으로 조성 |
| 연구접근방법 | 조직체의 성과 향상을 위한 구성원의 행동과 전체 조직행동의 개발을 더 강조 | 구성원의 행동과 전체 조직행동의 개발을 덜 강조 |

→ **조직문화**: 조직분위기를 포함하는 광범위한 개념, 의도적이고 주체적인 개념, 조직행동과 개발을 강조하는 개념

### 4) 조직문화의 구성요소

• 파스케일과 피터스의 7's(Pascale & Athos 와 Peters & Waterman)

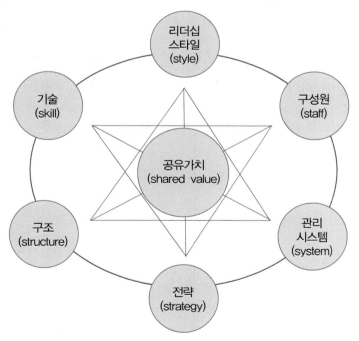

[그림 3-16] 조직문화의 7's 구성요소

| 구분 | 개념 |
|---|---|
| 전략<br>(Strategy) | • 조직의 장기목적과 계획, 이를 달성하기 위한 자원분배 패턴을 포함<br>• 조직의 장기방향과 기본 성향을 결정 |
| 공유 가치<br>(Shared value) | • 구성원 모두 공동으로 지닌 가치관으로, 이념, 가치, 기본목적 등 포함<br>• 다른 구성요소에 지배적 영향을 미치는 핵심요소 |
| 구조(Structure) | • 조직의 전략 수행에 필요한 틀로, 조직구조, 직무설계, 권한관계, 방침, 규정 |
| 구성원(Staff) | • 인력구성과 구성원의 능력, 전문성, 욕구와 동기, 지각과 태도, 행동패턴 등 |
| 리더십 스타일<br>(Style, 관리스타일) | • 구성원을 이끌어가는 전반적인 조직관리 스타일(참여적, 민주적, 지시적 등)<br>• 구성원의 동기부여, 상호작용, 조직분위기, 업무성과에 직접적 영향 |
| 관리시스템<br>(System) | • 조직의 목적과 전략을 실제로 달성하는데 적용되는 모든 제도 혹은 시스템<br>• 조직의 의사소통/의사결정/관리정보/목표설정/조정/통제 시스템 등 |
| 기술(Skill) | • 물리적 하드웨어(기계장치, 컴퓨터 등), 소프트웨어<br>• 관리기술(동기부여, 행동강화, 목표관리, 갈등관리, 변화관리, 예산관리 등) |

→ 7가지 구성요소 간의 상호연결성과 상호의존성이 높을수록 강하고 뚜렷한 조직문화 형성

## 5) 조직문화의 중요성

(1) 조직문화는 조직의 모든 관리과정에 광범위하게 영향을 미친다. 즉 일상의 업무 처리과정, 상호교류, 특히 의사결정과정에 조직문화가 명백히 작용하므로, 조직 문화에 대한 올바른 이해가 효율적 관리나 관리의 성공가능성을 높인다.

(2) 조직문화는 조직의 성패를 결정하는 전략의 수립과 진행과정에 영향을 미친다.

(3) 조직문화는 경쟁력의 원천이 된다. 조직문화는 사고 팔 수 없는 독특한 무형의 경쟁자원으로서, 좋은 조직문화를 갖는 것은 신제품 개발이나 시장개척 이상의 중요한 의미를 갖게 되며, 일시적으로 유지되는 상대적 우위가 아니라 상당히 오랫동안 지속적으로 경쟁력 우위를 확보할 수 있다는 것이다.

(4) 조직문화는 조직의 성과와 관련된다. 즉 조직문화는 구성원의 만족도와 생산성에 영향을 미친다는 것이다.

(5) 조직문화의 접근방법이 조직의 환경적응과 변화에의 적응에 필요하다.

## 6) 조직문화의 기능(Simircich)

(1) 조직구성원들에게 조직에 대한 정체의식 마련

(2) 자기보다 큰 어떤 것에 기여하도록 함

(3) 구성원의 행위를 안내, 형성하는 감지도구의 역할

(4) 사회적 체계에 안정성 제공

## 7) 간호조직문화

간호조직은 병원 전체인력 중 40~50%를 차지하는 가장 큰 조직이므로 간호조직문화는 병원조직이
나 건강관리조직의 능률성과 효과성에 지대한 영향을 미친다. 따라서 간호조직문화는 간호직원의 조
직에 대한 긍지와 직무에 대한 만족감에 영향을 미쳐 조직유효성 및 생산성에 크게 영향을 미친다.

• **간호조직문화가 간호조직에 미치는 영향**
① 간호사들이 공유하는 가치나 신념에 영향을 미친다.
② 간호사의 태도나 행동 그리고 일상 업무 수행에 영향을 미친다.
③ 간호사의 조직에 대한 적응, 몰입, 직무만족도에 영향을 미친다.
④ 간호조직의 외부(대상자) 및 내부고객(간호직원)의 만족도에 영향을 미친다.
⑤ 간호사들의 지각, 조퇴, 결근 및 이직률에 영향을 미친다.
⑥ 간호서비스 질 보장(Q.A), 질 향상(C.Q.I) 및 질 관리(T.Q.M) 등의 간호서비스 결과에 영향
을 미친다.
⑦ 간호조직의 효과성, 효율성, 생산성에 영향을 미친다.

[표 3-3] 조화된 간호조직문화, 조화되지 않은 간호조직문화의 특징

| 조화된 간호조직문화 | 조화되지 않은 간호조직문화 |
|---|---|
| • 협력적 정신 구현 | • 전문직목표와 조직목표 간의 불일치 |
| • 좋은 규범의 존재 | • 조직단위를 넘어서는 강한 친교단체 존재 |
| • 무엇보다 우선하는 일차 목표 존재 | • 직원의 의견을 대변하지 못하는 위원회 |
| • 구성원들 간의 높은 상호작용 및 교류 | • 의사결정 시 직원들의 낮은 참여도 |
| • 실질적이고 전문적인 가치 존재 | • 자율성과 독립성을 향상시키는 간호모델의 부재 |
| • 간호전문직의 조직목표와 전체 조직 목표 간의 일치 | • 간호단위 간의 경쟁적인 분위기 |
| • 간호단위 간의 비슷한 목표 | • 전체 조직규범과 간호 조직규범 간의 상충 |
| • 간호단위 간의 높은 협조 | • 구성원들 간의 낮은 상호작용 및 교류 |
| • 자율성과 독립성을 향상시키는 간호모델 존재 | • 구성원들이 존중받지 못한다고 느낌 |
| • 갈등을 해소하려는 공식적인 체계가 존재 | • 추구하는 가치와 추구한 결과 간의 불일치 |
| • 비공식적 체계 존재 | • 구성원들이 관리자를 외부인으로 간주함 |
| • 추구하는 가치와 추구한 결과 간의 일치 | • 구성원 행동에 대하여 이중기준 적용 |
| • 모든 간호사를 같은 일원으로 간주 | • 구성원들이 추구하는 목표의 불일치 |
| • 모든 구성원들이 같은 목표를 추구 | • 구성원들이 조직 의례나 상징에 관심이 없거나 부정 |
| • 모든 구성원에게 같은 행동규범을 적용 | 적임 |

파스케일과 아토스(Pascale & Athos) 등은 조직문화에 영향을 주는 7S 요소를 제시하였다. 이에 대한 설명으로 가장 옳지 않은 것은?                                           19년 서울시

① 구조(structure)는 조직체를 형성하고 있는 구성단위들과 이들 사이의 관계를 연결시키는 패턴을 말한다.
② 관리시스템(management system)은 의사결정제도, 경영정보시스템 등 일상적 조직체 운영과 경영과정에 관련된 모든 제도를 말한다.
③ 공유가치(shared value)는 조직이 목적을 달성하기 위해 조직의 자원을 장기간에 걸쳐 조직체의 여러 구성요소에 배분하는 계획과 행동 패턴을 말한다.
④ 리더십 스타일(leadership style)은 리더와 구성원 간의 상호관계에 있어 기본 성격을 지배하는 요소이다.

## 2  조직 변화

### 1) 개념

(1) 환경에 대한 조직의 적응수준을 변화시키고 조직구성원의 내부적 행동 형태를 변화시켜서 조직의 효율성을 높이 유지·성장·발전시키려는 과정

- 조직은 항상 변화하므로, 이러한 조직 내외적 변화에 적응해야 존립할 수 있음

(2) 조직이 환경의 다양한 변화를 능동적으로 개척할 수 있는 능력을 만들어나가는 과정

### 2) 조직변화의 과정(Lewin)

(1) 해빙기

① 변화추진력과 저항력 사이에 균형이 깨어져 변화의 동기부여
② 조직 내 현재 상태와 조직이 바라는 미래 상태와의 차이를 인식하는 단계
③ 변화의 필요성과 문제를 인식하고 문제해결을 통해 변화하고자 하는 동기를 갖는 단계
④ 조직 안에서 변화의 필요성을 인식, 기존의 관념과 관습, 가치관을 허물고 새로운 관점과 가치관을 받아들이도록 함(혁신세력)
⑤ 변화주도자가 변화에 따른 이점과 관계를 명백히 하여 최고관리층의 지지를 얻음

(2) 변화기(움직임기)

① 변화의 필요성과 문제를 확인하고, 변화를 위한 구체적인 대안을 탐색 선정하고, 목적과 목표를 정의하고, 어떻게 목표를 달성할 것인지 결정하고, 선택된 대안을 실천하여 변화하는 단계
② 동일시(모델링)와 내면화에 의해 이루어짐

정답 ③

③ 변화의 추진력이 증가하고 저항력이 감소하며 새로운 태도 및 행동이 발전되는 과정

④ 변화주도자의 새로운 조직구성에 합리적 반항자와 수구자들이 반항함: 제한된 범위 안에서 변화 시도, 합리적 주도자들과 혁신자들이 제안의 타당성을 적극적으로 변호

### (3) 재결빙기

① 추진력과 저항력 사이에 새로운 균형이 이루어져 변화가 바람직한 상태로 정착되는 단계

② 변화가 개인의 인격에 통합하고 정착하고 지속하는 단계

③ 새로운 행동이 개인의 성격에 정형화된 행동으로 굳어지는 단계

④ 다시 원위치로 돌아가려는 속성이 있으므로 계속적인 지원과 강화활동이 필요함. 따라서 지속적 주시를 통해 보상을 주어 변화된 상태를 안정화시키는 것이 필요

## 3) 조직변화에 영향을 주는 요인

| 변화저항요인 | • **개인수준**: 인지적 편차, 선택적 지각, 고용안정에 대한 위협감, 지위손실에 대한 위협감, 무관심한 태도와 안일감, 습관적 타성, 미지에 대한 두려움, 안정욕구, 변화에 대한 무지<br>• **집단수준**: 집단규범, 집단응집력, 집단사고<br>• **조직수준**: 조직 구성원 상호간의 불신, 공식적 규제, 조직의 경직성, 직급체계의 변화에 대한 위협, 변화인식의 부족, 기득권, 새로운 기술에 대한 위협, 조직구조, 조직문화 |
| --- | --- |

## 4) 조직변화의 유형(Bennis)

권력배분, 목표설정방법, 집행방법에 따라 분류

| 유형 | 설명 |
| --- | --- |
| 계획적 변화 | 권력자와 피권력자 간의 공동목표 설정, 대등한 입장, 충분한 숙고에 의해서 일어나는 변화 |
| 강압적 변화 | 권력분배의 불균형으로 한쪽의 일방적인 목표설정에 의해 일어나는 변화 |
| 주입식 변화 | 권력자, 피권력자가 함께 목표를 설정하여 일어나는 변화이지만 피권력자가 권력자의 신념을 주입받은 불균형한 상태에서 이루어지는 변화 |
| 상호작용적 변화 | 권력자, 피권력자가 상호 대등한 입장에서 목표를 수립하지만 충분한 숙고 뒤에 일어나는 변화라기보다는 무의식중에 다른 사람의 의견을 쫓아서 일어나는 변화<br>즉, 관리자와 부하의 상호작용에 의해 일어나는 변화 |
| 경쟁적 변화 | 조직의 부서간의 권력에 대한 동일시와 경쟁에 의해 촉진되는 변화 |
| 자연적 변화 | 사고나 환경변화 등의 변화에 의해서 이루어지는 변화로 목표의 설정 없이 일어나는 변화 |
| 사회화 변화 | 개인이나 집단이 그가 속한 사회 혹은 집단의 요구에 의해서 일어나는 변화로 이때 권력자의 생각이 반영되면 주입식 변화가 됨 |
| 기술관료적 변화 | 자료를 수집, 해석함으로써 일어나는 변화로 변화가 일어나도록 자료분석의 결과를 보고함 |

## 5) 계획된 조직변화

### (1) 계획된 조직변화의 개념

계획적 변화는 조직의 변화를 초래하기 위해 사전에 미리 계속적인 변화를 기획하고 실행하는 것. 이는 사전에 바람직한 목표를 설정하고 이를 효율적으로 달성하기 위해 전략과 전술을 개발하며 외부 환경에 탄력적으로 적응할 수 있도록 업무수행 이전에 계획을 수립하고 피드백을 계속하면서 변화를 이루어나가는 과정이다.

### (2) 조직변화의 접근방법

| | |
|---|---|
| 구조적 접근 | • 권한배분, 명령연쇄 변경, 공식화정도, 부서의 추가 및 축소, 보상배분 등 구조적 변화에 관심을 가짐<br>• 조직의 신설 및 폐지, 축소와 확대, 통·폐합, 기능·권한·책임범위의 재조정, 통솔범위의 재조정, 의사소통의 개선, 분권화 추진, 조직 내 절차의 명시 및 세분화에 중점 |
| 기술적 접근 | • 장비의 변형, 작업 활동상 상호의존성의 변경, 사회기술상의 변화 등 기술 및 과학 지식을 사용해서 조직을 변화시키려는 것 예) 컴퓨터를 활용한 접근<br>• 업무수행절차와 처리기술의 측면에서 합리화를 추구하는 관리기술적 접근방법<br>• 행정전산망 등 장비 및 수단의 개선, 직무활동의 재배치, 직무처리순서의 조정 및 변경, 업무처리절차의 간소화·신속화, 고객중심적 업무처리의 개선 등 행정과정에서 새로운 분석기법 활용 |
| 인간적 접근<br>(구성원) | • 조직구성원의 행동변화를 통해 조직을 혁신하려 함 (조직개발이 해당)<br>• 구성원의 행태 즉, 가치관, 의식, 태도 등을 변화시켜 조직 전체의 혁신을 추구 |
| 과정적 접근 | • 의사소통 패턴이나 의사결정과정 등 조직과정에 대한 변화<br>• 기계적 관료제 조직구조에 태스크포스팀(TFT)과 같은 유기적 조직 유형을 도입하여 기능별 단위 부서 사이에 정보전달의 개선을 의도하고 있거나 각 단위부서의 대표로 하여금 각 단위 부서에 영향을 미칠 의사결정에 참여하도록 하려면, 조직의 의사결정과정을 변화시켜야 함 |

---

**🖉 기출문제 맛 보기**

간호조직이 구조적, 기술적, 구성원 측면에서 계획적 변화를 시도하려고 한다. 이에 해당하는 **구조적 접근법**은?                                  16년 지방직

① 전자간호기록용 소프트웨어를 최신 버전으로 업그레이드한다.
② 간호단위 관리자의 권한과 책임을 확대하여 운영의 자율성을 높인다.
③ 공기감염병 환자의 관리를 위해 음압시설을 갖춘 병실 수를 20% 증가시킨다.
④ 근거기반 간호중재의 비용–효과성을 교육하고 이를 적용하도록 권장한다.

---

정답 ②

(3) 계획적 조직변화를 위한 전략

  ① 경험 합리적 전략

    ㉠ 근거는 사람들은 합리적인 사고에 의해 자신에게 유리한 쪽으로 행동한다는 것

    ㉡ 사람들은 자신들의 변화로 인하여 어떤 이득을 볼 수 있는지를 알고, 확신할 수 있을 때 변화를 채택한다는 것임

    ㉢ 관리자는 변화로 인한 개인과 기관의 이득을 구체적으로 보여주어야 함

  ② 규범 재교육적 전략

    ㉠ 사람들은 사회문화적 규범에 따라 행동한다는 가정에 근거하여 변화를 유도하는

    ㉡ 사람들의 합리성과 논리성은 고려되지 않고 태도와 가치관 같은 요인이 고려되므로 실무교육, 변화촉진자와 구성원간의 인간관계가 중요한 수단이 됨

  ③ 권력 – 강제적 전략

    ㉠ 권력이 더 많은 사람의 지시와 계획에 대하여 권력이 그 보다 적은 사람이 순응하게 된다는 가정에 근거하여 변화를 시도하는 것

    ㉡ 파업, 노사협상, 행정적 의사결정, 규칙 제정 등이 해당함

  ④ 동지적 전략

    ㉠ 모든 구성원들을 동등하게 대해주고 서로 알아가도록 해주어 집단을 결속시켜 변화를 유도하는 전략

    ㉡ 높은 사회적 욕구와 자존심을 필요로 하는 사람들의 변화를 유도하는 데 효과적임

  ⑤ 정책적 전략

    ㉠ 공식적 비공식적 권력구조를 확인하여 변화를 유도하는 전략

    ㉡ 정책결정과 실행에 영향력이 있는 사람의 권력을 이용하여 변화를 유도하는 것

  ⑥ 경제적 전략

    ㉠ 물품이나 자원, 자본, 금전적 보수 등 경제적 요소를 활용하여 변화를 시도하는 것

  ⑦ 학문적 전략

    ㉠ 지식, 지식추구 등 학문적 요소를 일차적인 영향요소가 되도록 하여 변화를 유도하는 것으로, 합리적 전략의 일종이라 할 수 있음

    ㉡ 효과적인 간호방법 도입을 위해 연구결과나 이론을 이용하는 것이 해당

  ⑧ 공학기술적 전략

    ㉠ 환경 내의 개인을 변화시키기 위해 환경을 변화시켜야 한다는 전략

    ㉡ 간호단위의 구조를 바꿔 병실을 간호사실에 가깝게 하여 간호사가 환자 곁에 더 많이 머물면서 질적 간호를 하게 하는 것 등이 해당

(4) 변화에 대한 저항의 관리방법

| 구분 | 관리방법 | 사용되는 일반적인 상황 |
|---|---|---|
| 교육＋의사소통 | 변화의 필요성, 변화방법, 변화결과에 대한 교육과 설명회 실시 | 변화 대상자가 부족하거나 부정확한 정보와 분석 결과를 갖고 있을 때 |
| 참여＋개입 | 변화에 대한 의사결정과 실천과정에서 당사자들을 참여시킴으로서 의사소통, 정보전달 기능 외에 사기증진과 협조심을 일으킴 | 변화담당자가 변화를 설계하는 데 필요한 모든 정보를 갖고 있지 못하고, 변화 대상자가 저항할 상당한 힘을 가지고 있을 때 |
| 촉진＋지원 | 새로운 기술을 훈련시키고, 구성원에게 시간을 더 주고, 의견을 들어주고, 상담 등 정서적 지원 제공 | 변화에 의한 조정문제 때문에 구성원들이 저항할 때(새로운 기술 필요시) |
| 협상＋동의 | 변화에 저항하는 개인의 욕구를 충족시킬 수 있는 보상을 가지고 협상 | 변화에 저항할 상당한 힘을 가진 구성원 혹은 집단이 변화를 거부할 때 |
| 조작＋공동작업 | 헛소문 유포, 사실 왜곡, 해로운 정보 억제, 중요한 역할 맡기기 등으로 반대방향으로 힘을 행사하지 못하도록 하는 방법 | 다른 방법은 사용하기 어렵거나 많은 비용이 소요될 때 |
| 강압 (명시적＋묵시적) | 위협, 해고, 전직 등 강압적인 수단 사용 | 변화속도가 중요하고 변화 담당자가 상당한 힘을 가지고 있을 때 |

---

🖉 **기출문제 맛 보기**

1. 〈보기〉의 간호부가 사용한 계획적 조직변화 전략으로 가장 옳은 것은?    19년 서울시

〈보기〉

간호부에서는 투약과 관련된 안전사고를 감소시키기 위한 방법으로 근접오류(near miss)를 보고하고 관리할 수 있는 간호정보시스템을 개발하고 운영 중이다. 그러나 간호사들이 오류 보고 후 뒤따르는 비난과 질책이 두려워 익명화된 시스템임에도 불구하고 보고 자체를 꺼리고 있다는 문제점을 발견하게 되었다. 이에 간호부에서는 환자안전 관련 지침과 자료들을 개발·배포하고, 병동별로 변화 촉진자를 선정하여 활성화될 수 있도록 노력하고 있다.

① 동지적 전략
② 규범적－재교육적 전략
③ 경험적－합리적 전략
④ 권력－강제적 전략

2. A 조직에서의 팀 내의 모든 구성원을 동등하게 대해 주고 서로 잘 알도록 하여 집단의 결속력을 증진시키는 방법으로 조직변화를 계획하고 있다. 이에 해당하는 조직변화의 전략으로 가장 옳은 것은?
22년 2월 서울시

① 학문적 전략
② 동지적 전략
③ 경험적－합리적 전략
④ 규범적－재교육적 전략

---

정답 1. ② 2. ②

## 7) 조직개발(OD, Organization Development)

(1) 조직구성원들의 가치, 태도, 신념 등을 변화시켜 조직유효성을 제고하려는 노력

(2) 조직개발은 인적자원의 개발을 통하여 개인과 조직의 목표가 일치될 수 있도록 인간중심적 관리 방식의 수행

(3) 적응대상 수준에 따른 조직개발의 기법

| 구분 | 종류 |
|------|------|
| 개인주의 | 각종 카운슬링, 직무충실화, 교류분석, 긴장이완훈련 |
| 집단수준 | 팀 구축법, 집단 브레인스토밍, 감수성 훈련 |
| 조직수준 | 관리격자법, 목표에 의한 관리, 근로생활의 질프로그램 |

(4) 종류

① 감수성훈련(sensitivity training, T-그룹훈련)

ⓐ 그룹: 10명 내외의 서로 잘 모르는 사람으로 구성

ⓑ 방법: 기존의 조직관계, 인간관계에서 완전히 벗어나 자유로운 분위기에서 상호토론함으로서 자신과 타인에 대한 태도, 지각, 감수성을 기르는 대인관계술 훈련방법

② 팀구축법(team building)

ⓐ 조직 내 팀을 통해 구성원을 변화시키는 방법

ⓑ 일상적 조직생활을 떠나 팀원은 팀의 목표, 역할분담, 목표달성 방법을 스스로 결정 함으로서 주인의식 함양, 직무 만족도 향상, 팀원 간 응집력 향상, 팀워크를 통한 높은 성과를 달성

ⓒ 조직 구성원 역할의 명확화, 갈등 해소, 집단 내 개인 간 관계의 향상, 문제해결기술 향상을 위함

③ 자료조사 피드백 (survey feedback)

ⓐ 구성원들의 가치관, 태도, 욕구, 조직풍토, 리더십, 집단간 응집력에 관한 설문조사

ⓑ 분석결과를 구성원들에게 피드백함으로서 문제점과 변화의 방향을 제시하는 기법

④ 관리격자법 (managerial grid training, 그리드 훈련)

ⓐ Blake & Mouton의 리더십 이론(관리격자이론)에 근거

ⓑ 리더십 개발을 통해 조직 유효성을 높이려는 조직개발기법

ⓒ 설문지를 이용하여 관리자들이 어떤 리더십 스타일인지 파악하여, 자신의 리더십 스타일을 변화시키도록 유도하는 방법

## 3 조직 유효성

### 1) 효과성과 효율성의 개념

조직업적은 조직목적과 관련된 개념으로 효과와 효율에 의해서 평가됨

**(1) 효과성(Effectiveness)**

① 조직의 목적 달성을 평가하는 것과 관련이 깊은 개념

② 목적과 수단을 연결한 상태에서 실제 산출이 당초 목적을 어느 정도 충족했는가의 개념

**(2) 효율성(Efficiency)**

① 생산성과 유사한 개념

② 수단을 목적으로부터 분리한 상태 하에서 제한된 자원과 중립적인 수단을 사용하여 산출의 극대화를 기하는 것을 의미

③ 조직이 목적달성을 위해 제 자원을 사용하는 정도를 측정하는 개념

### 2) 조직 유효성의 결정요인(Likert)

| 인과변수 | 매개변수 | 산출변수 |
|---|---|---|
| 조직 내 발전과정과 결과에 영향을 미치는 요인 | 인간자원에 영향을 미치는 조직의 내적 상태 | 조직의 업적을 나타내는 변수 |
| • 리더십 전략, 기술, 스타일<br>• 조직의 목표, 정책, 구조<br>• 기술<br>• 관리결정 등 | • 목표에의 추종<br>• 동기부여 및 사기<br>• 리더십의 숙련성<br>• 의사소통과 갈등해소<br>• 의사결정 등 | • 산출물<br>• 비용, 판매, 수입<br>• 노사관계<br>• 조직몰입<br>• 직무만족 등 |

### 3) 조직 유효성이 높은 조직의 특성

① 조직구조가 분명하여 구성원들은 자신의 부서와 지원 부서를 명확히 구분할 수 있다.

② 조직목적이 분명하며, 관리단계도 최소화함으로서 조직 내 알력, 스트레스, 타성이 없다.

③ 조직구성원은 전체 업무 중 자신의 위치와 업무를 확인한다.

④ 조직응집력(직무만족, 조직몰입 등)을 강화시키고 의사소통이 원활하도록 조직되어 있다.

⑤ 조직업적이 최대화되도록 의사결정을 촉진시키는 구조로 되어 있다.

⑥ 조직구성원의 단결력과 소속감을 강화시키는 비공식적 집단이 있다.

⑦ 조직 내 리더십 개발이 용이하도록 조직되어 있다.

# 직무관리

## 1 직무관리의 개념

(1) 조직이 추구하려는 목적을 효과적, 효율적으로 달성하기 위해 조직을 생산적으로 구성하고 조직의 직위나 업무내용을 적당하게 배분하고 지속적으로 분석, 평가해서 좀 더 바람직한 방향으로 조직을 재설계해 나가는 것

(2) 직무관리는 직무를 설계하여 직무체계를 형성하고 각 직무분석을 통해 과업내용과 직무를 수행하는 구성원의 자격조건 설정, 직무 평가를 하는 활동으로, 직무설계, 직무분석, 직무평가와 관련된 활동을 말한다.

## 2 직무설계

### 1) 직무설계(Job design)의 개념

(1) 조직의 과업을 세분화하여 부서나 개인에게 과업을 배정하는 과정
즉, 한 사람이 담당할 일(직무)를 구성하기 위한 설계

(2) 직무내용, 직무방법, 조직 내 요구와 사회적 요구, 직원 개개인의 요구간의 관계를 구체화시킨 것: 동기부여와 생산성 향상에 중요한 역할

(3) 직무내용이 개인의 능력 및 희망과 일치하도록 작업, 작업환경, 노동조건을 조직화하는 것

(4) 직원이 더 효과적으로 일하고, 동기화될 수 있도록 현재의 직무를 관찰, 기록, 분석하여 조직전체의 비용절감 및 직무 만족도를 높일 수 있도록 만드는 것

### 2) 직무설계의 방법

(1) **직무단순화(Job simplification)**

① 한 사람이 담당할 과업의 수를 줄여 직무를 단순화시키는 것으로, 과업을 단순하고, 반복적이고 표준적으로 설계

② 분업 및 전문화로 이해 가능

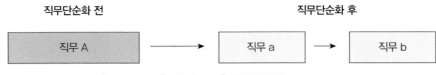

[그림 3-17] 직무단순화

③ 직무단순화의 장·단점

| 장점 | 단점 |
|---|---|
| • 직무에서 복잡성을 제거시킴으로 동일한 업무를 능률적으로 수행함<br>• 기술수준이 낮은 직원도 단순화된 직무를 수행할 수 있으며 조직의 전체적인 능률이 향상됨<br>• 약간의 훈련만으로도 기술을 습득할 수 있고 과업을 수행할 수 있기 때문에 직원 간에 호환성이 높음<br>• 관리자의 통제가 용이<br>• 작업 결과에 대한 책임과 부담감 감소 | • 직무의 단조로움으로 지루함을 유발시킬 수 있음<br>• 업무를 덜게 된 만큼 다른 일을 더 많이 맡게 될 수도 있으므로 직무 만족도면에서 크게 의미가 없음<br>• 사람들은 누구나 일상적이고 반복적인 업무를 싫어하기 때문에 사보타지, 결근, 노동조합 등과 같은 부작용이 발생<br>• 잠재능력 발휘기회 적음<br>• 직업에 대한 만족감 저하, 고차원적인 직무수행 경험기회 감소 |

(2) 직무순환(Job rotation)

① 한 직무에서 다른 직무로 체계적으로 순환시킴으로써 다양한 과업을 수행할 수 있도록 하는 것

② 직무의 단조로움을 줄이고 새로운 지식과 기술을 배울 수 있는 기회를 부여하기 위하여 직무를 수평적으로 확대시키는 방법

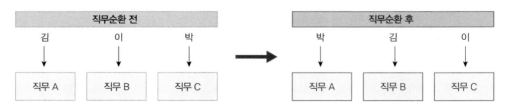

[그림 3-18] 직무순환

③ 직무순환의 장·단점

| 장점 | 단점 |
|---|---|
| • 업무능률을 향상시키면서 직원들에게 다양한 경험과 자극을 줄 수 있음<br>• 단조로움을 줄임<br>• 새로운 지식과 기술을 배울 수 있음<br>• 직무를 조직전체의 관점에서 생각할 수 있음 | • 처음에는 흥미를 느끼나 업무에 익숙해지고 나면 곧 싫증을 느끼게 됨<br>• 직무의 계속성을 보장할 수 없고 업무에 대한 불연속성으로 근무자가 무력감이나 좌절감을 느낄 수 있음<br>• 새로운 직무에 익숙해질 때까지 작업진행이 더뎌 조직전체의 비용이 증가할 수 있음 |

(3) **직무확대(Job enlargement)**

① 여러 과업을 묶어 하나의 새롭고 넓은 직무로 결합하는 것으로, 직무 범위를 넓히는 것

② 수평적 직무확대 혹은 직무충실화의 수평적 측면

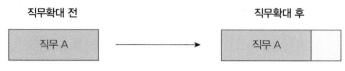

[그림 3-19] 직무확대

③ 직무확대의 장·단점

| 장점 | 단점 |
|---|---|
| • 지나친 단순화로 인한 조직구성원들의 싫증을 해소시키는데 효과적<br>• 직무의 다양화를 통해 조직구성원의 도전감을 증대시킬 수 있음<br>• 직무의 단순성과 지루함을 줄일 수 있어 직무만족도가 높아져 결근율, 이직율이 감소할 수 있음 | • 자존심, 자아실현 욕구가 높은 사람에게는 적합하나 반대의 사람에게는 불만이 늘어날 수 있으며 업무증가를 불평할 수 있음<br>• 직무의 범위를 늘리기 위해서 긴 오리엔테이션 기간이나 적응기간이 필요<br>• 작업량이 증대되어 종업원 감축의 한 수단으로 사용될 수 있음 |

(4) **직무충실화(Job enrichment)**

① 허츠버그의 이요인론에 기초하여 직무가 동기요인을 충족하도록 재구성한 것
  • 직무내용 자체가 도전감, 성취감, 인정감, 책임, 성장 발전 기회를 제공하도록 재구성

② 직무수행자가 담당하는 기본과업은 변하지 않으나, 직무수행자 스스로 그 직무를 계획하고 통제하도록 위임하는 기법
  • 직무수행방법과 직무장소를 스스로 결정, 필요한 자원을 스스로 통제

③ 직원들이 수행하는 과업의 수와 빈도를 변화시킴으로써 직무수행 과정에서 성취감, 인정감, 기타 고차원의 동기요인들이 발휘될 수 있도록 직무를 설계하는 것

④ 동기부여를 통한 직무만족과 성과를 높이기 위해 단순히 직무의 수를 늘리는 것이 아니라, 직무내용의 다양화, 자율성과 책임 부여, 개인적 성장과 일 자체에서 의미있는 경험을 할 수 있는 기회를 제공하는 것

⑤ 수직적 직무확대 혹은 직무충실화의 수직적 측면이라고 함

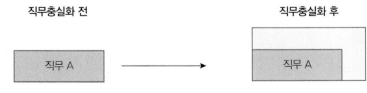

[그림 3-20] 직무충실화

⑥ 직무충실화의 장·단점

| 장점 | 단점 |
|---|---|
| • 성취감, 인정감을 느끼고 개인적인 성장을 경험<br>• 새로운 지식획득 기회 제공, 근무시간 조정, 결과에 따른 피드백을 제공하여 동기유발과 자아실현 기회를 제공 | • 높은 개인적 자질이 요구되므로 이를 따라가지 못하는 사람에게는 불안, 갈등, 착취된다는 느낌을 갖게 함<br>• 관련 직무에 대한 전면적인 검토가 필요하기 때문에 비용이 많이 듦 |

(5) **직무특성모형(Hackman & Oldham)**

① 직무충실화에 기본을 두며 현재의 직무를 진단하여 기존의 직무설계를 수정하는 데 초점

② 직원들에게 더 많은 책임, 자율, 직무에 대한 통제권을 주기 위해 직무충실화를 주장

③ 개인 간 차이에 의한 다양성을 고려하여 업무를 분석하여 평가함으로써 어떤 직무가 어떤 사람에게 적합하고, 어떻게 하면 최상으로 동기부여할 수 있고, 어떤 방법으로 측정, 평가될 수 있는지 고려하여 설계하는 것

즉, 개인에게 필요한 동기부여 방법과 이러한 결과를 어떤 방법으로 측정하여 평가할 것인지 살펴봄으로서 동기부여를 고려하여 직무를 설계하는 것

④ 주요 내용

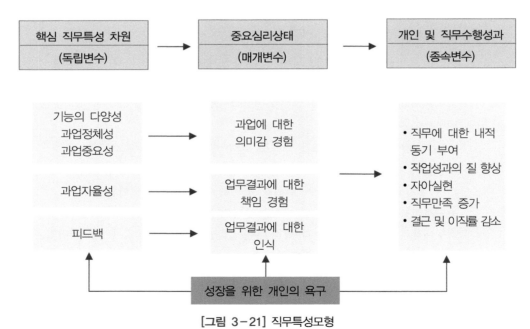

[그림 3-21] 직무특성모형

*출처: J.Richard Hackman, Work Design in J.R. Hackman and J.Lloyd Suttle,(eds), Improving Life at Work(Santa Monica.: Goodyear Publishing Co.; 1977), p.129.

㉠ 직무의 핵심적 특성
  • 핵심직무특성 점수가 높은 직무를 수행하는 사람이 더 동기가 유발되고 높은 만족도를 가지며 더 생산적임

| 기술의 다양성 | 하나의 직무를 수행하는 데 필요한 활동의 다양성 |
|---|---|
| 과업의 정체성 | 한 직원이 하나의 과업을 처음부터 끝까지 독자적으로 수행할 수 있는 정도(과업의 독자성) |
| 과업의 중요성 | 과업이 기업이나 소비자에게 중요하게 인식되는 정도 |
| 자율성 | 한 직원이 직무계획, 방법, 일정 등 직무수행을 하기 위해 필요로 하는 조건을 선택할 수 있는 자유재량권 |
| 피드백 | 직원이 수행결과에 대해 직접적이고도 정확하게 정보를 얻을 수 있는 정도 |

㉡ 직원의 성장 욕구 강도
  • 성장욕구 강도: 직원이 가진 자기 자신에 대한 성장욕구의 정도
  • 과업의 핵심적 특성, 개인적 결과와 직무수행 성과에 각각 영향을 미침
  • 성취감과 도전감 등 고차원적인 성장욕구를 추구하는 직원에게 직무특성모형이 효과적

⑤ **직무특성 모형의 장·단점**

| 장점 | 단점 |
|---|---|
| • 직무의 여러 특성과, 직원의 반응 및 개인적 차이를 고려해야 한다는 것을 부각시켜 줌<br>• 성장욕구가 높은 사람은 다양성, 자율성, 피드백, 과업독자성이 높은 직무에 호의적임<br>• 직무특성의 점수가 높은 직무를 수행하는 사람은 더 동기유발이 되고, 직무만족이 높아 더 생산적임 | • 욕구, 동기 등의 개인적 특성은 대부분 변화무쌍하여 욕구구조의 작은 변동에도 쉽게 직무불만족으로 변화 가능<br>• 직무에 대한 의미, 내적 동기부여 등 개념의 정확한 의미나 관련성이 분명하지 않음<br>• 개인특성에 대한 측정조차 아직 조잡한 상태<br>• 직무의 특성과 작업자의 반응 및 개인적 차이를 고려해야 함 |

**1. 다음에서 설명하는 직무설계 방법은?**                                                        22년 지방직

구성원이 직무를 수행하는 과정에서 성취감, 인정감 및 고차원적인 동기 요인들이 발휘되도록 설계하는 방법으로 수직적으로 직무의 깊이를 늘리는 것이다.

① 직무순환          ② 직무확대          ③ 직무단순화          ④ 직무충실화

**2. 해크만과 올드햄의 직무특성 모형에서 구성원들을 동기부여 할 수 있는 직무특성으로 옳지 않은 것은?**
23년 서울시

① 과업의 중요성          ② 과업의 창의성          ③ 자율성          ④ 피드백

**3. 직무설계 방법 중 직무확대의 장점에 해당하는 것은?**                                  23년 지방직
① 직무의 능률성이 높아진다.                    ② 직무에 대한 자율성이 높아진다.
③ 작업 결과에 대한 책임부담감이 감소한다.      ④ 반복적인 업무에서 발생하는 단조로움이 감소한다.

## 3  직무분석

### 1) 직무분석(Job analysis)의 개념
(1) 직무 내용이 무엇인지 알아내고, 그 직무에 어떤 사람이 채용되어야 하는지 알아내는 절차
(2) 직무의 내용과 특징 즉, 어떤 일을 어떤 방법, 어떤 목적, 어디에서 하는지와 그 일을 위해 어느 정도의 지식, 경험, 기술, 기능, 책임을 필요로 하는지 명확히 해 주는 것
(3) 조직에 존재하는 직위의 본질, 기능, 여건 등을 규명하는 과정
(4) 어떤 직위에서 필요로 하는 지식, 기술, 태도, 성격요건 등을 확인하는 것

### 2) 직무기술서와 직무명세서
(1) **직무기술서(Job description)**
  ① 직무를 수행하는데 요구되는 사항들을 구체적으로 서면화한 것으로, 직무의 특성을 기술
  ② 정확하고 명백하며 간결하게 표현되어져야 하고, 내용은 조직원 모두에게 공개되어야 함
  ③ **포함 내용**: 직무명, 근무위치, 직무개요, 직무내용, 기구와 장비, 물품과 근무조건, 위험

---

정답  1. ④  2. ②  3. ④

(2) **직무명세서(Job specification)**

① 각 직무에 필요한 자격요건을 직무기술서에서 찾아내어 더욱 상세하기 기술한 것

② 직무를 수행하는 사람의 인적특성 즉, 성격요건, 경험, 지식, 체력, 교육수준 등을 구체적으로 계량화하여 명시한 것

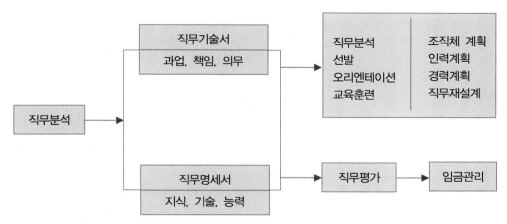

[그림 3-22] 직무분석의 이해

## 3) 직급별 직무기술서 작성

(1) 특정 직무를 효과적으로 수행할 수 있는 자질을 갖춘 인력을 파악하여 충원하기 위해 직무분석, 직무기술서, 직무명세서를 정확히 작성하는 것이 필요하다.

(2) 직급별 위치와 직무, 책임은 직무기술서 내용이고, 자질과 자격은 직무명세서의 내용에 해당

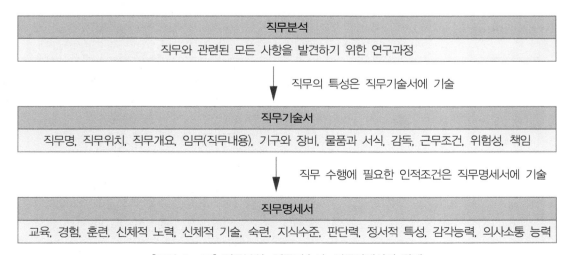

[그림 3-23] 직무분석, 직무기술서, 직무명세서의 관계

Q 참고 POINT

[직무분석 요소]
(1) **직무명칭과 근무위치**: 직무의 특성
(2) **임무**: 업무내용, 수행방법, 주요업무 발생빈도 및 시간 할당
(3) **직무관계**: 조직 내의 수평적, 수직적 책임과 권한
(4) **감독**: 감독받아야 할 사람, 감독할 사람, 감독 책임자의 한계, 피 감독자수
(5) **작업조건**: 작업환경 상태, 작업위험의 성격, 작업위험의 발생빈도 등
(6) **정신적 요구**: 창의성, 판단력, 분석능력, 지도력, 집중력, 주의력, 정서 등
(7) **신체적 요구 및 기술**: 신체적 활동과 노력, 기능(운동능력, 감각, 지각 등)

## 4) 직무분석의 목적

인적자원관리가 일관성이 있고 공정하게 수행되도록 직무에 관한 자료를 제공하는 것

(1) 조직의 합리화를 위한 기초 작업으로 권한과 책임의 한계를 명확히 함

(2) 합리적 채용, 배치, 이동, 승진 등의 기초 자료 제공

(3) 인사고과 및 업무개선을 위한 기초자료 제공

(4) 직원의 훈련 및 개발의 기준

(5) 직무급의 임금결정을 위한 기초자료

(6) 안전관리, 작업조건 개선의 기초자료로 활용

(7) 법적 자료로 활용

## 5) 직무분석의 절차

| | 단계 | 내용 |
|---|---|---|
| 1단계 | 배경정보의 수집 | 조직도표, 업무 분담표, 현존 직무기술서, 직무명세서 등 수집 |
| 2단계 | 분석할 대표직위의 선정 | 시간과 비용 상 모든 직무가 아닌 대표적 직위를 선정 |
| 3단계 | 직무정보의 획득 | 직무 성격, 직무수행에 요구되는 종업원 행동, 인적 요건 등을 구체적으로 분석 |
| 4단계 | 직무기술서의 작성 | 직무의 주요한 특성과 함께 직무의 효율적 수행에 요구되는 활동들에 관한 문서 |
| 5단계 | 직무명세서의 작성 | 직무기술서를 명세서로 전환, 직무수행에 필요한 인적자질, 특성, 기능, 경험 등 |

**Q 참고 POINT**

**[직무분석의 과정]**
(1) 직무를 구성하는 과업을 분류한다.
(2) 각각의 과업이 어떻게 수행되는지를 밝힌다.
(3) 각 과업이 왜 그렇게 수행되는지 조사한다.
(4) 주 과업과 부차적 과업을 구별하기 위해 과업의 난이도, 중요성을 조사한다.
(5) 사회적 여건, 정신적 긴장, 소음, 온도, 공간 등 개인적 요구와 관련된 전형적인 작업조건을 조사한다.

## 6) 직무분석의 방법

(1) **면접법**

① 특정 직무에 대해 많은 지식과 오랜 경험을 가지고 그것을 언어로 정확히 표현할 수 있는 사람과의 직접 면담을 통해 분석하는 방법

② 면접법의 장·단점

| 장점 | 단점 |
|---|---|
| • 정확하고 객관적인 완전한 정보를 얻을 수 있고, 직무의 여러 특성 파악에 적합 | • 많은 시간과 경비를 필요로 하고, 면접자에 의한 정보 왜곡 가능<br>• 분석자의 주관개입과 익명성 보장의 어려움 |

(2) **관찰법**

① 분석자가 직접 직무수행자의 곁에 서서 직무활동의 실제를 상세하게 관찰하고 그 결과를 기술하는 방법

② 직무가 표준화되어 있거나 관찰 가능한 활동으로 구성된 직무에 적당

③ 관찰법의 장·단점

| 장점 | 단점 |
|---|---|
| • 관찰자가 풍부한 경험과 관찰력이 있을 때 유용<br>• 비교적 정확하고 객관적인 정보수집 가능<br>• 여러 명 동시에 관찰 가능<br>• 정확한 정보수집 가능<br>• 소요시간이 짧고 반복되는 단순 직무분석에 적합 | • 분석자의 주관이 개입될 수 있고, 시간과 노력이 많이 소모되며, 작업 방해 가능<br>• 직무의 내부구조(지적, 정신적 직무 등)를 파악하는 데 문제<br>• 대상자의 행위가 관찰자에 의해 달라질 수 있음<br>• 대상자의 내면에 대한 관찰은 불가능<br>• 장기간 관찰이 어려움 |

(3) **질문지법(설문지법)**

① 현장의 직무수행자, 감독자에게 설문지를 배부하여 직무의 내용을 기술하게 함

② **질문지법의 장·단점**

| 장점 | 단점 |
|---|---|
| • 조사대상이 폭넓고, 면담보다 자료수집에 비용이 적게 소모<br>• 많은 사람에게서 직무정보를 빠르게 획득: 시간 소모가 적고, 가장 간단한 방법<br>• 관찰법으로 어려운 사무관리 분야에서의 작업 내용과 중요점, 기술이나 지식에 관한 자료를 얻을 수 있음 | • 질문지 개발과 테스트에 비용이 많이 들고 시간이 많이 소요됨<br>• 응답자의 잘못된 응답 등으로 객관적 조사의 어려움이 따름 |

(4) **중요사건방법**

① 성공적인 직무수행에 결정적인 역할을 한 사건이나 사례를 중심으로 직무를 분석하는 방법

② 직무수행자의 직무행동 가운데 성과와 관련하여 효과적인 행동과 비효과적인 행동을 구분하여 그 사례를 수집하고, 이러한 사례로부터 직무성과에 효과적인 행동패턴을 추출하여 분류하는 방법

③ **중요사건방법의 장·단점**

| 장점 | 단점 |
|---|---|
| • 중요사건을 측정할 수 있음<br>• 직무분석의 이익과 용도를 잘 알 수 있음 | • 많은 시간과 노력이 소요되고, 일상적 내용은 누락 가능 |

(5) **작업표본방법(Work sampling method)**

① 분석자가 특정기간 동안 작업 중인 직원을 일정한 간격을 두고 짧은 기간 동안 관찰하여 기록·분석하는 방법

② 단순한 관찰법을 보다 세련되게 개발한 것으로, 전체 작업과정 동안 무작위적인 간격으로 많은 관찰을 행하여 직무행동에 관한 정보를 얻는 방법임

③ 횡단적으로 상이한 여러 직무담당자의 직무활동을 동시에 기록하여 전체 직무의 모습을 확인하거나, 종단적으로 한명 혹은 몇 명의 동일한 직무의 담당자를 관찰할 수 있음

④ **작업표본방법의 장·단점**

| 장점 | 단점 |
|---|---|
| • 직무성과가 외형적일 때 잘 적용될 수 있는 방법<br>• 관찰이 어려운 경우 사용할 수 있는 방법 | • 전문적인 작업연구자들이 주로 많이 활용하나 면접과 토의에 의해 보완되어야 함<br>• 시간소모가 많고 절차가 어려움 |

(6) 작업기록방법

① 직무수행자의 작업일지나 메모를 통해 직무에 대한 정보를 수집하는 방법으로, 관찰이 어려운 직무분석에 많이 활용

② 작업기록방법의 장·단점

| 장점 | 단점 |
|---|---|
| • 관찰이 어려운 경우 사용 | • 기록이 누락된 경우 분석 불가 |

(7) 자가보고법(자가일기법)

일종의 일기형식으로, 질문지보다는 광범위한 작업정보를 얻을 수 있으나 보고자가 보고하는 내용만 알 수 있고 보고자에 의한 왜곡을 막을 수 없음

(8) 요소분석법

직무마다 공통적으로 해당되는 요소를 중심으로 직무군을 찾아내서 직무를 분석하는 방법

---

**기출문제 맛 보기**

1. 응급실에서 소리지르는 사람이 많아 소음으로 인해 신규간호사가 적응을 못했다. 이 간호사를 이동 배치하려고 할 때 참고할 가장 객관적인 자료는?                    17년 서울시

① 인사고과          ② 직무명세서          ③ 작업조건          ④ 직무기술서

2. 일반병동에 근무하는 일반 간호사의 직무분석을 하려고 한다. 시간적 압박이 있는 상황이라 되도록 많은 간호사를 대상으로 빠르게 직무에 관한 정보를 수집하고자 할 때 가장 적절한 방법은?          22년 2월 서울시

① 관찰법          ② 면접법          ③ 질문지법          ④ 작업표본방법

---

**4    직무평가**

**1) 직무평가의 개념**

직무의 난이도, 책임, 복잡성, 업무시간, 요구되는 학력, 능력, 경험, 노력을 타 직무와 객관적으로 비교 평가하여 조직 내외의 직무 간 상대적 가치를 결정함으로서, 그 직무에 대한 공정한 지위와 급여를 산출할 수 있게 하는 것

---

정답 1. ② 2. ③

## 2) 목적

조직의 임금체계나 구조를 확립하고 인사관리 전반의 합리화를 기하기 위함

(1) 임금의 공정성 확보

(2) 인력확보 및 인력배치의 합리성 제고

(3) 인력개발의 합리성 제고

## 3) 직무평가의 방법

### (1) 서열법(Ranking)

① 가장 오래되고 전통적인 방법으로, 간단하고 신속하게 수행할 수 있는 평가방법

② 각 직무를 직무의 곤란도, 책임성, 감시받는 정도, 필요로 되는 교육훈련, 작업조건 등을 고려하여 최상위부터 최하위까지 비교/평가하여 순위별로 계층화하는 것

　예 간호부장, 간호차장, 간호과장, 간호감독, 수간호사, 간호사, 간호조무사 순

③ 평가자가 직무를 모두 알고 있는 경우 가능

④ 서열법의 장 · 단점

| 장점 | 단점 |
|---|---|
| • 간단하고 사용이 쉬움<br>• 등급을 신속히 매길 수 있음 | • 각 직무의 판단기준이 없어 등급기준을 알 수 없음<br>• 직무 간의 차이가 명확하고 평가자가 모든 직무를 잘 알고 있을 때에 적용이 가능<br>• 직무가 많을 경우 서열매기기가 불가능<br>• 어느 정도의 차이가 있는지는 알 수 없음 |

### (2) 직무분류법(Job classification, 직무등급법)

① 모든 직무를 같거나 유사한 것끼리 같은 등급으로 묶어서 평가하는 방법

② 직무에 대한 **등급기술서** 작성: 업무내용, 책임, 교육을 명시하여 같은 등급으로 묶음

③ 직무분류법의 장 · 단점

| 장점 | 단점 |
|---|---|
| • 서열법보다 직무차이를 구체적으로 밝힐 수 있음<br>• 조직 내 지위와 급료문제를 쉽게 납득시킬 수 있음<br>• 비교적 간단하고 이해가 용이 | • 분석자에 따라 각기 다른 평가결과가 나타날 수 있음 (광범위한 일반적 척도이므로)<br>• 직무가 많은 조직의 경우 실제 적용이 어려움 |

[표 3-4] 분류법의 예

| 등급 | 대표직무 | 역할 |
|------|---------|------|
| 2등급 | 간호부장 | • 고도의 전문적인 업무<br>• 간호부서의 장기 목표와 전략 및 정책을 계획하고 결정하며, 최고관리 활동을 담당하기 위한 지휘, 통제의 책임과 권한을 가진 업무<br>• 석사학위 이상 |
| 3등급 | 간호차장/과장 | • 각 전문 분야의 인력을 기획, 조직, 인사, 감독, 조정해야 하는 책임을 가진 중간 간호관리자와 스태프<br>• 석사학위 이상 |
| 4등급 | 수간호사 | • 10~15명 정도의 간호직원을 직접 감독해야 하는 책임이 있으며, 1개 간호단위의 직원들이 일일업무계획, 지휘, 평가에 대한 전반적인 책임이 있는 일선 간호관리자<br>• 석사학위 이상 |
| 5등급 | 간호사 | • 환자간호의 절차와 병원규칙에 맞추어 나가기 위해 독자적인 의사결정을 해나가야 하는 책임이 있는 간호사 또는 전문간호사<br>• 학사학위/석사학위 이상 |
| 6등급 | 간호조무사 | • 간호사의 감독하에서 일하며, 환자간호에 있어서 미숙련된 분야를 담당하며 간호사의 지시를 받아 업무를 수행해야 하는 책임을 가진 간호업무 보조요원<br>• 고등학교 졸업 |

(3) **요소비교법(Factor comparison mathod)**

① 서열법에서 발전된 기법으로 직무를 보상요소별(정신적, 신체적, 기술적 요소, 책임, 근무조건 등)로 분류하여 화폐금액으로 표시하여 계량화하는 방법

② 요소비교법의 장·단점

| 장점 | 단점 |
|------|------|
| • 직무에 지급되는 급료의 합리적 평가가 가능<br>• 측정척도가 설정되면, 타 직무의 평가에 비교적 용이하게 이용<br>• 직무의 상대적 가치를 결정하는 데 유사직무와 비교 가능 | • 실제급료와 요소비교법에 의한 급료의 차이 시 오히려 요소금액 배분 조정이 됨<br>• 시간과 노력이 요구되어 실제 적용이 어려움<br>• 가치척도에 편견이 개입될 가능성 존재 |

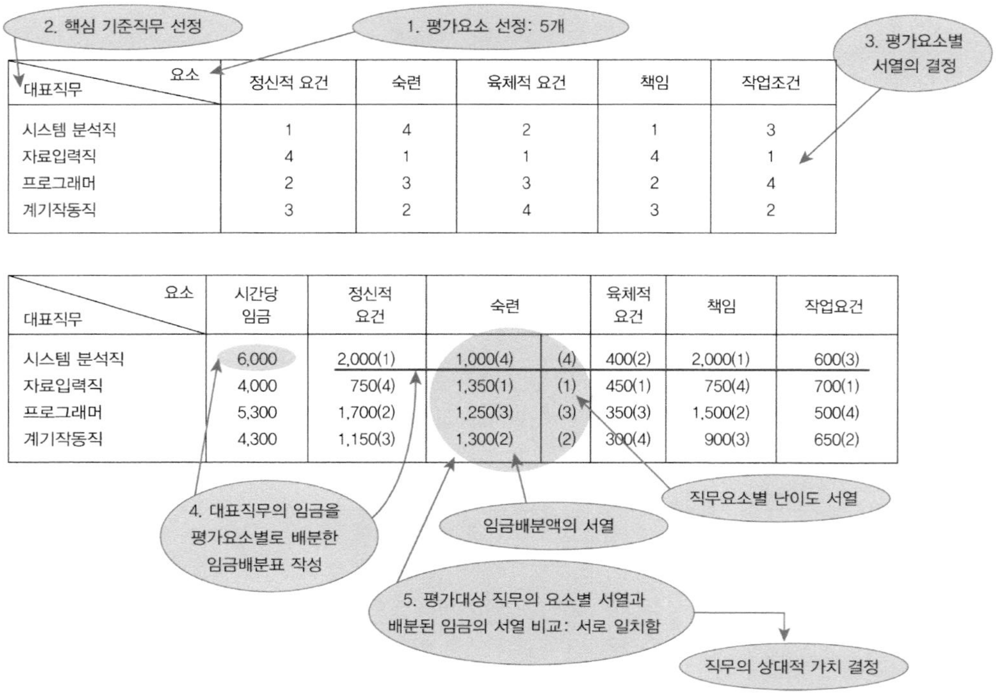

표 상단:
- 2. 핵심 기준직무 선정
- 1. 평가요소 선정: 5개
- 3. 평가요소별 서열의 결정

| 대표직무 \ 요소 | 정신적 요건 | 숙련 | 육체적 요건 | 책임 | 작업조건 |
|---|---|---|---|---|---|
| 시스템 분석직 | 1 | 4 | 2 | 1 | 3 |
| 자료입력직 | 4 | 1 | 1 | 4 | 1 |
| 프로그래머 | 2 | 3 | 3 | 2 | 4 |
| 계기작동직 | 3 | 2 | 4 | 3 | 2 |

| 대표직무 \ 요소 | 시간당 임금 | 정신적 요건 | 숙련 | | 육체적 요건 | 책임 | 작업요건 |
|---|---|---|---|---|---|---|---|
| 시스템 분석직 | 6,000 | 2,000(1) | 1,000(4) | (4) | 400(2) | 2,000(1) | 600(3) |
| 자료입력직 | 4,000 | 750(4) | 1,350(1) | (1) | 450(1) | 750(4) | 700(1) |
| 프로그래머 | 5,300 | 1,700(2) | 1,250(3) | (3) | 350(3) | 1,500(2) | 500(4) |
| 계기작동직 | 4,300 | 1,150(3) | 1,300(2) | (2) | 300(4) | 900(3) | 650(2) |

- 4. 대표직무의 임금을 평가요소별로 배분한 임금배분표 작성
- 임금배분액의 서열
- 직무요소별 난이도 서열
- 5. 평가대상 직무의 요소별 서열과 배분된 임금의 서열 비교: 서로 일치함
- 직무의 상대적 가치 결정

[그림 3-24] 요소비교법

*출처: 장금성 외, 최신간호관리학, 현문사, 2020, p.232.

(4) 점수법(Point system)

① 직무의 중요성(기술, 노력, 책임, 직무조건 등)을 상대적 중요도에 따라 점수를 부과한 후 전체 점수를 화폐단위로 표시하는 방법

② 방법

ⓐ 평가요소 선정

ⓑ 가중치 부여

ⓒ 평가요소별 점수 부여

ⓓ 총점 산출

ⓔ 화폐로 환산

③ 점수법의 장·단점

| 장점 | 단점 |
|---|---|
| • 비교적 상대적 차이에 의한 신빙성을 제시하여 평가결과에 대한 이해와 신뢰 가능<br>• 직무의 상대적 차등을 명확하게 제시 | • 적절한 평가요소 선정과 평가요소별 가중치 결정이 어려움<br>• 시간, 노력, 비용이 많이 들고, 숙련된 평가자가 되기 어려워 실제 적용이 어려움 (고도의 숙련된 사람만이 사용할 수 있고, 준비단계가 필요) |

| 평가요소 | | 중요도에 따른 가중치(%) | |
|---|---|---|---|
| 숙련 | 교육 | 14 | 50 |
| | 경험 | 22 | |
| | 창의 | 14 | |
| 노력 | 육체적 노력 | 10 | 15 |
| | 정신적 노력 | 5 | |
| 책임 | 설비 | 5 | 20 |
| | 원료 및 제품 | 5 | |
| | 타인의 안전 | 5 | |
| | 타인의 작업 | 5 | |
| 작업조건 | 작업환경 | 10 | 15 |
| | 위험 | 5 | |
| 계 | | 100 | 100 |

| 교육수준 | 초졸 미만 | 초졸 | 중졸 | 고졸 | 전문대졸 | 대졸 | 대학원졸 |
|---|---|---|---|---|---|---|---|
| 등급별 점수 | 0 | 2 | 3 | 4 | 5 | 6 | 7 |

예 직무 전체 점수를 100점으로 한다면 교육수준의 가중치는 14점이므로 고졸 수준은 8점으로 환산되며, 평가요소별 점수가 합산됨.

[그림 3-25] 점수법(박경규, 1999)

### 📝 단원확인문제

**01.** 조직의 정의로 옳지 않은 것은?

① 목적을 달성하기 위해 구성원들 간에 합법적인 상호작용을 하는 사람들의 협동 집단
② 공동의 목표를 달성하기 위해 노력을 바칠 의욕을 가진 2인 이상의 사람들이 의사소통하는 집합체
③ 계속적으로 환경에 적응하면서 공동의 목표를 달성하기 위해 공식적·비공식적 관계를 유지하는 사회적 구조
④ 사전 예비적인 활동이고 심사숙고해야 하는 과정

**02.** 조직구조의 구성요소 중 조직 내 자원분배, 조직정책과 직무에 관한 의사결정과 권한 정도에 초점을 맞춘 지표는?

① 집권화
② 공식화
③ 복잡성
④ 효과성

**03.** 경영진단 전문가가 어떤 조직을 구조적으로 분석한 결과 조직구성원들이 문제해결과정에서 창의적인 대안 제시나 활용능력이 낮고 업무수행과정이 규정에 따라 일관성 있게 프로그램화되어 있었다면 아래 그 조직의 구조상의 특징을 설명한 것 중 맞는 것은?

① 복잡성이 높다.
② 공식화 정도가 높다.
③ 분권화가 낮다.
④ 집권화가 낮다.

**04.** 공식조직을 형성하는 계층제의 원리에 대해 설명한 것 중 옳지 않은 것은?

① 계층은 의사소통의 통로가 된다.
② 각 계층 간에 권한과 책임을 배분한다.
③ 구성원에게 명령계통과 지휘를 알게 해 준다.
④ 업무의 수평적 분담체계를 지니고 있다.

**05.** 조직 내에서 통솔범위가 증가하는 경우는?

① 업무의 성질이 전문적이고 복잡할수록
② 작업장소의 지역적 분산이 넓을수록
③ 부하의 자질은 낮으나, 막료의 지원이 많을수록
④ 조직의 기획과 방침이 명확하고 객관적인 평가기준이 명확할수록

**06.** 조직에서 책임소재가 명백하지 않을 때 이를 효과적으로 잘 관리하기 위해서는 명령통일의 원리를 잘 유지해야 한다. 명령통일의 원리를 옳게 적용한 조직은?

① 조직구성원들에게 가능한 한 가지 주된 업무를 부여한다.
② 구성원들을 권한, 책임 정도에 따라 계층별로 집단화하여 명령, 지휘, 감독체계를 확립한다.
③ 조직 내에서 각 구성원은 해당되는 한 사람의 상관에게서 명령을 받는다.
④ 조직의 공동목적을 달성하기 위해 조직 구성원의 행동통일을 기하도록 한다.

**07.** 분업전문화에 관한 설명이 옳지 않은 것은?

① 조직의 책임자로 하여금 전체적인 조정을 가능케 한다.
② 조직이 인력을 효율적으로 활용할 수 있도록 한다.
③ 업무를 보다 단순하고 전문화된 과업으로 나누는 과정이다.
④ 업무가 전문화되면 능률적으로 신속하게 수행할 수 있다.

**08.** 조정의 원리에 관한 설명으로 옳은 것은?

① 조직의 공동목표를 수행하도록 행동을 통일하고 집단의 노력으로 조직의 존속을 도모한다.
② 부하직원으로 하여금 누구에게 보고하고 누구로부터 보고를 받았는지 명백히 한다.
③ 관리자가 효과적으로 관리할 수 있는 관리 범위를 말한다.
④ 조직의 목표를 설정하고 업무를 배분하는 통로가 된다.

**09.** 다음은 권한과 권력의 차이점을 설명한 것이다. 옳지 않은 것은?

① 권력은 타인에게 영향력을 행사할 수 있는 개인의 힘이다.
② 권력은 조직 내에서 공동의 목표달성을 지향하여 행사된다.
③ 권한은 스스로 자신의 직무를 수행할 수 있는 자유 재량권을 의미한다.
④ 권한이란 조직에서 직위에 따른 역할에 부여하는 공식적인 권리이다.

**10.** 준거적 권력에 대한 설명으로 옳은 것은?

① 권력행사자의 보상하는 능력에 기인하는 권력
② 해고, 징계와 같이 벌을 줄 수 있는 능력에 기인하는 권력
③ 다른 사람들이 권력 행사자를 닮으려고 할 때 생기는 권력
④ 특정 분야나 상황에 대해 높은 지식을 가질 때 생기는 권력

**11.** 다음은 분권화의 장점을 설명한 것이다. 옳은 것은?

① 조직전체에 적용할 수 있는 단일한 방침을 일관성 있게 유지하기가 쉽다.
② 조직관리에 비용이 적게 든다.
③ 비공식적이며 민주적인 관리체제를 발전시킬 수 있다.
④ 협동심이 증대되고 조정이 용이하다.

**12.** 권한을 위임할 때 고려해야 할 사항으로 옳지 않은 것은?

① 행동에 대한 책임은 위임된 권한과 균등해야 한다.
② 부하의 능력수준에 맞게 위임한다.
③ 위임하는 사람의 적정 통솔범위 내에서 위임한다.
④ 업무에 대한 최종 책임은 권한을 위임받은 자에게 귀속된다.

**13.** 다음은 조직구조에 대한 설명이다. 옳은 것은?

① 계선조직 – 관리자와 부하직원간의 수직적 관계를 보여주는 조직
② 계선막료조직 – 막료기구가 계선에 있는 직원들에 대해서 명령할 수 있는 권한이 주어진 조직
③ 프로젝트 조직 – 한 조직의 구성원이 세로로는 기능적 측면의 업무로 묶이고 가로로는 생산이나 서비스적 측면의 업무로 묶인 형태의 조직
④ 행렬조직 – 어떤 특정 과제 내지 목적을 달성하기 위해 창설되는 임시적이며 동태적인 조직

**14.** 공식적 조직구조에 대한 설명으로 옳은 것은?

① 능률의 논리에 의해 움직이며, 개인과 조직에게 정체감을 주는 조직구조이다.
② 동문회, 동호회 모임 등과 같이 자연발생적으로 구성된다.
③ 심리적 안정을 주며 집단형성 자체가 목적이 된다.
④ 조직의 좌절감이나 불평에 대한 안전판 역할을 한다.

**15.** 다음은 프로젝트팀에 대한 설명이다. 옳지 않은 것은?

① 프로젝트팀의 목표, 시간의 한계, 일반적 지침 등은 프로젝트 팀장이 결정한다.
② 임시적으로 조직된 집단으로 복잡하고 중요한 비일상적인 업무를 다룬다.
③ 수평적 접촉의 형태를 취하게 되고 인적·물적자원의 탄력적 운영이 가능하다.
④ 특정과업이 상호의존적인 기능을 필요로 하는 경우 적절하다.

**16.** 병원조직은 내외적 환경에 따라 적합한 조직구조를 설계해야 한다. 이와 관련된 내용으로 옳지 않은 것은?

① 조직환경이 불안정할수록 직무권한과 책임체계가 탄력적이 되어야 한다.
② 조직환경이 안정될수록 계층적 지배관계가 특징인 관료조직이 효율적이다.
③ 조직환경이 불안정할수록 수평적이고 인격적인 상호작용이 중요시되는 유기적 조직이 효율적이다.
④ 조직환경이 안정될수록 조직구조가 단순하고, 집권화와 공식화가 낮은 기계적 조직이 효율적이다.

**17.** 다음은 미래 사회의 창조적 조직구조 중 무슨 조직에 대한 설명인가?

> • 수평적 조직원리를 바탕으로 자율성을 확보하기 위한 조직이다.
>
> • 의사결정이 신속하여 외부환경에 대한 적응력을 높인다.
>
> • 스스로 목표를 찾아내고, 정보를 개방 공유하며, 업무에 대한 공동책임을 진다.

① 프로세스조직      ② 네트워크조직

③ 위원회조직      ④ 팀조직

**18.** 다음 중 직무내용과 직무방법, 조직 내의 요구와 사회적 요구 그리고 조직구성원 개개인의 요구 간에 관계를 구체화시킨 것을 무엇이라고 하는가?

① 직무설계      ② 직무평가

③ 직무분석      ④ 직무분류

**19.** 직무설계 방법 중 직무내용을 다양화하고, 자율성과 책임을 부여하며 개인적인 성장을 경험하도록 설계하나, 개인 간 차이를 고려하지 못한 직무설계 방법은?

① 직무순환      ② 직무확대

③ 직무충실화      ④ 직무특성모형

**20.** 다음에서 직무분석에 대한 설명으로 옳지 않은 것은?

① 직무기술서나 직무명세서로 서면화 된다.

② 특정한 직무가 갖는 상대적 가치를 측정하는 과정이다.

③ 조직의 어떤 직위에서 필요로 하는 지식, 기술, 태도, 성격 요건을 확인하는 것이다.

④ 조직 내에 어떤 직무에 요구되는 직무적 특성과 개인적 특성을 연구, 분석한 것이다.

**21.** C병원 간호부는 직무평가를 시행할 계획이다. 이를 위해 먼저 보상요소를 선정하고 평가요소별로 서열을 먼저 결정한 후, 각 요소별로 화폐금액으로 임금을 배분하는 방법을 사용하였다면 이는 무슨 방법인가?

① 점수법                     ② 직무분류법
③ 요소비교법             ④ 작업표본방법

**22.** 직무기술서와 직무명세서의 차이점을 바르게 설명한 것은?

① 직무기술서는 직무의 특성, 직무명세서는 수행자의 인적 요건에 더 강조를 둔 것이다.
② 직무기술서는 직무수행자의 성격, 지식들을 규명하고, 직무명세서는 직무위치, 직무개요 등을 규명한다.
③ 직무분석 과정에서는 직무명세서를 작성한 후에 직무기술서를 작성한다.
④ 직원의 합리적인 채용과 배치를 위해서는 주로 직무기술서를 활용하고, 직원의 교육 훈련을 위한 기초자료로는 주로 직무명세서가 활용된다.

**23.** 조직문화에 대한 설명이 옳은 것은?

① 조직 구성원들에게 행위기준을 제시하고 조직에 대한 정체성을 심어준다.
② 구성요소로는 공유가치, 구성원, 전략, 의사소통 스타일, 기술, 구조, 관리시스템이 있다.
③ 조직문화는 조직의 장이 추구하는 가치와 신념, 규범과 전통을 포괄하는 종합적인 것이다.
④ 조직문화는 가시적이고 핵심적인 가치관에 기초하여 유형적인 방법으로 표현된다.

**24.** A간호부장이 사용하지 않는 조직변화 전략은 무엇인가?

> • 병원 정책의 변화에 영향력이 있는 사람을 찾아 그 사람의 힘을 이용하여 조직을 변화한다.
> • 변화를 하면 어떤 이득이 있는지를 구체적으로 설명하여 조직의 변화를 유도한다.
> • 실무교육과 변화촉진자와의 인간관계를 이용하여 변화를 유도한다.

① 규범 재교육적 전략         ② 정책적 변화
③ 경험 합리적 전략          ④ 경제적 변화

**25.** 조직변화 추진 시, 조직 구성원들이 부족하거나 부정확한 정보와 분석결과를 갖고 있는 경우 적절한 저항관리 방법은?

① 촉진과 지원                ② 참여와 개입
③ 교육과 의사소통            ④ 협상과 동의

**26.** 리커트(Likert)가 말한 조직 유효성의 결정요인이 옳게 설명된 것은?

① 매개변수는 인간자원에 영향을 미치는 조직의 내적 상태로, 동기부여와 조직몰입이 포함된다.
② 산출변수는 조직의 업적을 나타내며, 노사관계와 직무만족이 포함된다.
③ 투입변수는 조직의 산출에 영향을 미치는 요인으로, 조직의 목표와 비용이 포함된다.
④ 투입변수에는 리더십의 전략, 기술, 스타일, 숙련성이 포함된다.

**27.** 사례방법에 대한 설명으로 옳지 않은 것은?

① 간호사가 바뀔 때마다 환자는 혼란을 겪을 수 있다.
② 환자는 24시간 총체적이고 연결성 있는 간호를 받게 된다.
③ 간호사들에게 책임과 의무가 부여되므로 책임과 의무의 소재가 분명하다.
④ 환자는 일정 근무시간 동안 한 명의 간호사로부터 일관성 있는 간호를 제공받는다.

**28.** 다음 중 일차간호 방법을 설명한 것이 아닌 것은?

① 일차간호사는 환자가 입원하고 있는 전 기간 동안 환자의 간호를 담당해야 할 책임이 있다.
② 일차간호사는 근무시간 이외에도 다른 사람이 환자의 간호를 수행하도록 조정하여야 한다.
③ 일차간호사에게 요구하는 책임과 자율성이 높아 일차간호사의 업무만족도가 높다.
④ 환자는 여러 간호사와 친밀하게 계속적인 관계를 유지할 수 있다.

**29.** 사례관리에 대한 설명이 옳은 것은?

① 두 개 이상의 진단명이나 복잡한 치료적 요구가 있는 사람에게 적절하다.

② 대상자 요구 중심적이며 CP를 사용하여 질병의 전 과정을 관리한다.

③ 보건의료전달과 재정의 체계적인 통합과 조정 방법으로, 궁극적으로 의료비를 감소하기 위한 시스템이다.

④ 간호의 질 및 진료의 자율권이 보장된다.

## 정답 및 해설 Answers & Explanations

**01** 정답 ④

④는 기획에 대한 설명이다.

**02** 정답 ①

조직구조의 구성요소는 공식화, 집권화, 복잡성이며, 의사결정과 권한 배분에 초점을 맞춘 것은 집권화이다. 공식화는 직무의 표준화 정도, 복잡성은 조직의 분화정도이다.

**03** 정답 ②

업무수행과정이 규정에 따라 프로그램화되어 있다면 직무의 표준화정도가 높은 구조이며, 따라서 공식화 정도가 높은 조직구조이다.

**04** 정답 ④

계층제의 원리는 역할의 수직적 분담체계이다.

**05** 정답 ④

④는 기획과 통제의 틀을 잘 갖춘 조직이므로 통솔범위가 증가한다. ①, ②, ③은 모두 통솔범위가 감소한다.

**06** 정답 ③

명령통일의 원리란 구성원이 한 사람의 직속상관으로부터만 명령과 지시를 받고 보고하는 책임을 지는 원리이다. ①은 분업전문화의 원리, ②는 계층제의 원리, ④는 조정의 원리이다.

**07** 정답 ①

①은 명령통일의 원리의 장점이다.

**08** 정답 ①

②은 명령통일의 원리, ③은 통솔범위 적정화의 원리, ④는 계층제의 원리에 해당한다.

**09** 정답 ②

조직에서 공동의 목표달성을 지향하여 행사되는 것은 권한이다.

**10** 정답 ③

①은 보상적 권력, ②은 강압적 권력, ④은 전문적 권력에 대한 설명이다.

**11** 정답 ③

분권화는 조직 전체의 업무통합이 이루어지지 않아 비용이 많이 들게 되고 조직 방침도 일관성 있게 유지하기 어렵다. 따라서 중앙의 지휘, 감독이 약화되고 조정이 어려워진다.

**12** 정답 ④

권한이 위임되었다고 해서 책임까지 완전히 위임되는 것은 아니며, 전반적인 결과에 대한 최종적인 책임은 항상 위임자에게 있다.

**13** 정답 ①

②는 직능조직, ③은 매트릭스조직, ④는 프로젝트 조직에 대한 설명이다.

**14** 정답 ①

②, ③, ④는 비공식적 조직구조에 대한 설명이다.

**15** 정답 ①

팀의 목표, 시간의 한계, 일반적 지침은 최고관리자가 결정한다.

**16** 정답 ④

환경이 안정될수록 기계적 조직이 적합하며, 이는 조직구조가 복잡하고 집권화와 공식화가 높은 조직이다.

**17** 정답 ④

환경변화에 적응을 위한 유연성 제고가 중요해짐으로서 자율성을 확보하기 위한 조직은 팀조직이며, 팀 전체가 계획 조정 통제하고, 공동 책임을 진다.

**18** 정답 ①

직무설계란 현재의 직무를 관찰하고 기록하며 분석해서 조직전체의 비용을 절감하고 직무만족을 높이고 동시에 조직 목표의 달성을 위해 직무내용, 직무기능, 직무간의 관계 등을 규정하는 것을 의미한다.

**19** 정답 ③

직무내용의 다양화 등 직무수행 과정에서 성취감, 인정감, 고차원의 동기요인들이 발휘될 수 있도록 직무를 설계하는 것은 직무충실화이며, 직무충실화를 기초로 개인 간의 차이를 고려한 방법은 직무특성모형이다.

**20** 정답 ②

② 특정직무가 갖는 상대적 가치의 측정은 직무평가의 개념이다. 직무분석은 조직의 어떤 직위에서 필요로 하는 지식, 기술, 태도, 성격 요건 등을 확인하는 과정으로 그 직무에 요구되는 직무적 특성과 개인적 특성을 연구 분석하며, 그 결과는 직무기술서나 직무명세서로 서면화되어 나타난다.

**21** 정답 ③

보상요소별로 화폐로 분류하여 화폐금액으로 계량화하는 방법은 요소비교법이다

**22** 정답 ①

② 직무기술서는 직무명, 부서, 직무개요 등 직무특성을, 직무명세서는 직무 수행자의 성격요건, 경험 등 인적요건을 확인한다. ③ 직무분석 과정에서는 직무기술서를 작성 후 직무명세서를 작성한다. ④ 직원의 채용과 배치에는 직무명세서, 직원의 교육훈련을 위해서는 직무기술서가 주로 활용된다.

**23** 정답 ①

②는 의사소통 스타일이 아니라, 관리스타일(리더십스타일)이다. ③ 조직문화는 구성원 모두가 함께 공유하는 것이며, ④ 조직문화는 비가시적이고 핵심적인 가치관에 기초한다.

**24** 정답 ④

경제적 전략은 물품, 자본, 보수 등의 경제적 요소를 활용하는 전략이다. 정책결정에 영향력이 있는 사람의 권력을 이용하는 전략은 정책적 전략, 변화를 하면 어떤 이득이 있는지를 보여주는 전략은 경험 합리적 전략, 실무교육과 변화 촉진자와의 인간관계를 이용하는 전략은 규범 재교육적 전략이다.

**25** 정답 ③

변화대상자가 부족 혹은 부정확한 정보나 분석결과를 갖고 있을 때에는 변화 시행 전에 교육과 의사소통을 통한 관리방법이 적합하다.

**26** 정답 ②

① 조직몰입은 산출변수. ③ 비용은 산출변수. ④ 리더십의 숙련성은 매개변수이다.

**27** 정답 ②

사례방법은 근무하는 8시간 동안만 분담 받은 환자에 대한 총체적이고 일관성있는 간호를 제공한다.

**28** 정답 ④

일차간호사는 담당환자에 대해 전반적 책임이 있으며 친밀 관계를 계속 유지할 수 있으나 여러 간호사와 친밀한 관계를 유지하지는 않는다.

**29** 정답 ②

①의 경우는 사례관리에 부적절하다. ③은 매니지드 캐어이며 ④에서 사례관리는 간호의 질이 보장되는 장점이 있으나, 진료의 자율권은 침해 가능하다.

# 인적자원관리

# 인적자원관리의 이해

## 1) 개념

(1) 조직의 목표달성을 위하여 미래에 필요로 하는 인적자원에 대한 수요예측을 바탕으로 유능한 인재를 확보, 개발, 보상 및 유지하는 일련의 활동과정

(2) 직원의 역량을 최대한 활용하는 것을 목표로 직원의 모집, 채용, 배치, 이동, 승진, 퇴직 등 고용관리와 직원의 교육 · 훈련, 보상과 징계, 근무조건 및 근무평정 등 합리적인 방법과 기술적인 요령으로 인적 요소를 최대한으로 활용하는 관리활동

## 2) 인적자원관리 개념의 변화

(1) 과거의 인사관리는 경영자가 단기적 관점으로 인력을 '비용' 중심으로 이해하고 판단하는 측면이 강하여 직원을 기계처럼 하나의 생산 요소로 여김. 직원을 '저비용 고효율'을 먼저 생각하여 이에 적합한 사람을 채용하여 고용하다가 그 효용이 다하면 해고하고 다른 사람을 고용

(2) 인적 자원관리는 경영자가 직원을 '비용'이 아닌 '자원'이나 '자산'으로 여기고 유능한 사람을 채용하여 교육이나 훈련, 학습 등을 통하여 잠재능력과 자질을 개발하여 조직의 경쟁력을 향상시킴

(3) 즉, 직원을 조직의 부가가치 창출에 기여하는 자원 및 자본으로 여기고, 장기적 관점으로 직원 개인의 의사를 존중하고 동기를 부여하여 개인의 능력개발을 통한 만족감을 느끼도록 하는 동시에 조직이 목표를 달성하고 성장, 발전할 수 있도록 함

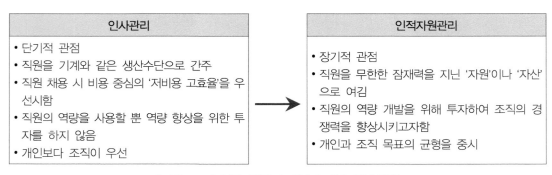

| 인사관리 | 인적자원관리 |
|---|---|
| • 단기적 관점<br>• 직원을 기계와 같은 생산수단으로 간주<br>• 직원 채용 시 비용 중심의 '저비용 고효율'을 우선시함<br>• 직원의 역량을 사용할 뿐 역량 향상을 위한 투자를 하지 않음<br>• 개인보다 조직이 우선 | • 장기적 관점<br>• 직원을 무한한 잠재력을 지닌 '자원'이나 '자산'으로 여김<br>• 직원의 역량 개발을 위해 투자하여 조직의 경쟁력을 향상시키고자함<br>• 개인과 조직 목표의 균형을 중시 |

[그림 4-1] 인적자원관리 개념에 대한 인식 변화

🔍 참고 POINT

**[인적자원관리 개념의 변화]**

| 인사 관리 | 인적자원관리 | 전략적 인적자원관리 |
|---|---|---|
| • 인력을 통제하고 감시하는 비용 측면을 강조 | • 조직의 경쟁력을 강화하는 데 있어서 인적자원의 중요성을 강조<br>• 적극적으로 인적자원을 확보, 개발, 활용 등 관리하는 활동 | • 인적자원이 조직의 목적과 비전을 잘 반영하여 조직의 성과에 기여하도록 전반적인 전략경영 과정과 잘 통합하고 연계하여 그 기능을 효율적으로 발휘하는 데 중점을 두는 관리 |

**[전략적 인적자원관리의 내용]**

(1) 조직의 미션과 목적의 형성에 기여
(2) 최고경영층으로부터의 리더십 요구
(3) 조직이 처한 내부 및 외부 환경에 대한 분석이 이루어져야 함
(4) 인적자원관리 계획 및 정책 수립 외에 인적자원관리 전략이 함께 마련되어야 함
(5) 일선관리자의 몰입 및 참여 외에 인적자원관리 담당자와 일선관리자와의 전략적 파트너십 요구
(6) 인적자원관리 활동에 비용효과성에 대한 평가까지 이루어져야 함

[표 4-1] 인적자원관리의 최신 동향

| 구분 | 과거 | 현재 |
|---|---|---|
| 목적과 주안점 | 내부공정성의 향상, 승진과 보상 결정 | 경영투명성 향상, 전략적 목표의 설정 |
| 평가기준 | 단기 성과의 중시 | 장·단기 성과의 균형 |
| | 일반적 능력 | 핵심역량 |
| 부서목표 | 복잡하고 다양함 | 전략에 근거하여 단순함 |
| 목표설정 | 하향식 방식 | 쌍방향 합의 방식 |
| 평가대상 | 개인과 집단의 구분 | 개인과 집단의 통합 |
| 평가주기 | 연 단위 혹은 분기 단위 | 수시평가와 피드백 |
| 평가자 | 직속상사와 이차 혹은 삼차 상사 | 다면평가와 직속상사 |

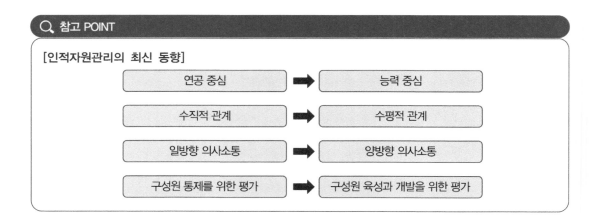

**Q 참고 POINT**

[인적자원관리의 최신 동향]

| 연공 중심 | ➡ | 능력 중심 |
| 수직적 관계 | ➡ | 수평적 관계 |
| 일방향 의사소통 | ➡ | 양방향 의사소통 |
| 구성원 통제를 위한 평가 | ➡ | 구성원 육성과 개발을 위한 평가 |

## 3) 인적자원관리의 중요성

### (1) 병원 인적자원 관리의 중요성

① 병원업무는 노동집약적임

② 병원업무는 고급기술 인력에 의존함

③ 병원업무는 다양한 직종에 의해 수행됨

④ 병원 운영비 중 인건비가 차지하는 비중이 50% 내외

### (2) 간호 인적자원 관리의 중요성

① 유능한 전문간호사와 직원을 적정하게 충원해서 간호인력 자원을 유지, 활용

② 교육훈련을 통한 개인의 잠재능력을 개발 육성하여 전문직 생활의 향상 도모

③ 근무의욕을 고취시키고 사기를 북돋워 줌으로써 직업에 대한 만족감 증진

## 4) 인적자원관리의 과정

### (1) 확보관리

① 유능한 인적자원을 확보하는 것

② 간호인력의 예측 및 계획, 모집 및 선발, 인력배치에 관한 활동

### (2) 개발관리

① 인적자원의 능력을 개발하여 증대시키는 것

② 인사고과와 이동, 승진 및 전보, 경력개발, 직무수행평가에 관한 활동

### (3) 보상관리

우수한 인적자원을 유치하고 이들이 조직을 위해 헌신하도록 동기화하는 것으로, 임금관리, 복리후생 등에 관한 활동

(4) 유지관리

① 우수한 인적자원이 조직 내에 장기간 머물게 하고 조직 안에서 원만한 인간관계를 유지하여 업무역량을 확대할 수 있도록 하는 것

② 인간관계, 직원훈육, 이직관리, 노사관계 및 협상에 관한 활동

---

**Q 참고 POINT**

**[인적자원관리 과정]**

| 직무관리 | 확보관리 | 개발관리 | 유지관리 |
|---|---|---|---|
| • 직무설계<br>• 직무분석<br>• 직무평가 | • 간호인력의 예측 및 계획<br>• 모집 및 선발<br>• 인력배치 | • 인력개발<br>• 승진 및 전보<br>• 경력개발<br>• 직무수행평가 | • 보상관리<br>• 직원훈육<br>• 결근 및 이직관리<br>• 노사관계관리 및 협상 |

---

**✏ 기출문제 맛 보기**

1. 인적자원관리의 패러다임 변화에 따른 전략적 인적자원관리(SHRM, strategic human resource management)의 중요 관점은?  15년 서울시

① 통제 중심의 인적자원관리
② 활용 중심의 인적자원관리
③ 개발 중심의 인적자원관리
④ 경쟁력 강화의 인적자원관리

2. 인적자원관리의 각 과정과 그에 포함되는 활동 내용을 옳게 짝지은 것은?  23년 서울시

① 확보관리 - 이직관리
② 개발관리 - 내적보상
③ 보상관리 - 모집, 선발
④ 유지관리 - 인간관계 관리

---

**정답** 1. ④  2. ④

# 확보관리

## 1 확보관리의 의의

(1) 조직의 목표를 달성하는 데 필요하고 적합한 자질과 능력을 갖춘 사람을 획득하는 과정
(2) 조직이 필요로 하는 인력의 모집, 선발, 배치에 대한 확보계획은 합리적 인력계획을 전제로 함
(3) 확보관리의 내용
    ① 직무분석을 통한 간호인력의 예측 및 계획
    ② 유능한 인재확보를 위한 모집 및 선발
    ③ 인력배치에 관한 활동

## 2 인력의 수요 예측 및 계획

각 부서별로 일정기간 동안 예상되는 결원, 내부 이동, 충원을 고려하여 이용 가능한 인력규모를 조사, 인력수요 공급을 예측, 결정하여 이를 기초로 조직내외의 공급인력을 계획하는 것을 말한다.

### 1) 간호인력 산정에 대한 접근방법(Gillies, 1982)

일반적으로 환자의 유형에 따라 간호표준을 설정하여 간호업무량을 예측하고 간호인력의 역량 수준을 결정한 다음, 그 간호업무를 성취하는 데 필요한 간호사 대 환자의 비율을 정한다.

#### (1) 서술적 방법(Descriptive method)

① 관리자의 경험을 근거로 하여 주관적으로 간호요원의 종류와 수를 결정하는 방법
    예 의료법의 입원환자 5명: 간호사 2명 산정, 간호관리료 등급에 따른 인력산정
② 간호제공자의 입장에서 환자의 유형을 확인하여 간호표준을 설정하고 그 간호업무를 수행하기 위해 필요한 간호사 대 환자의 비율을 결정하는 방법

| 장점 | 단점 |
|---|---|
| 산정과정이 비교적 쉽고 빨리 수행할 수 있음 | 환자의 중증도와 그에 따른 간호인력 요구의 증감을 반영할 수 없음 |

(2) 산업공학적 방법(Industrial engineering approach)
① 생산성 향상을 위해 시간·동작 분석과 같은 기술들을 이용하여 모든 간호활동을 분석하고, 각각의 활동에 소요된 간호시간을 측정하여 간호업무의 흐름을 분석하여 간호인력을 산정
　**예** 미국은 환자당 간호시간에 환자 수를 곱하여 얻은 총 간호시간을 이용하여 간호인력을 계산
② 업무일지 및 환자간호기록 분석, 직접 관찰, 시간동작분석을 통해 이루어짐
③ 이 방법은 양적인 측면 조사. 수행된 간호의 질에 대한 평가적 측면을 포함하고 있지 않으므로, 전문적 간호의 복잡한 특성이 제한받을 수 있음

---

**Q 참고 POINT**

**[간호인력 산정의 예]**
**(1) 간호단위 상황**
- 평균 입원환자 수 45명의 병동 / 환자 1인당 제공 간호시간 3.5시간
- 간호사의 부담률(전체 간호량 중 간호사 담당 부담비율): 80%(간호보조인력 부담률 20%)
- 간호사 연간 근무일수: 230일(46주 × 5일)
- 간호사 연간 비번일수: 135일(연가 14일+병가 5일+공휴일 116일=19주)
- 간호사 1인당 연간 근무주수(1주 7일): 33주(=52주−19주)
- 간호사 1인 주당 근무시간: 40시간

**(2) 간호인력을 산정한다면?**

$$\text{연간 필요한 간호사 수} = \frac{(\text{평균환자 수} \times \text{환자 1인에게 필요한 간호시간} \times 7\text{일} \times 52\text{주}) \times \text{간호사 부담률}}{\text{간호사 1인당 주당 근무시간} \times \text{간호사 1명당 연간 근무주수}}$$

- 연간 전 환자에 대해 필요한 간호시간=45(명) × 3.5(시간) × 7(일) × 52(주)=57,330시간
- 연간 간호사의 간호시간=57,330(시간) × 0.8=45,864시간
- 연간 필요한 간호단위 간호사 수=45,864(시간) ÷ 1,320(=40시간 × 33주)=34.74명

$$\text{연간 필요한 간호사 수} = \frac{(45 \times 3.5\text{시간} \times 7\text{일} \times 52\text{주}) \times 0.8}{40\text{시간} \times 33\text{주}} = \frac{45,864}{1,320} = 34.74\text{명}$$

- 1주간 전 환자에 대해 필요한 간호시간=45(명) × 3.5(시간) × 7(일)=1,102.5시간
- 1주간 간호사의 간호시간=1,102.5 × 0.8=882시간
- 1주간 간호단위 간호사 수=882 ÷ 40(시간)=22.05명
- 1일 간호단위 간호사 수=[22.05(명) × 5(주 근무일수)] ÷ 7(주 일수)=15.71명

(3) 관리공학적 방법(Management engineering approach)

① 간호부서에서 행동목표를 기술하고 이에 따라 환자유형에 따른 간호표준을 기술하며 이 간호표준에 따라 정해진 업무수행의 빈도, 난이도를 기초로 간호 인력 수를 결정하는 방법

> **예** 환자를 간호요구에 따라 분류하고, 각 분류군에 따라 필요한 시간을 산출하여 총 간호업무량에 따라 간호사를 배치하는 방법

② 종합적 자료에 근거하여 인력을 산정: 간호의 질, 환자 수와 유형, 병원수용능력, 병원예산 등

---

### 🔍 참고 POINT

**[간호인력 산정방법의 예(장현숙, 1990)]**

- 1일 총 간호업무량 = 1일 총 직접간호활동시간 + 1일 총 간접간호활동시간 + 1일 총 개인시간
- 적정 간호사 수(명) = 간호단위 근무 간호사 실수 × 1.3

$$= \frac{\text{간호단위 총 업무량}}{8(\text{1일 평균 근무시간})} \times 1.3$$

$$= \frac{(\text{간호단위 총 직접간호시간} + \text{간호단위 총 간접간호시간})}{8(\text{1일 평균 근무시간})} \times 1.3$$

$$= \frac{\left(\begin{array}{c} \text{I군 환자 수} \times \text{I군 직접간호시간} \\ + \\ \text{II군 환자 수} \times \text{II군 직접간호시간} \\ + \\ \text{III군 환자 수} \times \text{III군 직접간호시간} \\ + \\ \text{IV군 환자 수} \times \text{IV군 직접간호시간} \end{array}\right) + \left(\begin{array}{c} \text{간호단위 총 환자 수} \\ \times \\ \text{환자 1인당 간접간호시간} \end{array}\right)}{8(\text{1일 평균 근무시간})} \times 1.3$$

**〈용어풀이〉**

- **간호단위 근무 간호사 실수**: 간호단위 근무표에 비번을 감안하지 않은 간호사 실수
- **간호단위 총 환자 수**: I군 환자 수 + II군 환자 수 + III군 환자 수 + IV군 환자 수
- **정수 1.3**: 교대근무 간호사의 월 평균 근무일수 24일 기준으로 인력수요 산정 시 비번, 각종 청가, 휴가처리 인력으로 30%를 가산한 것으로, 이 비율은 달라질 수 있다.
- **직접간호활동시간**: 환자에게 직접 제공되는 간호활동으로 영양, 위생, 운동, 측정 및 관찰, 의사소통, 투약, 처치, 배설, 흡인, 산소투여, 열요법 등 11개 간호영역의 59항목의 간호활동에 소요되는 시간을 말한다.
- **간접간호활동시간**: 환자에게 제공되는 직접간호를 준비하거나 수행하기 위해 일어나는 일련의 활동으로 기록, 확인, 물품관리, 의료팀 또는 관련부서와의 의사소통, 각종 교육 및 훈련, 식사배선 참여, 의사지시 확인 등 7개 영역의 간호활동에 소요되는 시간을 말한다.
- **개인시간**: 근무시간 내에 수행하는 직접간호활동과 간접간호활동을 제외한 시간으로 휴식시간과 식사시간을 포함한다.

---

## 2) 간호업무량 측정

필요한 간호인력을 예측하기 위해서는 먼저 간호업무량의 예측이 필요함

### (1) 간호업무량 측정(Connor, 1961)

간호업무량
= 직접간호활동시간 + 간접간호활동(직접간호를 수행하기 위해 준비되는 일련의 활동시간)
 + 개인시간(비생산적인 활동)

### (2) 환자분류제도를 이용한 간호업무량 측정

① 각 분류군별로 간호시간 계측하여 간호단위 내의 입원환자의 총 간호업무량을 추정
② 환자상태를 자가간호정도와 간호사 도움요구정도에 따라 I군(경환자), II군(아중환자), III군(중환자), IV군(위독환자)로 나누고, 각 분류군별 간호시간을 직접간호활동, 간접간호활동, 건강교육으로 구분하여 측정함

## 3) 환자분류체계

### (1) 개념

① 환자에게 요구되는 간호의존도(간호시간, 양, 복잡성)에 따라 환자를 분류하는 방법
② 환자의 지정시간 동안 간호요구의 복합도, 양에 따라 환자를 분류한 후, 환자 분류군에 따라 필요한 간호시간을 산출하여 간호인력 산정의 근거로 사용
③ 간호요구도에 따른 적정 간호인력 투입으로, 질적 간호를 제공하기 위해 이용됨

### (2) 목적

① 환자들의 다양한 간호요구를 합리적으로 결정하여 간호인력 산정 및 배치
② 병원표준화 실현에 활용
③ 간호수가 산정, 생산성 감지기능, 간호비용분석, 예산수립, 간호의 질 평가 등 간호관리를 위한 정보의 원천으로 사용

### (3) 방법과 분류기준 (Abdella와 Levine, 1979)

① 원형평가체제
  ㉠ 환자를 전형적인 특성과 범주에 따라 3~4개의 군으로 나누어 평균간호시간을 근거로 간호요구량을 광범위하게 기술하여 각 범주를 대표하는 환자의 특성 평가
    예 I(경환자), II(아중환자), III(중환자), IV(위독환자)
  ㉡ 적용이 비교적 쉽고 간단하지만, 직접 간호비용을 쉽게 분리하기 어렵고 신뢰성의 한계가 있음
  ㉢ 간호업무량에 따른 구분(일평균 적정 직접간호시간으로 구분)

② 요인평가체제
  ㉠ 직접 간호요구의 대표적 지표를 설정하여 평가
  ㉡ 해당 지표의 간호의존도 점수를 체크하여 그 총점으로 환자를 분류
  ㉢ 원형평가방법에 비해 객관성과 정확성이 높은 반면, 시간이 많이 소요되는 단점

### 참고 POINT

#### 1. 원형평가의 예

| 범주 | 환자특성 |
|---|---|
| 범주 I | 돌연히 급성질환에 걸린 환자 또는 질병이 걸리기 이전의 상태로 회복될 수 있는 질병을 가진 환자로, 간호의 목표는 현재의 건강문제를 완전히 제거하는 것이다. |
| 범주 II | 급성질병에 더하여 만성질병을 함께 가진 환자이며 질병에 걸리기 이전의 기능을 회복할 수 있는 가능성을 가지고 있는 환자로, 간호의 목표는 환자의 가족이 기관의 도움을 받지 않고도 만성적 건강문제를 해결하는 것을 말한다. |
| 범주 III | 만성질병이나 불구를 가진 환자로서 질병에 걸리기 이전의 기능을 회복할 수 없지만 기능수준을 증진할 수 있는 가능성이 있는 환자로, 간호의 목표는 기관의 계속적인 도움을 통하여 최대한의 기능수준으로 재활하는 것을 말한다. |
| 범주 IV | 만성질병이나 불구를 가진 환자로서 기관의 도움을 받지 않고는 집에서 머무를 수 없는 상태의 환자로, 간호의 목표는 기관의 도움을 받으면서 가정에서 최대한의 기능수준을 유지하는 것을 말한다. |
| 범주 V | 말기질환자로서 간호의 목표는 질환의 마지막 단계를 통하여 안위를 도모하고 품위를 지키는 것을 말한다. |

#### 2. 요인평가의 예: 병원간호사회에서 개발한 일반병동 환자분류결정지침(2002)

| 항목 | 분류기준 | 환자명 / 점수 | | | | |
|---|---|---|---|---|---|---|
| 1. 위생 관리 | 스스로 위생관리 가능(구강간호/목욕/배설) | 1 | | | | |
| | 부분적 도움으로 침상 외에서 가능 | 2 | | | | |
| | 부분적 도움을 받아 침상에서 가능 | 3 | | | | |
| | 전적인 위생간호 | 4 | | | | |
| 2. 영양 | 스스로 식사가능 | 1 | | | | |
| | 식사 준비 등 부분적 도움 | 2 | | | | |
| | 완전도움으로 spoon feeding | 3 | | | | |
| | 계속적인 관찰을 요하면서 tube feeding | 4 | | | | |
| 3. 배설 | 스스로 배뇨, 배변 가능 | 1 | | | | |
| | 일시적 도움으로 배뇨, 배변가능 (일시적 관장, 일시적 단순도뇨 등) | 2 | | | | |
| | 장기적인 도움으로 배뇨(유치도뇨) | 3 | | | | |
| | 완전배뇨 불가능하며 전적인 도움이 필요 | 4 | | | | |

| 항목 | 분류기준 | 환자명 점수 | | | | |
|---|---|---|---|---|---|---|
| 4. 운동 및 활동 | 스스로 능동적 운동 가능 | 1 | | | | |
| | 부분적 도움이나 보조기구 이용 | 2 | | | | |
| | 침상 내에서 부분적 도움으로 수동적 운동 | 3 | | | | |
| | 부동 상태에서 전적 의존의 수동적 운동 혹은 체위변경 | 4 | | | | |
| 5. 교육 및 지문 | 입, 퇴원시 기본적인 교육 필요 | 1 | | | | |
| | 처치에 대한 설명과 교육이 요구됨 | 2 | | | | |
| | 질병관리에 대한 교육, 설명이 자주 필요 | 3 | | | | |
| | 고도의 처치와 자가관리가 필요하며 많이 요구됨 | 4 | | | | |
| 6. 정서적 지지 | 자신의 상태에 대해서 인정 | 1 | | | | |
| | 가끔씩 질병으로 인한 우울이나 분노를 표현 | 2 | | | | |
| | 우울이나 분노가 자주 관찰 | 3 | | | | |
| | 무기력 상태나 정서불안으로 지속적 지지가 요구됨 | 4 | | | | |
| 7. 의사 소통 및 의식 상태 | 지남력이 명확하고 의사소통 명확함 | 1 | | | | |
| | 의식과 지남력은 있으나 의사소통 시 부분적 도움 필요 (노인, 통증이나 튜브 삽입 등으로) | 2 | | | | |
| | 질문에 대한 반응이 시간이 걸리고 반복적으로 천천히 설명해야함 | 3 | | | | |
| | 의식변화가 심하거나 무의식 상태로 의사소통이 불가능 | 4 | | | | |
| 8. 치료 및 검사 | 기본적인 단순검사 및 치료 | 1 | | | | |
| | 검사 및 치료 전후 약간의 준비와 설명이 필요 | 2 | | | | |
| | 검사치료 전후 충분한 설명과 치료 후 6시간 동안의 세심한 관찰이 필요 | 3 | | | | |
| | 세심한 준비와 관찰 및 설명 필요, 검사 후 12~24시간 동안 세심한 관찰 필요 | 4 | | | | |
| 9. 투약 | 기본적이 정규투약 및 특별한 관찰이 필요 없음 | 1 | | | | |
| | 3회/1일 이상의 투약 및 관찰이 필요 | 2 | | | | |
| | q 4h 이내의 투약간격과 관찰이 필요 | 3 | | | | |
| | 특수투약과 계속적인 관찰필요 | 4 | | | | |
| 10. 측정 및 관찰 | 기본적인 활력증후 측정 | 1 | | | | |
| | V/S q 4h 혹은 매일의 I/O | 2 | | | | |
| | V/S q 4h 혹은 I/O q 6h | 3 | | | | |
| | V/S q 4h 혹은 I/O q 2h 이내, 계속적인 환자상태 모니터 | 4 | | | | |

| 항목 | 분류기준 | 점수 / 환자명 | | | | |
|---|---|---|---|---|---|---|
| 11. 환자 관리 위한 부서간 조정 | 필요 없음 | 1 | | | | |
| | 기본적인 급식관리 및 주치의 상담 | 2 | | | | |
| | 영양사, 치료사 등의 상담 필요, 타과 의뢰 | 3 | | | | |
| | 잦은 타과 의뢰, 치료사 및 사회복지사 등과 환자관리 논의 많음 | 4 | | | | |
| 12. 퇴원 및 전동 관리 | 기본적인 퇴원교육, 해당 없음 | 1 | | | | |
| | 타 병동으로 이동 위한 환자 및 보호자 관리 | 2 | | | | |
| | 퇴원 후 지역사회 기관의 의뢰를 위한 조정활동 및 환자와 보호자 관리 | 3 | | | | |
| | 상태악화로 중환자실 이동 시 환자 및 보호자 관리 | 4 | | | | |
| 총점 | | | | | | |
| 분류군 Ⅰ군: 12~17점 Ⅱ군: 18~29점 Ⅲ군: 30~41점 Ⅳ군: 42~48점 | | | | | | |

---

✏ 기출문제 맛 보기

1. 시간-동작 분석 기술을 활용하여 모든 간호활동을 분석하고 각각의 활동에 소요된 간호시간을 측정하여 각 업무에 필요한 간호인력을 산정하는 방법은?  22년 2월 서울시

① 서술적 방법  ② 관리공학적방법
③ 산업공학적방법  ④ 원형평가체계 방법

2. 간호단위 관리자가 산업공학적 방법을 적용해 연간 필요한 간호사 수를 산정할 때, A와 B에 들어갈 말로 바르게 짝지은 것은?  23년 지방직

$$연간\ 필요한\ 간호사\ 수 = \frac{(\boxed{A} \times 일\ 평균\ 환자\ 수 \times 7일 \times 52주) \times 간호사\ 부담률}{\boxed{B} \times 간호사\ 1인당\ 연간\ 근무\ 주\ 수}$$

|  | A | B |
|---|---|---|
| ① | 환자 1인당 일 평균 간호시간 | 간호사 1인당 주 근무시간 |
| ② | 환자 1인당 일 평균 간호시간 | 간호사 1인당 일 근무시간 |
| ③ | 간호사 1인당 주 근무시간 | 환자 1인당 일 평균 간호시간 |
| ④ | 간호사 1인당 일 근무시간 | 환자 1인당 일 평균 간호시간 |

---

정답 1. ③  2. ①

## 4) 간호인력 수요결정에 영향을 미치는 요인

### (1) 간호인력 수요결정에 영향을 주는 요인

간호부서의 철학, 목적, 다양한 환자, 침상수, 시설, 공급과 장비의 유효성, 환경적 요인, 간호요원의 수준, 다른 부서의 지원정도, 직무분석, 간호전달체계, 예산, 근무스케줄

### (2) 종합병원의 적정 간호인력 수요결정에 영향을 미치는 요인

병원의 목표와 계획(정책 및 규정), 환자수, 병상규모, 병상점유율, 병원 제반시설 및 환경(간호단위 건축구조와 시설), 직원의 종류, 전문직 간호사와 보조인력의 비율과 할당된 업무, 간호사의 임상경력, 의사의 수, 진단에 따른 처치/수술의 수와 종류, 치료/간호법의 기술

### (3) 필요요원 결정시 고려요소

공휴일, 휴가, 병가, 1일 간호시간, 결근율, 오리엔테이션기간, 실무교육 프로그램 횟수

---

**🔍 참고 POINT**

**[국내 병원의 간호인력 배치기준(의료법)]**

(1) 일반병동 간호사 인력확보 최저 기준
  ① 일반병원: 연평균 1일 입원환자 5인당 2인, 외래환자 30명당 1명
  ② 요양병원: 연평균 1일 입원환자 6인당 1인
  ③ 한방병원: 연평균 1일 입원환자 5인당 1인

(2) 중환자실(300병상 이상 종합병원) 간호사 인력확보 최저 기준
  ① 신생아 중환자실: 연평균 1일 입원환자 1.5인당 1인
  ② 중환자실: 연평균 1일 입원환자 1.2인당 1인

---

## 5) 향후 간호인력 확보방안

우리나라의 「의료법」에 따른 전통적인 인력산정은, 환자의 간호 요구도에 따른 총 간호업무량의 과학적 측정 및 분석, 즉 보다 합리적인 적정 인력산정 방식으로의 전환이 필요하다.

---

**🔖 기출문제 맛 보기**

**환자분류체계의 목적으로 가장 옳지 않은 것은?**                    20년 서울시

① 간호수가의 산정을 위한 정보를 제공한다.          ② 간호인력의 배치에 활용한다.
③ 병원표준화 실현에 활용한다.                      ④ 간호사의 승진체계 책정에 활용한다.

---

정답 ④

## 3 모집 및 선발

### 1) 모집

(1) 개념

① 조직의 목적활동에 적합한 인력을 확보하기 위해 우수한 후보자들을 지원하게 하는 절차로 능력 있는 인적자원을 조직으로 끌어들이는 과정

② 조직에서 필요로 하는 사람들이 적극적으로 지원하도록 정보를 제공하고 동기를 유발하는 활동

(2) 모집활동 계획

① 사직자 면담자료 분석

② 통계자료 확인

③ 과거 모집활동의 검토

(3) 모집방법

① 내부모집

㉠ 간호조직 안에서 승진, 전환 배치를 통해 적격자를 찾는 방법

㉡ 기술목록, 인력배치표, 원내공개모집제도(게시판, 사보, 원내 정보시스템), 내부추천 등을 통해 모집

㉢ 장점과 단점

| 장점 | 단점 |
|---|---|
| • 조직원의 사기 향상과 동기유발 | • 능력주의와 배치되는 파벌 조성 가능성 |
| • 능력개발 강화 | • 창의성 결여로 조직발전 저해 |
| • 모집관련 비용절감 및 간편 | • 모집범위 제한으로 유능한 인재모집에 한계 |
| • 인사고과자료를 기준으로 검증된 사람을 쓰므로 적재적소 배치 가능 | • 다수인원 채용 시 인력공급 불충분 |
| • 구성원의 기능을 자세히 분석하는 계기 | • 조직 내 갈등과 긴장 조성 |
| • 새로운 직위에의 적응이 쉬움 | • 인력개발비용 증가 |
| • 이직률 낮춤 | • 연쇄효과로 인한 혼란야기 가능성 증가 |
| | • 조직의 경직화와 침체 위험성 |

② 외부모집

㉠ 조직 밖에서 인력을 모집하는 방법

㉡ 현장모집, 광고, 인턴십 제도, 특별행사모집, 추천, 인터넷, 고용대행기관을 통한 모집

ⓒ 장점과 단점

| 장점 | 단점 |
|---|---|
| • 모집 범위가 넓어 유능한 인재 확보 가능<br>• 인력수요에 대한 양적 충족<br>• 인력 개발 비용 절감<br>• 새로운 정보나 지식이 제공됨<br>• 조직에 활력 증진<br>• 조직 홍보 효과 | • 권력에 의한 부적격자의 채용 가능<br>• 파벌, 불화 조성 우려<br>• 신규직원의 적응기간이 장기화될 가능성<br>• 내부 인력의 사기 저하<br>• 채용관련 비용증가<br>• 모집에 상당한 시간 소요 |

---

**⬢ 기출문제 맛 보기**

인력모집 방법 중 〈보기〉에서 설명하는 유형의 장점으로 가장 옳은 것은?　　　23년 서울시

〈보기〉

〈QI실 간호사 모집〉
원내 간호사 대상으로 적정 진료관리실(QI실) 간호사를 모집하오니 관심있는 간호사들은 아래 내용을 참고하여 지원하시기 바랍니다. (담당자 연락처: 원내 ○○○○○)
　−지원서 접수 기간: 2023. 6. 1.~15.
　−지원서 접수 사이트: ×××.○○○@×××

① 인력개발 비용이 절감된다.
② 직원의 사기가 향상된다.
③ 모집범위가 넓어 유능한 인재의 확보가 가능하다.
④ 새로운 정보, 지식이 제공되고 조직에 활력을 불어 넣을 수 있다.

---

**🔍 참고 POINT**

**[전통적 모집과 웹 기반 모집 비교]**

| 전통적 모집 | 웹 기반 모집 |
|---|---|
| • 모집에 상당한 시일 소요<br>• 모집에 상당한 비용 소요<br>• 모집 시 개인신상 자료의 노출<br>• 한 사람이 한 모집에 한 번 응모 가능<br>• 해당기업의 과거 경험 데이터에 의존<br>• 잠재적 응모자에 대한 정보획득 어려움<br>• 모집 tool을 해당기업 자체에서 개발 | • 실시간 모집 가능<br>• 모집에 드는 비용 저렴<br>• 개인 신상자료 비밀 유지<br>• 한 사람이 복수 모집에 복수 응모 가능<br>• 외부의 전문적인 자료와 성공적인 경험이용 가능<br>• 잠재적 응모자에 대한 정보를 DB를 통해 획득 가능<br>• 모집 전문회사의 솔루션을 제공받음 |

---

**정답** ②

## 2) 선발

### (1) 정의

지원자 가운데 가장 적합한 자질을 갖추었다고 판단되는 직원을 채용할 것을 결정하는 과정

### (2) 선발절차

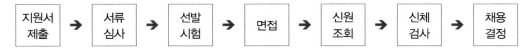

지원서 제출 → 서류 심사 → 선발 시험 → 면접 → 신원 조회 → 신체 검사 → 채용 결정

### (3) 선발시험의 종류

현실적 능력과 성장 발전능력도 함께 평가

① **필기시험**: 직무수행에 필요한 전문지식 및 응용능력을 측정하는 것 (주관식/객관식)
  ㉠ 지식, 이해력, 분석력, 종합력, 평가력 등 지적 영역의 행동 측정에 적당
  ㉡ 흥미, 태도, 가치관 등 측정에는 부적당
  ㉢ 장점
    • 많은 사람에 동시에 실시함으로서 시험관리가 용이
    • 비용 절감
    • 채점기술이 쉽고, 비교적 객관적임
② **실기시험**: 담당할 직무를 실제로 수행케 하여 능력을 평가하는 것으로 타당도 확보 쉬움
    • 현장이용이 어렵고, 시간/물자의 낭비 가능
③ **면접시험**: 지원자의 모든 정보를 심사하는 방법으로, 개인의 성격과 행태상의 특성 측정에 유용
    • 필기시험으로 측정곤란한 지원자의 신뢰도, 직무책임감, 직무에 대한 흥미, 지도성 등
④ **직무적성검사**: 개인의 능력, 성격, 흥미에 대한 종합적인 측정을 통해 성격 및 흥미를 고려한 구체적인 직무를 분별해내는 검사
  ㉠ 현재의 지식/기술을 측정하는 것이 아니라, 훈련/경험을 통해서 습득 발전될 수 있는 미래 잠재력을 측정하는 것
  ㉡ 직무경험이 없는 대상자에게 유용
  ㉢ 장점
    • 신규채용, 전직, 승진 시 직무가 요구하는 능력을 가진 사람을 선발 배치
    • 훈련의 필요성이나 감독의 필요성 적음
    • 적성과 맞지 않는 직무로 인한 이직률 감소
    • 채용 후 경험을 쌓으면 유능해질 수 있는 능력이나 적성을 가진 사람을 원하는 조직에서 더욱 유용
⑤ **성취도검사**: 직무경험/훈련 결과 업무수행에 필요한 기술/지식을 현재 얼마나 알고 있는가 측정
⑥ **성격(인성)검사**: 개인의 동기, 욕망, 정서, 안정성, 성숙도, 적응성 등 사회행동과 관련된 성향 파악

⑦ **흥미검사**: 지원자의 관심, 기호, 취미를 측정하는 것으로 적성검사를 보완하는 검사
  • 직무에 흥미있는 사람이 직무를 더 잘 수행한다는 사실에 근거함

⑧ **심리동작검사**: 개인의 육체적인 힘, 동작의 기민성, 균형능력을 측정하는 것

### (4) 면접시험의 종류

목적: 면접자가 지원자의 자격을 확인하고 선정 직무에 적합한지 판별하기 위해 정보를 얻기 위함

① **정형적 면접**: 직무명세서를 기초로 미리 질문 내용 목록을 준비하여 차례로 질문하는 것
  • 구조적 혹은 지시적 면접으로, 면접자가 알아내려는 것에 대한 윤곽을 미리 잡음

② **비지시적 면접**: 지원자에게 최대한의 의사표현의 자유를 주고, 그 가운데에서 지원자에 대한 정보를 얻는 방법
  • 면접자가 일반적이고 광범위한 질문을 하면, 지원자가 이에 대해 거리낌없이 자기를 표현하게 함: 면접자는 경청하는 태도와 고도의 질문기술 필요

③ **스트레스 면접(압박 면접)**: 피면접자를 방어적 혹은 좌절하게 만들어(공격, 무시 등) 스트레스 상태에서 감정의 안정성과 조절에 대한 인내도를 관찰하는 방법

④ **패널 면접**: 다수의 면접자가 하나의 피면접자를 면접 평가하는 방법
  • 면접 후 다수의 면접자가 서로 의견을 교환하여 피 면접자에 대해 보다 광범위하게 조사
  • 전문직, 관리계층 선발에 활용

⑤ **집단 면접**: 집단별로 특정 문제에 대해 자유 토론할 수 있는 기회를 부여하고 토론과정에서 개별적으로 적격 여부를 심사 판정하는 유형
  • 다수의 피면접자를 동시에 평가하여 시간이 절약되고, 우열 비교를 통해 리더십 인재를 발견할 수 있음

⑥ **블라인드 면접**
  • 블라인드 면접은 면접에서 지원신청서 또는 이력서 내의 신원정보 내용이 삭제되어 그 내용이 일체 반영되지 않는 면접방식으로 면접자의 편향된 결정으로 이어질 수 있는 요인 대신 지원자의 기술과 경험, 신념 등에 대해 객관적으로 지원자를 평가하도록 함으로써 불공정 고용 관행을 제거하고자 하는 방식
  • 블라인드 면접 시 삭제되는 정보: 민족, 성, 이름, 교육 정도, 나이, 개인적 관심사 등

---

🖊 **기출문제 맛 보기**

**다음 설명에 해당하는 면접 방법은?**                                              23년 지방직

> 다수의 면접자가 한 명의 지원자를 면접하고, 면접자들간 의견교환을 통해 지원자의 자질과 특징을 광범위하게 평가한다.

① 집단 면접          ② 패널 면접          ③ 정형적 면접          ④ 스트레스 면접

---

정답 ②

## 4 배치(Placement)

### 1) 개념
선발된 지원자를 조직 내의 각 부서에 배속시켜 직무를 할당하는 것

### 2) 배치 · 이동의 원칙

(1) 적재적소주의

개인의 능력, 성격 등을 고려하여 최적의 지위에 배치하여 최고의 능력을 발휘하게 하는 것

(2) 실력주의

실력을 발휘할 수 있는 영역을 제공, 올바로 평가하고, 만족할 수 있는 대우를 함

(3) 인재육성주의

- 직무를 통하여 직원을 성장시키고자 하는 원칙
- 직원의 적정 배치와 더불어 직무에 대한 정기적인 배치전환 및 인사이동을 통해 풍부한 경험 축적과 능력개발을 촉진하며, 미래지향적인 인재육성을 이루고자 하는 배치 · 이동의 원칙

(4) 균형주의

- 전체와 개인의 조화를 고려하는 것으로, 모든 사람에게 평등한 적재적소 고려
- 우수한 인재가 특정 부문에 편중되어 배치되지 않도록 조직 내의 전체적인 균형을 고려해야함

### 3) 근무일정표 작성

(1) 작성방침

근무일정표 작성(scheduling)은 해당 단위에 소속된 간호요원들의 근무시간과 비번에 대한 유형을 미리 결정하는 행위이며, 모든 간호직원들에게 공정하고 공평하게 근무번과 비번이 돌아갈 수 있도록 일관성 있는 방침이 있어야 함

(2) 작성의 원칙

① 종합적인 근무일정표 작성 시 업무수행을 위한 직원규모의 변화를 최소한으로 줄임
② 각 간호단위에 고정 배치되는 간호요원의 수는 목표하는 침상점유율에 대비해서 계산
③ 직원을 임의로 이동하여서는 안 됨
④ 직원의 유급휴가, 공휴일 및 평균결근율을 고려 시, 정규 직원의 1.4~1.6배의 예산을 세움
⑤ 간호요구에 대한 계획 수립 시 환자수효와 환자상태의 변화를 고려
⑥ 관리자의 인사관리에 대한 요구와 직원의 직업적, 개인적 만족을 위한 요구가 알맞게 균형을 이루어야 함
⑦ 만일의 비상사태에 대비해 근무일정표를 신속히 조정할 수 있도록 배려

⑧ 근무일정표가 집권적이건 분권적이건 직원은 이에 대해 긍정적으로 받아들여야 함

⑨ 모든 직원을 공평하게 대해야 함

**(3) 작성방법**

① 집권적 근무계획표

　㉠ 직원에 대한 배치·조정을 중앙집권화 하는 것으로 중앙간호부서 인력관리자가 근무일정표를 작성하는 것

　㉡ 각 간호단위에 배치되는 간호직원이 형평을 이루도록 하며 간호부서의 전문인력이 컴퓨터를 이용, 인력모형에 의거하여 자동적으로 근무시간표를 작성

　㉢ 장·단점

| 장점 | 단점 |
|---|---|
| • 기관의 정책을 일관성 있게, 객관적으로 모든 간호직원에게 공평하게 적용함<br>• 간호단위의 행정업무가 감소하고, 환자간호 활동에 집중할 수 있기 때문에 비용 효과적<br>• 병동관리자의 근무계획표 작성책임을 경감하고 고유의 간호활동에 시간을 할애할 수 있음<br>• 간호직원들이 작성된 근무계획표를 이해하기 쉽고 이에 맞추어 개인계획을 수립할 수 있음<br>• 배치된 간호직원의 수와 구성, 간호서비스의 질, 투입 비용 등 근무계획표의 효과에 대한 모니터링이 용이함 | • 직원 개개인의 특정 근무시간 요청이나 변경에 대한 배려가 제한적<br>• 인력관리에 대한 책임이 간호부서에 집중됨 |

② 분권적 근무계획표

　㉠ 수간호사가 자기 단위에 배치된 간호직원을 자신의 주관성과 지식을 가지고 근무일정표를 작성하는 것

　㉡ 장·단점

| 장점 | 단점 |
|---|---|
| • 간호직원들은 보다 인격적인 관심을 받음<br>• 간호단위 특성에 따른 융통성과 자율성이 확보되고, 간호사들의 개인적 요구를 반영하기 용이함<br>• 소규모 단위에서 계획이 이루어지므로 보다 쉽고 덜 복잡함<br>• 각 일선 간호관리자는 근무계획의 역할과 책임에 대해 배우게 되며 만성적인 인사 문제 해결을 위해 함께 노력할 수 있음 | • 근무계획을 상벌체계로 악용할 수 있음<br>• 간호단위 간호관리자의 주관성이 개입되어 직원들 간에 갈등의 소지가 있음<br>• 근무계획 작성에 간호단위 관리자가 많은 시간을 소요하여야 하므로 다른 업무를 하기 어려움<br>• 자원을 비효율적으로 사용하게 되면 비용 절감이 어려움 |

(4) 근무교대 형태

① 순환 번표(Alternating, rotating work shift)

    ㉠ 낮번, 초번, 밤번이 교대로 바뀌는 것으로 근무번 교대가 잦아 스트레스를 받음

    ㉡ 장·단점

| 장점 | 단점 |
| --- | --- |
| • 근무일정표 작성자 편의에 의해 작성이 가능 | • 변화가 많은 근무일정표로 간호사에게 스트레스, 수면 불안정, 피로 등 야기<br>• 업무만족도 저하<br>• 간호사고 발생증가<br>• 이직률 증가 |

② 고정 근무계획(Permanent shift)

    ㉠ 개인의 생활에 알맞은 근무번을 택하여 근무

    ㉡ 장·단점

| 장점 | 단점 |
| --- | --- |
| • 간호사의 개인적 요구를 반영하여 해당 근무번에 대한 만족도와 소속감을 높일 수 있음<br>• 간호사들의 개인적, 사회적 활동이 용이함<br>• 자신에게 적합한 근무번을 하여 업무효율이 향상되고, 조직에의 몰입이 증가함<br>• 간호사들의 건강문제 발생과 피로감, 결근률, 이직률이 감소함 | • 가장 인기 있는 근무번, 대체로 낮번에 지원자가 집중됨<br>• 연장자 순으로 근무번을 배치할 경우 신규간호사는 초번과 밤번근무가 집중됨<br>• 다른 근무번에서 이루어지는 업무에 대한 문제해결력이 떨어짐<br>• 간호단위 관리자가 초밤번 근무를 하지 않는다면 해당 근무만 하는 간호사들에 대한 인사평가가 어려움 |

③ 주기적 근무일정표(cyclical scheduling)

    ㉠ 4, 6, 7주 또는 12주를 기초로 짜여진 근무일정표에 따라 되풀이하는 방법

    ㉡ 장·단점

| 장점 | 단점 |
| --- | --- |
| • 업무처리를 위한 병원의 요구와 휴식을 위한 개인의 요구가 조화를 이룰 수 있음<br>• 모든 종류의 근무번을 공정하게 돌아가게 함<br>• 일정기간 동안 동일한 근무일정표가 되풀이되므로 안정되어 미리 계획할 수 있음<br>• 자신의 근무번을 미리 알 수 있기 때문에 합리적으로 계획을 세울 수 있어 결근율 감소<br>• 직원의 협동심이 증가하고 환자간호의 지속성 증대<br>• 일정표 작성에 드는 시간과 노력을 줄일 수 있음 | • 일단 근무표가 작성되면 개인적인 사정이 반영되지 않아 융통성이 없음<br>• 간호직원들이 규제를 받는다는 느낌 |

④ 자기근무일정표 작성(Self-scheduling)
  ㉠ 간호사들이 협력하여 직접 일정표를 조정하는 방법
  ㉡ 직원의 자율성과 협동성 증가, 결근율 감소
  ㉢ 장·단점

| 장점 | 단점 |
|---|---|
| • 간호사들의 책임감이 개발되고, 자율성, 직업만족이 증가하며, 팀 정신과 도덕성이 배양됨<br>• 간호관리자의 근무계획표 작성시간이 절감되고 고유의 업무에 전념할 수 있음<br>• 간호사의 결근률과 이직률이 감소하고 신규간호사 채용에 긍정적인 요소로 작용 | • 간호사들의 근무계획표 작성에 소요되는 시간이 증가 |

⑤ 가변적 직원배치(Controlled variable staffing)
  ㉠ 어떤 부서에 배정된 인원을 최소한으로 통제하면서 업무량의 증감에 따라 직원수 변화, 조정
  ㉡ 인건비 절약에 유용하나, 간호사 직무만족도 감소 및 스트레스 증가

# 개발관리

## 1 개발관리의 의의

(1) 인적자원의 능력을 개발하여 증대시키는 것

(2) 조직의 목표를 달성하기 위해 직원이 현재의 직무를 수행하고 새로운 직무를 수행하는 데 필요한 지식, 기능 및 판단력 등을 향상시키는 인적자원관리 활동

(3) 구성원의 직무수행에 필요한 지식과 기술을 향상시키도록 교육 훈련을 제공하고, 장기적인 경력목표를 세워 이를 성취하도록 지원하면서, 적절한 시기에 승진과 인사이동을 통해 구성원에게 성장기회를 제공하고, 이들의 직무수행을 평가함으로서 인적자원을 개발하는 활동을 통해 경쟁력 있는 우수한 인적자원을 확보

(4) 인력개발, 승진 및 전보, 경력개발, 직무수행평가에 관한 활동이 포함

## 2 조직의 사회화

[조직사회화 전략]
※ 조직사회화 전략이란 조직 외부에서 조직으로 진입한 사람을 구성원으로 만드는 과정에서 사용하는 여러 가지 수단과 방법
※ 사회화 프로그램은 주로 신입간호사를 조직문화와 실무현장문화에 익숙하게 만드는 것을 목적으로 공식적, 비공식적으로 이루어지고, 어느 기간 동안이 아니라 입사 이전부터 직무배치 이후에 이르기까지 신입간호사의 요구에 따라 다양하게 이루어짐

(1) **역할모델**

① 역할모델(role model)은 간호사가 간호직과 관련된 활동이나 지식, 태도 및 기능 등을 학습하는 과정에서 모방 또는 동일시의 대상으로 의식하고 있는 사람

② 경력간호사가 신입간호사에게 조직 내에서 업무를 수행하거나 역할을 이행할 때 역할전수자로서 적절한 행동 방식과 태도, 가치관 등을 전해주고, 신입간호사로 하여금 바람직한 역할모형이나 준거의 틀로 설정하고 닮아가도록 하여 조직 내 역할 수행에 있어서 효율성을 고취시켜 주는 것

(2) 프리셉터

  ① 프리셉터(precepror)란 신입간호사의 새로운 역할 습득과 성공적인 사회화를 이루도록 도와주는 목적을 가지고 제한된 시간동안 신입간호사의 성장과 발달을 도모하고 역할 모델이 되며 신입간호사를 가르치고 상담하고 교양시키는 경력간호사임

  ② 프리셉터는 일반 간호수행을 함과 동시에 신입간호사를 교육하고 간호단위에서의 신입 간호사 적응과 사회화를 촉진시키는 업무를 수행(1 : 1 교육)

  ③ 신입간호사에게는 그들의 요구에 적합한 교육을 통해 업무수행능력을 향상시키고 간호단위에의 적응을 도움으로써 사회화를 촉진시켜 신입간호사의 만족도를 향상

  ④ 프리셉터에게는 자기 계발의 기회로 업무역량 강화와 직무만족에 긍정적 영향을 미침

  ⑤ 간호단위는 표준화된 역할모델을 확보할 수 있는 기회가 됨

(3) 멘토

  ① 다양한 경험과 일정한 자격을 갖춘 멘토(mentor)가 멘티(mentee)의 경력개발을 도움

  ② 멘토는 자신의 경험과 지식을 바탕으로 멘티의 경력개발 계획을 수립할 뿐만 아니라 주기적인 지도와 조언 및 공동작업을 통하여 경력개발 목표를 달성하도록 함

  ③ 멘토는 멘티와 장기간에 걸쳐 관계를 맺는다는 점에서, 비교적 짧은 기간 동안만 관계를 맺는 프리셉터와 구별됨

  ④ 멘토의 역할

    ㉠ 멘티에 대한 경력개발을 지원하는 기능: 후원, 노출, 지도, 보호, 도전적 업무 부여

    ㉡ 멘티의 심리적 측면을 지원해주는 사회, 심리적 기능: 수용, 상담, 우정

    ㉢ 멘티의 행동기준을 제공해주는 역할모델 기능: 역할모델, 역할스트레스 감소

---

**🖊 기출문제 맛 보기**

신입간호사의 새로운 역할 습득과 성공적인 조직사회화를 도와주는 프리셉터(preceptor)에 대한 설명으로 가장 옳은 것은?     19년 서울시

① 신입간호사의 선택에 따라 프리셉터가 결정된다.

② 프리셉터는 신입간호사와 비공식적인 관계를 맺고 보이지 않게 심리적 지원을 한다.

③ 신입간호사의 '현실충격(reality shock)'을 인정하고 1:1 교육으로 가장 효과적인 학습기회를 제공한다.

④ 신입간호사가 새로운 역할을 습득하여 독립적으로 업무 수행을 할 수 있을 때까지 프리셉터가 지속적으로 교육한다.

---

정답 ③

## 3 　인력개발(교육훈련)

### 1) 개념

(1) 인적자원의 능력을 최대한 발휘할 수 있도록 일의 기회와 교육훈련 기회를 부여하는 과정

(2) 직원의 직업적 인격적인 지식, 기술 및 태도를 향상하기 위하여 제공하는 모든 교육과 훈련

### 2) 목적

(1) 직원들에게 새로운 지식과 기술을 습득시켜 현재 능력과의 격차를 없애기 위함

(2) 승진의 기회를 갖지 못한 기술진 인력이나 기타 건강요원들이 더 높은 수준의 포부를 갖도록 격려하기 위함

(3) 이직율 감소와 생산성 향상

### 3) 필요성

(1) 새로운 지식과 기술을 습득하여 현재 능력과의 격차를 줄임

(2) 구성원의 직무능력 향상과 의사소통의 활성화를 통해 협력을 증진

(3) 구성원의 발전욕구를 충족시킴으로써 이직률 감소와 생산성 증대

(4) 조직이 경쟁력을 갖추어 궁극적으로 조직유효성을 향상

### 4) 교육훈련의 유형

(1) 대상자에 의한 분류

① 예비교육(Orientation)

신규간호사가 원만하게 조직에 적응하고 자신의 역할을 효과적으로 수행할 수 있도록 준비시키는 것

㉠ 목적
- 직무에 신속하게 적응하기 위함
- 조직 내에서 소속감을 느끼도록 하기 위함
- 효과적인 업무수행을 위한 준비
- 분담 받은 역할의 올바른 수행을 위함

㉡ 장점
- 신규 직원이 일을 시작하기까지의 비용 및 시간이 절약됨
- 막연한 불안감이 없어지고, 직무에 자신감 생김
- 조기 이직률을 감소시키고, 생산성을 향상시킴
- 강한 조직문화 형성, 유지에 도움: 조직의 기본적인 가치 전수, 목표의식 생김

ⓒ 종류

| 유도훈련(Induction training) | 직무오리엔테이션(Job orientation) |
|---|---|
| 조직을 이해하고 조직생활을 잘 시작할 수 있도록 교육 | 신규간호사가 배치된 곳에서 효과적으로 일할 수 있도록 준비시키는 것 |
| 채용 후 2–3일 이내에 실시 | 유도훈련이 끝난 후에 시행 |
| 조직에 대한 일반적인 정보 제공 | 특정 업무에 대한 교육 및 훈련 |
| 기관의 목적, 철학, 목표, 역사, 조직구조, 시설과 구조, 규칙, 규정, 정책, 절차 등 (근무규정, 채용조건, 휴가, 후생복지 등) | 간호표준, 업무수행지침, 투약, 간호과정 적용, 인수인계 등 |

② **실무교육**(Inservice education)
  ㉠ 정의
    • 고용기관이 직원의 직무수행을 강화하기 위해 제공하는 모든 현장교육
    • 현행 직무에 대한 지식과 기술을 유지시키기 위한 교육과 훈련
    • 의료기관 자체 내에서 실시하는 교육
    • 직원의 자질향상과 부족한 점의 교정을 위한 교육
  ㉡ 교육내용: 새롭게 변화된 환자간호법, 절차, 새로운 진단 및 치료기술, 기구의 적절한 관리와 조작법, 물품의 적정한 사용
③ **보수교육**(Continuing education, 계속교육)
  ㉠ 정의
    • 졸업 후 임상 실무의 강화를 위한 지식, 기술 및 태도를 향상시키기 위한 교육
    • 직원의 전반적인 성장과 개발에 관한 교육
    • 새로운 간호 개념, 개선된 방법 등에 관한 교육
  ㉡ 목적: 현재의 직무수행에서 효율성을 높이려는 것보다는 직원의 전반적인 성장과 개발에 초점을 둠
  ㉢ 보수교육의 법적 근거: 1년에 8시간 이상 이수
  ㉣ 보수교육 내용(「의료법 시행규칙」 제20조, 2018. 8. 1. 시행)
    • 직업윤리에 관한 사항
    • 업무 전문성 향상 및 업무개선에 관한 사항
    • 의료관계법령의 준수에 관한 사항
    • 선진의료기술 등의 동향 및 추세 등에 관한 사항
    • 그 밖에 보건복지부장관이 의료인의 자질 향상을 위하여 필요하다고 인정하는 사항
④ **관리자 훈련**(Leadership training)
  ㉠ 현 직위에서의 업무효과 증진
  ㉡ 앞으로 큰 책임을 맡을 수 있도록 준비하는 과정
  ㉢ 팀 리더, 일선간호관리자 또는 최고관리자로서의 경영기술 향상
  ㉣ 교육내용: 행정체계, 경제원리, 리더십, 의사결정, 의사소통, 업무수행 평가방법 등

(2) 장소에 의한 분류

① 직장 내 교육훈련(On-the job training, OJT)

㉠ 일을 하는 과정에서 직무에 관한 구체적인 지식과 기술을 습득하는 방식

㉡ 직속상관이 부하 직원에게 직접적으로 개별지도를 하고 교육훈련을 시키는 방식

📵 임상의 프리셉터(precepter) 교육훈련 방식

㉢ 장점과 단점

| 장점 | 단점 |
|---|---|
| • 교육이 현실적, 실제적, 저비용<br>• 훈련과 생산이 직결되어 경제적<br>• 직원의 개인차를 반영한 지도가 가능<br>• 상급자와 동료 간의 협동심 강화<br>• 교육방법의 개선이 용이함 | • 한꺼번에 많은 직원 교육이 어려움<br>• 프리셉터의 업무수행에 지장<br>• 교육과 생산이 모두 철저하지 못할 우려<br>• 통일된 내용의 훈련이 어려움<br>• 성과가 지도자의 능력에 의해 좌우됨<br>• 원재료의 낭비 초래<br>• 전문적인 고도의 지식과 기술교육이 불가능 |

② 직장 외 교육훈련(Off-the job training, Off-JT)

㉠ 직원을 일단 직무로부터 분리시켜 일정기간 오로지 교육에만 전념케 하는 것으로 전문 스탭의 책임 하에 이루어짐 📵 연수원 교육, 전문기관 위탁교육 등

㉡ 직장 내 교육훈련 이외의 모든 교육훈련

㉢ 장점과 단점

| 장점 | 단점 |
|---|---|
| • 다수의 직원에게 통일적, 조직적 교육가능<br>• 전문가로부터 집중적 교육 훈련이 가능<br>• 직무 부담에서 벗어나 훈련에만 전념할 수 있음<br>• 다른 부서 사람들과 지식 및 경험을 교환할 기회가 됨 | • 작업시간의 감소와 훈련으로 경제적 부담이 큼<br>• 훈련결과를 현장에서 활용하기 어려움 |

## 5) 교육방법

(1) 강의(Lecture)

① 가장 많이 사용되는 방법으로 새로운 지식 습득 시 효과적

② 장·단점

| 장점 | 단점 |
|---|---|
| • 시간계획과 통제가 용이하고, 많은 내용을 많은 인원에게 교육 가능<br>• 시간과 비용이 절감됨 | • 일방적인 의사전달로 학습자의 태도가 수동적이고 소극적일 우려가 있고, 실제 현장적용 방법이 무시 |

(2) 토의방법(Discussion)

① 특정한 주제에 대해 각자의 견해와 경험 등을 발표하고 의견을 교환하도록 하여 결론을 도출하는 방법

② 직원의 문제해결능력 향상을 위한 목적으로 주로 활용

(3) 역할연기법(Role play)

① 특정한 역할을 제시하고 실제로 그 역할에 따른 행동을 연출하도록 하는 방법

② 대인관계에 있어서 상대방의 감정을 이해하고 협조적인 의사소통을 하는 데 효과적임

(4) 역할모델법(Role modeling)

① 실제상황과 유사한 상황에 대해 이상적인 행동을 제시하고 이를 모방하도록 하는 방법

② 훈련자가 고도의 지식과 기술에 대해 시범을 보일 수 있어야 하며 학습자와의 신뢰가 중요

③ 행동 변화를 유도할 때 효과적

(5) 감수성 훈련(Sensitivity training)

① 집단토론을 함으로써 대인감수성 능력을 개발하는 방법

② 각자 자신의 행동에 대해 깊이 인식하며 타인의 생각과 느낌, 행동이 나타내는 의미에 대해 민감하게 받아들일 수 있도록 하는 데 효과적

(6) 사례연구(Case study)

① 실제 문제와 유사한 사례를 통해 문제해결 능력을 향상시키는 훈련

② 직원의 분석력과 문제해결능력을 향상시켜 다양한 실무에서 경험할 수 있는 문제에 대한 판단력을 개발하는 데 도움

(7) 비즈니스 게임법(Business games)

① 경쟁적 상황에서 의사결정능력을 향상시키기 위해 실시하는 방법

② 참여 직원을 몇 개의 집단으로 나누어 각 집단에게 동일한 문제와 조직 상황에 대한 정보를 제공한 후 각 집단별로 문제를 해결하도록 함

③ 각 집단의 의사결정 결과를 비교, 평가하는 과정에서 의사결정능력을 향상시키는 데 효과적

④ 조직 내 의사결정과 관련된 중요한 부분을 간단한 형식으로 표현함으로써 훈련참가자들이 쉽게 조직 상황을 이해하고 올바른 의사결정을 할 수 있는 일종의 조직관리의 모의연습

(8) 인바스켓기법

① 업무처리에 필요한 의사결정능력을 향상시키기 위해 실시하는 방법

② 조직의 정보를 미리 제공하고 발생 가능한 문제를 쪽지에 적어 바구니 속에 넣고 하나씩 꺼내어 문제를 해결하게 함으로써 문제해결의 연속이라는 조직의 현실을 실험화 한 방법

③ 관리자의 잠재적 관리능력을 평가하는 데 많이 사용

(9) 프로그램식 학습(Programmed learning)

자동학습기계를 이용하여 학습 주제에 대한 질문과 답이 제시된 학습자료를 단계적으로 제시함으로써 직원 스스로 학습할 수 있게 하는 방법

(10) 인턴십

① 실제적인 현장경험을 제공하는 직업 준비 프로그램

② 졸업예정자들이 졸업 후 임상에서 간호사로서 독립적인 역할을 담당하도록 도움을 줌

(11) 액션러닝

학습자들이 팀을 구성하여 각자 자신의 과제 또는 팀 전체 공동의 과제를 코치(learning coach)와 함께 정해진 시점까지 해결하는 동시에 지식 습득, 질문 및 성찰을 통하여 과제의 내용 측면과 과제해결 과정을 학습하는 방법

---

### 🔍 참고 POINT

(1) **의사결정 기술을 향상시키기 위한 모의훈련 방법**: 사례연구, 인바스켓 기법, 비즈니스 게임법
(2) **인간관계 기술을 개발시키기 위한 방법**: 역할연기법, 역할모델법, 감수성 훈련

---

### ✏️ 기출문제 맛 보기

1. 신규 간호사 대상 유도훈련(induction training)의 교육내용으로 적절한 것은?  22년 지방직

① 인수인계 방법   ② 조직의 이념   ③ 업무분담 방법   ④ 환자간호 방법

2. 〈보기〉에서 설명하는 인력개발 프로그램은?  22년 2월 서울시

- 신규간호사가 담당할 구체적인 직무를 효과적으로 수행할 수 있도록 한다.
- 일반적으로 3~6개월까지 교육기간이 다양하다.
- 교육 내용은 간호표준, 투약 관리, 검사물 관리, 간호과정 적용, 환자교육, 인수인계, 간호기록 등이다.

① 실무교육   ② 보수교육   ③ 유도교육   ④ 직무 오리엔테이션

---

정답 1. ② 2. ④

## 4 경력개발

### 1) 정의

(1) 한 개인이 입사에서 퇴직까지의 경력경로(career path)를 개인과 조직이 함께 계획하여 개인욕구와 조직목표를 달성해가는 총체적 과정

> ○ 경력(caeer): 한 개인이 조직에 참여하면서 겪게 되는 모든 경험의 과정

(2) 한 개인이 일생에 거쳐 일과 관련하여 얻게 되는 경험을 통해 직무태도, 능력, 성과를 향상해나가는 과정

(3) 기관의 요구와 개인의 욕구가 일치될 수 있도록 각 개인의 경력을 개발하는 활동

(4) 인적자원을 육성 개발하여 조직 성과에 활용하려는 전략적 시도

(5) 개인차원에서는 자기개발을 통해 심리적 만족을 얻고, 조직차원에서는 조직의 목표 달성을 위해 필요한 자질을 갖춘 인적 자원을 개발

### 2) 필요성

(1) **조직의 경쟁력 강화**: 경쟁력 있는 간호사 보유

(2) **근무생활의 질 향상**: 간호실무의 탁월성 증진

(3) 새로운 기술 개발, 활용하기 위함

### 3) 목적

경력개발의 궁극적 목적은, 조직 구성원의 자기계발을 통해 조직의 유효성을 증대하기 위함

(1) **효율적인 인재확보 및 배치**

노동력 향상, 이직 예방, 후계자 양성을 기함으로서 바람직한 인재의 확보 및 배치에 기여

(2) **종업원의 성취동기 유발**

① 승진 가능성을 제시함으로서 자기발전을 위해 명확한 목표를 가지고 노력하는 기회를 마련

② 직장에 대한 안정감을 가지고, 능력을 유감없이 발휘하도록 성취동기를 유발

| 개인 측면 | 조직 측면 |
|---|---|
| • 생애경력관리를 통한 미래 비전 확보<br>• 직무를 통한 성장욕구의 충족<br>• 능력개발 기회 확대를 통한 전문능력의 향상<br>• 개인의 안정감 확보<br>• 간호의 질 향상 | • 내부 인적자원의 미래 핵심역량 배양<br>• 구성원의 역할 진작을 통한 활성력 제고<br>• 적재적소배치를 통한 인력 효율성 향상<br>• 조직노하우의 체계적 축적과 활용<br>• 조직에서의 장기적 인력보유 및 활용도 증가 |

## 4) 경력개발제도의 특징

(1) 확보관리에서 유지관리까지의 인적자원관리 기능과 개인의 생애관점을 통합하여 조직 내 업무와 직위를 고려함으로써 인적자원관리 활동이 역동성을 갖게 하며, 현대 인적자원관리의 목표와 주요 기능들을 유기적으로 연계할 수 있는 하나의 통합적 관점을 제시해 줌

(2) 개인의 능력을 최대한 개발시키고 이것을 업무에 적용할 수 있도록 함으로써 조직의 유효성을 높임

(3) 구성원 개개인에게 의미있는 일을 제공함으로써 내재적 모티베이션을 촉진하는 등 근로의욕을 높일 수 있고, 조직의 경직화, 즉 만성적인 인사적체로 발생하는 개인능력발휘 기회의 박탈문제를 해결하는 방안이 될 수 있음

## 5) 경력개발제도의 운영과정

(1) **경력계획단계**

① 종업원의 입장에서는 자신의 경력목표와 경력경로를 확인하는 단계
② 조직의 입장에서는 개인목표와 조직목표가 일치되도록 필요한 정보를 제공해주는 단계

(2) **경력개발단계**

① 경력계획이 현실화되어 조직의 목표달성에 기여하도록 지원하는 단계
② 체계적인 교육훈련 프로그램을 제공하여 경력개발을 돕는 단계

(3) **평가 및 피드백 단계**

① 경력계획이 경력개발활동에 의해 달성한 정도를 점검하고 평가하는 단계
② 경력계획단계 및 경력개발단계에서의 문제점 발견 및 해결을 위한 활동을 하거나, 경력계획을 수정 변경하는 단계

🔍 **참고 POINT**

[간호사 경력개발 과정]

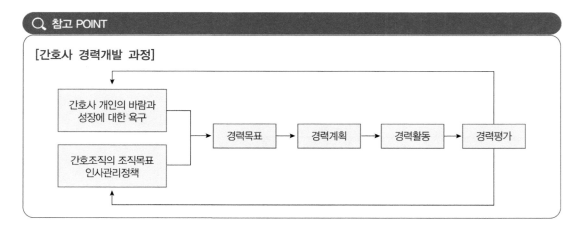

## 6) 간호조직내의 경력개발 프로그램

### (1) 경력사다리, 임상사다리(Clinical ladder system)

① 개념

    ㉠ 간호현장 내에서 임상간호실무나 때로는 관리, 교육 및 연구 역할과 관련하여 기술과 능력의 수준들을 구별하는 등급구조

    ㉡ 개별간호사들이 스스로 지원해서 그 기준 즉 능력, 교육, 연구활동, 임상적 성과를 달성했는가에 따라 임금과 승진 여부가 결정되는 제도

    즉, 자동적으로 승진하지 않으며, 해당등급의 실무수준을 달성해야 승진이 됨

    ㉢ 실무의 수월성(excellence, 탁월성)에 초점을 맞춰 간호사의 성과를 인정하는 임상승진 제도를 실행하기 위한 도구

    ㉣ 임상등급 구조는 간호사들의 간호능력을 개발 지원하면서도, 실무능력 평가시스템으로서의 기능을 함

    ㉤ 임상적 능력을 갖춘 유능한 간호사들을 보유함으로서, 환자간호의 질을 높이고 그 능력을 인정하고 보상하는 일종의 인적자원 개발 프로그램

    ㉥ 인력개발과 인사관리를 연결시키는 제도

② 장점

    ㉠ 간호사의 개인적 성취를 인정하고 보상: 역량수준에 따른 보상체계

    ㉡ 임상적 능력이 있는 간호사들을 임상에 유치함으로써 환자간호의 질을 향상

    ㉢ 간호사의 사기와 직업만족도 향상

    ㉣ 전문적 성장의 기회를 제공

### (2) 간호조직 내 경력개발의 필요성

① 우수한 간호능력을 보유한 간호사의 확보를 위해 필요

② 간호사의 핵심역량을 키워나갈 수 있는 체계적인 방안으로 필요

③ 지식사회로의 변화에 주도적으로 대응할 수 있는 간호사의 육성 개발을 위해 필요

④ 간호사의 간호역량 차이에 따른 조직기여도를 공정하게 관리하기 위해 필요

### (3) 간호조직 내 경력개발시스템 도입을 위한 전략

① 직원들의 경력개발 요구를 파악하고 간호관리자들에게 경력개발 및 관리 교육을 실시

② 간호조직이 추구하는 비전과 목적에 따른 수단으로 인적자원개발 전략을 수립하고 이를 간호사의 경력개발과 연계시켜야 함

③ 병원조직 차원의 이점을 효과적으로 설득하고 이해시킴으로써 병원 경영진의 적극적 지원과 의사들의 협력을 이끌어 내야 함

④ 간호업무의 표준과 기본적, 전문적 간호행위에 관한 프로토콜을 지속적으로 개발

⑤ 단계별 간호능력의 목록을 확립, 이를 평가하기 위한 구체적 평가도구를 개발해야 함

⑥ 각각의 병원에 적합한 임상사다리(clinical ladder)에 따른 직위기술서를 작성, 그에 맞는 책임, 수행업무, 자격 및 승진요건, 보상체계 등을 도출해야 함

⑦ 교육훈련 프로그램을 계획하고 제공

## 참고 POINT

[경력개발제도 적용 사례]

| 구분 | 1단계 | 2단계 | 3단계 | 4단계 |
|---|---|---|---|---|
| 명칭 | 신입간호사 | 일반간호사 | 전임간호사 1 | 전임간호사 2 |
| 최소경력 | 입사 1년 미만 신입간호사 | 입사 1년 이상 | 입사 3년 이상 | 입사 5년 이상 |
| 선수학습 | 신입간호사 예비교육 | BLS | 중환자기본+ACLS(ICU) Laser안전교육, 수술장 재직교육(OR) ACLS or ATLS(ER) | 프리셉터과정(공통) 중환자중급과정 혹은 임상간호대학원 4학기 수료(ICU) 수술간호과정 수술장 재직교육(OR) 응급간호과정(ER) |
| 승급/ 보상 | 예비교육 종료 후 자동승급 | 인센티브 없음 | badge 패용 인센티브 지급 | badge 패용 인센티브 지급 |

### 기출문제 맛 보기

다음 중 간호조직의 경력개발제도에 대한 설명으로 옳지 않은 것은?     14년 서울시

① 간호사의 임상경험, 교육경험을 평가하는 관리자 승진제도이다.
② 간호 조직 내의 인력개발과 인사관리를 연계시키는 제도이다.
③ 간호사의 역량 수준에 따라 차별화하여 인정하는 보상체계이다.
④ 간호사의 실무 탁월성에 초점을 맞추려는 임상승진제도이다.
⑤ 간호조직이 숙련된 간호사를 보유하기 위한 인사관리제도이다.

# 5 승진 및 전보

## 1) 승진관리

### (1) 승진의 정의

책임이 커지고, 숙련된 업무수행을 요구하며, 더 많은 임금이 지급되는 직무로의 이동 즉, 직무의 책임도, 곤란도, 보수의 상승을 의미

정답 ①

(2) 승진의 중요성

① 사기 앙양

② 개인의 능력 발전 및 잠재력 발휘의 기회 부여

③ 유능한 인재의 유치

④ 간호전문직의 발전 확립

(3) 승진의 기준

단일 기준보다는 복수의 기준을 적용하고, 공정하고 합리적 기준에 따라 이루어져야 함

① 승진정책

㉠ 연공승진제도(연공서열주의)

연령, 학력, 경력, 근속년수 등과 같은 인적요소를 기준으로 승진을 결정

㉡ 능력주의 승진제도

직원의 업무수행능력, 업적 또는 성과 등과 같은 직무관련 요소들을 중심으로 결정

| 구분 | 연공승진제도 | 능력주의 승진제도(연봉제) |
|---|---|---|
| 장점 | • 고도의 객관성 유지<br>• 정실이나 불공평을 이유로 한 불평이 없음<br>• 근무연한에 의한 인사의 정체성 방지<br>• 행정의 안정성 유지 | • 구성원에게 동기부여를 함으로써 의욕적인 근무가 가능<br>• 국제적인 감각을 지닌 관리자, 전문직 종사자, 특수 기능 보유자 등 필요한 인재를 종래의 연공서열형 임금체계로 확보하기 어려우므로 연봉제를 통하여 우수인력 확보가 용이<br>• 경영자에 준하는 책임감을 부여해 자신이 달성한 업무와 연봉과의 비교를 통하여 경영감각 배양이 가능<br>• 복잡한 임금체계와 임금구조를 단순화하여 임금관리가 용이 해지므로 임금관리의 효율성, 효과성 증대가 가능<br>• 연봉결정을 위한 면접이나 평가를 통하여 상사와 부하 간의 의사소통 원활 및 동기유발 효과로 조직의 활성화에 기여 |
| 단점 | • 유능한 인재 등용이 어려움<br>• 기관장이 부하직원 통솔 어려움<br>• 파벌 초래 가능<br>• 행정의 침체성 초래 가능 | • 유교의 장유유서 의식과 선임자 우대원칙과의 갈등이 조직의 전체적인 분위기를 저하시킬 우려<br>• 평가의 객관성, 공정성 문제와 감액이 되는 경우 직원의 사기를 떨어뜨릴 가능성(삭감 또는 직원통제 수단으로 인식될 우려)<br>• 직원 상호 간 불필요한 경쟁심을 유발해 위화감이 조성<br>• 연봉제 실시를 위한 평가기법 개발이 어려움 |

② 승진제도의 유형

| 구분 | 개념 |
|---|---|
| 연공승진제도 | 근무년수, 학력, 경력, 연령 등 직원의 개인적인 연공과 신분에 따라 자동적으로 승진 |
| 직계승진제도 | 직무중심적인 능력주의에 의한 승진으로, 직무 자격요건에 맞는 적격자를 선정하여 승진 |
| 자격승진제도 | 연공과 능력을 절충, 승진에 필요한 일정한 자격요건을 정해놓고 그 자격을 취득한 사람을 승진 |
| 대용승진제도 | 직무내용상의 승진 없이, 직위 명칭상의 형식적 승진을 하는 경우 |
| 조직변화(OC) 승진제도 | 승진대상은 많으나 승진의 기회가 주어지지 않으면 사기저하·이직 등으로 인해 유능한 인재를 놓칠 가능성이 있는 경우, 경영조직을 변화시켜 승진의 기회를 마련 |

## 2) 인사이동 또는 전보

### (1) 정의

동일한 직급의 직위에서 수평적 이동을 하는 것으로, 경험을 넓히고 새로운 기술을 습득함으로써 개인적 성장기회가 됨

### (2) 유용성

① 적재적소 배치의 실현
② 간호 행정조직 및 간호관리상의 변동에 대한 적응
③ 교육훈련의 제공 수단
④ 승진기회 제공 수단
⑤ 간호사의 침체방지 수단
⑥ 개인적 희망에 부응한 인사관리 수단

### (3) 유의점

① 저항의 극복
② 적정빈도의 유지
③ 큰 부서와 작은 부서에 대한 인식 개선
④ 직무순환의 원칙과 기준을 설정하여 인사이동 계획

## 6 직무수행평가(인사고과)

### 1) 정의

(1) 인사고과라고도 하며, 인적요소에 대한 정기적이고 공식적인 평가

(2) 구성원이 갖고 있는 능력, 근무성적, 자질 및 태도 등을 객관적으로 평가함으로써 조직 내에서 구성원의 가치를 평가하는 절차

(3) 직원에 대한 기대치와 비교해서 그들의 업적을 측정 평가하고 이를 다시 피드백시키는 과정

### 2) 목적

임금관리, 인사이동, 교육훈련, 근무의욕 향상, 사기앙양

(1) 임금관리(승급, 상여, 임금률 결정)의 기초자료

(2) 인사이동(승진, 배치, 이동, 해고)의 기초자료

(3) 조직 구성원의 교육훈련 개발계획의 기초자료

(4) 적재적소 배치를 위한 기초자료

(5) 무능한 조직 구성원의 인력방출 활동에 기초자료

(6) 유능한 조직 구성원의 선발을 위한 도구의 타당도 측정에 기준

### 3) 직무수행평가 요소

(1) **능력 고과**: 능력의 발휘도 평가

(2) **태도 고과**: 일에 대한 자세, 근무태도, 노력도 평가

(3) **업적 고과**: 일의 달성도 즉, 성과의 양과 질 평가

### 4) 직무수행평가의 유형

(1) **방법을 기준으로 한 유형**

① 서열법

㉠ 피평정자 간의 근무성적을 서로 비교해서 서열을 정하는 방법

㉡ 쌍대비교법, 대인비교법

| 장점 | 단점 |
|---|---|
| • 특정집단 내 서열을 알 수 있음<br>• 선발, 승진후보자 결정, 임금관리에서 평가 등급의 순서결정 시 사용<br>• 매우 간편하며, 시간과 비용이 절감<br>• 관대화 경향이나 중심화 경향을 제거할 수 있음 | • 다른 집단과는 비교할 수 없음<br>• 피평정자의 인원 수가 많을 때는 적용하기 곤란 |

② 강제배분법

최상 10%, 상 20%, 중 40%, 하 20%, 최하 10%로 비율을 미리 정하고, 피평정자의 성적에 가까운 것을 골라 강제로 배분하는 방법

| 장점 | 단점 |
| --- | --- |
| • 평정대상이 많을 때는 객관성과 신뢰성 확보<br>• 중심화 경향, 관대화 경향, 가혹화 경향 방지 | • 평정대상이 적거나, 우수집단 혹은 열등집단의 경우 적용 곤란 |

③ 체크리스트 평정법(대조표법)

표준업무 수행목록을 미리 작성해 두고 이 목록에 따라 가부 또는 유무를 표시하는 방법으로, 직무상의 행동을 구체적으로 표현하여 평가하는 방법

| 장점 | 단점 |
| --- | --- |
| • 평정하기 비교적 쉬움<br>• 의견이나 태도를 조사하는 데 유리 | • 평정요소항목을 만들기가 어려움<br>• 평정항목이 많을 경우 평정자가 곤란을 겪게 됨<br>• 성과표준이 없음<br>• 피평정자의 특성과 공헌도에 관한 계량화와 종합이 어려움 |

④ 도표식 평정척도법

도표로 된 평정표를 사용하여 평정대상이 되는 성질 또는 능력의 요소를 나열하고, 각각의 요소에 대해 등급을 매기는 방법으로, 직무수행평가 방법 중 가장 널리 사용되고 가장 간단한 방법

| 장점 | 단점 |
| --- | --- |
| • 간단하고 사용이 용이함<br>• 상벌의 목적으로 이용이 편리 | • 평정요소의 합리적 선정이 어려움<br>• 평정요소에 대한 등급 간 비교의 기준이 모호함<br>• 연쇄효과(halo effect), 현혹효과, 중심화경향, 관대화 경향이 나타나기 쉬움 |

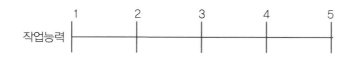

[그림 4-2] 도표식 평정척도법의 예

⑤ 중요사건 기록법

조직목표 달성의 성패에 영향이 큰 주요 사건을 중점적으로 기록, 검토하는 방법으로, 성공 혹은 실패행동을 발생 즉시 기록해 두었다가 이를 중심으로 평가함

| 장점 | 단점 |
|---|---|
| • 피평정자와의 상호작용 촉진<br>• 사실에 초점을 둠<br>• 능력개발과 승진에 중요한 자료 제공 | • 평균적 행동이나 전형적 행동을 무시하는 위험이 있음<br>• 평가기준이 감독자에 의해서 일방적으로 설정되고, 피드백이 지연됨 |

⑥ 행태중심 평정척도법(BARS, Behavioral anchored rating scales)

㉠ 피고과자의 행위나 업적에 대해 등급별로 구체적인 행동기준을 제공하는 방법

㉡ 중요사건 기록법을 계량적으로 수정한 기법: 도표식 평정척도법＋중요사건기록법

㉢ 개발단계

ⓐ 효과적인 업무수행 또는 비효과적인 업무수행의 실제적 예(중요사건)를 열거

ⓑ 이 실례를 5~10개의 평정요소로 묶음

ⓒ 각 요소에 실례가 잘 배정되었는지 검토

ⓓ 한 요소에 6~7개의 사건이 최종적으로 배정

| 장점 | 단점 |
|---|---|
| • 평정의 임의성과 주관성을 배제할 수 있음<br>• 흔한 행태묘사를 일상적 용어로 사용하고 장점과 개선점을 구체적으로 제시해 주므로 능력발전에 기여할 수 있음<br>• 한세트 평정표를 여러 직무에 사용하며 평정자의 주관적 판단을 줄일 수 있음<br>• 직원과 관리자들이 실제로 평가도구를 개발하므로 믿을 수 있고 동기화 됨 | • 평정표 개발에 과다한 시간과 비용이 소요<br>• 어느 평정항목에 해당하는지 알기 어려운 경우도 있음 |

| 평가<br>항목 | 매우 불만족<br>(−5) | 불만족<br>(0) | 보통<br>(5) | 만족<br>(7) | 매우 만족<br>(10) |
|---|---|---|---|---|---|
| 간호<br>지식 | • 최소한의 지식 없음<br>• 지식형성 노력 없음 | • 간호에 대한 제한된 지식 보유<br>• 지식향상 노력 않음 | • 간호지식에 대한 평균이상 지식소지<br>• 지식을 늘리려는 노력을 자주 보여줌 | • 평균이상의 간호지식 소지<br>• 지식향상을 위한 지속적 노력 | • 전문가적 지식 소지하고 이를 발휘 |

[그림 4-3] 행태중심 평정척도법의 예

⑦ 목표관리법(MBO, Management by Objectives)

조직의 상하 구성원들이 참여의 과정을 통해 공동으로 조직의 목표를 설정하고 달성된 성과를 측정·평가하여 회환시킴으로써 관리의 효율화를 기하는 방법

| 장점 | 단점 |
| --- | --- |
| • 의사소통 원활<br>• 동기부여와 책임감의 증대<br>• 주관성의 배제<br>• 방어적 자세의 제거<br>• 자질이 아닌 실적의 평가 | • 소요시간의 과중<br>• 단기적 목표의 강조 |

⑧ 에세이 평가법(자유서술법)

㉠ 평가자가 평소에 부하직원의 직무관련행동에서 나타나는 강점과 약점을 자유로이 기술하도록 하는 방법

㉡ 기술의 정확성 또는 직무와의 관련성이 문제가 될 수 있으므로 사건을 기술하는 평가자의 문장력이 중요

㉢ 피평가자의 일련의 행동을 이해하는 데 도움을 주는 자료가 되며, 다른 평가 방법과 병행하면 그 효과가 높음

| 장점 | 단점 |
| --- | --- |
| • 피평가자에 대해 자세히 서술할 수 있음 | • 서술방법에 따라 평가내용에 차이가 많을 수 있고, 객관성이 낮음 |

🔍 참고 POINT

[평가방법의 적용]
(1) 평가목적이 지도일 경우: 중요사건 기록법, MBO
(2) 평가목적이 승진, 승급, 이동일 경우: 강제배분법, 서열법, 도표식 평정척도법
(3) 평가목적이 조직개발일 경우: 평정척도법 / 직원개발일 경우: 행위기준 고과법, MBO, 중요사건 서술법
(4) 평가목적이 목표달성일 경우: MBO / 동기부여일 경우: MBO

**1. 목표관리법(MBO)에 의한 간호사의 직무수행평가에 대한 설명으로 가장 옳은 것은?** 　20년 서울시

① 직무를 수행하는 간호사 당사자의 자율성을 강조하는 평가방법이다.

② 조직이 정한 목표에 따라 간호사가 자신의 직무업적과 성과를 통제하고 관리하도록 유도한다.

③ 간호사가 수행한 실적이 아닌 자질에 대한 평가가 이루어진다.

④ 직선적이고 권위적인 간호관리자가 선호하는 평가 방법이다.

**2. 〈보기〉에서 제시하고 있는 직무수행평가 유형으로 가장 옳은 것은?** 　23년 서울시

| 〈보기〉 | |
|---|---|
| 항목 | 대인관계 |
| 기준이하(-1점) | 다른 사람과 함께 일하거나 도우려고 하지 않음 |
| 불만족(0점) | 도움을 요청해야 함 |
| 만족(1점) | 만족스러운 인간관계를 유지함 |
| 매우만족(2점) | 원활한 인간관계를 유지하고 적극적으로 매사에 일을 찾아서 시행함 |

① 강제분배법　　② 목표관리법　　③ 체크리스트 평정법　　④ 행태중심 평정척도법

## (2) 평정자를 기준으로 한 유형

### ① 자기평정법(Self rating)

평정자가 자신의 근무성적을 스스로 평가하는 방법

| 장점 | 단점 |
|---|---|
| • 자신의 직무수행에 대한 체계적 반성의 기회 제공<br>• 능력개발을 목적으로 함 | • 객관성 확보가 어려움<br>• 관대화 평가 경향 |

### ② 동료평정법(Peer rating)

㉠ 함께 일하는 동료에 의해 평가를 받는 방법

㉡ 상사보다 더 많은 시간을 가까운 거리에서 함께 작업하는 동료의 평가가 더 정확할 수 있다는 생각에서 착안된 것

| 장점 | 단점 |
|---|---|
| • 객관성, 공정성<br>• 환자간호의 질을 높이고 책임감 증진<br>• 동료관계 강화<br>• 비판적 사고를 통해 개인과 전문직 개발 자극 | • 대인관계 측면이 지나치게 강조되어 인기투표로 전락할 가능성이 있음<br>• 동료를 경쟁자로 인식할 경우에 편파적인 평가가 될 우려 |

정답 1.① 2.④

③ 상급자 평정

수직적 평정(Vertical rating)이라고도 하며 직속상관이 평정하는 방법

| 장점 | 단점 |
|------|------|
| • 상급자 평가는 실시가 용이하고 체계적이며, 피평가자를 가장 많이 알고 있는 사람에 의해 평가된 다는 것 | • 주관적일 수 있음<br>• 상관의 관리능력에 따라 평가의 정확성과 공정성에 많은 차이가 남 |

④ 하급자 평정

부하직원이 상사를 평가하는 것으로, 하급자의 욕구를 반영 하려는 의지에 의해 고안된 평가 방법

| 장점 | 단점 |
|------|------|
| • 지도력, 통솔력을 평가<br>• 상사의 독선 예방 효과 | • 부하직원이 상사의 업무를 잘 알지 못하여 주관적이고 타당성이 없는 평가가 될 수 있음<br>• 업무수행에 대한 평가가 아니라 인기투표로 전락할 위험 있음 |

⑤ 집단평정법(다면 평가, 360도 피드백)

피평정자의 직무수행과 관련된 여러 분야의 사람들이 평정하는 방법

| 장점 | 단점 |
|------|------|
| • 상급자, 동료, 부하직원, 고객, 외부전문가 등이 참여하여 균형 있는 평가가 가능<br>• 객관적 자료 확보 용이: 평가의 객관성, 공정성, 신뢰성이 높음<br>• 조직원의 능력향상과 자기발전 촉진 | • 평정결과가 크게 다를 때 결과조정이 어려움 |

## 5) 직무수행평가상의 오류

(1) 후광효과(Halo effect, 할로효과, 현혹효과, 연쇄효과)

① 피평가자의 호의적 인상이 다른 분야를 평가 시 평가결과에 영향을 미치는 것

② 피평가자의 특정 장점에 대해 깊은 인상을 받음으로써 피평가자의 다른 모든 면에 대해 무조건 좋게 평가하는 것

　예 도표식 평정척도법의 단점은 연쇄효과

　예 성실하고 믿음직스러울 때 다른 요소도 좋게 평가

(2) 혼 효과(Horns effect)

① 어느 특성이 부족하다는 부정적 인상으로 다른 특성도 부족하다고 평가하는 경향

② 평가자가 지나치게 비판적이어서 피평정자가 실제 능력보다 더 낮게 평가받는 것

　예 간호관리자가 완벽주의자라면 그는 자신이 생각하는 것보다 피평정자들을 상대적으로 낮게 평가할 것임

(3) **중심화 경향(Central tendency error)**

평정자의 평점이 모두 중간치에 집중하는 경향으로, 아주 높은 평정이나 아주 낮은 극단적인 평정을 피하려는 심리적 현상에서 발생

(4) **관대화 경향(Leniency tendency), 가혹화 경향(Strictness tendency)**

① **관대화 경향**: 대부분의 피평정자에게 좋은 평점을 주는 오류
② **가혹화 경향**: 평가자가 너무 엄격하게 부하직원의 업적을 평가하여 발생하는 오류
③ 수준높은 직원은 혼란스럽고, 수준낮은 직원은 교정행동에 도움이 안 되어 직무역량 계발에 대한 동기부여 안 됨
④ 오류예방을 위해 등급별 강제할당, 평가척도의 모호성을 줄여 정확히 평가하도록 함

(5) **시간적 오류(Recency error, 근접착오)**

① 평정 직전에 있었던 최근의 일들이 평정에 영향을 미치는 경우로, 기억할 수 있는 최근의 실적 행동이나 능력을 중심으로 평가하는 것
② 오류예방을 위해 고과기간을 단기로 변경, 비정기적으로 평가 실시, 목표관리법에 의한 평가 실시, 평소 부하직원에 대한 업무지식과 기술을 꾸준히 관찰 기록

(6) **근접오류(Proximity error)**

① 근접하게 배치된 평가요소의 평가결과나, 평가시점이 근접한 평가요소의 평가결과가 유사하게 나타나는 경향
② 오류예방을 위해 인사고과표에 배열되는 고과요소를 분산, 평가자 교육을 통해 고과요소에 대한 이해를 증진, 고과요소별로 평가하는 방법 활용

(7) **선입견에 의한 착오(Personal bias, 개인적 편견에 의한 오류)**

① 평정의 요소와 관계없는 성별, 출신학교, 출신지방, 종교, 연령 등에 대한 편견이 영향을 미치는 경우
② 오류예방을 위해서는 신상정보를 밝히지 않고 블라인드 방식 활용

(8) **규칙적 착오 또는 총체적 착오(Systematic errors)**

① 어떤 평정자가 다른 평정자보다 항상 후한 점수 또는 나쁜 점수를 주는 경우
② 가치판단상의 규칙적인 심리적 오류에 의한 것이며, 항상 오류라고도 함
③ 오류예방을 위해 평가기준을 분명히 정의하고, 평가자를 훈련

(9) **논리적 착오(Logical error)**

두 가지 평가요소 간에 논리적인 상관관계가 있는 경우, 한 요소가 우수하면 다른 요소도 우수하다고 쉽게 판단하는 것 경우
예 근면한 직원이 직무수행의 양도 많은 것으로 평가

(10) 대비 오류

평가자가 무의식적으로 한 평가자를 다른 평가자와 비교하게 되면서 대비적으로 낮게 혹은 높게 평가하는 경우

**예** 뛰어난 근로자 성과 뒤에 평가받는 평균의 근로자 성과를 평균 이하로 평가하는 경우, 혹은 과거 낮은 성과 시 현재 중간 성과임에도 높게 평가하는 경우

(11) **자기확대 효과**

관리자가 자신의 리더십 유형을 창출하기 위해 직원평가를 조작하는 경우로, 관리자에 대한 호의적인 견해를 창출하기 위함

(12) **투사**

평가자가 자신이 가진 특성이나 관점을 피평가자에게 전가하여 발생

**예** 능력이 부족한 관리자가 자신의 부족함을 부하 직원에게 전가

## 7) 직무수행 평가 시 유의사항

(1) 평가기준이 명확해야 함: 평가목적, 평가요소, 평가방식 등이 명확히 설정되어야 함

(2) 평가기간을 준수해야 함: 평가기간의 엄격한 준수로 좋은 업적이나 나쁜 업적이 따라다니지 않도록 함

(3) 평가자를 복수화하되, 직속상관이 일차 평가자로 평가를 담당하고, 1차 평가자의 평가를 우선 존중

(4) 공사에 혼동하지 말아야 함: 공식적 행동 이면의 사적 행동에 의한 감정에 좌우되지 않아야 함

(5) 개인목표와 조직목표를 위한 기준간 적합성이 있어야 함

(6) 평가내용은 기대되는 수행표준이나 목표에 직접 적용되어 사전에 결정된 것이어야 함

(7) 행위적 기대는 평가자와 피 평가자가 서로 합의해서 개발해야 함

(8) 평정자는 평정과정을 이해하고 절차를 효과적으로 사용해야 함

(9) 평가는 약점에 대한 인식뿐 아니라 강점에 대한 내용도 포함되어야 함

(10) 직원의 수행과 요구, 관심사에 대해 피드백이 이루어져야 함

(11) 직원의 직무수행 개선을 위해 예방책, 교정활동, 조정을 위한 준비가 마련되어야 함

**✐ 기출문제 맛 보기**

**1. 직무수행평가를 실시할 때 고려해야 할 사항으로 가장 옳은 것은?**  22년 2월 서울시

① 구성원의 강점이 아닌 약점을 평가한다.
② 기대되는 수행 표준이나 목표를 평가 과정 중에 생성한다.
③ 1차 평가자는 피평가자와 직접적인 접촉을 하지 않는 사람으로 한다.
④ 적어도 두 사람 이상의 평가자가 한 사람의 피평가자를 평가하도록 한다.


**2. 다음 글에서 설명하는 직무수행평가 오류는?**  20년 지방직

> A 간호관리자는 간호사의 직무수행을 평가하면서 정해진 시간보다 일찍 출근하는 간호사가 업무를 더 잘 수행한다고 판단하여 직무수행능력을 '우수'로 평가하였다.

① 혼효과       ② 근접오류       ③ 규칙적 착오       ④ 논리적 오류

**3. 직무수행평가 시 극단적인 평점을 피하려는 평가자의 심리적 현상으로 인해 발생하는 오류는?**  24년 지방직

① 후광 효과       ② 중심화 경향       ③ 시간적 오류       ④ 논리적 오류

---

정답  1. ④  2. ④  3. ②

# 보상관리

근로의 대가로서 보상은 조직의 입장에서 비용이 되고, 조직원의 입장에서는 소득이 되므로 이 두 가지를 모두 만족시킬 수 있는 중재로 보상관리가 필요하다.

## 1 개요

### 1) 보상의 개념

(1) 직무수행의 댓가로 제공되는 일체의 것으로, 내적 보상과 외적 보상이 있음

(2) 직원들에게 보상하기 위해 지급하는 금전이나 금전대신에 지급하는 모든 재화나 상품

(3) 임금과 급여 또는 건강보험, 유급휴가, 직원을 위한 복지센터 이용 등 비금전적 혜택 포함

### 2) 보상의 형태

| 보상 | 외적보상 | 직접적 보상 | 임금 |
| --- | --- | --- | --- |
| | | | 상여금, 기타 |
| | | 간접적 보상 | 복리후생(연금제도, 유급휴가) |
| | | | 건강안전 |
| | 내적보상 | 비경제적 보상: 칭찬, 인정, 존경 등 | |

(1) 외적 보상

조직에 의해 주어지는 보상으로 조직이 직원에게 부여해 주는 보수, 승진, 지위, 직무 안정성 같이 욕구충족과 연관이 되며, 타인의 지시나 업무에 대한 평가와 점수 및 여타의 보상 및 규칙과 관련이 있음

(2) 내적보상

① 개인이 업무수행 후 스스로 느끼는 만족감, 즉 자아성취감을 의미. 어떠한 업무의 결과가 아닌 수행활동 그 자체에서 느끼는 자발적 만족감, 자율성 등과 관련된 느낌

② 외적보상보다 중요한 이유

㉠ 내적 보상과 외적 보상이 함께 동기유발에 작용하는 효과가 내적 보상이나 외적 보상이 따로 나누어져 작용하는 것보다 더 효과적이며, 어느 한 가지 보상만 제공되면 보상관리의 효과가 떨어질 수 있으므로, 내적 보상이 함께 경험될 수 있도록 하는 것이 바람직

㉡ 동기유발 측면에서는 외적 보상보다 내적 보상이 더 효과적

### 3) 보상의 기능

#### (1) 기업의 측면

① **인재의 보유**: 조직의 우위를 지속시키기 위해 우수한 인재를 확보
② **동기 유발**: 직원의 만족을 유도하고 동기부여를 향상시켜 조직유효성을 증대
③ **생산성 확대** : 직원의 성장을 장려하여 조직의 생산성 확대
④ **경제적 기능**: 가장 큰 비중을 차지하는 인건비를 합리적으로 관리
⑤ **가치관 공유**: 신뢰감과 유대감으로 공동체 정신과 참여를 유도

#### (2) 개인의 측면

① **금전적 기능**: 정기적인 수입원으로 생활의 안정
② **사회적 기능**: 경제활동으로 인한 사회적 신분을 유지
③ **자아실현 기능**: 개인의 성장을 도모하여 자신의 가치와 신념을 펼칠 수 있음

### 4) 보상의 원칙

(1) 안정적이고 직원의 기본요구를 충족시켜 주어야 한다.

(2) 사회적으로 공정성이 인정된 것이어야 한다.

(3) 조직이 지불할 수 있는 능력을 초과하지 않아야 한다.

(4) 보상 대상자와 사전에 조율하고 합의되어야 한다.

(5) 직원을 동기화할 수 있는 것이어야 한다.

(6) 보상시스템을 직원이 이해하고 수용해야 한다.

(7) 금전적인 부분에만 치우치지 않고 정신적 보상 등 총 보상을 고려한다.

(8) 개인에게 주어지는 보상과 집단에게 주어지는 보상의 균형과 조화를 고려한다.

(9) 개인의 성장과 이를 통한 조직의 질적 발전을 함께 도모할 수 있는 기술혁신, 학습의 기회를 제공한다.

### 5) 임금수준 결정 영향요인

(1) **생계비**: 임금수준은 구성원의 생계를 보장해 줄 수 있어야 함

(2) **조직의 지불능력**: 임금수준은 조직의 지불능력 범위 내에서 결정되어야 함

(3) **노동시장의 수급상태와 노사관계**: 임금수준은 노동시장에서 인력의 수급상태와 노사관계를 고려하여 결정해야 함

(4) **최저임금법**: 조직은 정부가 노사 간 임금수준 결정과정에 개입하여 정해준 임금의 최저수준(최저임금제도)을 어길 수 없음

## 2 보상체계(임금체계)

⭕ 임금: 근로자가 조직에 제공한 노동에 대한 대가로 받는 금품 일체

| | | | | |
|---|---|---|---|---|
| 임금 | 기본급 | • 임금 중 공통적으로 고정적으로 일정한 규칙에 의해 지급되는 임금항목<br>• 간호사의 기본 근무시간(평균 주당 40시간)에 대해 지급하는 액수<br>• 각종 수당이나 상여금, 복리후생비 산정에 기준이 됨 | | |
| | | • 연공급, 직무급, 성과급, 직능급, 종합결정급 | | |
| | 부가급 | 수당 | • 직무내용, 근무환경, 생활조건 등의 특수성을 고려하여 지급하는 보수의 일부<br>• 기본급의 미비점을 보완하려는 것 | |
| | | | 법정 수당 | 휴무수당,<br>초과근무수당 | • 유급휴가수당, 유급휴일수당, 휴업수당 등<br>• 시간 외 근무수당, 휴일 근무수당, 연장근로수당 등 |
| | | | 법정 외 수당 | 생활보조수당,<br>직무수당,<br>업적수당 | • 가족수당, 통근수당, 식비수당, 명절수당 등 직책수당,<br>자격수당, 기능수당, 특수작업수당 등 초과업적수당,<br>비용절감수당 등 |
| | | 상여금<br>(보너스) | • 조직의 성과에 따라 구성원에게 참여적 노력을 반영하여 배분하는 부가적 성격의 임금<br>(공로보상적 성격)<br>• 우리나라는 인사고과나 경영성과와 무관하게 지급함으로서 동기부여 측면 상실 | |
| 복리<br>후생 | • 직원의 생활안정과 질 향상을 위해 임금 외에 부가적으로 지급<br>• 구성원의 노동과 직접적으로 연결되지 않는 간접적 보상<br>• 인재의 유지 관리에 중요<br>• 직원의 사기를 앙양시키고, 고용안정을 기하며, 조직의 생산성 향상에 공헌 | | | |
| | • 법정 복리후생, 법정 외 복리후생<br>• 의료보험, 연금보험, 퇴직금, 유급휴가, 주택자금, 자녀 학자금, 출퇴근 버스, 휴가비, 기숙사 제공 등 | | | |

## 1) 기본급

| 종류 | 결정기준 | | 장점 | 단점 |
|---|---|---|---|---|
| 연공급 | 구성원 가치 | 근속 연수 | • 근속연수 증가에 따라 임금이 증가하여 심리적 안정<br>• 조직에 대한 소속감<br>• 보상체계의 운용이 쉽고 기준이 객관적 | • 작업의 난이도, 양과 질, 기여도를 충분히 고려하지 못하여 불만의 원인이 될 수 있음<br>• 변화를 피하고 소극적이며 종속적인 업무태도<br>• 직원의 능력과 사기를 저하<br>• 유능한 전문인력의 확보가 어려움 |
| 직무급 | 직무 가치 | 직무의 상대적 가치 | • 작업의 난이도, 양과 질, 기여도가 충분히 반영되어 직원의 불만을 해소<br>• 능력위주의 임금체계로 인해 유능한 인재를 확보·유지<br>• 직원이 활동적이고 적극적으로 직무에 전념 | • 정확한 직무평가가 먼저 이루어져야 하므로 시행이 복잡하고 시간과 비용 소모<br>• 직무평가의 결과를 구성원이 수용하기 어려울 때 갈등과 저항이 큼 |
| 직능급 | 구성원 가치 | 근로자의 능력 | • 직무능력이 임금등급과 연결되므로 직원의 자기계발 욕구 향상<br>• 기존의 획일적 보상에서 벗어나 개인의 능력을 반영할 수 있어 보상의 다양성 기대<br>• 연공과 직무에 얽매이지 않고 직원의 능력을 있는 그대로 반영하여 임금을 지불 | • 직무수행능력을 객관적으로 정확하게 평가하기 어려움<br>• 지나친 경쟁의식으로 조직의 풍토가 비인간적으로 변모할 우려<br>• 업무평가를 정확하게 하지 못하고 연공서열별로 점수를 부여할 때 자칫하면 연공주의로 변모 |
| | | 연공급과 직무급의 절충 | | |
| | | 능력주의 + 연공주의 | | |
| 성과급<br><br>능력별 보상 제도 (변동급) | 직무 성과 | 업무성과 조직에 대한 공헌도 | • 보수의 형평성을 구현하는 실질적이고 효과적인 임금체계가 될 수 있음<br>• 조직구성원의 동기부여를 통하여 조직 생산성과 효과성을 확대<br>• 우수한 인적 자원을 확보·보유<br>• 인건비 효율적인 관리 가능<br>• 조직의 경쟁력을 강화<br>• 조직의 변화와 혁신을 유도<br>• 직원들의 업무수행에 대한 감독의 필요성이 줄어듦<br>• 직원의 능력 개발과 이의 효율적 활용이 가능 | • 연공서열이 중시되는 기업에서는 조직의 안정성을 해칠 위험<br>• 복합적이고 비가시적인 부분은 객관적 평가가 어려워 제외되기 쉬우므로 평가요소가 협소하고 경직될 수 있음<br>• 평가자가 부하직원의 업무 내용에 대한 파악이 부족한 경우, 평가의 오류 또는 조작이 발생<br>• 개인의 경쟁이 과도할 경우, 개인성과는 향상되지만 개인의 협동과 조정이 필요한 집단성과는 저조<br>• 기존의 질서를 파괴하는 것으로 오인되어 구성원의 거센 저항을 받을 수 있음<br>• 예산이 제한적일 경우, 성과에 대한 보상이 미약하여 효과가 유명무실 |
| 종합 결정급 | 직원의 생계비, 연령, 자격, 근무연한, 능력, 직무 등 여러 가지 요소를 종합적으로 고려 | | | |

2) 수당

(1) 법정 수당과 법정 외 수당

| 법정 수당 | • 근로기준법에서 규정하여, 법적 강제성 있음<br>• 초과근무수당, 야간근무수당, 휴일근무수당 |
|---|---|
| 법정 외 수당<br>(임의 수당) | • 조직이 임의로 지급<br>• 직책수당, 자격수당, 가족수당, 통근수당 등 |

(2) 정상근무수당과 특별근무수당

| | | |
|---|---|---|
| 정상 근무수당 | 직책수당 | 직무와 관계되는 직무수행 상 난이도와 책임감을 고려하여 지급 |
| | 특수 작업수당 | 열악한 작업환경에서 근무하는 직원을 위한 수당 |
| | 특수 근무수당 | 주로 야간업무 담당자에게 지급하는 수당 |
| | 기능수당 | 특별한 자격이나 면허에 지급하는 수당 |
| 특별 근무수당 | 초과근무수당 | 잔업수당, 시간외 수당, 심야수당, 휴일근무수당 |
| | 교대근무수당 | 교대로 근무하는 경우, 주로 야간근무자에게 지급하는 수당 |

3) 복리후생

| 법정 복리후생 | 보험료지원(건강/연금/산재/고용보험), 퇴직금제도, 유급휴가제도 |
|---|---|
| 법정 외 복리후생 | 생활시설(주택 등), 경제시설 및 제도(구내매점, 대여제도 등), 보건위생시설(진료, 휴양, 보건시설), 교육 · 체육 · 오락시설 등 |

---

[근로기준법]
(1) 제2조 (정의)
  ① 이 법에서 사용하는 용어의 뜻은 다음과 같다.
    5. "임금"이란 사용자가 근로의 대가로 근로자에게 임금, 봉급, 그 밖에 어떠한 명칭으로든지 지급하는 모든 금품을 말한다.
(2) 제50조(근로시간)
  ① 1주간의 근로시간은 휴게시간을 제외하고 40시간을 초과할 수 없다.
  ② 1일의 근로시간은 휴게시간을 제외하고 8시간을 초과할 수 없다.
  ③ 제1항 및 제2항에 따라 근로시간을 산정하는 경우 작업을 위하여 근로자가 사용자의 지휘 · 감독 아래에 있는 대기시간 등은 근로시간으로 본다. 〈신설 2012. 2. 1., 2020. 5. 26.〉
(3) 제51조의2(3개월을 초과하는 탄력적 근로시간제)
  ① 사용자는 근로자대표와의 서면 합의에 따라 다음 각 호의 사항을 정하면 3개월을 초과하고 6개월 이내의 단위기간을 평균하여 1주간의 근로시간이 제50조제1항의 근로시간을 초과하지 아니하는 범위에서 특정한 주에 제50조제1항의 근로시간을, 특정한 날에 제50조제2항의 근로시간을 초과하여 근로하게 할 수 있다. 다만, 특정한 주의 근로시간은 52시간을, 특정한 날의 근로시간은 12시간을 초과할 수 없다.

1. 대상 근로자의 범위
2. 단위기간(3개월을 초과하고 6개월 이내의 일정한 기간으로 정하여야 한다)
3. 단위기간의 주별 근로시간
4. 그 밖에 대통령령으로 정하는 사항

② 사용자는 제1항에 따라 근로자를 근로시킬 경우에는 근로일 종료 후 다음 근로일 개시 전까지 근로자에게 연속하여 11시간 이상의 휴식 시간을 주어야 한다. 다만, 천재지변 등 대통령령으로 정하는 불가피한 경우에는 근로자대표와의 서면 합의가 있으면 이에 따른다.

③ 사용자는 제1항제3호에 따른 각 주의 근로일이 시작되기 2주 전까지 근로자에게 해당 주의 근로일별 근로시간을 통보하여야 한다.

④ 사용자는 제1항에 따른 근로자대표와의 서면 합의 당시에는 예측하지 못한 천재지변, 기계 고장, 업무량 급증 등 불가피한 사유가 발생한 때에는 제1항제2호에 따른 단위기간 내에서 평균하여 1주간의 근로시간이 유지되는 범위에서 근로자대표와의 협의를 거쳐 제1항제3호의 사항을 변경할 수 있다. 이 경우 해당 근로자에게 변경된 근로일이 개시되기 전에 변경된 근로일별 근로시간을 통보하여야 한다.

⑤ 사용자는 제1항에 따라 근로자를 근로시킬 경우에는 기존의 임금 수준이 낮아지지 아니하도록 임금항목을 조정 또는 신설하거나 가산임금 지급 등의 임금보전방안(賃金補塡方案)을 마련하여 고용노동부장관에게 신고하여야 한다. 다만, 근로자대표와의 서면합의로 임금보전방안을 마련한 경우에는 그러하지 아니하다.

⑥ 제1항부터 제5항까지의 규정은 15세 이상 18세 미만의 근로자와 임신 중인 여성 근로자에 대해서는 적용하지 아니한다. [본조신설 2021. 1. 5.]

(4) **제56조(연장·야간 및 휴일 근로)**

① 사용자는 연장근로(제53조·제59조 및 제69조 단서에 따라 연장된 시간의 근로를 말한다)에 대하여는 통상임금의 100분의 50 이상을 가산하여 근로자에게 지급하여야 한다. 〈개정 2018. 3. 20.〉

② 제1항에도 불구하고 사용자는 휴일근로에 대하여는 다음 각 호의 기준에 따른 금액 이상을 가산하여 근로자에게 지급하여야 한다. 〈신설 2018. 3. 20.〉
  1. 8시간 이내의 휴일근로: 통상임금의 100분의 50
  2. 8시간을 초과한 휴일근로: 통상임금의 100분의 100

③ 사용자는 야간근로(오후 10시부터 다음 날 오전 6시 사이의 근로를 말한다)에 대하여는 통상임금의 100분의 50 이상을 가산하여 근로자에게 지급하여야 한다. 〈신설 2018. 3. 20.〉

(5) **제57조(보상 휴가제)**

사용자는 근로자대표와의 서면 합의에 따라 제51조의3, 제52조 제2항 제2호 및 제56조에 따른 연장근로·야간근로 및 휴일근로 등에 대하여 임금을 지급하는 것을 갈음하여 휴가를 줄 수 있다.〈개정 2021. 1. 5.〉

(6) **제59조(근로시간 및 휴게시간의 특례)**

① 「통계법」 제22조제1항에 따라 통계청장이 고시하는 산업에 관한 표준의 중분류 또는 소분류 중 다음 각 호의 어느 하나에 해당하는 사업에 대하여 사용자가 근로자대표와 서면으로 합의한 경우에는 제53조제1항에 따른 주(週) 12시간을 초과하여 연장근로를 하게 하거나 제54조에 따른 휴게시간을 변경할 수 있다.
  1. 육상운송 및 파이프라인 운송업. 다만, 「여객자동차 운수사업법」 제3조제1항제1호에 따른 노선(路線) 여객자동차운송사업은 제외한다.
  2. 수상운송업
  3. 항공운송업
  4. 기타 운송관련 서비스업
  5. 보건업

② 제1항의 경우 사용자는 근로일 종료 후 다음 근로일 개시 전까지 근로자에게 연속하여 11시간 이상의 휴식 시간을 주어야 한다. [전문개정 2018. 3. 20.]

(7) 제60조(연차 유급휴가)

① 사용자는 1년간 80퍼센트 이상 출근한 근로자에게 15일의 유급휴가를 주어야 한다. 〈개정 2012. 2. 1.〉

② 사용자는 계속하여 근로한 기간이 1년 미만인 근로자 또는 1년간 80퍼센트 미만 출근한 근로자에게 1개월 개근 시 1일의 유급휴가를 주어야 한다. 〈개정 2012. 2. 1.〉

(8) 제46조(휴업수당)

① 사용자의 귀책사유로 휴업하는 경우에 사용자는 휴업기간 동안 그 근로자에게 평균임금의 100분의 70 이상의 수당을 지급하여야 한다. 다만, 평균임금의 100분의 70에 해당하는 금액이 통상임금을 초과하는 경우에는 통상임금을 휴업수당으로 지급할 수 있다.

② 제1항에도 불구하고 부득이한 사유로 사업을 계속하는 것이 불가능하여 노동위원회의 승인을 받은 경우에는 제1항의 기준에 못 미치는 휴업수당을 지급할 수 있다.

---

**✎ 기출문제 맛 보기**

**1. 보상제도에 대한 설명으로 가장 옳은 것은?**  19년 서울시

① 성과급은 직무내용, 근무조건 등의 특수성에 따라 지급된다.

② 복리후생은 임금 외 부가적으로 지급되며, 보험 · 퇴직금 등이 포함된다.

③ 직능급은 직원의 근속연수, 학력 등을 기준으로 지급된다.

④ 임금은 근로에 대한 대가를 말하며, 기본급 외에 수당과 상여금은 제외된다.

**2. 기본급 유형 중 직무급의 임금 결정요인에 해당하는 것은?**  23년 지방직

① 직무 수행 능력  ② 근속연수와 학력

③ 직무의 책임성과 난이도  ④ 조직에 대한 구성원의 공헌도

---

정답  1. ②  2. ③

# 유지관리

## 1 유지관리의 의의

(1) 조직 내 인적자원이 자신의 능력을 발휘하면서 조직 내에 남아있도록 각종 배려를 행하거나, 최대한으로 능력을 발휘하게끔 인적자원을 유지하는 활동
(2) 직원훈육, 결근과 이직관리, 노사관계와 협상이 포함

## 2 직원훈육(문제직원 관리)

### 1) 개념

(1) 조직 구성원이 규칙이나 규정을 잘 따르지 않고 조직의 목표달성에 방해가 될 때, 이들의 행위를 교정하기 위한 관리활동
즉, 조직 구성원이 스스로 조직의 정책과 제반 규칙을 준수하며 조직의 목표달성을 위해 바람직한 행동을 하도록 이끌어주는 관리활동
(2) 직원들이 기관의 규칙이나 법칙을 준수하도록 하는 과정으로, 직원 개인이 기관의 행동규범을 통해 자기통제를 하는 것
(3) 건설적인 훈육은 직원들 스스로 직장에 안정감을 느끼고 조직의 목표달성에 임하도록 도와주는 것
(4) 교정과 성장을 돕는 수단이며, 생산성을 향상시킴

### 2) 훈육의 목적

규칙을 어긴 직원을 처벌하는 것이 아니라, 직원 스스로 행위를 적절히 조절함으로서 직원의 행위가 교정되도록 동기부여를 하는 것

### 3) 훈육의 효과

(1) **예방효과**: 훈육방침과 규정을 명확히 하고, 고지로 문제발생을 사전에 예방
(2) **개선효과**: 규칙위반행동에 대한 상담, 지도, 자기반성의 기회 제공으로 행동 개선
(3) **처벌효과**: 예방 혹은 개선효과 불가능한 경우 벌칙을 적용하여 강력한 제재조치 강구

## 4) 훈육의 원칙

(1) 직원이 최선을 다할 것으로 기대하는 긍정적인 태도

(2) 신속하고 주의 깊게 사실을 조사하여 자료 수집

　　즉, 훈육조치 전에 사실에 입각한 정보를 수집하고 정보없이 추측하거나 가정하지 않음

(3) 직원이 자신의 입장을 표명할 기회를 주어야 함

(4) 문제발생의 원인을 신중하게 조사하여, 동기부족인지 지식이나 기술 부족인지에 따라 다른 중재 전략 사용

(5) 신속한 훈육조치

(6) 직원의 프라이버시를 보호하고 비공개적 훈육

(7) 간호사의 문제행위에 중점을 둠

(8) 모든 직원을 공정하게 대우하고, 규칙을 일관성 있게 적용함

(9) 개인의 상황 즉, 문제의 특성과 여러 관련요소를 고려하여 융통성을 발휘

(10) 훈육의 규칙과 규정을 명확히 설정하고, 직원들에게 충분히 알리고 난 후 적용

(11) 교정적, 건설적 훈육활동으로 상담이 선행되어야 함

(12) 위반사항이 무엇인지 명확히 하고, 적절한 수정행위를 구체적으로 제시하며, 문제행위가 반복될 때 예상되는 결과를 알려줌

(13) 위반행동이 심각하여 환자안전을 위협한다면, 조사기간 동안 정직시킴

(14) 훈육과정이 불공정하다고 믿는 사람을 위해 항소과정을 마련

(15) 행동변화 여부를 주시함: 추후관리 필요

## 5) 문제 있는 간호직원 관리

(1) 문제 있는 간호직원을 관리하기 위해서 먼저 문제행위의 원인을 규명함으로써 적절한 교정을 위한 전략을 세움

(2) 업무수행에 문제가 있는 경우 그 문제가 즉각적인 주의를 요하는지, 동기부족 또는 능력 부족인지, 기술 부족인지, 훈련을 통해 개선될 수 있는지 등을 확인

(3) 훈련을 통해 해결될 수 없다면 직무명세서의 변경이나 근무지 이동, 강등, 해고 등의 다른 대안을 고려

(4) 동기부여에 기인한다면 보상체계의 재조정, 공식적인 코칭이나 훈육을 사용, 고충처리 등이 필요

(5) 직원의 문제에 대해 적절하게 문서화하여 실적에 대한 근거자료가 되고 추후 수행평가에 기초가 되도록 하며, 문서화하는 절차는 복잡하지 않는 것이 바람직

## 6) 직원훈육의 진행과정

| 구분 | 내용 |
|---|---|
| 면담 | 행동의 개선을 충고, 즉 행동규범을 상기하고 위반을 주지시킴 |
| 구두견책(구두경고) | 규칙 위반을 지속 시 징계조치 내용에 대한 이해와 징계받을 수 있다는 통보 |
| 서면견책(서면경고) | 수정되지 않고 반복될 경우, 과중한 징계조치와 해고의 가능성을 경고하는 공식적인 문서 |
| 정직 | 수일 또는 수주간의 정직 처분 |
| 해고 | 기회를 부여해도 개선되지 않거나, 중대한 과실 혹은 치명적 과오를 저지른 경우 |

## 7) 고충처리제도

(1) 고충이란 구성원의 직무에 관해 잘못되었거나 불공정하다고 생각되는 것, 즉 근무조건이나 인사처리에 대한 불만

(2) 고충처리는 구성원의 불평이나 불만을 적절히 해결함으로서 노사관계의 안정을 도모하고 생산성 향상, 직무에 대한 만족감과 소속감을 증진해 주는데 의의

(3) 위법적 인사처분은 소청제도로 불평 발생 초기에 해결하려는 노력이 있어야 함

(4) 고충처리방법으로는 직접 관찰 처리, 제안함 설치, 언제나 상담할 수 있는 문호개방정책 시행, 인사상담자 고용, 퇴직자 면담 등이 있음

> 🖉 **기출문제 맛 보기**
>
> **다음의 상황에서 간호관리자가 수행해야 할 간호사 훈육 진행과정에 대한 설명으로 가장 옳은 것은?** 20년 서울시
>
> 내과병동 간호관리자는 병동에 배치된 지 1달 된 신규 간호사가 아무런 연락 없이 결근하여 면담을 시행하였다. 그러나 면담 1주일 후 신규 간호사는 사전 연락 없이 낮번 근무 출근을 하지 않았다.
>
> ① 면담 후에도 규칙을 위반하였기 때문에 일정 기간 동안 정직시킨다.
> ② 무단 결근 문제뿐만 아니라 평상시 행동에도 문제가 있다는 점을 포함해서 훈육한다.
> ③ 규칙을 위반하는 행동이 또 다시 발견되었기 때문에 신규 간호사에게 구두로 경고한다.
> ④ 면담을 했음에도 불구하고 간호사의 행동이 개선되지 않았기 때문에 다른 부서로 이동시킨다.

정답 ③

## 3 결근 및 이직관리

### 1) 결근

(1) 정의

예정된 작업시간에서의 이탈을 의미

(2) 결근율 감소방안

① 직원의 출근 기록을 정확하게 유지, 점검
② 직원의 건강관리에 대한 배려
③ 포상이나 징계방법 이용

### 2) 이직

(1) 정의

직원이 조직에서 이탈하는 것으로, 고용인과 피고용인 간의 합의나 일방적 의사표시 등에 의한 고용관계의 단절

(2) 이직의 형태

① 자발적 이직: 직원 자의 사직, 전직, 결혼, 좌절감, 임신, 출산, 지병, 이민 등 관심을 두어야 하는 것으로, 고용주의 노력으로 막을 수 있음
② 비자발적 이직: 고용기간 만료, 정년퇴직, 기관사정으로 인한 퇴직, 징계로 인한 해직 등

(3) 간호사 이직원인

① 부적절한 보상
② 과중한 업무부담
③ 가정에 대한 책임
④ 불규칙한 근무시간
⑤ 자기발전 및 승진의 기회 부족
⑥ 직장 내 인간관계
⑦ 간호업무의 자율성 부족에 대한 지각

(4) 이직의 영향

적정 수준의 이직은 인적자원관리의 통풍 역할을 하며, 때로는 조직에 활력소로 필요함
① 긍정적 영향
  ㉠ 조직분위기 쇄신
  ㉡ 불필요한 인력 제거 기회
  ㉢ 새로운 관리기법 및 기술 도입
  ㉣ 승진기회나 이동기회 증가로 변화의 가능성과 새로운 아이디어 도입
  ㉤ 직원 감축 우려 시 자발적 이직은 인원감축에 따른 해고의 두려움을 해소

② 부정적 영향

ㄱ 신규 직원 채용으로 인한 경제적 손실

ㄴ 직원의 협동심, 지지적 분위기, 사기 저하

ㄷ 신규직원 교육으로 업무부담이 커져 업무에 대한 흥미 감소

ㄹ 팀의 기능 저하

ㅁ 환자 간호의 질 저하

ㅂ 간호관리자의 관리능력 저하

(5) 이직을 감소시키기 위한 전략

① 직무의 재분석을 통해 과다한 업무의 부담을 줄이고 근로조건을 개선

② 이직관리 전담부서를 설치하여 이직에 대한 원인을 파악하고 대책을 모색

③ 다양한 교육, 워크숍, 멘토링 제도를 운영

④ 불만이나 고민 해결을 위한 고충처리기구나 상담 제도를 운영

⑤ 의사소통의 촉진을 통해 다른 조직 구성원과의 갈등을 해소

⑥ 성과에 대한 적절한 보상

⑦ 직무개발 프로그램을 도입하여 운영

⑧ 이직자로부터 이직 1~2개월 후 이직 사유에 대한 정확한 정보를 구함

⑨ 공정한 승진관리제도를 운영

## 4  노사관계 관리

### 1) 노사관계의 개념

(1) 노동자, 경영자, 정부 사이의 상호관계

(2) 노동조합의 대표자와 사용자 입장에서의 경영자가 노동조건이나 기타 경영적 문제에 대해 상호 대등한 입장에서 교섭하는 관계

### 2) 노사관계의 특성(이중성)

(1) **협동적 관계와 대립적 관계**

사용자와 노동자는 부가가치를 창출하는 측면 즉, 조직의 목표달성을 위해 근무하는 측면에서는 협동적 관계이고, 생산의 성과분배 측면에서는 대립적 관계를 갖는다.

(2) **경제적 관계와 사회적 관계**

사용자의 경제적 목적달성을 위해 노동력을 제공하고 그 대가로 임금을 받는다는 점에서는 경제적 특성을 갖고, 집단생활에서 사회적 관계를 갖는 이중성을 갖는다.

(3) **종속적 관계와 대등한 관계**

노동자는 생산 목적 달성을 위해 사용자의 명령과 지시에 복종할 의무를 가지는 측면에서는 종속적 관계이고, 근로조건 운영 등 사용자와 대등한 입장에서 교섭하는 측면에서는 대등한 관계를 갖는다.

### 3) 노동조합

조직 내의 종업원들이 주체가 되어서 임금·노동시간·작업조건 등과 같은 문제를 경영자 층과 교섭하여 구성원들의 경제적 사회적 지위를 더욱 강력하게 유지 개선하기 위하여 조직된 단체

(1) **노동기본권(노동조합 및 노동관계 조정법)**

모든 국민에게 보장된 인간다운 생활을 근로자에게 구현하기 위한 근로자의 기본적인 권리

| | |
|---|---|
| 단결권 | 근로자가 사회적 경제적 지위향상과 근로조건의 유지 개선을 목적으로, 단결체를 결성하거나, 그러한 단체에 가입하고 유지하기 위해 단결할 수 있는 권리<br>즉, 노동조합을 조직 운영할 수 있는 권리 |
| 단체교섭권 | 사용자 혹은 사용자 단체와 집단적으로 교섭할 권리로, 가장 핵심적인 권리<br>– 단결권을 전제로 하고, 단체행동권이 없으면 실효성을 거두기 어려움 |
| 단체행동권 | 집단적인 활동을 할 수 있는 권리<br>① 노조활동<br>② 쟁의행위: 사용자와 노조가 자신의 의견 관철을 위해 나타내는 행위<br>예 동맹파업, 태업, 불매운동, 시위, 직장폐쇄 |

(1) 「헌법」 제33조

　　근로자는 근로조건의 향상을 위하여 자주적인 단결권 · 단체교섭권 및 단체행동권을 가진다.

(2) 「노동조합 및 노동관계 조정법」 제1조(목적)

　　이 법은 헌법에 의한 근로자의 단결권 · 단체교섭권 및 단체행동권을 보장하여 근로조건의 유지 · 개선과 근로자의 경제적 · 사회적 지위의 향상을 도모하고, 노동관계를 공정하게 조정하여 노동쟁의를 예방 · 해결함으로써 산업평화의 유지와 국민경제의 발전에 이바지함을 목적으로 한다.

(3) 「근로기준법」 제1조(목적)

　　이 법은 헌법에 따라 근로조건의 기준을 정함으로써 근로자의 기본적 생활을 보장, 향상시키며 균형 있는 국민경제의 발전을 꾀하는 것을 목적으로 한다.

| 파업 | 노동조합의 조합원들이 집단적으로 노동의 제공을 거부하는 쟁의행위 |
| --- | --- |
| 태업 | 노동에 참여하지만, 일부러 작업 능률을 저하시켜 사용자에게 손해를 주는 행위(기반 약한 노조) |
| 불매운동 | 사용자의 제품구매나 서비스 제공을 거절, 대중에게 불매 호소로 판매나 서비스의 제공을 방해 |
| 시위 | 표지판을 들고 노동쟁의의 진행을 알리고, 다른 노동자도 작업장에 들어가지 말 것을 호소 |
| 직장폐쇄 | 노동자 측의 쟁의행위에 대항하기 위한 사용자 측의 수단으로, 사업장을 폐쇄하는 것 |

(2) **노동조합의 기능**

① **경제적 기능**

　　㉠ 조합원의 노동조건을 가능한 좋은 조건으로 개선하기 위한 기본적 기능

　　㉡ 단체교섭기능, 경영참가기능, 노동쟁의 기능, 노동시장 통제기능 등으로 구분

② **공제적 기능**

　　㉠ 조합원의 노동생활 안정을 위해 수행되는 기능

　　㉡ 조합원의 질병, 재해, 실업, 정년퇴직, 사망 등으로 노동능력을 일시적 또는 영구적 상실에 대비하여 노동조합 기금을 설치, 이용하여 상호 부조함

③ **정치적 기능**: 노동조합이 조합원을 대신하여 국가나 공공단체를 대상으로 노동관계법의 제정 및 개정, 노동시간의 단축, 사회보험이나 사회보장의 실시 등을 요구하는 기능

(3) **노동조합의 특징**

① **근로자의 주체적 단체**: 노동자가 주체가 되어 결성한 단체

② **근로자의 자주적 단체**: 노조는 노동자의 자주적 의견에 의해 조직되고 운영

③ **단체교섭을 통한 투쟁적 단체**: 단결하여 사용자와 교섭

#### 4) 병원노사관계

##### (1) 병원노사관계의 특성

① 조직구성원 중 여성인력 비중이 높고, 여러 직종이 있어 급여 형태와 급여체계가 복잡하여 노사관계가 파행하는 요인이 많음

② 계층 간의 갈등이 심각하고 의료직 우대현상이 있어 대화의 어려움이 따름

③ 모든 직종의 대표성을 인정받지 못해 단체교섭 파행의 요인이 됨

④ 병원의 지불능력을 도외시하고 대기업의 근로조건 등 감당할 수 없는 요구를 무분별하게 강조함

⑤ 쟁의행위가 넓게 제한됨

##### (2) 간호사와 노사관계 관리

① 간호사의 가입이유는 업무환경, 임금, 특별급여, 의사소통 결여, 발전기회 부족, 분산된 인사정책, 안정감 결여, 개인능력 향상의 제한, 병원경영에 대한 불만족 등

② 환자생명을 위협하는 것이 되지 않도록 하는 것이 중요

③ 간호부 최고관리자는 단체협약에 있어서 최고협상자로 전력하고, 적대적인 역할로 빠져서는 안 됨

#### 5) 협조적인 노사관계 관리방안의 원칙

(1) 노사 간에 직간접 산업민주주의 제도의 적극적인 도입이 자율적으로 이행되어야 함

(2) 노사가 생산성 향상에 최선을 다하여야 하며, 향상된 생산성에 관해서는 노사가 공평하게 분배

(3) 노사 간에 자율적으로 자본 참가, 이익 참가 및 경영참가제도나 노사협의제 등 적정수준의 제도를 도입하고 확대

(4) 조직의 경영 측에서는 노조를 인정하고, 효율적인 인사관리에 힘을 쏟아야 함

(5) 노동조합도 실질적이면서 해결이 용이한 사항부터 요구하는 자세가 중요

## 5 협상

### 1) 협상의 개념

(1) 토론을 통한 타협으로 한쪽에서 제안하고 다른 한쪽에서 다른 제안을 하여 상호 양보를 통한 합의점에 도달하는 방법

(2) 자신에게 중요한 이슈는 상대방의 양보를 받아내고, 상대방에게 더 중요한 이슈에 대해서는 양보함으로서 서로 만족스러운 교환에 이르려는 시도

(3) 일반적으로 둘 이상의 당사자 간의 이해관계 갈등이 존재하고, 규칙이나 절차는 없으며, 서로 간에 합의를 보려는 의도가 있는 경우에 발생함

### 2) 협상의 장·단점

| 장점 | 단점 |
|---|---|
| • 협상은 중재나 소송과 같은 갈등을 해결하는 방법<br>• 협상 당사자들 양측에서 이익이 되는 방향으로 타결이 가능 | • 협상 대상자들이 서로를 믿지 못하거나, 가치관이 다를 경우 또한 협상 대상자 간의 권력이 심한 불균형 상태에 있거나, 협상사안이 긴급한 것이 아닐 경우에는 협상을 통하여 합의에 이르는 시간이 다소 걸림 |

### 3) 협상의 특성

(1) 합의점이 양 집단에 이상적인 것이 아니기 때문에 승자도 패자도 없음

(2) 협상에 이르기 위한 가장 중요한 요소는 협상당사자들의 기본자세가 중요함

(3) 이기려 들기보다는 쉽게 합의점에 도달하고, 수용 가능한 합의점 발견의 방향으로 이끌어 가는 것이 중요

(4) 상호 양보를 통해 합의에 도달

### 4) 협상의 원칙

(1) 개인이나 개인의 행동보다는 문제(협상이슈)에 초점을 맞춤

(2) 관계를 형성하고 커뮤니케이션을 유지

(3) 신뢰 형성

(4) 관심사를 탐색하고 정보를 수집

(5) 상호 이익이 되는 창의적인 대안을 탐색하기 위해 열린 마음을 유지

(6) 자신의 입장을 확고히 하기보다는 이슈에 초점을 맞춤

(7) 사실과 객관적인 표준을 사용하여 해결책을 구체화함

(8) 자신의 가치와 동기를 인식하고 상대방의 관점을 이해하기 위해 노력

(9) 비용측면에서 대안에 대한 상호이익을 강조

(10) 비난은 방어적인 행동을 초래하므로 상대방을 비난하는 말을 삼가야 함

(11) 경쟁보다는 협력을 촉진

(12) 시간을 잘 활용: 시간적 여유를 가지고 인내하고, 마감시간을 상대에게 드러내지 않음

## 5) 협상의 유형: 분배적 협상과 통합적 협상

| 구분 | 분배적 협상 | 통합적 협상 |
|---|---|---|
| 개념 | 고정된 자원의 분배에 대한 협상으로 보편적인 협상 유형 | 당사자들의 이해를 조화시켜 더 큰 공동이익을 도출해 내려는 협상전략 |
| 가정 | 협상의 결과가 어느 한 당사자에게 이익이 될 경우 다른 당사자에게는 그만큼 손해가 된다는 제로섬(zero-sum)의 가정에 기초 | 어느 한 협상당사자의 이익이 반드시 다른 협상 당사자의 손해가 되는 것은 아니라는 인식에 기초: 자원의 크기가 변동가능하다는 가정에서 출발 |
| 방법 | 어떻게 자원을 분배할 것인가를 결정 | 특정 이슈에 대한 이해관계를 양 당사자 간에 어떻게 가장 잘 해결할 수 있는가 결정하는데 도움 |
| 적용 | • 협상이슈가 하나일 때<br>• 한 집단의 이익이 다른 집단에 손해되는 상황<br>• 협상 당사자들의 관계가 단기적일 때 | • 협상 이슈가 여러 개일 때<br>• 이슈에 대한 양측 간 우선순위가 서로 다를 때<br>• 협상관계가 장기적일 경우 유용 |

## 6) 협상의 과정

(1) **준비와 계획**: 협상이슈, 우선순위, 상대방과 자신과의 권력 비교 검토 후 협상전략을 세움

(2) **협상의 기본규칙 설정**: 협상담당자, 협상장소, 시간, 이슈, 구체적 절차 등을 제시

(3) **협상 제안의 명확화**: 협상제안의 중요성과 제시 이유를 상대에게 설명

(4) **합의와 실행**: 합의 공식화, 구체적 실행절차 개발

　○ 협상의 핵심은 실제로 주고 받음을 통해 합의를 도출하는 것

## 7) 간호에서 협상의 유용성

(1) 조직구조 축소(합병, 다운사이징)와 개편과 같은 조직변화의 관리

(2) 대인관계 증진과 관리자의 역할 수행

(3) 타 전문직과 대상자에게 간호사의 역할과 기여에 대한 교육

(4) 의사결정 과정에서 보다 더 공정한 교환을 확보

(5) 대상자의 불평 해결

(6) 통합된 건강관리체계나 건강소비자 단체와의 상호작용

(7) 노동조합의 관리와 단체교섭

(8) 의료팀과의 계약체결

(9) 보건의료정책 입법활동과 의료과실의 소송

(10) 간호부 운영예산

---

### 🖉 기출문제 맛 보기

**1. 다음의 간호관리자 활동을 효과적으로 수행하기 위해 필요한 능력은?**  13년 광주

- 의료과실의 소송에 대한 해결
- 간호부의 운영예산
- 노동조합과의 단체교섭
- 건강 소비자단체와의 상호작용

① 동기부여
② 조정능력
③ 협상능력
④ 변화관리능력

**2. 협상의 원칙에 대한 설명으로 옳은 것은?**  22년 지방직

① 항상 승자와 패자가 있다.
② 이익을 극대화하기 위해 경쟁을 촉진한다.
③ 합의점에 도달하도록 양측이 노력해야 한다.
④ 해당 문제보다는 자신의 입장을 확고히 한다.

---

정답 1. ③  2. ③

## 단원확인문제

**01.** 조직관리 중 인적자원관리와 가장 관계가 적은 것은?

① 조직에 필요한 인적자원의 활용
② 조직구성원의 행동 및 과업에 대한 표준 설정
③ 조직인력의 행동에 대한 보상
④ 조직 내의 인적자원에 대한 개발

**02.** 현대사회는 전략적 인적자원관리를 추구하고 있다. 전략적 인적자원관리의 개념이 옳은 것은?

① 인적자원은 경쟁력 확보에 중요한 역할을 하며 조직의 전략과 연계되어 설계 운영된다.
② 인적자원을 개발과 활용을 강조하며 인사부서는 독립적 역할을 수행한다.
③ 인적자원을 통제하고 감시하는 비용의 관점으로 접근한다.
④ 인적자원을 경쟁력 강화를 위한 자원의 관점에서 접근하기 시작했다.

**03.** 적정 간호인력의 수를 산출하고자 하는 방법 중 관리공학적 접근법은 어떤 것인가?

① 관리자의 경험을 근거로 주관적으로 간호요원의 종류와 수를 결정하는 방법이다.
② 간호부서의 행동목표를 기술하고, 간호해야 할 환자의 유형에 따라 간호표준을 기술하고 그 표준에 따라 정해진 업무수행 빈도와 난이도, 중요도를 기초로 해서 간호사 대 환자의 비율을 결정한다.
③ 우리나라 의료법의 환자 대 간호사의 비율을 입원환자 5명에 간호사 2명으로 하는 방법이다.
④ 간호제공자 입장에서 환자의 유형을 확인하여 간호표준을 설정하고, 간호업무를 수행하기 위해 필요한 간호사 대 환자의 비율을 결정하는 방법이다.

**04.** 간호단위 업무량에 영향을 미치는 요인이 아닌 것은?

① 환자 수 ② 환자의 체류기간
③ 환자의 간호요구량 ④ 간호단위 관리자의 능력

**05.** 임상에서 효율적인 간호와 합리적인 인력산정과 배치를 위해, 간호의 위급성 요인을 설명하고 간호에 대한 요구를 점수화하여 환자의 간호의존도를 구하는 평가체계는?

① 구조적평가체계      ② 요인평가체계
③ 결과적평가체계      ④ 원형평가체계

**06.** 다음 중 환자분류체계를 사용하는 목적과 가장 관계가 없는 것은?

① 환자의 간호 요구도에 따라 효율적인 간호인력을 산정 배치하는 데 활용된다.
② 직원의 임금결정과 작업조건 개선을 위한 기초자료로 활용된다.
③ 간호비용분석이나 예산수립에 필요한 정보의 원천으로 이용된다.
④ 환자분류체계를 근거로 간호수가의 차등화를 위한 정보를 제공할 수 있다.

**07.** 간호인력의 모집방법 중 외부모집에 해당되는 설명은?

① 구성원 능력개발을 강화한다.
② 인력개발 비용을 절감할 수 있다.
③ 기술목록이나 인력배치표에 의한 모집이다.
④ 적재적소 배치가 가능하고 새로운 직위에 적응이 쉽다.

**08.** 간호인력 배치의 원칙에 해당되지 않는 것은?

① 구성원의 실력을 발휘할 수 있는 영역을 제공하고 평가된 업적에 대해 만족할 수 있는 대우를 한다.
② 각 간호단위에 고정 배치되는 간호사의 수는 침상 수에 대비하여 배치한다.
③ 조직 전체와 개인의 조화를 고려하여, 모든 사람에게 평등한 적재적소를 고려한다.
④ 개인의 능력과 성격 등을 고려하여 최적의 직위에 배치한다.

**09.** 병원에 입사한 직원이 받게 되는 오리엔테이션의 목적으로 적합하지 않은 것은?

① 낯선 조직에 대한 이해를 통해 조직에 대한 적응을 돕는다.
② 분담받은 역할을 올바로 수행하게 하기 위함이다.
③ 직무현장에서의 현재 직무수행 능력을 높이기 위해 실시하고 있다.
④ 조직 구성원으로서 성공적인 사회화 과정이 이루어지도록 하는데 있다.

**10.** 계속교육(continuing education: 보수교육)에 관한 설명으로 적합하지 않은 것은?

① 직원의 전반적인 성장과 개발에 초점을 둔다.
② 현행 실무수행의 강화와 효율성을 높이기 위한 직무교육의 일환이다.
③ 졸업 후 간호실무를 강화하기 위해 제공되는 계획적인 학습활동을 의미한다.
④ 의료법에서는 보수교육 내용에 의료관계법령 준수, 선진의료기술 동향, 직업윤리에 관한 내용을 포함토록 하고 있다.

**11.** 병원 간호조직의 경력개발제도에는 임상사다리란 용어가 흔히 사용되는데, 이에 대한 설명이 옳지 않은 것은?

① 간호사의 실무능력과 관련하여 그 수준을 구별하는 등급구조이다.
② 임상등급구조는 간호실무능력 평가 시스템의 역할을 한다.
③ 간호사는 전문간호능력, 교육, 연구, 자기 개발력 등과 같은 일정 실무수준을 각 등급구조에서 성취해야 한다.
④ 간호사의 실무탁월성에 초점을 맞춘 임상승진제도로, 경력에 따라 자동적으로 승진하는 구조를 가지고 있다.

**12.** 다음은 인사고과 방법 중 무엇에 해당하는가?

> • 평정자의 주관적 판단을 줄일 수 있다.
> • 조직 개발에 유용하게 활용될 수 있다.
> • 피고과자의 행위나 업적에 대해 구체적인 행동기준을 제공한다.

① 목표관리법　　　　　　　　　② 중요사건 기술법
③ 도표식 평정척도법　　　　　　④ 행태중심 평정척도법

**13.** 피평정자의 긍정적 인상에 기초하여 평가 시 어느 특정요소의 우수함이 다른 평가요소에서도 높이 평가받게 되는 경향을 무엇이라고 하는가?

① 후광효과                      ② 중심화 경향
③ 관대화 경향                 ④ 논리적 오류

**14.** 다음 중 능력별 보상제도의 장점으로 옳지 않은 것은?

① 조직의 안정성을 기할 수 있다.
② 과감한 인재 기용이 용이하다.
③ 조직의 활성화와 사기앙양을 유도할 수 있다.
④ 고급노동력 부족이나 기술혁신, 임금상승 등의 여건변화에 대응할 수 있다.

**15.** 보상체계에 대한 설명이 옳은 것은?

① 직원의 생활안정과 질 향상을 위해 임금 외에 부가적으로 지급하는 것은 수당이다.
② 직무수행능력과 조직에의 공헌도에 따라 지급하는 기본급은 성과급이다.
③ 법정 수당에는 연장근로수당, 야간근무수당, 가족수당이 포함된다.
④ 성과급은 보수의 형평성을 구현하나 비가시적인 부분에 대한 평가가 어렵다.

**16.** 이직이 조직에 미치는 영향으로 적절하지 않은 것은?

① 신규직원의 업무 미숙으로 인해 발생하는 경제적 손실
② 간호의 질 저하로 인한 직원들의 사기 저하
③ 경력자 감소로 인한 인건비 절감
④ 간호관리자의 관리능력 저하

**17.** 문제직원에 대한 관리 원칙으로 옳은 것은?

① 간호사의 문제행위에 중점을 둔다.
② 구두견책을 했으나 수정되지 않고 반복되는 경우에는 정직처분을 내린다.
③ 규칙을 일관성있게 적용하고, 상황에 따른 융통성을 발휘하지 않아야 한다.
④ 훈련을 통해 해결될 수 없다면 직무기술서를 변경하거나 근무지를 이동한다.

# 정답 및 해설 Answers & Explanations

**01** 정답 ②

②는 통제기능이다.

**02** 정답 ①

②, ④는 인적자원관리, ③은 인사관리의 개념이다

**03** 정답 ②

①, ③, ④는 모두 서술적 접근방법이다.

**04** 정답 ④

간호단위의 업무량의 환자의 간호요구에 기초하므로, 간호단위관리자의 능력에 따라 업무량이 영향을 미치지는 않는다.

**05** 정답 ②

환자분류체계는 원형평가와 요인평가로 분류하며, 원형평가는 전형적인 특성을 나타내는 환자를 기준으로 간호의 범주를 분류하여 작성하며 비슷한 특징을 나타내는 환자는 같은 범주에 속하게 하는 방법이다.

**06** 정답 ②

②는 직무분석의 목적이다.

**07** 정답 ②

② 외부모집은 훈련된 인력을 채용할 수 있으므로, 인력개발 비용을 절감할 수 있다.

**08** 정답 ②

② 근무일정표 작성의 원칙으로, 간호단위에 고정배치되는 간호인력의 수는 침상점유율에 대비하여 계산한다. ①은 실력주의, ③은 균형주의, ④는 적재적소주의이다.

**09** 정답 ③

③의 현재의 직무수행을 강화하기 위한 현장교육은 실무교육이다.

**10** 정답 ②

②는 실무교육이다.

**11** 정답 ④

④ 임상사다리에서는 자동적으로 승진하지 않으며, 해당 등급의 실무수준을 달성해야 승진된다.

**12** 정답 ④

평가시 등급을 매길 때 구체적인 행동기준을 제공함으로서 평가자의 주관적 판단을 줄일 수 있는 것은 행태중심 평정척도법이다.

**13** 정답 ①

어느 특정요소의 우수함으로 인한 긍정적 인상이 다른 요소도 높게 평가하게 한 것은 후광효과이다.

**14** 정답 ①

능력별 보상제도는 장유유서 존중 등과 대립됨으로서 조직의 안정성을 해칠 염려가 있다.

**15** 정답 ④

①은 복리후생의 개념이다. ②는 직능급. ③ 가족수당은 법정외(임의) 수당이다.

**16** 정답 ③

이직은 업무수행에 훈련된 인력이 감소하게 되므로 인건비에 관한 측면이 아니라 간호의 질적인 측면에서 조직에 미치는 영향이 고려되어져야 한다.

**17** 정답 ①

② 구두 견책 후 수정되지 않는 경우. 그 다음 과정은 서면견책이다. ③ 개인의 상황을 고려하여 융통성을 발휘해야 한다. ④ 훈련을 통해 해결될 수 없다면. 직무명세서 변경 등의 대안을 고려할 수 있다.

PART 05

# 지휘

# 지휘의 이해

## 1 지휘기능의 개념

(1) 구성원들이 조직 목표를 달성하기 위해 자신들의 과업을 적극적으로 수행하도록 유도하는 관리기능

(2) 조직에서 공동의 목표를 달성하기 위해 구성원들이 개인목표와 조직목표의 조화를 이루도록 하는 과정에서 구성원들이 바람직한 행동을 하도록 동기부여, 지시, 지도, 조정하는 관리기능

(3) 조직목표의 달성에 기여할 수 있도록 구성원의 행동을 이끌어 나가는 일련의 과정으로, 구성원이 업무를 잘 수행하도록 지도방향을 정하고 지시와 명령을 구체화하며 구성원의 잠재력을 이끌어내어 지도하고 감독하는 일이 포함

## 2 지휘기능의 내용

### 1) 리더십

구성원들에게 업무를 구체적으로 지시하고 방향을 제시해 주면서 인도해 주는 지시기능, 구성원들의 업무를 관찰하고 평가하여 인정하거나 시정해 주는 감독기능, 구성원들의 업무를 협동시키고 조화를 이루도록 상담하거나 제언해 주는 조정활동이 포함된다.

### 2) 동기부여

구성원을 어떻게 하여야 조직 목표달성을 위해 행동할 수 있도록 동기부여할 것인가이다.

### 3) 권력과 권한

지휘기능은 간호관리자와 조직 구성원 간에 접촉을 통해서 이루어지는 실제적인 행위로서 지도자가 지휘기능을 잘 수행하기 위해서는 조직의 권력(power)과 권한(authority)을 적절히 활용하여야 한다.

# 리더십(Leadership)

## 1  리더십의 개념

### 1) 리더십의 개념
(1) 리더십이란 조직의 목표를 달성하기 위해 리더가 구성원에게 영향력을 행사하는 과정
(2) 영향력을 행사하는 과정에는 사람을 변화시키고(transform), 새롭게 하며(renew), 힘을 북돋아 주고(energize), 영감을 주는(inspire)행위를 포함

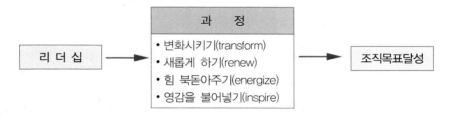

### 2) 리더십의 정의
- 목적설정과 목적달성을 위한 노력을 함에 있어서 집단의 행동에 영향을 미치는 과정이다(스토그 딜).
- 주어진 상황 하에서 목표달성을 위해 개인 또는 집단이 노력하도록 모든 활동에 영향을 주는 과정이다(허쉬와 블렌차드).
- 개인이 타인에게 영향을 미치고 동기를 부여하며 타인이 조직의 효과성과 성공을 위해 공헌할 수 있도록 하는 능력이다(하우스 외).
- 상황이나 조직구성원들의 인식과 기대를 구조화 또는 재구조화하기 위해서 구성원들 간에 교류하는 과정으로, 따라서 리더란 변화의 주도자이다(Bass).
- 리더가 조직구성원과의 상호작용과 정에서 주도적인 영향력을 행사하여 리더를 따르게 하고, 현재 능력을 충분히 발휘하게 하며, 자율성 및 잠재능력의 개발을 통해 직무성과가 향상되도록 변화시키는 활동이다(박유진).

## 3) 관리자와 리더의 비교

모든 관리자가 리더는 아니며, 또 모든 리더가 반드시 공식적인 관리자는 아니다.

| 관리자 | 리더 |
| --- | --- |
| • 공식적 조직 내에 직위를 가짐<br>• 지위에 수반된 권한에 기인한 합법적 권력을 지님<br>• 특정 기능, 의무, 책임을 수반하도록 기대됨<br>• 통제, 의사결정, 의사분석, 결과를 강조<br>• 조직의 목적을 성취하기 위해 인간, 환경, 돈, 시간, 다른 자원을 다룸<br>• 지도자보다 합리성과 통제를 위한 더 큰 공적 책임 지님<br>• 자발적 추종자뿐 아니라 비자발적 추종자도 지휘 | • 공식조직의 부분이 아닐 수 있음<br>• 위임된 권한은 없지만 영향력 등 다른 의미의 권력을 지님<br>• 관리자보다 더 폭넓고 다양한 역할을 지님<br>• 그룹과정, 정보수집, 피드백, 힘부여하기 등에 초점<br>• 대인관계를 강조<br>• 추구하는 목적에 조직의 목적이 반영될 수도, 안될 수도 있음<br>• 자발적 추종자를 지휘 |

| 관리자 | 리더 |
| --- | --- |
| 조직의 목표달성을 위한 계획을 세우고 자원을 배분함 | 조직의 방향을 제시. 즉, 조직의 큰 그림을 그리며 비전을 수립하고 전략을 세움 |
| 조직구조를 제공하고 규칙과 절차를 개발함 | 구성원을 동기부여하고 의사소통하며 단결된 팀워크를 이끔 |
| 통제를 위한 방법을 개발하고 목표수행을 모니터링하며 교정활동을 함 | 구성원을 동기부여하고 영감과 에너지를 주며 임파워링함 |
| 직무에 초점을 두고 조직 내부를 바라봄 | 사람에게 초점을 두고 조직 외부를 바라봄 |
| 책임감 있게 행동하며 일을 올바르게 함 | 단호하게 행동하며 올바른 일을 함 |
| 질서와 안정성을 추구함 | 변화와 발전을 만듦 |
| 구성원을 부하직원으로 여김 | 구성원을 동료로 여기며 신뢰함 |
| 권한을 사용함 | 영향력을 사용함 |

| 관리자 | 리더 |
| --- | --- |
| 임무대로 책임을 수행 | 새롭게 도전, 혁신을 주도함 |
| 현 상태 수용 | 현 상태에 도전 |
| 언제, 어떻게 할 것인가에 관심 | 무엇을, 왜 할 것인가에 관심 |
| 수직적 관점 | 수평적 관점 |
| 통제 위주 | 신뢰에 기초 |
| 시스템과 구조에 역점 | 사람에 역점 |
| 눈앞의 이익에 관심(단기적), 좁은 시야 | 미래의 전망을 내다봄(장기적), 장기적 전망 |
| 모방 유지 | 창조 개발 |
| 일을 옳게 함 | 옳은 일을 함 |

🖉 **기출문제 맛 보기**

**관리자와 리더의 특성에 대한 설명 중 가장 옳은 것은?**                    19년 서울시

① 관리자는 직위에 따르는 권한과 합법적인 권력을 갖는다.
② 리더는 주로 시간과 비용, 급여, 재고물품에 대한 통제를 강조한다.
③ 관리자는 수평적인 관점을 갖고, 리더는 수직적인 관점을 갖는다.
④ 관리자는 신뢰로 이끌어가고, 리더는 통제하려고 한다.

## 2 리더십 이론

[표 5-1] 리더십 연구유형의 특성 비교

| 연구유형 | 특성론적 접근 | 행동론적 접근 | 상황적응론적 접근 |
|---|---|---|---|
| | 1940년대 | 1950~60년대 | 1970년대 |
| 가정 | 효과적이라는 리더는 그렇지 못한 리더와는 다른 일련의 특성을 지니고 있다. | 리더 행동의 어떤 유형 또는 조합이 모든 상황에서 가장 효과적이다. | 모든 상황에 적합한 유일최선의 리더십 유형은 없다. |
| 연구의 초점 | 효과적인 리더의 특성 탐색과 비리더와의 차별화 | 효과적인 리더가 가지고 있는 행동유형의 탐색 | 리더십 유형과 상황과의 관계 기술 |
| 분석수준 | 개인 | 집단 | 조직 |
| 접근방법 | 리더는 어떤 특성을 지닌 사람인가? | 리더는 부하에 대해 어떻게 행동하는가? | 상황에 따라 리더십유형은 어떻게 달라지는가? |

### 1) 특성이론(자질이론: Trait theory)

(1) **이론적 특성**

① 자질이론, 위인이론으로, 1940년대 주로 연구된 이론이며, 지도자 개인의 특성 또는 자질을 강조하는 접근법

② 자질이론이란 사람은 특정한 자질을 가지고 있기 때문에 지도자가 될 수 있다는 가정하에 추종자들로부터 존경과 신뢰를 받을 수 있는 우수성을 리더십의 결정요인으로 봄

(2) **리더의 자질**

| 1904~1948 | 지적 능력, 민감성, 통찰력, 책임감, 진취성, 지속성, 자신감, 사교성 |
|---|---|
| 1949~1970 | 성취욕, 지속성, 통찰력, 진취성, 자신감, 책임감, 협동성, 참을성, 영향력, 사교성 |

정답 ①

(3) 특성이론의 의의

리더십의 유효성을 규정짓는 요인을 지도자의 개인적 특성에서 찾고, 유능한 지도자가 갖고 있는 공통적 특성을 명확히 하고자 함

(4) 특성이론의 한계점

① 지도자는 만들어지는 것이 아니라 타고나는 것이라고 봄
② 특성들이 리더십 유효성에 영향을 미치는지에 대한 명확한 이유를 제시하지 못함
③ 리더십을 지도자와 추종자의 상호작용선상에서 보지 않고 지도자의 단독적 특성만 강조
④ 지도자의 특성이 상황에 따라 달리 나타날 수 있음을 간과
⑤ 학자마다 제시하는 지도자의 특성이 달라 공통된 지도자의 특성을 설명할 수 없음
⑥ 현실적으로 모든 특성을 갖춘 완벽한 지도자는 거의 불가능

## 2) 행동이론(행위 이론)

(1) 이론의 특성

① 1950~1960년대 주를 이룬 이론
② 지도자의 특정한 행동특성 및 유형이 개인 및 집단의 성과에 영향을 미친다고 보고, 효과적이라고 입증된 행동특성 즉 리더십 스타일을 훈련시켜 지도자를 만들 수 있거나 개발될 수 있다고 보는 이론

(2) 3원론적 관점: 전제형, 민주형, 자유방임형 리더십(White & Lippit, Lewin)

리더의 권한과 부하들의 참여를 기준으로 리더십 유형을 구분함

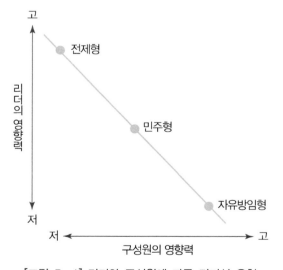

[그림 5-1] 리더와 구성원에 따른 리더십 유형

*출처: Duncan. W. J., Organizational Behavior, p.222.

| 구분 | | 전제형(권위형) | 민주형 | 자유방임형 |
|---|---|---|---|---|
| 지도자 특성 | 통제 | 집단에 대해 강한 통제 | 집단에 대한 통제 최소화 | 허용적이고, 통제 전혀 없음 |
| | 동기 부여 | 강제로 동기부여시킴 | 경제적 보상과 자아보상으로 동기부여 | 구성원의 요청 시 지지로 동기부여 |
| | 지시 | 명령조로 지시 | 제안과 안내로 지시 | 거의 지시하지 않음 |
| | 의사 소통 | 상의하달식 의사소통 | 상의하달과 하의상달 의사소통이 자유로움 | 의사소통 통로가 다양 |
| | 의사 결정 | 독단적으로 의사결정 | 의사결정에 구성원을 참여 | 의사결정에 구성원을 참여 |
| | | 리더가 주도적인 의사결정 | • 리더와 부하가 책임을 나눔<br>• 리더가 최종 의사결정의 책임을 가지고 있음 | 부하에게 책임이 있음 |
| | 강조점 | 직위의 차이를 강조 | '나', '너'보다 '우리' 강조 | 집단을 강조 |
| | 비평 | 처벌을 목적으로 비판 | 건설적 비평 | 비평을 하지 않음 |
| 유용한 경우 | | • 위기상황에 유용<br>• 군대 등 관료집단<br>• 구성원이 지식, 경험미숙 시 | 구성원 간 협동과 조정 필요 시 | • 문제가 잘 규명되지 않고, 대안적 해결을 필요로 할 때<br>• 구성원이 스스로 결정 원하고 역량소지 시 |
| 장점 | | • 예측가능한 안정된 집단활동을 가져옴<br>• 구성원에게 안정감 제공<br>• 집단의 혼돈완화로 생산성 증가 | 구성원의 자율성과 성장 증진 | 창의성과 생산성 산출<br>(구성원이 동기부여되고 자기지시적일 때) |
| | | • 응급상황이나 위기상황 시에는 효과<br>• 지식, 경험이 미숙한 구성원에게 유용<br>• 구성원의 지도자에 대한 절대 신뢰 | • 구성원 간의 팀워크가 잘 이루어짐<br>• 구성원의 자율성, 능력개발이 용이<br>• 구성원의 긍지, 책임감, 만족감이 큼 | • 구성원의 업무수행 능력과 전문적 자주성이 높을 때 유용 |
| 단점 | | 창의성, 자기동기화, 자율성 감소 | 장시간 소요되므로 신속한 결정을 내려야 할 경우 혼돈 초래가능 | • 비지시적 리더십으로 혼란 초래 가능성 높음<br>• 무감동과 무관심 야기 가능 |
| | | • 팀의 일체감 형성이 어려움<br>• 구성원이 책임의식, 만족감이 적음<br>• 구성원이 의존성이 높고 창의력 개발이 적음 | • 의사결정 시 많은 시간이 요구됨<br>• 위기상황에 대한 신속 대응 어려움<br>• 구성원이 많은 경우 통솔이 어려움 | • 협조심이 부족하면 의견수렴이 어려움<br>• 조직 규율의 일관성 있는 유지 어려움 |

(3) 배려 – 구조주도 리더십(오하이오 주립대학 연구)

① 1940년대 후반부터 시작되어 리더행동의 결정요인을 조사하고, 리더십 유형이 작업집단의 업적과 만족에 미치는 효과를 알아내는 데 목적이 있음

② 리더가 배려와 구조화 두 가지 리더십 행동을 동시에 보여주는 것

    ㉠ 배려: 지도자와 종업원 간의 관계에 있어서 신뢰, 우정, 지원 그리고 관심을 드러내기 위해 의사전달을 하는 정보로 친숙하고 지지적인 방법으로 행동하기, 다른 사람의 의견에 귀 기울이기, 제안 받아들이기 등의 활동

    ㉡ 구조화: 지도자가 종업원의 업무수행을 기획, 조직, 지시 그리고 통제하기 위해 행동하는 정보로 과업의 할당, 절차규명, 하한선 설정, 표준유지, 조정 등의 활동

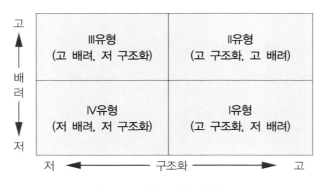

[그림 5-2] 리더십 유형

③ 연구결과

    ㉠ 효과적인 리더들이 어떤 경우는 구조화가 높은 쪽에서 발견되고 또 다른 경우는 배려가 높은 쪽에서 발견되었다는 것

    ㉡ 구조화와 배려가 완전히 두 개의 분리 가능한 영역으로 구분되어 나타났다는 것

    ㉢ 그러나 어느 유형이 가장 효과적인가 하는 데 대하여 명확한 답이 없음

(4) 관리격자 이론(관리 그리드 이론)

• 블레이크와 모우턴(Blake & Mouton)이 오하이오 주립대학의 구조화와 배려적 리더십의 개념을 기초로, 리더의 행동유형을 더욱 구체화(1~9)하고 효과적인 리더십 행동을 배양하기 위한 기법으로 개발한 이론

• 수평축에 생산에 대한 관심, 수직축에 인간에 대한 관심의 두 영역으로 나누고 이를 격자로 계량화하여 리더의 행동을 다섯 가지 유형으로 분류

• 근본목적은 리더의 행동유형을 팀형으로 개발하기 위함

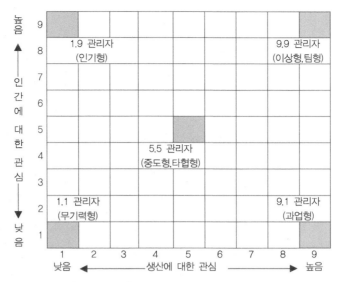

[그림 5-3] 관리격자와 리더 행동 유형

① 무기력형, 무관심형(Impoverished: 1.1형)
   • 생산과 인간에 대한 관심이 모두 낮은 형: 과업에 무관심, 구성원간 의사소통도 부족
   • 리더는 자기 자신의 직분유지에 필요한 최소한의 노력만을 투입함
② 인기형(Country club: 1.9형)
   • 인간에 대한 관심은 대단히 높으나 생산에 대한 관심이 극히 낮은 형
   • 리더는 구성원끼리의 원만한 관계 및 친밀한 분위기 조성에 주력
③ 과업형(Taskor authority-obedience: 9.1형)
   • 생산에 대한 관심은 매우 높지만, 인간에 대한 관심이 극히 낮은 형
   • 리더는 일의 효율을 높이기 위해 인간적 요소를 최소화하도록 작업조건을 정비하는 등 과업상의 능력을 우선적으로 생각함
④ 중도형, 타협형(Middle of the road of organization man: 5.5형)
   • 인간과 과업에 적당한 관심을 갖는 형
   • 리더는 과업능률과 인간적 요소를 절충하여 적절한 수준의 성과를 지향함
⑤ 이상형, 팀형(team: 9.9형)
   • 인간과 과업에 대한 관심이 모두 높은 형
   • 리더는 상호의존관계와 조직의 공동목표를 강조하고, 상호신뢰관계에서 구성원들의 몰입을 통하여 과업을 달성함

### (6) 행동이론의 기여와 비판

| 기여 | • 리더십 행동의 측정을 통해 리더가 자신의 행동에 대한 이해를 넓히고 개선하도록 하는데 유용한 틀을 제공 |
|------|------|
| 단점 | • 리더의 행동유형을 측정 분류하는데 객관성과 신뢰성 결여된 경우가 많음<br>• 교육훈련을 통해 리더십을 개발할 수 있다고 전제하나 훈련프로그램의 효과에 대한 검증이 제대로 이루어지지 않음<br>• 상황변수가 고려되지 않아 모든 상황에 효과적인 행동유형을 발견할 수 없음 |

---

🖋 **기출문제 맛 보기**

**1. 다음 글에서 설명하는 리더십 이론은?**　　　　　　　　　　　　　　20년 지방직

> • 소수의 사람은 위대해질 수 있는 자질을 가지고 태어난다는 이론
> • 리더십이란 타고난 것이지 개발될 수 없는 것으로 간주하는 이론

① 행동이론　　　　　　② 특성이론　　　　　　③ 상황이론　　　　　　④ 거래적 리더십이론

**2. 블레이크와 모튼(R. Blake and J. Mouton)의 관리격자 리더십 이론 중 〈보기〉에 해당하는 리더십 유형으로 가장 옳은 것은?**　　　　　　　　　　　　　　20년 서울시

> 〈보기〉
> 인간과 생산성에 관한 관심이 모두 높으며, 구성원들에게 공동목표와 상호의존관계를 강조하고 상호신뢰와 상호존중의 관계 속에서 구성원들의 몰입을 통하여 과업을 달성한다.

① 팀형　　　　　　② 타협형　　　　　　③ 과업형　　　　　　④ 인기형

---

## 3) 상황이론

### (1) 특징

① 1970년대 주를 이룬 이론

② 리더십이란 추종자와 지도자가 맡은 과업을 포함하는 리더십 상황의 산물로 보고, 상황에 가장 잘 부합하는 지도자가 가장 효과적인 지도자라고 하는 이론

③ 여러 상황을 구체화하고, 상황적 조건에 따른 리더십 행동과 그 효과를 집단성과와 집단구성원의 만족감을 중심으로 분석함으로써 리더십의 효과성을 상황과 연계시키고자 등장한 이론

---

정답　1. ② 2. ①

(2) 상황적합성 이론 – 피들러(Fiedler)

피들러의 리더십 효과성에 관한 상황적합성 이론은 최초로 상황변수를 도입하여 리더와 상황과의 적합관계가 리더십 유효성에 가장 중요함을 밝혀주어 리더십 개발과 방향을 제시해 준데 중요한 의의가 있으며, 어떤 조직의 과업성취가 리더의 목표나 리더십의 상황을 변경시킴으로써 가능하다는 점을 지적해 준다.

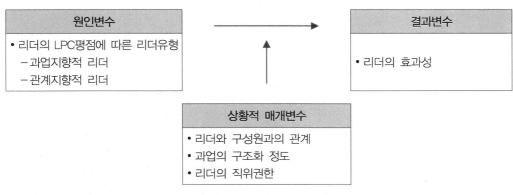

[그림 5-4] 피들러의 상황모형에서의 변수관계

① 리더의 유형

리더의 유형은 LPC(Least preferred Co-Worker Scale, 18문항)에 의해 측정되며, LPC는 리더가 가장 싫어하는 동료 작업자에게 주는 점수 척도이다.

㉠ LPC가 높을수록: 관계지향적인 확률이 높음

㉡ LPC가 낮을수록: 과업지향적일 확률이 높음

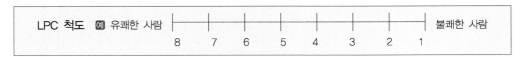

② 상황의 호의성

상황호의성이란 그 상황이 리더로 하여금 자기 집단에 대해 자신의 영향력을 행사할 수 있게 하는 정도를 말하며, 세 가지 요소를 가지고 8가지의 상황으로 분류한다.

㉠ 리더와 구성원간의 관계: 리더에 대해 부하가 가지는 신뢰나 존경 등의 정도

㉡ 과업의 구조화: 과업이 얼마나 명확하고 구체적으로 규정되어 있는가로, 과업내용, 방법, 기대하는 결과가 어느 정도 명확하게 제시되어 있는가를 의미

즉, 과업의 일상성 또는 복잡성으로, 과업목표의 명확성, 목표-경로의 다양성, 의사결정의 변동성 및 의사결정의 구체성에 의해 리더십 상황이 결정됨

㉢ 리더의 직위권한: 리더가 부하를 징계, 처벌, 보상할 수 있는 정도로, 공식적, 합법적, 강압적 권력정도

③ 상황과 리더와의 관계
  ⊙ LPC 점수가 높은 지도자(관계지향적 리더)
    • 상황의 호의성이 중간 정도인 상황에서 가장 훌륭하게 과업을 수행
  ⓒ LPC가 낮은 지도자(과업지향적 리더)
    • 상황 호의성이 아주 높거나 아주 낮은 상황에서 가장 훌륭하게 과업을 수행

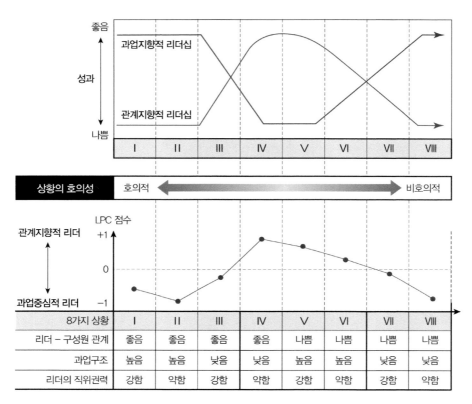

[그림 5-5] 피들러의 모델

④ 의의
  ⊙ 피들러의 리더십 효과성에 관한 상황적합성 이론은 최초로 상황 변수를 도입하였고 리더와 상황과의 적합관계가 리더십 유효성에 가장 중요함을 밝혀 리더십 개발의 방향을 제시하고 있다.
  ⓒ 리더십 유형과 상황특성이 부적합한 경우는 어떤 조직의 과업성취가 리더의 목표나 리더십의 상황을 변경시킴으로써 가능하다는 점을 지적하고 있다.

⑤ 기여와 단점

| 기여 | • 상황적 요소를 정립하여 리더십 연구에 포함시킴으로서, 리더십에 대한 새로운 관점을 제공하고, 총괄적인 이해 증진에 기여 |
|---|---|
| 단점 | • LPC 측정문항에 대한 신뢰성과 타당성 낮음<br>• 리더십 유형의 분류를 하나의 연속선에 있는 양극단으로 보았음<br>• 상황요소의 의미가 불분명함<br>• 상황과 리더의 관계를 나타낸 결과에 대한 이유 설명이 부족 |

🖉 **기출문제 맛 보기**

피들러(Fiedler)의 상황적합성 이론에서 제시한 리더십 상황에 따른 효과적인 리더십 행동유형의 연결이 옳은 것은?                                                         18년 지방직

|  | 리더십 상황 | | | 리더십 행동유형 |
|---|---|---|---|---|
|  | 리더-구성원관계 | 과업구조 | 리더의 직위권력 |  |
| ① | 나쁨 | 높음 | 강함 | 과업지향적 리더십 |
| ② | 나쁨 | 낮음 | 약함 | 과업지향적 리더십 |
| ③ | 좋음 | 높음 | 강함 | 관계지향적 리더십 |
| ④ | 좋음 | 높음 | 약함 | 관계지향적 리더십 |

(3) **경로목표 이론 – 하우스와 미첼(House & Mitchell)**

① 동기부여이론 중 기대이론에 바탕을 두고, 리더의 행동에 영향을 미치는 상황적 변수에 대한 실제적인 실험을 토대로 경로–목표이론을 전개

② 리더가 구성원에게 목표를 인지하게 하고, 목표를 스스로 개발하게 하고, 목표달성을 위한 경로를 찾는데 영향을 미치는 것에 중점
즉, 리더는 목표를 명확히 하고, 목표성취를 향한 경로를 분명히 하고, 장애물을 제거해주고, 지원을 제공할 때 구성원의 동기를 유발하여 목표를 성취

③ 구성원들의 과업성과를 달성하는데 필요한 상황적 조건을 조성하여 과업달성에 대한 기대감을 높이려는 이론

④ 각 리더십 유형이 효과적이기 위해 부하의 특성과 환경적 요인의 두 가지 상황요인이 작용한다고 봄

정답 ②

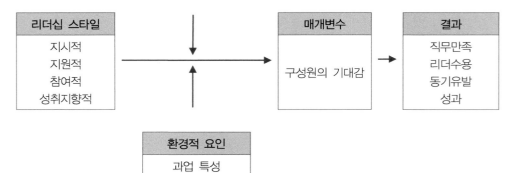

[그림 5-6] 경로-목표 이론

⑤ 리더십 유형별 효과적인 상황

| 리더의 행동 유형 | | 구성원 특성 | 과업환경 특성 |
|---|---|---|---|
| **지시적 리더십** | 리더는 권위주의적이며, 구성원들에게 구체적인 지시를 하고 구성원들은 자신에게서 무엇이 기대되는지 정확하게 알고 있으며, 의사결정에 참여하지 않음 | 부하가 리더에게 복종적이고 의존적인 경우 | • 과업구조가 모호할 경우<br>• 리더가 강력한 직위 권한을 가지고 있는 경우 |
| **지원적 (후원적) 리더십** | 리더는 우호적이고 가까이 하기 쉬우며 구성원들에게 진실된 관심을 보임 | • 부하가 높은 사회적 욕구를 지니고 있을 때<br>• 부하들 간에 상호작용이 필요한 경우 | • 과업이 구조화되어 있는 경우<br>• 공식적 권한체계가 명확하고 관료적인 경우 |
| **참여적 리더십** | 리더는 구성원들과 정보자료를 많이 교환하고 활용하며 그들의 의견을 의사결정에 반영시키고 제안을 진지하게 받아들임 | 부하의 자존과 성취욕이 강할 때 | • 과업이 내재적 동기를 유발할 수 있는 특성을 가질 때<br>• 개인과 조직의 목표가 양립하는 경우 |
| **성취 지향적 리더십** | 구성원들에게 높은 수준의 목표설정과 의욕적인 목표 달성 행동을 강조하며 구성원들의 능력을 믿고 목표를 잘 달성할 것이라는 자신감을 심어줌 | 구성원들의 과업 성취욕이 강한 사람들이 존재하는 상황 | 과업이 복잡 |
| | | 참여적 리더십의 경우와 유사한 상황 | |

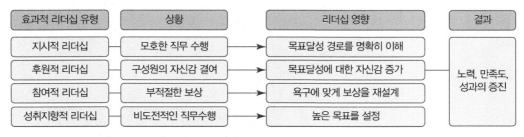

[그림 5-7] 경로 목표 이론의 상황에 따른 리더십 유형과 효과

⑥ 기여와 단점

| 기여 | 경로–목표이론은 피들러의 이론보다는 합리적이고 리더의 다양한 스타일 선택을 제시했다는 점에서 진일보했다는 평가 |
|---|---|
| 단점 | • 상황이론이면서 상황변수들이 구체적으로 명확하지 않은 것.<br>• 기대이론에 입각하고 있어서 그 한계를 벗어날 수 없다는 것, 동기부여의 관점에서만 리더십을 이해하고 있다는 것<br>• 다양한 상황요인을 모두 포괄하고 있는 복잡한 이론이므로 이를 실제 조직 상황에 적용하는 데 어려움이 있을 수 있다는 것 |

🖉 기출문제 맛 보기

**리더십 이론을 특성이론, 행동이론, 상황이론으로 구분하였을 때, 그 분류가 다른 것은?** 23년 서울시

① 관리격자이론  ② 경로–목표이론
③ 배려–구조주의 리더십  ④ 전제형–민주형–자유방임형 리더십

(4) **상황대응 리더십 이론 – 허시와 블랜차드(Hersey & Blanchard)**

오하이오 대학의 리더십 연구를 바탕으로 리더의 행동을 과업지향적인 행동과 관계지향적인 행동의 두 차원을 가로축과 세로축으로 한 4분면으로 분류한 후, 상황적 요인으로 구성원의 성숙도를 추가시켜 리더십에 관한 3차원 모형을 제시하였다.

가장 이상적인 최선의 리더십 유형은 없으며, 상황(구성원의 성숙단계)에 따라 리더십 유형이 달라져야 한다. 즉 하급자들의 직무의 성숙도가 높아져감에 따라 직무상의 지시나 명령 등 과업지향적 행동을 감소시키고 관계지향적인 행동을 증대시켜야 한다는 것이다.

정답 ②

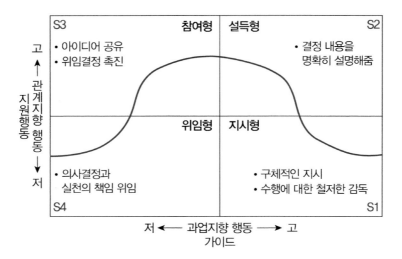

구성원의 준비성(readiness)

| 높음 | 중간 | | 낮음 |
|------|------|------|------|
| R4 | R3 | R2 | R1 |
| 유능, 자발성 있거나 자신감 | 유능, 자발성 없거나 불안정 | 무능, 자발성 있거나 자신감 | 무능, 자발성 없거나 불안정 |
| 구성원 주도 | | 리더 주도 | |

[그림 5-8] 상황대응 리더십 이론

*출처: 한성숙, 권성복, 김문실, 김용순, 문희자 외, 간호관리학 II, 2006, p.115, 재인용

① 구성원의 성숙도에 따른 4가지 리더십 유형

| 리더 | | 구성원 | | | | 리더 | |
|------|------|------|------|------|------|------|------|
| | | 능력 | 의지 | 성숙도 | | 과업 | 관계 |
| 지시적 | 리더는 구성원들에게 목표달성에 대한 작업지시를 하고 구성원의 작업 활동을 주의 깊게 감독 | 낮음 | 낮음 | 낮음 | M1 | 높은 | 낮은 |
| 설득적 | 리더는 의사소통의 초점을 목표달성과 정서적 지원 양쪽에 둠. 결정사항을 구성원에게 설명하고 구성원에게 의견 제시의 기회를 제공하여 모두 하나라는 팀 정신을 촉구. | 낮음 | 높음 | 중간 | M2 | 높은 | 높은 |
| 참여적 | 리더는 구성원을 의사결정에 참여시키고 지원해 줌으로써 구성원의 과업의지를 북돋우어야 함. | 높음 | 낮음 | | M3 | 낮은 | 높은 |
| 위임적 | 리더는 과업행동이든 관계행동이든 간에 간섭을 될 수 있는 한 배제하고 직무수행방법의 결정과 책임을 부하에게 위임 | 높음 | 높음 | 높음 | M4 | 낮은 | 낮은 |

② 기여와 단점

| 기여 | 구성원의 성숙도에 따라 융통성 있는 리더 행동을 강조하여 특성이 서로 다른 구성원을 다르게 다뤄야 함을 제시하였고 능력이 부족하고 동기 유발 정도가 약한 구성원에게 적합한 리더십 행동을 강조한 점 |
|---|---|
| 단점 | 아직까지 이론의 타당성을 입증하기 어려우며, 리더십 행동의 범주가 개괄적이고, 상황을 구성원의 성숙도라는 변수로 설정하여 지나치게 단순화시킨 점 등이 취약점 |

🖊 **기출문제 맛 보기**

1. A병동 간호사들은 업무에 대한 능력은 낮고, 의지가 높은 상태이다. 이 경우, 허쉬와 블랜차드(Hersey & Blanchard)의 상황적 리더십 이론(situational leadership theory)을 적용할 때, A병동 간호관리자의 효과적인 리더십 유형과 리더십 행동 유형으로 옳은 것은? 　　20년 지방직

|  | 리더십 유형 | 리더십 행동 유형 | |
|---|---|---|---|
|  |  | 관계지향 행동 | 과업지향 행동 |
| ① | 설득형 리더 | 높음 | 높음 |
| ② | 설득형 리더 | 높음 | 낮음 |
| ③ | 참여형 리더 | 낮음 | 낮음 |
| ④ | 참여형 리더 | 낮음 | 높음 |

2. 허쉬와 블랜차드(Hersey & Blanchard)의 상황대응 리더십이론을 적용할 때, A간호사의 간호관리자에게 적합한 리더십 유형은? 　　22년 지방직

> A간호사는 간호에 대한 지식, 기술이 뛰어나며 동료들로부터 신임도 받고 있다. 하지만 간호관리자와 면담에서 자신의 간호업무 수행에 대한 자신감과 의지가 없다고 호소하고 있다.

① 지시형 리더　　② 설득형 리더
③ 참여형 리더　　④ 위임형 리더

정답 1. ① 2. ③

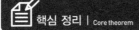
핵심 정리 | Core theorem

[상황이론비교]

| | 상황 적합 이론<br>피들러 | 경로 목표이론<br>하우스 | 상황적 리더십 이론<br>허쉬와 블랜차드 |
|---|---|---|---|
| 리더십<br>스타일 | • 관계지향적 리더 – LPC 점수가 높은 리더<br>• 과업지향적 리더 – LPC 점수가 낮은 리더 | • 지시적 리더십<br>• 후원적 리더십<br>• 참여적 리더십<br>• 성취지향적 리더십 | • 지시형 리더십<br>• 설득형 리더십<br>• 참여형 리더십<br>• 위임형 리더십 |
| 상황변수 | • 리더 – 구성원의관계<br>• 과업의 구조화<br>• 리더의 직위권한 | • 구성원의 특성<br>• 과업환경의 특성 | • 부하의 직무상의 성숙도<br>• 부하의 심리상의 성숙도 |
| 리더십의<br>유효성<br>조직의 성과 | 리더와 집단구성원의 상호작용 스타일(LPC 점수)과 상황의 호의성(상황변수를 통해 고·중·저로 구분)에 따라 리더십의 유효성, 즉 조직의 성과가 결정된다고 봄 | 리더십이 성과와 만족을 어떻게 내는지에 대해 설명함. 즉 상황에 따른 특정 리더십 스타일들은 부하에게 돌아갈 보상을 명확히 제시함으로써 부하들의 동기가 유발되고 궁극적으로 리더십 유효성이 증대된다는 것 | 구성원의 성숙도 여하에 따라 리더십 스타일을 달리하면 리더십의 유효성, 즉 조직의 성과가 결정된다고 봄 |

## 4) 현대적 이론: 거래적 리더십과 변혁적 리더십(Burns, Bass)

### (1) 거래적 리더십(교환적 리더십)

① 사회교환이론에 기초: 인간을 교환을 통해 이익을 추구하는 합리적인 존재로 봄

② 리더는 보다 질 높은 산출, 더 많은 매출액, 생산원가의 절감 등 결과의 달성을 위해 부하가 해야 할 일이 무엇인지를 명확히 하도록 도움으로써 인간의 자아개념과 자존욕구를 배려하게 됨

③ 리더의 역할
  ㉠ 기대하는 결과가 무엇인지 주지함
  ㉡ 결과에 따라 어떤 보상과 벌을 받는지 명확히 함

④ 거래적 리더십 과정
  ㉠ 1단계: 부하들이 원하는 보상을 얻기 위해 무엇을 해야 하는지 인식하고 부하들의 역할을 명확히 규명한다.
  ㉡ 2단계: 부하들이 노력을 기울일 때 이러한 욕구가 어떻게 충족될 것인지 명확히 한다.
  ㉢ 3단계: 부하들에게 보상의 가치를 명확히 인식시켜 기대된 성과를 달성토록 한다.(목표 달성 시 보상과 교환)

⑤ 업무가 반복적이고 기대된 성과의 수준이 측정될 수 있는 상황에서 효과적임

(2) 변혁적 리더십

사회교환으로는 기대 이상의 성과를 거두기 곤란하여, 자발적으로 참여하도록 동기부여하고, 조직과 자신을 동일시하여 자발적 헌신을 이끌어내기 위함

① 조직의 미래에 대한 비전을 심고, 그 비전을 구성원들에게 연결해 주며, 구성원이 생각하는 것보다 높은 수준의 동기를 촉진하고 고무하는 역할을 강조

→ 공유된 비전이 미래를 향해 움직이게 해 줌

② 구성원의 가치, 신념, 욕구체계를 변화시켜 조직의 성과를 제고함: 구성원의 자아개념을 조직의 정체성과 연결

③ 부하들의 일상적 과업수행에 연연하지 않고 보다 장기적인 철학을 가지고 부하 개개인을 격려하고 발전시킴

④ 구성원들이 자신의 개인적 이익보다는 조직이나 집단의 이익을 위해 헌신하도록 고무시키며 높은 목표를 설정하고 자신감을 가지고 목표달성에 매진하도록 동기부여함으로서 기대 이상의 성과를 달성하게 됨

⑤ 조직문화 자체와 집단의 욕구체계를 변화시키고, 구성원을 임파워시켜 할 수 있다는 자신감을 심어주며, 조직에의 헌신을 불러일으켜 비전을 달성하도록 함

(3) 거래적 리더십과 변혁적 리더십의 비교

| | 거래적 리더십 (이해와 이익) | 변혁적 리더십 (비전과 가치관) |
|---|---|---|
| 현실 목표 | • 현상유지 위해 노력 | • 현실을 변화시키려는 노력 |
| 목표설정 | • 현실적인 목표 설정 | • 현실보다 매우 높은 이상적 목표설정 |
| 적용기간 | • 단기적 | • 장기적 |
| 동기부여 전략 | • 즉각적, 가시적 보상 | • 높은 수준의 개인적 목표를 동경하여 자아실현 하도록 함 |
| 행위의 표준 | • 규칙과 관례를 따름 | • 새로운 도전을 하도록 함 |
| 문제 해결 | • 직접 문제 해결을 하거나 구체적 방법을 알려줌 | • 구성원 스스로 해결책을 찾을 수 있도록 격려 |
| 변수 | • 조건적 보상<br>• 예외에 의한 관리 | • 카리스마<br>• 지적자극<br>• 개별적 배려 |

(4) 거래적 리더십과 변혁적 리더십의 구성요소

| 리더십 구분 | 구성요인 | 내용 |
|---|---|---|
| 변혁적<br>리더십 | 카리스마 | 리더는 바람직한 가치관, 존경심, 자신감을 구성원들에게 심어주고, 비전을 제시하고, 높은 도덕적 기준을 가지고 행동할 수 있어야 한다. |
| | 영감적 동기부여 | 구성원에게 높은 기대를 표시하며 공유된 비전의 실현을 위해 최선을 다하도록 의욕을 끊임없이 고무시킨다. |
| | 개별적 관심 | 리더는 구성원들이 개인적 성장을 이룩할 수 있도록 그들의 욕구를 파악하고 알맞은 임무를 부여해야 한다. |
| | 지적자극 | 리더는 구성원들이 기존의 합리적 틀을 뛰어넘어 창의적인 관점에서 상황을 분석하도록 격려해야 한다. |
| 거래적<br>리더십 | 성과와 연계된 보상 | 리더는 구성원들이 무엇을 해야 그들이 원하는 보상을 받을 수 있는지 알려준다. |
| | 예외적 관리 | 리더는 구성원들이 부여받은 임무를 수행하도록 하고, 적절한 시기에 적절한 비용으로 목표가 달성될 때까지 간섭하지 않으며, 예외적 사건이 발생 했을 때만 간섭한다. |

(5) 변혁적 리더십의 기여와 비판

| 기여 | • 거래적 리더십보다 높은 생산성/구성원의 동기부여/직무만족도를 보이므로 효과적임<br>• 구성원의 성장과 변화를 지원하는 것으로 리더십을 확대<br>• 리더십 수행에 도덕성을 수반<br>• 일반적으로 생각하는 훌륭한 리더의 특성과 잘 어울림 |
|---|---|
| 비판 | • 거래적 리더십보다 항상 효과성이 높은 것은 아님<br>• 매우 광범위한 리더십 특성을 포괄하고 있어 개념적 명확성이 결여<br>• 리더십 구성요인 간 상호관련성이 높아 중복<br>• 특정 상황에서 실제 무엇을 어떻게 해야 하는가에 대한 구체적이고 명확한 지침은 제공하지 않음 |

🖉 기출문제 맛 보기

**1. 거래적 리더십을 보이는 관리자 유형으로 가장 옳은 것은?** 22년 서울시

① 간호사들이 보다 창의적인 관점을 개발하도록 격려한다.
② 간호사들이 무엇을 해야 그들이 원하는 보상을 받을 수 있는지를 알려준다.
③ 간호사들이 개인적 성장을 할 수 있도록 알맞게 임무를 부여한다.
④ 간호사들에게 자신감을 심어주고 비전을 제시한다.

**2. 거래수단을 사용하여 리더십의 유효성을 제고한 전통적 리더십과 달리 현대의 리더십은 구성원을 변화시키는 리더십을 요구한다. 현대의 리더십이론으로 옳은 것은?** 15년 서울시

① 변혁적 리더십은 구성원의 가치와 신념을 바꾸어 조직의 근본적인 변화를 이끈다.
② 슈퍼 리더십은 기존의 리더십보다 더욱 강력하게 조직 전체를 이끄는 영향력을 가진다.
③ 교환적 리더십은 리더와 부하 사이의 교환관계로 인하여 부하들이 리더의 영향력을 받아들인다.
④ 셀프 리더십은 리더 자신을 스스로 리드하고 부하직원을 셀프리더로 만들어 조직 전체를 자율경영체제로 만들어가는 리더이다.

**3. 변혁적 리더십의 특성을 보여주는 행동은?** 23년 지방직

① 구성원에게 단기적 목표와 전망을 강조한다.
② 구성원에게 어려움이 예상될 때 미리 문제해결 방법을 알려준다.
③ 구성원의 직무성과에 대해 가시적인 보상을 제공한다.
④ 구성원을 개별적으로 배려하고 자아 성장 기회를 제공한다.

---

정답  1. ② 2. ① 3. ④

## 5) 리더십의 새로운 패러다임

오늘날 의료기관의 지도자들은 조직의 모든 면에서 팀워크와 협동에 대한 가치를 점점 크게 부여하고 있다. 의료 제도가 점차 복잡해지고 통합이 필요함에 따라 임상에 종사하는 사람은 협동하고, 합의된 결론을 이끌어 내야 한다.

### (1) 새로운 리더십 유형(Sims & Lorenzi)

종래의 리더십이론을 정리하고, 새로운 리더십 패러다임을 제시함

|  | 강자형 리더 | 거래적 리더 | 비전제시형 리더 | 슈퍼 리더 |
|---|---|---|---|---|
| 초점 | 명령 | 보상 | 비전 제시 | 스스로 리드함 |
| 권력의 종류 | 지위, 권한, 강제 | 보상 | 관계적, 영감적, 분배적 | 힘 북돋우는 리더 |
| 지혜와 방향 설정의 원천 | 리더 | 리더 | 리더 | 대부분 부하 |
| 전형적인 리더의 행동 | 지시, 명령, 성과와 무관한 질책 | 목표달성, 성과에 따른 보상 및 질책 | 비전제시, 현상변화, 설득 | 스스로의 목표설정과 보상 등의 행동을 부하에게 보여 줌 (role model 역할) |
| 부하의 반응 | 공포에 의한 복종 | 계산적 복종 | 비전에 근거한 감정 몰입 | 주인의식에 근거한 몰입 |

① 강자형 리더

신장, 체격 같은 신체적 조건, 지식, 언변, 출신성분, 사회적 신분에서 강점을 지닌 자가 리더가 될 수 있다는 이론으로 미개한 사회일수록 잘 적용될 수 있지만 정보사회에서는 맞지 않아 비판의 소지가 있음

② 거래적 리더

리더는 목표를 설정하고 목표를 달성할 수 있도록 유인을 제공하고 부하는 기여를 제공함으로써 거래관계가 존재함. 조건적 보상과 예외에 의한 관리로서 리더십을 행사

③ 비전제시적 리더

미래에 대한 비전을 제시하여 그 비전에 몰입시킴으로써 조직의 목적을 달성시키는 리더로, 보통 사람들이 보통이 아닌 일을 하게 하는 능력을 지님

④ 슈퍼 리더

진정한 리더십은 구성원의 지각에서 비롯되기 때문에 구성원의 자제력을 발현할 수 있게 하는 것이 리더의 역할이라고 생각하는 것. 구성원들 스스로가 자율적이면서도 효과적으로 자신의 운명을 이끌어가도록 그들의 잠재력을 극대화시키는 것이 리더의 중요한 역할로 부각되게 된 것임

(2) 슈퍼 리더십

① 구성원들이 자기 스스로를 리드할 수 있는 역량과 기술을 갖도록 하는 것

② 구성원들이 셀프 리더가 될 수 있도록 가르치고 이끄는 과정

③ 팔로워 중심의 이론으로, 구성원의 자아관리역량에 초점

④ 관리자의 역할

    ㉠ 구성원이 목표를 구체적으로 설정하도록 도와주며, 스스로 과업에 대한 방향을 설정하고, 개선방안을 고안하여 과업을 재설계할 수 있는 역량을 갖추도록 유도

    ㉡ 리더의 적절한 보상이나 건설적인 비판이 필요

    ㉢ 셀프리더십의 발휘가 촉진될 수 있는 시스템 조성: 조직문화, 기술시스템, 권한관계, 자원공급 등

⑤ 슈퍼 리더가 되는 단계

    ㉠ 우선 셀프 리더가 된다.

    ㉡ 셀프 리더십의 모범을 보인다.

    ㉢ 스스로 목표를 설정하도록 격려한다.

    ㉣ 긍정적인 사고패턴을 창안한다.

    ㉤ 보상과 건설적 비판을 통하여 셀프 리더를 육성한다.

    ㉥ 팀웍을 통하여 셀프 리더십을 개발한다.

    ㉦ 셀프 리더로 대우하라.

(3) 셀프 리더십(Manz)

① 스스로를 리드하는 데 필요한 행동 및 사고와 관련된 일련의 전략

② 구성원 각자가 변화와 성장을 위해 자신에게 스스로 동기부여하면서 영향력을 행사하는 리더십

③ 구성원이 외부의 영향력이나 통제에 의해 행동하는 것이 아니라, '자아'의 자율성에 의해 스스로를 통제 관리하도록 이끎(자기통제이론에 기초)

④ 관리자의 역할은 구성원 각자가 셀프 리더십을 발휘할 수 있도록 돕는 것인데 이러한 리더십이 슈퍼 리더십

⑤ 필요성

    ㉠ 지속적인 경쟁력 확보를 지향하는 조직은 구성원의 자발적인 참여와 헌신이 필요

    ㉡ 팀제 확산으로 관리자 한 사람이 모든 팀원을 관리하기 어려워짐

    ㉢ 직무가 세분화 전문화됨

⑥ 전략: 행동전략과 인지전략

㉠ 행동전략: 자신의 업무행동을 관리할 수 있도록 자기인식을 높이기 위해 노력하는 전략

| | |
|---|---|
| 자기관찰 | 자신의 특정 행동을 스스로 관찰하고 관련 정보를 수집 |
| 자기목표 설정 | 조직의 목표를 자신의 것으로 여기고 자기 자신의 목표를 설정 |
| 단서에 의한 관리 | 바람직한 행동을 하도록 업무환경에 단서 배치 |
| 리허설 | 중요하거나 부족한 부분을 미리 예행 연습 |
| 자기보상 | 과업의 성공적 수행시, 스스로 가치가 있다고 여기는 보상을 자신에게 제공 |
| 자기비판 스스로 교정하는 피드백 | 실패에 대한 자기점검을 통해 실패로부터 배우고, 건설적인 자기교정을 하도록 피드백 |

㉡ 인지전략: 자연적 보상을 통한 자기존중과 건설적인 사고패턴의 관리

| | |
|---|---|
| 스스로의 과업 재설계 | 직무자체가 보상이 되는 것으로, 업무수행을 통해 즐거움을 추구 −자신의 업무내용과 수행방법을 재설계 |
| 직무상황 재설계 | 직무환경을 재설계하거나 직무시간과 장소 변경 |
| 건설적 사고 | 어려운 상황을 만났을 때 장애물로 보기보다 기회로 인식하는 긍정적이고 건설적인 사고 습관 |

(4) 섬김 리더십(Servant leadership)

① 타인을 위한 봉사에 초점을 둔 조직 구성원, 고객 등을 우선으로 그들의 욕구 충족을 위해 헌신하는 역할을 하는 것으로 정의(Greenleaf, 1997)

② 구성원이 정신적·육체적으로 지치지 않게 환경을 조성해주고 도와줌으로써 공동의 목표를 달성하는 데 있으며 인간존중을 바탕으로 리더가 구성원에게 봉사함으로써 구성원이 잠재력을 발휘할 수 있게 도와주고 이끄는 것이 핵심

③ 특징

㉠ 경청하는 자세와 수용적 태도가 있다.

㉡ 공감하는 자세와 역지사지 정신이 있다.

㉢ 설득하는 자세로 설득을 통해 비전을 제시한다.

㉣ 분명한 자기인식이 있다.

㉤ 타인의 성장과 상처 치유에 대해 관심이 있다.

㉥ 폭넓은 사고를 통한 비전 제시가 있다.

㉦ 미래와 결과에 대해 예측하고 통찰력이 있다.

㉧ 민주적 공동체 의식이 있다.

㉨ 솔선수범하는 정신이 있다.

(5) 팔로워십(followership)

① 리더보다 팔로워 수가 많고 조직성과에 기여도도 80~90%이므로 리더보다 팔로워를 제대로 함양하는 데 관심을 가져야 한다는 것(Kelly)

② 팔로워가 조직의 목표달성을 위해 역량을 키워나가고 적극적인 참여를 통해 주어진 역할에 최선을 다하는 과정

③ 유형: 수동형, 순응형, 소외형, 실무형, 모범형

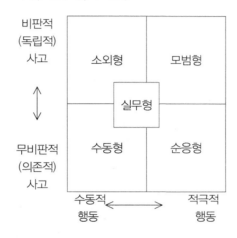

| 모범형 | 독자적이고 비판적인 사고와 능동적인 참여를 모두 잘 해내는 유형. 독립심이 강하고 혁신적이며 독창적이고 건설적인 비판으로 리더와 용감하게 맞서기도 함 |
|---|---|
| 실무형 | 리더의 결정에 의문을 품기는 하지만 그다지 비판적이지 않음. 요구받은 일은 수행하지만 그 이상의 도전은 하지 않음. 의견대립은 최소한으로 억제하고, 실패에 대해서도 언제나 변명할 수 있는 자료를 주도면밀하게 마련해 놓음 |
| 순응형 | 적극적인 참여는 높은 점수이지만 독립적인 사고는 아님. 이들은 리더의 판단에 지나치게 의존. 이들은 리더에게 복종하고 순응하는 것이 의무라고 생각 |
| 소외형 | 독립적이고 비판적 사고는 견지하고 있으나 역할 수행에 그다지 적극적이지 않음. 어떤 상황에서든 쉽게 행동으로 옮기지 않고 모든 것에 냉소적 태도 |
| 수동형 | 책임감이 결여되어 있고 솔선하지 않고 지시 없이는 주어진 임무를 수행하지 못하고 맡겨진 일 이상은 절대 하지 않음 |

# 동기부여

## 1 동기부여의 개념

(1) 동기부여는 자발적 또는 적극적으로 책임을 지고 일을 하고자 하는 의욕이 생기게끔 하는 것으로 목표달성을 위한 행동을 유발하는 행동과정

(2) 동기부여란 관리자가 구성원이 조직의 목표를 달성하도록 적극적이고 지속적으로 노력하도록 만드는 과정

## 2 동기부여이론의 분류

| 내용 이론 | 과정 이론 |
|---|---|
| • 무엇이 사람들을 동기부여 하는가? | • 어떻게 동기부여 되는가?<br>• 어떤 과정을 통해서 동기부여 되는가? |
| 동기부여의 요인을 여러 가지 방법으로 확인하는 데 관심을 두는 이론 | 동기부여 과정에서 발생하는 모든 변수들 간의 상호 관련성과 동기과정으로 인한 개인차에 초점을 둠 |
| • 욕구단계이론<br>• ERG이론<br>• 동기-위생이론<br>• 성취동기이론<br>• X-Y이론 | • 기대이론<br>• 공정성이론<br>• 목표설정이론<br>• 강화이론 |

**3** **내용이론**

## 1) 욕구단계이론(Maslow's hierarchy of needs theory): 매슬로우(Maslow)

인간 내부에 단계를 이루는 5가지 욕구가 존재한다는 논리를 갖고 이러한 욕구를 만족시키기 위해 동기가 부여가 된다는 이론

### (1) 이론에 대한 이해

① 4가지 가정

    ㉠ 일단 만족된 욕구는 더 이상 동기부여 요인이 아니다.

    ㉡ 인간의 욕구체계는 매우 복잡하다.

    ㉢ 상위수준의 욕구가 한 개인의 행동에 영향을 미치기 위해서는 일단 하위수준의 욕구가 우선적으로 충족되어져야 한다. (만족-진행형)

    ㉣ 하위수준보다는 상위수준의 욕구에 보다 많은 충족방법이 있다.

② 5가지 기본 욕구를 조직욕구로 이해

| 욕구 | | 내용 | 조직에서 충족 가능한 분야 | |
|---|---|---|---|---|
| 고차원 | 자아실현 욕구 | • 자아발전과 이상적 자아를 실현하려는 욕구<br>• 미지의 세계에 도전하려는 욕구<br>• 역사에 이름을 남기려는 욕구 | 도전적 과업,<br>창의성 개발,<br>잠재능력 발휘 | 성공과 승진,<br>창조적 활동,<br>개인의 기술향상,<br>개인에 대한 완전한<br>통제능력 소유 |
| | 존경(자존) 욕구 | • 타인으로부터의 존경, 자아존중, 타인에 대한 지배 욕구<br>• 리더가 되고자 하는 욕구 | 포상, 상위적 승진,<br>타인의 인정,<br>책임감 부여,<br>중요한 업무 부여 | 성과급 증가,<br>승진기회, 직위, 인정,<br>업무자체의 완성,<br>업무에의 도전의식,<br>의사결정 참여 |
| | 소속 및 애정 (사회적) 욕구 | 사랑, 우정, 집단에의 소속 욕구 | 인간적 리더,<br>화해와 친교 분위기,<br>우호적 업무팀 | 타인과 상호관계 |
| 저차원 | 안전 욕구 | • 물질적 안정<br>• 타인의 위협이나 재해로부터의 안정 욕구 | 고용보장,<br>생계보장 수단,<br>안전한 작업조건 | 작업환경의 안전,<br>인플레이션에 따른<br>임금 인상,<br>직무안정,<br>생리적 욕구를 보호할<br>부가급부에 대한 욕구 |
| | 생리적 욕구 | • 생존을 위한 의, 식, 주 욕구<br>• 성욕, 호흡 등의 신체적 욕구 | 적당한 임금,<br>휴식,<br>작업환경 | 욕구계층의<br>가장 낮은 단계,<br>원초적이며 인간이<br>생활을 영위하는 데<br>가장 기초적인 욕구 |

(2) 관리에의 적용

① 관리자들이 인간의 욕구에 대한 체계적 인식을 최초로 갖도록 해줌

② 동기부여가 물질만족만으로는 완전할 수 없다는 것을 인식시켜 줌으로써 관리자는 구성원들에게 하위욕구를 어느 정도 충족시켜 준 다음에 지속적으로 동기부여를 하기 위해서 상위욕구 쪽으로 동기부여의 방향을 돌려야 한다는 점을 알게 함

③ 효율적인 관리를 위해 이미 충족된 욕구나 아직 충족의욕이 없는 고차원적인 욕구보다 충족 가능성이 높은 욕구부터 충족시켜 주는 데에 자원을 집중할 수 있게 함

(3) 이론의 한계

① 인간의 욕구가 5가지로 분류된다는 분명한 증거와 이들 욕구가 계층적 구조로 되어 있음에 대한 근거를 제공하지 못함

② 결핍된 욕구가 개인의 의식을 지배하는지에 대한 예측은 욕구결핍의 정도가 클수록 그 욕구의 중요성도 그만큼 크게 인식된다는 것이므로 욕구의 충족 정도가 크다면 그 욕구의 중요성은 줄어드는 부적 상관관계로 나타나야 함. 실증적으로 저차원의 욕구들은 이러한 관계가 성립하는 반면에 고차원의 욕구들은 충족이 되어도 중요성의 정도가 줄어들지 않는 경향을 보였음

③ 한 욕구가 충족되면 다음 단계의 상위욕구로 이전한다는 점은 매슬로우의 주장과는 다르게 다양한 패턴으로 나타났음

## 2) ERG이론(Alderfer's modified need hierarchy, ERG theory): 알더퍼(Alderfer)

• 매슬로우의 5가지 욕구단계를 3가지로 줄여서 변형된 욕구계층이론인 ERG이론을 제시

• 욕구단계를 충족하고자 하는 노력이 좌절되는 만족–진행 과정에서 그들은 더 낮은 욕구단계로 에너지의 방향을 전환시키도록 재지시할 수 있고, 매슬로우의 이론보다 덜 경직되어 있고 욕구란 조정될 수 있음을 제시

(1) ERG이론의 특징

① 욕구단계설이 만족–진행법인데 비해 좌절–퇴행요소가 가미됨

② 고차원적 욕구가 만족되지 않을 때나 좌절될 때 그보다 낮은 하위욕구의 중요성이 커짐

③ 고차원적 욕구가 생기기 전에 반드시 하위욕구가 충족되어야 하는 것은 아님: 사람에 따라 존재욕구가 충족되지 않아도 관계욕구나 성장욕구를 충족하는 쪽으로 행동

④ 한 가지 이상의 욕구가 동시에 작용

⑤ 욕구단계이론보다 탄력적, 욕구구조에 있어 개인적인 차이가 있을 수 있다는 것을 인정

(2) ERG이론의 3가지 욕구

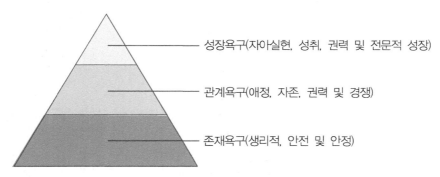

성장욕구(자아실현, 성취, 권력 및 전문적 성장)

관계욕구(애정, 자존, 권력 및 경쟁)

존재욕구(생리적, 안전 및 안정)

[그림 5-9] 3차원의 욕구계층

① 존재욕구(E: Existence)
  ㉠ 매슬로우 이론의 생리적 욕구와 물리적 측면의 안전욕구에 해당
  ㉡ 임금이나 쾌적한 물리적 작업조건에 대한 욕구
② 관계욕구(R: Relatedness)
  ㉠ 매슬로우의 일부 안전욕구, 소속 및 애정욕구, 일부 존경욕구가 포함
  ㉡ 타인과 의미있는 인간관계를 형성하고 싶어하는 욕구
③ 성장욕구(G: Growth)
  ㉠ 창조적 개인적 성장을 위한 개인의 노력과 관련된 모든 욕구
  ㉡ 매슬로우의 일부 존경욕구와 자아실현욕구에 해당
  ㉢ 자신의 능력을 발휘하고 새로운 능력개발을 필요로 하는 일에 종사함으로서 충족

(3) 관리에의 적용
① 간호사들의 성장욕구나 관계욕구가 충족되지 못하면 하위욕구인 존재욕구가 커지게 되고 물질적·보상적 욕구가 증가하게 되어 조직에 부담이 되므로, 능력개발의 기회를 제공하고 능력을 최대한 발휘할 수 있도록 도전적인 업무를 담당하도록 함
② 간호사들의 관계욕구 미충족 시 존재욕구가 증대되므로, 배려와 존중, 인간관계 개선을 위해 노력해야함

[표 5-2] 욕구단계이론의 공통점과 차이점

|  | 매슬로우 욕구단계이론 | 알더퍼 ERG 이론 |
|---|---|---|
| 공통점 | 하위욕구가 충족되면 상위욕구에 대한 욕구가 활성화된다는 점 | |
| 차이점 | 상위욕구로 진행되는 과정만을 강조 | 상위욕구가 충족되지 않을 때 또는 좌절을 겪을 때 낮은 단계로 후퇴하고자 하는 바람이 커짐 |
| | 한 가지 우세한 욕구가 행동에 지배적으로 영향을 준다고 봄 | 어느 시점에서도 하나 이상의 욕구가 동시에 작용할 수 있다는 점을 강조 |
| | 상위욕구가 행위에 영향력을 행사하기 전에 반드시 하위욕구가 충족되어야 한다고 가정함 | 욕구 충족의 계층화를 배제함 |

### 3) 동기 – 위생 이론(2요인론): 허츠버그(F. Herzberg)

인간에게는 전혀 이질적인 두 가지 욕구(위생요인과 동기요인)가 동시에 존재하며, 만족과 불만족을 연속선상의 단일차원이 아니라 전혀 별개의 독립된 차원으로 보고, 각 차원에 작용하는 요인도 별개의 것이라는 가정을 제시함으로써 동기요인의 작용영역과 한계를 명백히 해줌

(1) **동기부여요인(만족요인)**

① 계속적인 정신적 성장을 통해서 자신의 잠재력을 현실화하고자 하는 욕구로, 충족되면 만족감을 줄 수 있으므로 관리자는 직무내용을 개선, 향상시키는데 주의를 기울여야 함. 충족되지 못하면 만족을 느끼지는 못하나 불만이 발생하지는 않음

② 직무내용에 해당하며 성취감, 인정감, 도전감, 책임감, 성장과 발전

(2) **위생요인(불만족요인)**

① 인간의 동물적 성향에서 비롯되는 것으로 불쾌한 것을 회피하려는 욕구로, 존재하지 않으면 불만이 생기고 존재한다 해도 조직구성원들을 동기부여 시키지 못함

② 직무환경에 해당하며 임금, 안정성, 작업조건 등이 포함

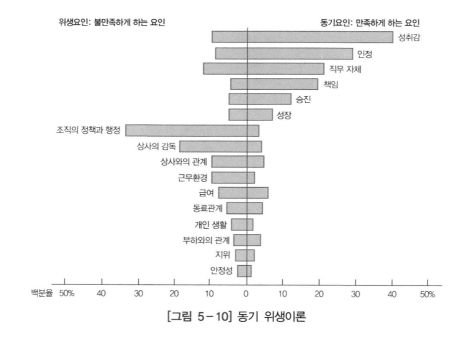

[그림 5 – 10] 동기 위생이론

| 위생 요인(직무환경) | 동기 요인(직무내용) |
|---|---|
| • 불만족 요인 | • 만족 요인 |
| • 직무 불만을 예방하는 기본 기능 | • 보다 나은 만족과 우수한 직무 수행을 하도록 동기 부여하는 데 효과적 |
| • 구성원들의 만족을 직접적으로 자극하지는 못함 | • 부족하거나 없어도 불만을 갖는 것은 아님 |
| • 급여, 충분한 기술감독, 정책, 작업환경, 작업안정, 복지시설, 지위, 개인 상호간의 관계 | • 성취감, 직무자체, 도전, 전문적 성장, 인정과 칭찬, 책임감, 승진 |
| • Maslow의 생리적, 안정, 소속감 및 애정욕구와 유사 | • 자아존중과 자아실현의 욕구와 유사 |

(3) 기여점

그동안 무시되었던 직무내용적인 요소를 동기부여에 응용할 수 있게 함

(4) 한계점

① 만족요인과 불만족요인의 구분이 타당성이 없다.

② 종업원의 개인차를 무시하고 있다.

③ 만족과 동기부여를 같은 것으로 다루는 논리적 오류를 범한다.

(5) 관리전략

① 동기요인 개선(직무만족 증가)

② 위생요인 개선(직무불만족 예방)

### 4) 성취동기이론: 맥클랜드(McClelland)

(1) 특징

① 인간의 욕구는 학습된 것이며 욕구 우선순위는 개인마다 다름

② Maslow의 상위욕구만을 다시 3개의 범주로 구분하여 이 욕구가 인간행동의 80%를 설명한 다고 주장하고, 동기부여의 중요한 심리적 요인이 성취욕구임을 밝혀냄

(2) 내용

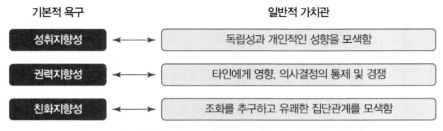

기본적 욕구      일반적 가치관

| 성취지향성 | ←→ | 독립성과 개인적인 성향을 모색함 |
| 권력지향성 | ←→ | 타인에게 영향, 의사결정의 통제 및 경쟁 |
| 친화지향성 | ←→ | 조화를 추구하고 유쾌한 집단관계를 모색함 |

[그림 5-11] 맥클리랜드의 후천적 욕구와 관련된 가치관

① 친교욕
- ㉠ 타인과 친근하고 유쾌한 감정관계를 확립·유지·회복하려는 욕구
- ㉡ 생산성보다 높은 윤리성에 관심
- ㉢ 존경받기 원하고, 집단규준에 반대되는 결정이나 행동을 피함
- ㉣ 상호협조적 분위기 조성, 의사소통기회 마련, 인간적 관심 부여, 업무수행을 평가하기보다 지원해준다는 관점으로 피드백 제공시 성과가 높아짐

② 권력욕
- ㉠ 타인에게 영향력을 행사하고 통제하려는 욕구
- ㉡ 권력에 의해 동기 부여: 책임을 맡고 싶고, 타인과 경쟁적이고, 지위 향상에 관심
- ㉢ 효율적 업무 수행보다 개인의 위신과 권력에 더 관심

③ 성취욕
- ㉠ 표준을 달성하고 나아가 표준을 능가하려는 욕구
- ㉡ 강한 책임감, 성공에 대한 욕구, 행동에 대한 즉각적인 피드백 원함

(3) 성취욕구가 강한 사람의 특징
① 자기 스스로 성과목표를 정하기를 좋아함
② 목표달성 경과과정을 수시로 점검하며 성취결과에 대한 즉각적이고 효율적인 피드백을 선호
③ 보상보다는 일 자체의 성취에 더 관심을 가짐: 내적 보상이 중요
④ 동료들에게 관심을 가지며, 성과지향적 동료들과 같이 일하기를 원함
⑤ 문제해결에 대해 책임지기를 좋아함
⑥ 아주 쉽거나 아주 어려운 목표는 피하며 곤란도와 위험이 중간 정도인 목표를 선호함

(4) 기여와 비판

| | |
|---|---|
| 기여 | • 권력욕구와 성취욕구에 대한 이해의 폭을 넓히는 데 기여<br>• 직무수행자의 욕구-직무 적합의 중요성을 시사 |
| 비판 | • 동기의 측정에 대한 문제 제기<br>• 학습된 성취동기가 얼마나 지속될 수 있는가에 대한 실증적 근거 부족 |

(5) 관리에의 적용
① 조직구성원 선발 배치 업무분담에 활용
② 개인적 욕구에 적합한 업무를 할당
- ㉠ 성취욕구자: 명확한 목표나 특정과업, 많은 책임과 권한이 주어지는 도전적 직무
- ㉡ 권력욕구자: 절약 등 유쾌하지 않은 과업, 타인을 통제하는 직무
- ㉢ 친교욕구자: 독립적 직무보다 다른 사람과 밀접한 관계를 맺는 일
③ 성취욕구가 최고로 발현되도록 직무를 도전적으로 설계하고, 평가체계와 보상체계를 성취결과 중심으로 바꿈

## 5) X-Y 이론: 맥그리거(McGregor)

관리자가 사람의 본성을 부정적 관점 혹은 긍정적 관점에서 이해하고 있음을 발견하고 이를 X이론, Y이론이라고 명명함

### (1) X이론

전통적인 조직이론에 기초하고 있는 인간 본성에 대한 가정을 검토한 후 이를 X이론이라 함

① 인간 모형

  ㉠ 인간의 본성은 게으르고 일하기를 싫어함

  ㉡ 인간은 무책임하고 변동을 싫어함

  ㉢ 인간은 이기적이어서 조직의 목적에 무관심하며 주로 안정과 경제적 만족을 추구

② 관리전략: 강압적이고 권위적인 관리전략

### (2) Y이론

현대의 민주사회에서는 X인간관이 바람직하지 않다는 결론을 내리고 Y이론을 제시(한 인간에게는 X형과 Y형의 기질이 모두 있음)

① 인간모형

  ㉠ 인간은 부지런하고 책임과 자율성, 창의성을 발휘하기를 원함

  ㉡ 조직목적에 적극 참여하여 자아실현을 추구

  ㉢ 자기 자신을 통제할 수 있는 능력을 가지고 있음

| 구분 | X이론 | Y이론 |
|------|-------|-------|
| 업무태도 | 사람들은 원래 일하기를 싫어한다. | 일이란 작업조건만 잘 부여해 두면 놀이나 쉬는 것과 같이 극히 자연스러운 것이다. |
| 야망 | 사람들은 야망이 없으며, 책임 맡기를 싫어하며, 지휘받기를 좋아한다. | 조직목표를 달성하는 데는 자기통제가 필요하다. |
| 창의성 | 사람들은 조직의 문제를 해결하는데 창의력을 발휘하기를 싫어한다. | 조직문제를 해결할 수 있는 창의력은 누구나 가지고 있다. |
| 동기부여 | 동기유발은 생리적 욕구나 안전욕구의 계층에서만 가능하다. | 동기유발은 모든 욕구계층에서 가능하다. |
| 통제 | 사람은 엄격히 통제되어야 하고 조직목표를 달성하기 위해서는 강제되어야 한다. | 사람들은 적절히 동기유발이 되면 자율적으로 그리고 창의적으로 일을 한다. |

② 관리전략

민주적인 관리전략을 채택하여 인간의 잠재능력을 개발시켜 능력을 최대로 발휘하도록 동기부여, 분권화, 권한위임, 성장을 촉진하기 위한 직무 개선, 참여적 관리 등

📝 핵심 정리 | Core theorem

[내용이론의 핵심비교 – 매슬로, 허츠버그, 알더퍼, 맥클랜드, 맥그리거 이론비교]

| | | 매슬로 | 허츠버그 | | 알더퍼 | 맥클랜드 | 맥그리거 | |
|---|---|---|---|---|---|---|---|---|
| 고<br>차<br>원<br>적<br><br>욕<br>구 | 자아실현 욕구<br>(기회, 성장) | | 동<br>기<br>요<br>인 | • 성취감<br>• 인정받음<br>• 일 자체<br>• 책임감<br>• 승진, 발전<br>• 성장 | 성장<br>욕구 | 성취동기 | Y론적 문제 | 내<br>재<br>적<br><br>동<br>기 |
| | 존경 욕구<br>(인정, 존중) | | | | | 권력 욕구 | | |
| | 소속 욕구 | | | | 관계<br>욕구 | 친화 욕구<br>(소속동기) | | |
| | 우정, 애정 욕구 | | 위<br>생<br>요<br>인 | • 회사정책과 관리<br>• 관리자 감독<br>• 상사와의 관계<br>• 작업조건<br>• 봉급<br>• 동료관계 | | | | 외<br>재<br>적<br><br>동<br>기 |
| 저<br>차<br>원<br>적<br><br>욕<br>구 | 안전 욕구<br>(안정, 안전) | | | | 존재<br>욕구 | X론적 문제 | | |
| | 생리적 욕구<br>(의식주, 성생활) | | | | | | | |

*출처: 배정훈(2012). 동기부여론. 형설출판사. p.132.

🖋 기출문제 맛 보기

1. A간호사는 간호학과 졸업 후 중소규모의 재활병원에 취업하여 3년째 근무 중으로, 최근에 상급종합병원 경력직 간호사 모집에 지원하여 합격하였다. 그러나 현재 근무하는 재활병원 수간호사와 면담 후, A간호사는 상급종합병원 입사를 포기하고 그대로 재활병원에 남아 있기로 하였다. ERG이론에 근거하여 볼 때, 이후 A간호사의 욕구변화로 가장 옳은 것은? 19년 서울시

① 존재욕구 충족으로 인하여 관계욕구 증대      ② 관계욕구 충족으로 인하여 성장욕구 증대
③ 성장욕구 좌절로 인하여 관계욕구 증대      ④ 관계욕구 좌절로 인하여 존재욕구 증대

2. 맥클랜드(McClelland)의 성취동기이론을 간호실무의 인적자원관리에 적용한 사례로 가장 옳은 것은?
22년 2월 서울시

① 성취 욕구에 따른 업무 분담 및 배치      ② 좌절 – 퇴행의 요소를 고려한 보상
③ 성과와 보상의 연계      ④ 사회적 비교과정을 고려한 대우

3. 허츠버그(Herzberg)의 동기 – 위생이론에 대한 설명으로 옳은 것은? 24년 지방직

① 동기부여가 이루어지는 인지적 과정을 설명한다.
② 동기 요인은 작업 조건 등 외적 요인을 가리킨다.
③ 위생 요인에 집중할 때 직무성과가 향상된다.
④ 직무 불만족을 줄이려면 위생 요인을 개선해야 한다.

정답   1. ③   2. ①   3. ④

## **4** 과정이론

**1) 기대이론: 레빈(Lewin), 브룸(Vroom), 포터와 로울러(Porter&Lawler)**

- 레빈의 장이론에 근거하여 작업 상황에 처음 체계적으로 도입한 것은 브룸이며, 포터와 로울러에 의해 발전됨
- 동기는 일을 원하는 정도(유인가)와 그 일을 성취해낼 수 있는 가능성의 정도(기대치)에 달려있으며, 동기부여란 여러 자발적인 행위들 가운데 사람들의 선택을 지배하는 과정으로 정의 즉, 개인은 여러 가능한 행동전략을 평가하여 가장 중요한 결과를 가져오리라고 믿어지는 행동전략을 선택한다는 것
- 개인에게 동기를 부여하는 데 최선의 방법이 있다고 보는 내용이론과는 달리 각 사람에 따라 반응이 다르다는 입장이며 브룸은 5가지 변수가 동기행동의 중요한 요인이 된다고 함

**(1) 동기요인이 되는 5가지 변수**

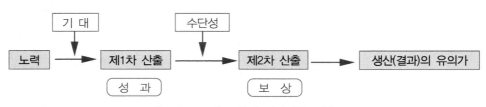

[그림 5-12] 브룸의 기대이론 모형

① 기대(Expectancy)
  ㉠ 노력을 기울이면, 필요한 성과(1차 결과)를 달성할 수 있으리라는 주관적 확률 (0~1)
  ㉡ 특정한 행동을 통해서 어떤 것을 얻고자 하는 확률
② 수단성(Instrumentality)
  ㉠ 일정한 성과를 달성하면, 보상(2차 결과)을 얻을 것이라는 주관적 믿음 (-1~+1)
  ㉡ 자신의 업무수행이 보상으로 이어질 가능성
③ 유의가(Valence)
  보상에 대해 느끼는 매력 정도 즉, 어떤 일의 결과를 선호하는 정도 (-n~+n)
④ 결과 혹은 보상(Outcome)
  행동의 결과나 보상으로서, 개인행동의 성과인 1차적 결과와 그 결과에 따른 2차적 결과인 보상과 승진 등으로 구분
⑤ 행동선택(Choice behavior)
  행동대안과 기대하는 결과 및 그 중요성을 비교, 평가하여 자신의 행동을 선택

(2) 동기유발이 잘되기 위한 조건

$$M(동기수준) = 기대(E) \times 수단성(I) \times 유의가(V)$$

→ 종업원의 동기유발을 위해 관리자는 작업과 결과간의 연관성을 분명히 하고, 바람직한 행동에 대한 보상을 해 주어야 함

(3) 관리에의 적용

① 노력하면 달성할 수 있는 합리적인 성과수준을 제시하고, 노력하면 원하는 결과를 얻을 수 있으리라는 기대감을 갖도록 해 줌: 능력에 적합한 업무 맡겨 기대치 충족

② 성과와 보상간의 연결을 분명히 하고 이를 강화: 성과에 따라 주어지는 보상이 무엇인가를 명확하게 제시하고 성과에 따라 공정하게 보상을 제공

③ 보상에 대한 매력은 개인의 욕구수준에 따라 차이가 있으므로, 욕구수준에 따라 보상제공

## 2) 공정성 이론(Equilty theory): 아담스(Adams)

• 구성원의 노력과 직무만족은 업무상황의 지각된 공정성에 의해 결정

• 자신이 조직에 투입하여 받은 보상이, 비슷한 상황에 있는 타인이 받은 보상과 비교하여 공정하다고 지각될 때 동기가 부여됨

• 자신의 투입 대 산출의 비율을 동일한 작업 상황에 있는 타인의 투입 대 산출과 비교하여 그것이 크거나 작을 때 불공정성이 지각되며, 지각된 불공정성은 긴장을 유발하고 긴장의 양은 지각된 불공정성의 정도에 비례하며, 긴장은 사람들로 하여금 원인을 감소시키도록 하고, 결과적으로 지각된 불공정성을 감소시키는 방향으로 동기가 작용하게 된다는 것

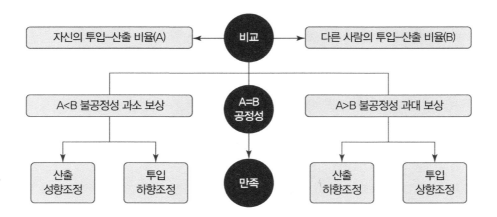

투입 = 노력, 시간, 기술 등 직무수행을 하는데 들어간 모든 자원과 에너지
보상(대가) = 급여, 승진, 인정, 칭찬, 근무환경 등을 포함한 모든 물질적 · 정신적 대가

[그림 5-13] 아담스의 공정성이론 모형

*출처: 임창희(2021), 조직행동 제7판, 비앤엠북스.

(1) **불공정성의 감소방안**

① **투입의 변경**: 업무과다나 급여부족에 대한 보상으로 투입변경

② **결과의 변경**: 노조의 압력으로 임금인상이나 작업조건을 개선하는 경우

③ **자신의 투입이나 결과의 왜곡**: 하고 있는 일이 중요하다고 위안

④ **타인의 투입이나 결과의 왜곡**: 비교대상이 더 많은 일을 해서 더 보상을 받는다고 믿음

⑤ **준거인물의 변경**: 비교대상을 변경

⑥ **직장이동**: 극심한 불공정성이 있을 경우

(2) **시사점**

① 관리자는 조직에서 사회적 비교과정에 주의를 기울여야 함

  • 구성원이 공정한 대우를 받는다는 느낌을 갖도록 함

② 동기부여에 있어 지각의 중요성을 인식해야 함

  • 자신의 지각세계가 구성원의 지각과 다를 수 있음을 인식해야 함

③ 공정성 및 비공정성의 결정은 개인뿐 아니라 조직 내외의 다른 작업자와의 비교가 포함됨

(3) **관리에의 적용**

① 개인의 업무성과에 대한 평가를 공정하게 하고, 성과와 보상이 합치되어 공정성을 유지할 수 있도록 관리해야 함

② 상대적인 금액이 중요하므로 투입과 산출의 관계에 대해 긍정적 인식을 할 수 있도록 관심을 가져야 함

## 3) 목표설정이론(Goal – setting theory): 로크(Lock)

• 불명확한 목표와 명확한 목표가 성과에 미치는 영향에 관해 연구한 것으로, 조직에서 가장 효과적이고 널리 적용되는 동기부여이론 중 하나임

• 목표가 어떻게 설정되고 목표설정이 어떻게 추구되는가에 따라 동기행동과 성과가 달라짐

• 업무목표를 세움으로서 구성원에게 역할지각을 분명히 하고 동기부여하는 과정

• 목표에 따라 동기부여정도가 달라질 수 있으므로, 효과적 목표설정이 중요함을 강조

(1) **효과적 목표의 특성**

① 명확한 목표가 애매한 목표에 비해 더 높은 산출을 가져옴(목표의 구체성)

② 쉬운 목표보다는 다소 어려운 목표가 동기화와 높은 성과를 가져옴(목표의 곤란성)

③ 리더의 일방적 목표보다는 부하직원이 수락한 목표가 더 높은 성과를 가져옴(목표의 수용성)

④ 결과지향적 목표는 과정지향적 목표보다 업무수행능력을 증진시킴

⑤ 목표설정에의 참여는 목표에 대한 수용도를 높여 목표달성을 위한 동기부여를 높임

⑥ 목표달성에 대한 동료간 경쟁이 성과를 촉진시킴

⑦ 목표달성에 대한 피드백 제공과 보상이 중요함

## 4) 강화이론(Reinforcement theory): 스키너(Skinner)

- 스키너(Skinner)의 조작적 학습이론을 구성하는 주요 이론적 기반
- 인간의 행동이 강화를 통해 보상을 받게 되면 이 행동의 결과는 다음 행동에서 자발적으로 반복되는 경향을 강조
- 동기행동의 강화작용은 개인 스스로 동기유발과 노력의 형성과정에서 과거 경험에 의해 자신의 행동결과에 대한 기대감을 갖게 하고 자신이 행동방향과 목적 지향성을 결정하게 함으로 개인의 계속적인 동기행동 형성에 결정적 역할을 함

### (1) 긍정적 강화

① 바람직한 행위를 하면 그 행위에 대한 긍정적 강화요인인 칭찬, 금전 보상 등을 제공하여 그러한 행위가 계속되도록 하려는 시도로, 긍정적 결과 제공
② 강화요인은 개인차가 있고 욕구 만족도에 수시로 변화가 있음을 인식해야 함

### (2) 부정적 강화

해가 되는 것이나 불쾌한 것을 제거해줌으로써 보상해주는 것으로, 부정적 결과 제거

### (3) 처벌

바람직하지 않은 행동에 대해 불쾌한 결과를 주는 것으로, 부정적 결과를 제공

### (4) 소거(Extinction)

긍정적 강화요인을 억제함으로써 행동개선을 유도시키는 것으로, 긍정적 결과를 제거

| 바람직한 행동 증가 | 바람직하지 않은 행동 감소 |
|---|---|
| **긍정적 강화** (+ 제공)<br>바람직한 행동에 긍정적 결과를 제공<br>예 칭찬, 보상 | **처벌** (− 제공)<br>바람직하지 않은 행동에 불쾌한 결과를 줌<br>예 지각시 야단, 질책 |
| **부정적 강화** (− 제거)<br>해가 되거나 불쾌한 것을 제거<br>예 밤 근무 수 감소, 꾸중 그침 | **소거** (+ 제거)<br>긍정적 강화요인을 억제<br>예 휴가 안줌, 특근수당의 기회 제거 |

---

🖊 **기출문제 맛 보기**

스키너의 강화이론을 간호실무의 인적자원관리 적용하려고 한다. '소거'의 유형을 적용한 사례로 가장 옳은 것은? 　　　　　　　　　　　　　　　　　　　　　　　23년 서울시

① 친절간호사로 선정되어 상품권을 제공하였다.
② 잦은 지각이 개선되어 수간호사가 꾸중을 멈추었다.
③ 동료 간호사와 잦은 문제를 야기시켜 특별수당을 줄였다.
④ 투약오류가 발생되어 벌을 주었다.

---

정답 ③

## 5) 성숙 – 미성숙이론: 아지리스(Argiris)

(1) **기본개념**: 인간은 조직의 욕구보다 자신의 욕구에 직면 시 더 많은 에너지를 사용

① 구성원이 수동적 활동일 때보다 능동적 활동일 때 동기부여가 크다.

② 구성원이 의존적 활동일 때보다 독립적 활동일 때 동기부여가 크다.

③ 개인의 목표와 조직의 목표 간의 불일치가 심할수록 구성원은 불만족, 갈등, 긴장을 초래하고 인간이 미성숙상태에 머묾

→ 개인과 조직의 욕구가 일치되는 성숙단계로 나아가도록 동기부여

(2) 개인의 인격 성숙상태를 미성숙과 성숙 연속모형으로 설명

| 미성숙 | 성숙 |
|---|---|
| • 수동적 활동<br>• 의존적 활동<br>• 단순한 활동<br>• 변덕스럽고 얕은 활동<br>• 단기적 전망<br>• 종속적 지위에 만족<br>• 자기의식의 결여 | • 능동적 활동<br>• 독립적 활동<br>• 다양한 활동<br>• 깊고 강한 활동<br>• 장기적 전망<br>• 대등 또는 우월한 지위에 만족<br>• 자기의식 또는 자기규제의 가능성 |

(3) **관리자의 역할**

① 조직과 개인의 통합을 모색하기 위해 Y 이론에 입각한 관리 요망

② 조직과 개인의 목표달성이 상호 모순되지 않고, 조화와 통합을 이루기 위해 개인의 인격을 성숙토록 도와줌. 즉, 구성원의 자아실현 욕구를 충족시키고, 대인관계를 향상시키며, 조직의 목표와 일치하도록 하여 인격이 긍정적, 독립적인 인격으로 성숙하도록 도와줌

---

**기출문제 맛 보기**

**동기부여 이론을 적용한 관리자의 수행으로 가장 옳은 것은?** 19년 서울시

① 맥그리거(McGregor)의 XY이론에 따라 X이론 관점을 가진 관리자가 구성원들에게 성장과 발전의 기회로 자율성을 확대하였다.

② 매슬로우(Maslow)의 욕구단계이론에 따라 구성원의 '안정과 안전욕구'충족을 위해 '사회적 욕구'를 먼저 충족시켜 주었다.

③ 허츠버그(Herzberg)의 동기-위생이론에 따라 구성원의 동기요인을 충족시키기 위해 작업조건을 향상시켜 주었다.

④ 아담스(Adams)의 공정성 이론에 따라 구성원의 조직 몰입을 위해 업무성과에 대한 평가를 객관화하고, 성과와 보상을 합치시키려고 노력하였다.

**정답** ④

## 6) 동기부여 전략

### (1) 개인차원의 동기유발

① 적극적 업무자세의 함양

ㄱ 정기적 업무성과에 대한 피드백 요구

ㄴ 훌륭한 역할모델 설정과 추종

ㄷ 적절한 도전과 책임 추구

ㄹ 현실적 관점에서 긍정적 사고와 목표성취 방법 적극 탐색

② 명확한 경력개발 계획

ㄱ 실현 가능하고 도전적 목표 설정

ㄴ 자신의 경력개발에 관심을 갖고 조직의 경력개발 프로그램에 적극 참여

ㄷ 두려움, 불안감 극복을 위해 동료나 상사의 조언과 지지를 구함

### (2) 조직차원의 동기부여 증진방안

① 직무 재설계

ㄱ 직무충실화의 실행을 위해 직무내용 개편으로 내적 동기부여 증진

　**예** 직무내용의 다양화, 자율성과 책임감 부여, 성장 기회와 의미있는 직무 경험 제공

ㄴ 탄력적 근무시간제 운영

② 성과-보상의 합치 프로그램: 공정성을 제공할 수 있는 임금체계 개발

③ 인사관리 제도의 개선

ㄱ 객관적, 합리적 인사평가제도 마련과 인사관리제도 확립

ㄴ 능력개발 중시의 인사관리를 통한 동기부여

④ 임파워먼트: 간호사가 조직을 위해 중요한 일을 할 수 있다는 확신을 심어줌

## 7) 동기부여를 위한 관리자의 역할(Marquis & Huston)

① 구성원들에 대한 기대를 분명히 하고 이러한 기대를 효과적으로 의사소통하라.

② 모든 구성원을 공평하고 일관성 있게 다룬다.

③ 적절한 의사결정방법을 사용하는 확고한 의사결정자가 된다.

④ 팀워크의 개념을 개발하라.

⑤ 구성원의 욕구와 조직의 목적을 통합한다.

⑥ 각 구성원의 개별성을 인정하고 그들의 고유성을 이해하고 있음을 알린다.

⑦ 구성원과 행해야 할 작업 사이에 있는 전통적인 걸림돌을 제거한다.

⑧ 구성원들에게 도전하는 경험과 성장의 기회를 제공한다.

⑨ 모든 의사결정에 구성원들의 참여를 독려한다.

⑩ 구성원들에게 어떤 결정이나 행동의 이유를 이해시켜라.

⑪ 구성원들이 자주 개인적 판단을 하는 연습을 하도록 하라.

⑫ 구성원들과의 관계에서 신뢰적이고 협조적인 분위기를 만든다.

⑬ 구성원들이 자신들의 작업환경에 대해 가능한 많은 통제를 하는 연습을 하도록 한다.
⑭ 구성원들의 역할모델이 된다.

---

🔍 **참고 POINT**

**[동기부여방법]**

(1) **개인차의 인식:** 구성원 개인은 다른 욕구, 가치관, 태도를 지니고 있음을 인식하여 개인에게 가장 적절한 동기부여 전략을 사용

(2) **직무와 인간의 일치:** 인간을 직무에 일치시킴으로서 동기부여적 이익을 보여줌
  - **예** 성취욕이 강한 사람에게는 도전적 목표설정에 참여기회 제공, 자율성과 피드백 존재하는 직무

(3) **목표의 이용:** 목표가 동기부여의 도구로 이용되기 위한 조건
  ① 명확한 목표가 제시되어야 함
  ② 적절한 정도의 어려움이 있는 목표가 설정되어야 함
  ③ 설정된 목표에 대하여 그 목표를 수행할 구성원의 수용이 있어야 함

(4) **목표달성에 대한 확신:** 구성원이 열심히 노력하면 목표를 달성할 수 있다는 확신을 갖도록 도와줌

(5) **개인적인 보상:** 관리자는 그들이 통제하고 있는 보상의 분배에 개인의 욕구차를 활용

(6) **성과와 보상의 연결:** 보상의 가시성을 증가하기 위해 성과와 보상에 대해 모든 구성원에게 알림

(7) **공정성의 확보:** 한 사람에게 공정성은 다른 사람에게 불공정할 수도 있으므로, 각각의 직무에 대해 적절한 보상을 제공하는 데 개인적인 가치를 고려해야 함

(8) **금전적인 무시 금지:** 성과에 기초한 인상, 보너스, 기타 봉급의 배분은 동기부여에 매우 중요 요소

# 권력과 임파워먼트

## 1 권력의 의의

### 1) 권력의 개념

(1) 각 행동자가 자신의 이해 및 목표를 실현하기 위해 중요자원을 통제함으로써 사람이나 사물에 영향을 미치는 능력이다.

(2) 어떤 사회관계내의 한 행동자가 저항에도 불구하고 그 자신의 의사를 관철시킬 수 있는 가능성을 가진 힘으로, 사람들을 동기화시키고 정보나 물적 자원을 조직케 하는 능력이다.

### 2) 권력과 리더십의 관계

(1) 권력은 타인에 대한 영향력의 원천으로, 권력이 없으면 리더십을 발휘하기 어렵다.

(2) 권력은 리더가 구성원의 행동에 영향을 미치는 하나의 수단으로 리더십 과정의 기본이다.

(3) 리더십과 권력의 차이점

|  | 권력 | 리더십 |
|---|---|---|
| 정의 | • 리더에게 순종하도록 하는 힘 | • 목표달성을 위하여 집단행위에 영향력을 행사하는 과정 |
| 조직목표와의 관계 | • 조직목표와 일치 혹은 일치하지 않음 | • 조직목표와 일치해야 함<br>• 목표 지향적 |
| 방향 | • 상하구별 없이 모든 방향으로 영향을 미침 | • 리더에서 구성원으로 한 방향으로 영향을 미침 |
| 초점 | • 복종을 얻어낼 수 있는 전술이나 조직적 사회의 힘 등 넓은 차원에 초점 | • 상사, 부하, 조직관계에 초점 |

## 2 임파워먼트

### 1) 임파워먼트의 개념

(1) **임파워**(Empower): '권한을 부여하다', '능력을 부여하다'의 뜻

(2) **임파워먼트**(Empowerment)

① 조직의 활력을 조성하기 위해 권한이나 법적파워를 구성원들에게 배분하는 과정

② 구성원에게 조직을 위해 중요한 일을 할 수 있다는 힘과 능력이 있다는 확신을 심어주는 과정

③ 행동할 권한, 책임, 자유를 주고, 자신의 능력에 대한 믿음과 신뢰를 불어넣는 것

④ 권력의 분배를 넘어 권력 증대와 창조에 초점

⑤ 궁극적으로 개인의 역량을 증대하고 최대한 활용, 확산하는 것

### 2) 임파워먼트의 의의

(1) 구성원들로 하여금 자신의 일이 조직의 성패를 좌우한다는 강한 사명의식을 갖게 함
즉, 자신이 담당하는 업무가 매우 중요하다는 의식을 갖도록 함

(2) 우수인력을 양성하거나 확보하는데 초점두고, 특히 개인의 업무수행역량 향상에 초점을 둠

(3) 자신이 담당하는 일에 대해 스스로 의사결정권을 갖게 하여 통제감을 높이고 무력감을 해소함으로서 구성원에게 강한 업무의욕과 성취감을 갖게 함

(4) 구성원들이 고객에 대한 서비스를 향상시키고 환경변화에 신속히 대응할 수 있도록 함
즉, 상부 지시가 없어도 상황에 능동적 적극적으로 대응할 수 있는 역량을 갖추도록 함

### 3) 의료조직에서 임파워먼트의 필요성

(1) 급변하는 의료환경에서 경쟁력 확보위해 도입한 팀제에서 요구되는 관리자 역할변화 및 간호사의 능력 증대와 관계변화를 충족하여 성과를 향상하기 위해 필요

(2) 고객지향적인 조직이 되기 위해서는 서비스를 제공하는 현장에서 자율적 능동적으로 서비스를 제공하는 임파워먼트가 필요

(3) 끊임없는 변화와 성과 향상에 대한 압박으로 탈진과 무력감을 경험하는 상황에서 규정, 규칙, 단기 인센티브의 기존관리방식으로는 변화와 몰입이 어려우므로, 간호사의 자발적인 몰입과 헌신을 유도하기 위해 필요

### 4) 임파워먼트의 관련개념

(1) **권한 위임**

권한위임은 업무와 업무수행 방법이 어느 정도 결정되어 있는 상황이나, 임파워먼트는 위임이 아니라 구성원의 파워를 신뢰하는데서 출발(Y론적)하며 업무를 스스로 계획하고 통제하면서 일하므로 단순한 권한 위임보다 넓은 의미를 가짐

(2) 동기 부여

임파워먼트는 개인 차원의 동기부여를 넘어 집단, 조직 차원까지 관계를 통합적으로 발전 즉, 개인과 조직의 동시 발전 추구

(3) 조직 개발

조직개발은 조직의 발전이 우선하나, 임파워먼트는 개인 차원에서 집단차원으로의 개인개발과 조직의 목표달성이 결부되도록 함

→ 임파워먼트는 개인, 집단, 조직의 세 수준이 끊임없이 상호작용하는 변혁과정

## 5) 임파워먼트의 구성요소(백기복, 2007)

(1) **의미성**: 일에 대해 느껴지는 가치(일 자체가 주는 내적 동기가 임파워먼트의 핵심)

(2) **역량감**: 자신의 일을 효과적으로 수행하는데 필요한 능력에 대한 개인적 믿음

(3) **자기결정력**: 개인이 자신의 판단과 결정에 따라 행동할 수 있는 정도

(4) **영향력**: 개인이 조직 목표달성에 기여할 수 있다고 느끼는 정도

## 6) 임파워먼트 개발전략

(1) **정보공개**: 필요한 정보를 간호사 개인이나 팀이 쉽게 얻을 수 있도록 정보를 공개한다.

(2) **참여유도**: 조직 내의 다양한 변화활동에 간호사들이 적극적으로 참여하도록 유도한다.

(3) **혁신활동 지원**: 새로운 변화를 시도해 보도록 지원하고, 혁신할 수 있는 권한을 부여한다.

(4) **책임부여**: 권한을 부여함과 동시에 책임감을 느끼도록 한다.

(5) **내적보상 제공**: 내적보상을 통해 내적 동기유발을 한다.

(6) **개인적 관심 증대**: 개인적 밀착도 증대, 인격적으로 존중, 자율성 부여, 개인적 성장 지원

## 7) 성공적인 임파워먼트 전략

(1) 명확한 비전과 원칙을 제시하고, 구성원에게 임파워먼트의 의미를 정확히 이해시킴

(2) 인적 자산을 중시하는 기업 문화 구축: 동료애를 체험할 수 있는 인적자원중심 조직문화

(3) 실패에 대한 격려

(4) 책임감 증가에 따른 공정하고 적절한 보상

(5) 역할 재정립의 마인드 개발: 구성원들이 능동적으로 자신의 역할수준을 재정립하고 실행하려는 마인드 확립

(6) 구성원의 능력과 관리자 리더십의 조화

(7) 자신의 직업과 조직 내 긍지를 느끼게 함

## 8) 임파워먼트의 효과

(1) 구성원의 능력을 최대한 발휘, 직무에의 몰입 극대화

(2) 품질과 서비스 수준 향상

(3) 간호 대상자 접점에서의 시장 대응이 신속하고 탄력적이 됨

(4) 지시, 점검, 감독, 연락, 조정 등(관리활동)에 노력과 비용이 줄어들어 비용이 절감

## 9) 임파워먼트 리더십

(1) 구성원에게 업무와 관련된 자율권을 보장하여 구성원의 잠재력을 극대화하는 리더십

(2) 핵심은 권한의 공유와 혁신

리더는 권한을 하급자에게 줄수록 자신의 영향력이 증대된다는 자신감을 가지고 직무권한을 하급자와 공유 → 하급자들이 자율적 의사결정으로 업무상의 혁신을 촉진

**Q 참고 POINT**

[관리자의 역할 변화 과정]

| 리더유형 | 통제형리더<br>(Controlling leader) | 후원 · 육성형 리더<br>(Enabling leader) | 임파워링 리더<br>(Empowering leader) |
|---|---|---|---|
| 리더십<br>내용 | • 적합한 제품 선택<br>• 적합한 구성원 선택<br>• 과정, 절차, 표준과 기준 변경<br>• 목표와 가이드라인 설정 | • 다양한 훈련 강조 · 지원<br>• 계속적인 성과평가<br>• 대내외 관련 조직과 사람간의 의사소통 증진<br>• 팀형성과 팀워크 증진<br>• 구성원의 교육훈련 증대 | • 방향성 조정<br>• 지원여건의 확보<br>• 요청시 도와줌<br>• 필요시 팀을 대표함 |

**✎ 기출문제 맛 보기**

구성원의 임파워먼트(empowerment)에 대한 설명으로 옳은 것은?                    16년 지방직

① 제로섬(zero-sum) 관점에서 권력을 분배하는 것이다.

② 직위에 임명됨으로써 공식적으로 권력을 부여받는 것이다.

③ 개인의 역량을 향상시키고, 맡은 일에 대한 통제감을 높여준다.

④ 변혁적 리더십보다 거래적 리더십이 임파워링(empowering)에 효과적이다.

정답 ③

# 의사소통

## 1 | 의사소통의 개념

### 1) 의사소통의 정의

(1) 의사소통이란 둘 이상의 사람들 사이에서 사실, 생각, 의견 또는 감정을 전달하고 교환하는 것으로 상호간의 공통적 이해가 중심이 되며, 의미 있는 정보를 전달하는 과정

(2) 개인이나 집단, 조직 등으로 구성되는 송신자가 특정 형태의 정보인 메시지를 전달하고 전달한 정보가 바르게 이해되었는지 알기 위해 다시 회환되는 순환적 과정

### 2) 의사소통의 목적

(1) 구성원들이 조직목표를 달성하고자 하는 생각이나 감정을 유발

(2) 구성원의 사기 진작: 구성원들이 조직목표에 동일시할 수 있도록 함

(3) 의사결정에 필요한 각종 정보를 제공

(4) 구성원의 과업과 책임범위를 통제: 과업과 권한을 명확히 인식할 수 있게 함

### 3) 조직에서의 의사소통의 기능

(1) 효율적 조정을 위한 수단이 됨

(2) 합리적 의사결정의 수단

(3) 조직의 능력과 사기앙양의 수단

(4) 조직 구성원에 대한 효율적인 통솔이 가능

### 4) 의사소통의 일반적 원칙

(1) **일관성(Consistency)**: 정보의 내용이 서로 모순되지 않고, 조직의 목표와 부합

(2) **명료성(Clarity)**: 정확한 언어, 평이하고 간결한 문장과 용어

(3) **적시성(Timeliness)**: 필요한 시기에 의사소통이 이루어져야 함

(4) **적정성(Adequacy)**: 충분히 이해할 수 있는 정도의 적절한 양

(5) **분배성(Distribution)**: 극비를 제외하고는 모든 사람 즉, 조직 전체에 정보가 배분

(6) **적응성(Adaptability)**: 상황과 대상에 알맞게 하여 적용할 수 있도록 함

(7) **수용성(Acceptability)**: 구성원이 받아들일 수 있도록 함

## 2 의사소통의 유형

| 기호에 따른 유형 | 경로에 따른 유형 | 방향성에 따른 유형 |
|---|---|---|
| ① 언어적 의사소통<br>② 비언어적 의사소통 | ① 공식적 의사소통<br>② 비공식적 의사소통 | ① 상의하달적 의사소통<br>② 하의상달적 의사소통<br>③ 수평적 의사소통<br>④ 대각적 의사소통 |

### 1) 개인적 의사소통

(1) 언어적 의사소통

① 구두 의사소통과 문서 의사소통(수단에 따른 분류)

㉠ 구두 의사소통

• 직접 말을 통한 정보의 교환이나 메시지의 전달

• 전달속도가 빠르고 전달내용에 대한 질문, 동의나 즉각적인 피드백을 받을 수 있음

• 부적절한 단어의 선택 시나 의사소통 과정의 잡음 시에는 전달이 부정확할 수 있고 전달 내용에 대한 자료가 없음

㉡ 문서 의사소통

• 편지, 이메일, 보고서, 매뉴얼, 협조공문 등을 통한 전달

• 표현의 정확성이 필요시, 기록으로 보관 필요시, 수신자가 가까이 없을 때 효과적

② 일방적 의사소통과 쌍방적 의사소통(피드백 여부에 따른 분류)

㉠ 일방적 의사소통: 커뮤니케이션의 피드백이 없는 경우

㉡ 쌍방적 의사소통: 커뮤니케이션의 피드백이 있는 경우

(2) 비언어적 의사소통

① 제스처, 표정, 눈 접촉, 목소리, 억양, 자세, 옷차림 등 비언어적 수단을 사용

② 70% 정도를 차지

### 2) 조직 내 의사소통

(1) 공식적 의사소통

① 하향적 의사소통(Downward Communication, 지시적 의사소통)

㉠ 상의 하달적 의사소통으로서 조직의 상층부에서 하부로 내려가는 의사소통

㉡ 지시, 각서, 편람, 직무기술서, 구내방송, 게시판, 기관소식지, 일반적 정보, 수행평가 피드백

② 상향적 의사소통(Upward Communication)

㉠ 조직의 하위계층에서 상위계층으로 올라가는 하의 상달적 의사소통

㉡ 업무보고, 내부결재, 회의, 면담, 직장 여론조사, 제안 제도, 고충처리제도 등

③ 수평적 의사소통(Horizontal Communication, 상호작용적 의사소통)

    ㉠ 조직에서 같은 지위에 있는 구성원 간 또는 동등한 부서 간에 이루어지는 의사소통

    ㉡ 사전협조제도, 사후통지제도, 회의, 회람, 위원회, 간호사업무 인수인계

④ 대각적 의사소통(Diagonal Communication)

    ㉠ 조직구조상 부서나 직급이 다른 사람간의 의사소통

    ㉡ 라인과 스탭 간의 의사소통

| 하향적 의사소통 | 목적 | • 명령의 일원화와 명확한 책임소재 확보 |
| --- | --- | --- |
| | 개선방안 | • 담당직무의 내용/배경에 대한 충분한 설명과 직무에 대한 기대를 명확히 제시<br>• 직무수행에 대한 피드백을 계속 제공<br>• 다양한 의사소통 경로를 이용하여 전달하고 중요한 내용은 반복 전달 |
| 상향적 의사소통 | 목적 | • 하급자의 실무경험을 통한 아이디어 제시<br>• 하급자 자신이 조직목표 달성위해 적절한 직무수행/행동을 했는지 확인<br>• 하향적인 의사소통의 오류 시정 |
| | 개선방안 | • 예외적인 것이나 특별히 중요한 사항만을 보고(일상적인 의사결정이나 행동은 지침 정해 진행)<br>• 내용을 간추려 핵심만을 전달하여 소요시간을 줄임<br>• 보고내용이 많을 때는 중요도에 따라 순서대로 보고 |

(2) 비공식적 의사소통

① 자발적으로 이루어지는 자생적 의사소통

② 조직의 제도상의 관계와는 상관없이 조직구성원들의 일상적인 사회적 관계를 중심으로 형성

③ 그레이프바인(grapevine, 포도덩굴 의사소통)

    ㉠ 우연히 임시적으로 모여 이루어지는 잘못된 정보나 근거 없는 소문

    ㉡ 포도송이처럼 얽힌 세상살이에서 복잡한 과정을 통해 왜곡된 의사소통 발생

    ㉢ 장점

        • 조직변화의 필요성 경고

        • 조직문화의 창조 촉진

        • 집단응집력 높이고 인간적 유대감 형성

        • 구성원들 사이의 아이디어 전달 통로

    ㉣ 단점

        • 정확성이 떨어짐

        • 나쁜 소문들은 빠른 속도로 확산됨

Q 참고 POINT

**[그레이프바인의 특성]**
(1) 전달속도가 빠르다.
(2) 정보전달이 선택적이고 임의적이다.
(3) 공식적 의사소통과 그레이프바인은 상호보완적이다.
(4) 사람들이 불안하거나 변화에 직면했을 때 사용된다.
(5) 구성원의 50%가 이를 통해 직무에 대한 정보를 얻는다.
(6) 약 75%의 정확성을 보인다.

## 3　의사소통의 네트워크(의사소통망)

### 1) 의사소통 네트워크의 종류

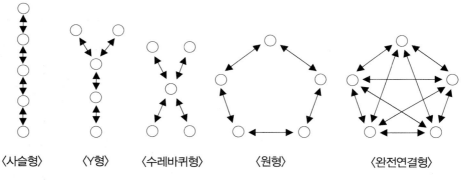

〈사슬형〉　　〈Y형〉　　〈수레바퀴형〉　　〈원형〉　　〈완전연결형〉

[그림 5-14] 커뮤니케이션 네트워크

(1) **사슬형(Chain Type)**

① 공식적인 명령 계통과 수직적인 경로를 통해서 의사나 정보의 전달이 위아래로만 이루어지는 형태

② 명령과 권한의 체계가 명확한 공식적인 조직에서 사용되는 의사소통 네트워크

③ 단순한 내용을 전달할 경우 사슬형을 사용하면 의사소통의 신속성과 효율성이 비교적 높지만, 사슬이 길수록 정보가 왜곡될 가능성이 높다.

④ 공식적 조직에서 사용하는 의사소통망으로, 라인(line) 조직이 대표적

(2) Y형(Y Type)

　① 특정 리더는 없으나 대표적 인물(조정자)이 있으며, 라인과 스탭의 혼합집단에서 흔히 나타남

　② 비교적 집중성이 강해 신속하고 정확한 문제해결이 가능

　③ 서로 다른 집단 간 조정이 필요할 때 유용

(3) 수레바퀴형(Wheel Type, 윤형)

　① 집단 내 특정 강력한 리더에 의해 모든 정보의 전달이 이루어지는 유형

　② 특정 리더에게 정보가 집중되고 단순한 문제해결에 효과적임

　③ 구성원 간 정보 공유가 안 됨

(4) 원형(Circle Type)

　① 구성원간 신분적 서열이 없고 중심인물이 없는 상태 즉, 공식적 리더나 의장이 있으나, 권력의 집중이나 상하 없이 특정문제 해결을 위한 조직에서 나타남

　② 구성원간 상호작용이 분산되어 있고 수평적 의사소통

　③ 사기가 높고 문제해결의 신축성이 있는 형태

　④ 위원회, 태스크 포스에 사용

(5) 완전연결형(All – channel Type, 별형)

　① 팀에 리더가 없거나 공식적 구조가 없어, 구성원 전체가 서로의 의견이나 정보를 자유의지에 따라 교환하는 형태. 즉, 구성원 누구라도 의사소통을 주도

　② 일정한 규칙없이 자유롭게 의견교환이 이루어지면 창의적 아이디어, 새로운 대안이 생성

　③ 개인과 집단의 만족도를 동시에 높일 수 있어 오늘날 많이 시도되는 형태

　④ 브레인스토밍 과정에 많이 사용

## 2) 의사소통 네트워크와 조직행위

| 　　　　　　의사소통망<br>조직행위 | 쇠사슬형 | Y형 | 수레바퀴형 | 원형 | 완전연결형 |
|---|---|---|---|---|---|
| 권한의 집중도 | 높음 | 높은 편 | 중간 | 낮음 | 매우 낮음 |
| 의사소통의 속도 | 문서: 빠름<br>구두: 느림 | 문서; 빠름<br>구두: 느림 | 단순과업: 빠름<br>복잡과업: 느림 | 모여 있는 경우: 빠름<br>흩어져 있는 경우: 느림 | 빠른 편 |
| 집단의 만족도 | 낮음 | 중간 | 낮음 | 높음 | 높음 |
| 의사결정의 속도 | 빠름 | 빠른 편 | 단순과업: 빠름<br>복잡과업: 느림 | 느림 | 빠름 |
| 결정 몰입 정도 | 낮음 | 중간 | 중간 | 높음 | 높음 |
| 리더의 등장 | 중간 | 중간 | 높음 | 없음 | 없음 |
| 정확성 | 높음 | 높음 | 단순과업: 높음<br>복잡과업: 낮음 | 모여 있는 경우: 높음<br>흩어져 있는 경우: 낮음 | 중간 |

🖉 기출문제 맛 보기

1. 〈보기〉와 같은 상황에서 주로 나타나는 의사소통 네트워크의 특성으로 가장 옳은 것은?　20년 서울시

〈보기〉
병원 감염을 예방하고 환자안전을 위하여 창의적인 방안을 모색하기로 하고, 병원 내 모든 부서의 모든 구성원이 자유롭게 의견을 교환하고 아이디어를 제시하도록 하였다.

① 권한의 집중도가 높다.
② 구성원의 만족도가 높다.
③ 정보전달이 특정 리더에 집중되는 경향이 있다.
④ 구성원간의 상향적, 하향적 의사소통만 가능하다.

2. 명령과 권한의 체계가 명확한 공식적인 조직에서 사용되며 일원화된 경로를 통해서 최고관리자의 지시나 명령이 말단 구성원에게까지 전달되어 권한의 집중도가 높고 의사소통의 속도가 비교적 빠른 의사소통 네트워크의 유형은?　22년 2월 서울시

① Y형(Y type)
② 원형(circle type)
③ 사슬형(chain type)
④ 수레바퀴형(wheel type)

3. 환자안전을 위한 표준화된 의사소통 방식 중 SBAR의 단계를 순서대로 바르게 나열한 것은?　22년 지방직

① 배경설명 → 사정 · 평가 → 상황설명 → 추천
② 상황설명 → 배경설명 → 추천 → 사정 · 평가
③ 사정 · 평가 → 상황설명 → 배경설명 → 추천
④ 상황설명 → 배경설명 → 사정 · 평가 → 추천

정답 1. ② 2. ③ 3. ④

## 4 효과적인 의사소통 방안

### 1) 의사소통의 장애요인

(1) 의사소통 목표의 결여

(2) 메시지의 의미에 대한 상이한 추정

(3) 애매모호한 어구와 잘못 표현된 메시지

(4) 소극적 청취와 선택적 청취

(5) 수신자의 평가적 경향

(6) 정보의 과다

(7) 시간의 부족

(8) 불신, 위협 및 불안

(9) 피드백의 결핍

(10) 변화를 위한 조정기간의 부족

(11) 전달상의 손실과 기억력의 한계

(12) 부적절한 물리적 환경과 시설, 기구

### 2) 의사소통의 개선방안

(1) 송신자는 의사소통의 목적을 명백히 함

(2) 적절한 의사소통 매체를 선택

(3) 신뢰도를 높이고 불안을 없애도록 노력

(4) 충분한 시간적 여유를 갖고 의사소통이 가능한 조용한 분위기를 조성

(5) 가급적 단순하고 분명한 의미를 가진 말을 사용하고 문장을 짧게 함

(6) 내용이 길고 복잡한 의사소통은 반복해줌

(7) 수신자는 적극적으로 청취하고 적절한 태도와 행동을 취함

(8) 조직 의사소통, 특히 상향적 의사소통의 활성화를 위해 제도적인 장치 마련

# 주장행동(자기표현)

## 1 주장행동의 의의

간호사가 다양한 사람들과의 상호작용에서 자신의 생각, 의견, 느낌 등을 적절한 방법으로 표현하지 못하면, 긴장, 불안, 후회, 자책감이 증가하고 무력감에 빠져 의욕을 상실하며 직업에 대한 불만족이 증가하고 결국 자신의 역할과 책임을 포기하게 되므로, 자신의 생각, 의견, 느낌을 적절한 방법으로 표현하는 것을 학습해야 한다.

### 1) 주장행동의 개념

(1) 의사소통 과정에서 상대방의 권리나 감정을 존중하면서 즉, 상대방의 권리를 침해하거나 상대방을 불쾌하게 하지 않는 범위 내에서 자신의 권리, 욕구, 의견, 성격, 느낌 등 자신을 표현하는 행동

(2) 소극적 행동과 공격적 행동의 문제점을 최소화하고 좋은 점을 살린 행동

　　◑ 비주장행동(자신의 권리나 욕구를 적절하게 표현하지 못하는 행동)

　　① **소극적 행동**: 자신의 의사를 잘 표현하지 못하는 행동
　　② **공격적 행동**: 상대방의 권리를 침해하면서 자신의 의사를 표현하는 행동

### 2) 주장행동에 대한 오해

(1) 의사소통은 자기주장적이거나 소극적으로 이원화된다는 오해

(2) 자기주장적과 공격적이 동일한 뜻으로 들리는 오해

(3) 자기주장적인 태도는 비여성적이라는 오해

(4) 사람들이 의사소통하거나 자기주장적 행동을 할 때 그들은 자신들이 원하는 모든 것을 얻는다는 오해

## 2 주장행동의 구성요소

### 1) 언어적 요소

(1) 자기표현적 요소

① 자신의 느낌, 욕구, 생각을 '나' 메시지를 사용하여 참지 않고 분명히 말한다.

② 마음속에 있는 대로 솔직하게 말한다.

③ 하고 싶은 말은 대화의 초반에 말한다: 상대방의 요청이나 부탁 거절시 초반에 말함

④ 마음에 없는 지나친 사과나 변명을 하지 않는다.

⑤ 다른 사람을 통하지 않고 상대방에게 직접 말한다.

(2) 상대방 고려요소

① 상대방의 나이 등에 맞게 예절을 지키며 말한다.

② 상대방의 말을 경청한다.

③ 상대방의 말에 이해나 공감을 표시한다.

④ 자신의 말이 진리인 듯 말하지 않고 단지 자신의 입장에서 말한다.

⑤ 자신의 말에 대해 상대방이 가질 수 있는 생각이나 느낌을 사전에 말해준다.

⑥ 자신의 의견에 대한 이유를 간단히 설명한다.

⑦ 서로의 입장이 다르면 타협해 보려고 노력한다.

### 2) 비언어적 요소

① 단호하고 분명한 음성으로 말한다.

② 생동감있는 자연스러운 억양으로 말한다.

③ 상대방이 알아들을 수 있을 정도의 적절한 크기로 말한다.

④ 주저하거나, 서두르거나, '음...' 등의 불필요한 말로 대화가 단절되지 않도록 한다.

⑤ 적절한 거리(50cm~1m)를 유지한다.

⑥ 말하는 내용과 일치하는 표정이나 몸짓을 취한다.

⑦ 몸 전체와 손발을 자연스럽게 한다.

⑧ 다소 지속적으로 눈맞춤한다.

## 3 주장훈련

### 1) 목적

상대방의 인격과 권리를 존중하면서 자신의 권리를 지키기 위해 자신의 생각, 의견, 느낌 등을 마음속에 있는 그대로 솔직하게 전달하는 적극적인 행동의 학습이 목적이다.

주장훈련의 궁극적 목적은 능동적이고 생산적인 인간관계를 형성하는 것이다.

(1) **의사소통 증진과 인간관계의 개선**: 생산적인 인간관계를 지속케 함

(2) **간호업무의 향상**: 인간관계의 개선은 간호업무의 향상을 가져옴

(3) **자기능력의 신장**: 생산적 인간관계의 지속은 자신의 능력을 최대한 발휘하게 하여 자기성장의 터전 마련

(4) **정신건강의 예방과 증진**: 억제된 감정의 해소

### 2) 자기주장 전략

(1) 자기주장적 전략

① 비합리적인 생각을 논리적이고 합리적인 생각으로 바꾸기

ㄱ 사건: 일상생활에서 경험하는 어떤 사실

ㄴ 신념체계: 사건에 대한 자신의 생각이나 신념 (합리적 혹은 비합리적 사고)

ㄷ 결과: 사건으로 생긴 정서적 결과와 행동적 결과

ㄹ 논박: 비합리적인 생각이 타당하지 못하다는 것을 밝힘

ㅁ 효과: 논박의 효과

② 공격적인 사람으로부터 공격을 받았을 때 자기주장적이 되기

ㄱ 반영(Reflection): 상대방이 말한 것을 그에게 다시 반복해서 말하기

ㄴ 재진술: 상대방의 말투를 다시 구사함에 있어 자기주장적 언어를 사용함으로써 공격을 진정시킴

ㄷ 반복적 자기주장: 원래 주장하는 메시지를 계속해서 주장하기

ㄹ 요점을 지적하기: 상대방의 이야기를 귀담아 들었음을 상대방이 알도록 하는 것

ㅁ 질문: 질문의 형태로 공격행동에 직면

(2) 주장행동 시 주의사항

① 상황에 따라 구체적으로 한다.

② 주장행동이 완전한 해결책이 아니므로 항상 주장적일 필요는 없다.

③ 처음에는 주장행동이 공격적으로 보여질 수 있다.

④ 주장행동을 하는데 있어 다른 사람의 권리도 인식하라.

⑤ 변화에는 시간이 걸린다.

⑥ 설령 소득이 없다하더라도 노력 자체에 만족하라.

⑦ 주장적 행동에는 타인에 대한 좋은 점을 얘기하는 것도 포함된다.

(3) 주장행동을 해야 할 상황과 삼가야 할 상황

| 해야 할 상황 | • 어떤 사람에 대한 분노, 불만, 애정, 특정 장면이 머리에서 사라지지 않는 경우<br>• 어떤 사람을 만나려면 불안, 분노가 생겨서 만나기 싫거나, 만나면 위축되는 경우<br>• 상대방에게 불만을 직접 표현하지 못하고 다른 사람에게 말하는 경우<br>• 솔직하게 물어보지 못하고 돌려서 말하거나 간접적으로 묻는 경우<br>• 상대방에게 자신의 행동을 정당화하기 위해 거짓말 하거나 위선적 행동을 하는 경우<br>• 상대방에게 욕설을 하는 경우 |
|---|---|
| 삼가야 할 상황 | • 주장행동 하기에 모험이 너무 크거나 주장행동을 해도 얻는 것이 별로 없을 경우<br>• 상대방이 개인적 문제로 어려움을 겪거나 매우 예민해 있어서 지지가 필요한 경우<br>• 내가 극도로 감정이 상해 있어서 상대방을 공격할 것 같은 경우 |

# 조정과 협력

## 1 조정

### 1) 조정의 개념

둘 이상의 조직을 효과적으로 연계하여 적절한 상호작용을 통해 조직의 목적달성을 위하여 모든 부분의 활동을 통합 조화시키는 것

즉, 조직의 공동 목표 달성을 위해 모든 활동을 집중하도록 통합화해주는 것

### 2) 조직 내 조정기전(민츠버그)

#### (1) 상호조정

위계적 관계에 있지 않은 개인들 사이의 비공식적 의사소통을 통한 조정
예 환자의 상태에 대한 정보를 의사, 간호사 등 의료진이 공유하는 것

#### (2) 직접 감독

누군가가 다른 사람의 업무에 책임을 지고, 행동을 지시 감시함으로서 일어나는 조정방식
예 간호사의 간호보조인력에 대한 간호보조활동 지시

#### (3) 업무과정의 표준화

업무의 내용을 프로그램하거나 절차를 정해 놓은 기전 예 표준 입퇴원 절차, 진료계획표

#### (4) 업무결과의 표준화

구성원에게 할당된 업무를 수행하기 위한 방법의 과정과 함께 기대성과를 구체화하는 것
예 욕창예방 간호활동을 매뉴얼화하고, 욕창발생률을 0%로 하는 것

#### (5) 업무자의 기술 표준화

업무과정이나 결과를 표준화할 수 없을 때 수행자의 훈련을 통해 이루어짐
예 간호부서에서 핵심간호술의 표준을 만들어 일관된 기술을 훈련

## 3) 간호사의 역할 확대와 조정

### (1) 질관리 간호사

병원 전체의 질 관리 업무를 기획, 조정, 수행, 평가하는 역할

### (2) 진료협력센터 간호사

내부로 관련 직종 및 관련부서와 연계하고, 외부로 지역사회 개원의와 조직 간 환자진료 의료의 조정역할

### (3) 보험심사간호사

진료비 심사결과를 분석한 후 심사기관에의 이의신청 및 심사청구를 하며, 해당 부서에 전달교육과 필요한 조치 등에 대해 협의 조정

### (4) 사례관리자

환자의 질병 전 과정에서 발생하는 일련의 과정을 조정하는 역할을 함

---

**Q 참고 POINT**

**[보험심사간호사의 역할]**
- 진료비 산정자
- 정보제공자와 조정자
- 의료서비스 질평가와 질향상 촉진자
- 의료이용 심사관리자
- 대상자의 옹호자
- 연구와 경영정보 생산자

---

## 2 협력

(1) 힘을 합하여 서로 도움
(2) 고객에 대하여 다양한 전문직이 함께 원조를 실천하는 것으로, 전문직 개개인이 가지는 독자성과 고유성을 존중하고 각각의 전문직이 제공하는 적절한 의사소통을 통하여 조성을 도모하는 것
(3) 의료기관의 효과적인 의사소통과 팀워크는 환자에 대한 안전하고 양질의 서비스 제공을 위해 가장 중요

## 3 전문직 간 협력

### 1) 간호사 - 의사의 협력의 중요성

간호사 - 의사의 협력이 잘 이루어지면 환자의 건강문제나 합병증을 조기에 발견하여 적절한 간호를 제공함으로써 건강회복을 촉진시키고 재원일수를 단축시키는 등의 긍정적인 효과가 나타난다. 그러나 간호사-의사의 협력이 잘 이루어지지 않을 경우에는 환자에게 요구되는 적절한 간호가 적시에 제공되지 못하여 전반적인 환자간호의 질 저하, 합병증 발생, 재원일 수 증가, 의료비용 부담 증가, 의료서비스에 대한 불만족 증가 등의 부정적 환자결과를 초래한다.

### 2) 간호사 - 의사의 협력 촉진방안

#### (1) 간호사의 전문적인 지식과 기술을 지속적으로 함양시킨다.

간호사의 지식부족은 의사와 협력하여 환자간호를 제공하는데 장해요인이 된다. 간호사가 자신의 업무분야에서 전문적인 역량을 갖추면 전문가로서의 권력을 발휘하기가 용이하여 의사와 대등한 위치에서 협력관계를 수립할 수 있다.

따라서 간호사는 교육이나 연수 등의 교육적 기회에 자발적으로 참여하여 환자간호에 필요한 전문지식과 기술을 지속적으로 습득하여 전문가로 성장해야 한다.

#### (2) 의사소통기술과 체계 개발

간호사의 의사소통기술이 부족하여 의사와의 의사소통이 효과적으로 이루어지지 않으면 협력이 원활하게 일어나지 않기 때문에, 의사소통기술을 개발하는 것이 필수적이다.

의료인이 표준화된 방식으로 의사소통할 것을 권고하고 있으며 표준화된 방식으로 의사소통할 수 있도록 SBAR(situation, background, assessment, recommendation)를 도입하기 시작하였다(The Joint Commission, 2015). SBAR를 적용한 후 응급상황에서 간호사-의사 간의 의사소통이 일관성이 있고 예측 가능하게 개선되었으며, 간호사와 의사가 최선의 환자치료를 위해 적극적으로 협력함으로써 환자안전이 증진되었고 예기치 않은 환자 사망률이 감소되었다고 보고되었다(Beckett & Kipnis, 2009; Haig 등, 2006; Meester 등, 2013)

#### (3) 협력적 조직문화 조성

의사들은 간호전문직 실무의 특성과 간호사의 역할에 대한 이해가 부족하여 간호사를 전문가로 인정하기를 꺼린다. 의사와 간호사 간의 업무상 갈등이 발생하여 협력관계를 저하시킬 수 있는 징후를 조기에 발견하여 신속하게 효과적으로 해결하고 협력관계 유지를 위해 지속적인 추후관리를 해야 한다.

#### (4) 갈등 예방과 해결을 위한 제도 마련

업무범위나 책임한계가 뚜렷하지 않아 간호사와 의사 간의 갈등이 빈번하게 발생할 수 있다. 병원조직 차원에서 이러한 갈등을 해결하기 위한 지침으로서 공식적인 업무규정과 절차를 만들어 놓으면, 의사와의 협력을 저해하는 갈등을 사전에 예측하여 방지할 수 있다.

(5) 합리적인 보상시스템

합리적 기준을 마련하여 급여나 보너스 등을 지급하거나 팀 중심의 업적평가와 보너스 제도를 시행하면 의사-간호사 간의 협력을 촉진시킬 수 있다.

## 4 팀워크와 팀 빌딩

### 1) 개념

#### (1) 팀

상호보완적 기능을 가진 소수의 전문가가 공동의 목표 달성을 위해 함께 일하는 사람으로 구성된 조직

#### (2) 팀워크

① 팀 구성원이 공동목표 달성을 위해 각자 역할에 따라 책임을 다하고 협력적으로 행동하는 것
② 구성요소: 목표공유, 결과지향, 상호협력

[표 5-3] 집단과 팀의 차이

| 구분 | 집단 | 팀 |
|---|---|---|
| 성과 | 각 개인이 기여한 결과로 얻어짐 | 개인의 기여와 공동의 노력으로 얻어짐 |
| 결과의 책임 | 개인 책임 | 팀 구성원 공동의 책임 |
| 목표 | 구성원의 공동 목표가 존재 | 팀의 공동목표에 몰입 |
| 과업수행 | 관리적 요구에 부응하는 과업 수행 | 팀 스스로 설정한 과업 수행 |
| 직무범위 | 잡다한 여러 업무 수행 | 주가 되는 몇 가지의 업무 수행 |
| 통제 | 감독자가 통제권 행사 | 팀 구성원이 상호 통제 |
| 리더 | 감독자의 역할 | 지원자, 촉진자의 역할 |

◉ 일정 성과를 창출하는 집단 → 집단이 공동목표를 향해 에너지를 집중하여 전체가 부분의 합보다 큰 시너지 효과를 내는 팀으로 발전

#### (3) 효과적인 의사소통

① 근무환경 내 긍정적인 의사소통은 간호사 보유에도 중요할 뿐만 아니라 의료사고도 줄이는 데 매우 중요한 요소
② 케어 제공자 간 의사소통을 원활하게 하기 위하여 임상적인 정보를 전달할 때 SBAR와 같은 도구를 사용

[SBAR]
S-Situation 상황 (문제에 대한 간략한 기술)
B-Background 배경 (상황과 관련된 적절하고 간략한 정보)
A-Assessment 사정 (가능한 방법을 분석하고 고려한 결과)
R-Recommendation 추천 (요구되거나 추천할만한 행동)

## 2) 팀 빌딩(team building)

(1) 개념
  ① 조직 구성원이 개별적으로 업무를 수행하는 대신 상호의존적인 팀을 조직해서 함께 업무를 설계하고 수행하는 것
  ② 팀 구성원으로 하여금 조직의 목표 달성을 위해 조직의 미션을 공유할 뿐만 아니라, 구성원이 서로를 신뢰하고, 지지하며, 서로의 개인차를 인정하여 응축된 집단으로 성장하는 것을 도와주고 촉진시키는 활동
  ③ 팀 구성원은 상호의존성이 높고, 권한과 책임을 공유하고, 공동의 목표를 위해 일하며, 보상도 나눔

(2) 팀 구축의 단계
  ① 팀의 사명(목표) 설정
  ② 팀의 활동 규칙의 설정
  ③ 팀원의 역할과 책임을 규정
  ④ 팀워크의 촉진: 피드백 장려, 갈등 해결, 창의력 조성 노력, 참여적인 의사결정
  ⑤ 팀 성과의 확인과 동기 유지

(3) 팀 규칙(그라운드 룰, ground rules)을 만들고 실행할 때 고려사항
  ① 모든 팀 구성원이 참여하여 결정
  ② 항목은 적을수록 좋음
  ③ 명확하고 구체적인 내용이어야 함
  ④ 일단 정해진 규칙은 예외없이 엄격하게 적용
  ⑤ 규칙은 주기적으로 강조되어야 함

(4) 효과
  ① 상호결속력이 높고, 시너지를 냄으로서 개인적 성과를 합한 것보다 더 많은 성과를 냄
  ② 문제를 해결하는 업무과정에서 능력, 리더십, 자기계발, 긍정적인 의사소통을 향상

(5) 팀 구축과 운영을 위한 고려사항

① 팀의 규모를 결정: 대면하여 교류할 수 있는 최대 규모는 12명 정도

② 팀원 구성을 어떻게 할 것인가를 고려

③ 팀에 주어지는 권한을 확대할 필요: 팀장과 팀원에게 어느 정도의 권한 중 것인가를 결정

④ 팀 운영의 성패는 신뢰의 구축에 달려있음

⑤ 팀 리더의 역할을 명확히 함

## 3) 팀 발전 단계(Bruce Tuckman, 터크만 모델)

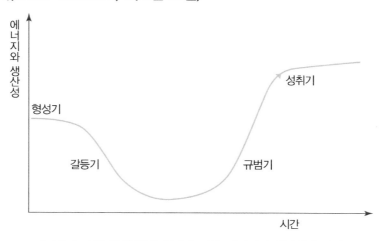

[그림 5-15] 팀의 발달 단계에 따른 에너지와 생산성의 변화

(1) **형성기**

탐색기로, 팀의 미션/목표에 대해 명확한 공감대가 형성되지 못하고, 개개인의 역할도 불분명

(2) **갈등기**

혼돈기로, 팀 구성원간 상호작용이 본격화되면서 서로의 생각과 생활방식 차이로 갈등과 혼란이 빈번하게 발생

(3) **규범기**

• 팀 구성원간 신뢰관계가 형성되기 시작하고 결속력이 강화되며 공동 목표에 대한 공감대가 형성되고, 목표달성 의지가 높아짐

• 팀의 시너지를 창출하기 위해 새로운 업무방식, 절차 등 규범 확립

(4) **성취기**

팀의 비전을 이루기 위해 기존 성과에 만족 않고 더 높은 성과 창출을 목표로 함

(5) 해체기

팀의 목표가 달성되거나 프로젝트가 완료되어 팀이 해체되는 시기

---

**🖉 기출문제 맛 보기**

**1. 전문직 간 협력에 대해 설명으로 가장 옳은 것은?**　　　　　22년 2월 서울시

① 전문직 간 협력 관계 유지를 위해서는 전문직에 맞는 교육이나 연수에 참여하여 전문성을 향상시켜야 한다.
② 최근 보건의료기관은 효율적 관리를 위해 전통적 구조인 계층을 강조하여 부서별 업무를 추진하는 추세이다.
③ 전문직 간 협력은 구성원 간의 갈등을 완화하고 직무 만족을 향상시키지만 보건의료비용 효과와는 관련이 없다.
④ 조직의 목표 달성을 위하여 모든 부분의 활동을 통합하는 것이다.

**2. 브루스 터크만(Bruce Tuckman)의 '터크만 모델(Tuckman model)'에서 팀의 형성기에 대한 설명으로 가장 옳은 것은?**　　　　　21년 서울시

① 구성원 간의 갈등과 혼란이 빈번하게 발생하고, 리더의 팀 운영 방식에 대해 불만을 갖는 팀 구성원이 생기기도 한다.
② 팀 구성원 개개인의 역할이 불분명하고, 팀 구성원은 리더에 대한 의존도가 높다.
③ 팀 구성원 사이에서 공동의 목표에 대한 공감대가 형성된다.
④ 팀 내에 문제가 발생해도 스스로 해결할 수 있는 힘이 있다.

**3. 브루스 터크만의 팀 발전단계 중 〈보기〉의 상황에 해당하는 것은?**　　　　　23년 서울시

〈보기〉
E 병원은 새로운 인사평가제도를 마련하기 위하여 프로젝트 팀을 구축하였다.
이 프로젝트 팀의 구성원은 각자의 의견과 생활방식의 차이로 혼란을 겪고 있다.

① 규범기　　　② 형성기　　　③ 갈등기　　　④ 성취기

---

**정답** 1.① 2.② 3.③

# 갈등관리

## 1 갈등의 개념

(1) 둘 이상의 행동주체 사이에서 발생되는 대립적, 적대적 상호작용

(2) 개인, 집단, 조직, 조직 내의 단위부서 등의 행동주체가 상반되는 두 개 이상의 욕구 혹은 동기가 동시에 존재하여 한쪽을 만족시키고자 하면 다른 한쪽이 만족하지 않는 상태

(3) 인간 활동이나 관계형성과정에서 발생하는 대립, 분쟁 및 불일치상태에서 유발되는 심리적 좌절이나 욕구좌절의 총체

[표 5-4] 갈등관리의 관점

| 관점 | 가정 | 접근법 |
|---|---|---|
| 전통적 관점 | 갈등은 나쁜 것이다. | 갈등의 제거 |
| 행동과학적 관점 | 갈증은 자연적인 것이며 피할 수 없다. | 갈등의 수용 |
| 현대적 관접 | 건설적 갈등은 필요하다. | 적정수준의 갈등 유지 |

## 2 갈등의 기능

### 1) 갈등의 순기능과 역기능

| 순기능 | 역기능 |
|---|---|
| • 문제점에 대한 인식의 기회<br>• 조직의 발전과 건설적인 변화를 촉진<br>• 응집력의 증가로 협조적 분위기가 조성<br>• 문제해결방안 모색에 더 적극적<br>• 갈등과정을 통해 집단의 모순과 문제에 대해 수정하고, 보다 효율적 관리를 위한 긍정적 변화<br>• 문제에 대한 효과적인 대안선택<br>• 조직 구성원의 우호적인 협력과 관계형성 촉진<br>• 조직의 활력소 역할<br>• 조직의 안정성과 생성성이 증대<br>• 건설적 갈등은 조직의 발전과 쇄신을 가져옴<br>• 생동감 있는 조직<br>• 조직의 내적 응집성과 조직구성원의 충성심 향상 | • 조직의 목표 달성 어려움<br>• 구성원의 근무의욕 저하<br>• 조직의 생산성이 저하<br>• 건설적인 변화를 어렵게 함<br>• 변화와 쇄신에 저항<br>• 직원의 사기저하<br>• 조직의 위계질서 문란과, 관리통제를 어렵게 함<br>• 구성원의 편견 증가<br>• 협동 파괴, 의사소통 감소 |

### 2) 갈등수준과 집단 효과성

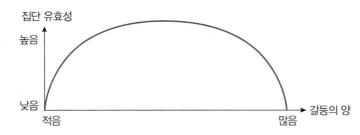

| 갈등과소 | 적정수준 | 갈등과다 |
|---|---|---|
| 적응력 둔화 | 변화지향 | 혼란 · 분열 |
| 획일성 | 창조적, 다양성 | 투쟁, 비협조 |
| 무사안일 | 도전적 | 불안, 위협 |
| 포기 · 침체 | 목표 실천행동 | 목표의식 결여 |

갈등은 둘 이상의 개인, 집단 또는 조직이 상호작용 하는 과정에서 발생할 수 있다. 갈등의 원인에 대한 설명으로 가장 옳지 않은 것은?                                                                20년 서울시

① 갈등은 둘 이상의 서로 다른 행동 주체가 양립될 수 없는 목표를 동시에 추구할 때 발생할 수 있다.

② 갈등은 의사결정의 과정에서 집단 간에 정보의 교환이나 의사소통이 충분히 이루어지지 않을 때 발생할 수 있다.

③ 갈등은 후배가 상관으로 승진하는 경우, 업무나 기술적인 면에서 앞서가는 부하의 지시를 받게 되는 경우 발생할 수 있다.

④ 작업의 상호의존성이 작을수록 과업수행 과정에서 갈등이 발생할 위험이 커진다.

# 3 갈등의 과정

| 과정 | | 개념 |
|---|---|---|
| 1단계 | 전구상태 | 갈등요인이 갈등을 야기시킬 것으로 예상되는 상태로, 주로 목표, 가치관, 태도, 인지 등의 차이, 자원부족, 의사소통장애, 역할의존 등이 있는 상태 |
| 2단계 | 갈등의 지각 | 갈등 상황을 인식하는 상태 |
| 3단계 | 갈등의 느낌 | 갈등으로 인한 스트레스, 불안, 적대감 등 개인이 느끼는 주관적 감정상태 |
| 4단계 | 행위의 표현 | 갈등적 행동이 드러나는 단계로, 공격, 자기표현, 침묵, 경쟁, 토론, 문제해결 등으로 표현 |
| 5단계 | 갈등의 해소/억제 | 갈등이 해소되거나 조절되는 단계로, 문제해결, 동의, 절충, 억제 등의 방법 사용 |

# 4 갈등의 유형

## 1) 갈등의 수준

(1) **개인 내 갈등**: 개인이 서로 양립할 수 없는 가치나 욕구를 동시에 가지고 있을 때 발생하는 갈등
   예 역할 불만족으로 인한 갈등

(2) **개인 간 갈등**: 조직 내에서 개인과 개인의 인간관계에서 발생하는 갈등

(3) **집단 간 갈등**: 조직 내에서 집단 간의 갈등 예) 부서간, 업무단위간 갈등

(4) **조직 간 갈등**: 조직과 조직 간의 갈등 예) 경쟁병원 혹은 노조와의 갈등

정답 ④

## 2) 집단 간 갈등

(1) **계층적 갈등**: 조직 내 수직적인 계층 간에 발생하는 갈등

(2) **기능적 갈등**: 다른 기능을 하는 부서나 집단 간의 갈등

(3) **라인−스태프 갈등**: 라인부서와 전문스탭 부서 간의 갈등

(4) **공식−비공식 집단 간의 갈등**: 공식집단과 비공식 집단 간 갈등

## 3) 수직적 갈등과 수평적 갈등

(1) **수직적 갈등**: 조직 내 수직적 계층 간에 발생하는 갈등 **예** 수간호사와 일반간호사

(2) **수평적 갈등**: 조직 내 동일 수준의 부문 간 발생하는 갈등 **예** 부서 간 갈등

## 4) 경쟁적 갈등과 분열적 갈등

(1) **경쟁적 갈등**: 한 조직에서 여러 집단의 기능이 비슷할 때 발생하며, 관건은 승리에 있고 상대방의 패배에 관심이 없음

(2) **분열적 갈등**: 상호 규칙을 따르지 않고 서로의 승리보다는 상대방의 제거, 정복, 피해를 주는 것이 목적임

## 5) 역할 갈등

한 직위에 양립할 수 없는 기대(역할)가 동시에 주어질 때 발생하는 갈등

(1) **역할기대자 내 갈등**: 역할기대자가 상반되는 메시지를 주거나 서로 배타적인 행동 기대 시

(2) **역할기대자 간 갈등**: 두 명 혹은 그 이상의 역할기대자로부터 서로 상반되거나 배타적인 메시지를 받을 경우

> **예** 간호관리자가 간호업무의 생산성 향상을 위해 업무에 대한 보상계획을 갖고 있다는 것을 공고했지만 동료 간호사들은 냉소적인 태도로 협조하지 않도록 압력을 가할 경우, 관리자와 동료의 서로 다른 역할기대로 인해 갈등.
> 또한 행렬조직 구성원들은 기능부서와 프로젝트 부문의 두 사람 이상의 상관으로부터 지시를 받기 때문에 역할기대자 간 역할 갈등을 경험

(3) **역할 간 갈등**: 개인이 여러 가지 역할을 수행할 때 그 역할이 상반되는 행위를 요구하거나 동시에 여러 가지 역할을 수행해야 할 때

> **예** 가정을 가진 간호부장인 경우 직장인으로서 충실하게 근무할 때 아내와 어머니의 역할을 수행할 시간과 에너지가 부족할 수 있고 아내와 어머니의 역할에 비중을 두게 될 경우 간호부장 역할을 소홀히 할 수 있음

(4) **개인−역할 간 갈등**: 개인−역할 간 갈등(person−role conflict)은 개인의 가치, 욕구, 능력이 역할요구와 부조화를 이룰 때 발생. 요구되는 역할이 개인이 가진 지식과 기술 이상의 수준을 요구할 때 그리고 자신의 가치관에 어긋나는 행위를 요구할 경우 개인은 심한 개인−역할 간 갈등을 경험

## 5 갈등의 수준별 관리

### 1) 개인 간 갈등

#### (1) 원인

| 개인적 요인 | 업무적 요인 | 조직적 요인 |
|---|---|---|
| • 상반된 가치관<br>• 지나친 기대<br>• 미해결된(억압된) 갈등<br>• 타인의 감정을 손상시키는 언행 | • 공동책임의 업무<br>• 무리한 업무마감, 시간적 압박<br>• 애매한 업무처리 기준<br>• 중복된 업무 | • 제한된 자원<br>• 의사소통의 결핍<br>• 조직계층의 복잡성<br>• 산만한 의사결정, 만장일치 요구<br>• 불명확한/비합리적인 정책, 원칙, 규범 |

#### (2) 대처방식(Thomas & Kilmann, 갈등관리유형)

자기만족과 상대방 만족 차원의 조합에 따라 5가지 갈등관리 유형으로 분류

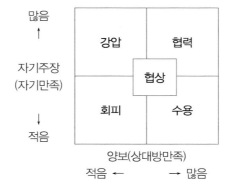

| | 개념 | 장점 | 단점 |
|---|---|---|---|
| 협력형<br>협조형 | 문제의 본질을 집중적이고 정확하게 파악하여 문제해결을 위한 통합적 대안을 도출해 냄<br><br>쌍방승리(win – win) | 문제들을 단편적으로 다루지 않고, 총체적으로 다루므로 장기적 안목에서 그 효력이 발생 | 시간이 오래 걸림 |
| 수용형<br>배려형 | 상대방의 관심이나 이익을 충족시켜 주기 위하여 자신의 관심사를 양보 또는 포기<br><br>lose – win | 협동을 가능하게 해줌 | 중요한 문제를 소홀히 다루면서 일시적 대안에 그침 |
| 강요형<br>강압형 | • 상대방의 입장을 고려하지 않고, 상대방을 압도함으로써 자신의 주장을 관철하는 것<br>• 공식적 권위를 이용한 복종유도, 상대방이 수용하기 힘든 해결책을 제시할 때는 사용 가능하지만, 공개적이고 참여적 분위기에서는 부적합<br><br>일방승리(win – lose) | 신속성 | 상대방의 원망과 분노를 초래 |

| | | | |
|---|---|---|---|
| 회피형 | 직면한 문제를 피하고자 갈등현장을 떠남으로써 자신과 상대방의 관심사를 모두 무시 | | 매우 중요한 문제를 회피해버릴 수 있는 취약점 |
| 타협형 | • 상호 교환과 양보를 통하여 자신과 상대방이 부분적으로 만족을 추구하는 형태로 보편적 해결책에 해당<br>• 특히 외부, 제3자의 개입, 협상 등의 방법을 동원<br>• 타협은 상호간 동등한 힘을 갖거나, 서로 다른 목표를 가질 때 가능 | 보통 민주적 방법으로 사용 | 잦은 타협은 우유부단한 결과를 초래하거나, 창의적 대안모색을 방해할 수도 있으므로 실제 신중히 접근하여야 함 |

[표 5-5] 갈등관리 유형과 상황의 적합성

| 유형 | 적절한 상황 | 부적절한 상황 |
|---|---|---|
| 협력 | • 양측 관심사가 너무 중요하며 통합적인 해결방안을 도출해야 할 때<br>• 양측의 관여를 확보하고자 할 때<br>• 시간의 압박이 거의 없을 때<br>• 모든 관계자가 진지하게 윈-윈할 수 있는 해결방안을 원할 때<br>• 문제가 너무 중요해서 타협할 수 없을 때 | • 가치관 차이로 인한 갈등 |
| 수용 | • 논제가 자신에게는 사소하고 상대방에게 더 중요할 때<br>• 다음 논제에 대한 사회적 신용을 얻을 필요가 있을 때<br>• 상호관계 유지가 이익보다 더 중요할 때<br>• 양보로 어떤 보답을 얻을 수 있을 때 | • 복잡한 문제<br>• 악화된 문제 |
| 강압 | • 신속하고 결단성있는 해결이 필요할 때(제한된 시간 내 문제해결 필요)<br>• 단호한 행동이 결정적으로 필요할 때<br>• 조직을 위해 자신이 분명히 옳다는 것을 알고 있을 때<br>• 공식적 권위를 이용한 복종유도, 상대방이 수용하기 힘든 해결책을 제시할 때<br>• 비용절감이나 규칙 강요와 같은 인기없는 조치를 시행할 때<br>• 희생을 치르더라도 주장을 관철해야 하는 경우<br>• 자신의 이익이 중요하고 인간관계가 덜 중요할 때 | • 공개적 / 참여적 분위기 |
| 회피 | • 논제가 사소하고 다른 논제의 해결이 더 급할 때<br>• 노력에 비해 이득이 적다고 생각될 때(피하는 것이 오히려 이득될 때)<br>• 사람들을 진정시키고 생각을 가다듬게 할 필요가 있을 때<br>• 갈등해결의 적절한 시기가 아니라고 생각될 때 | |
| 타협<br>(협상) | • 복잡한 문제에 대해 잠정적 해결이 필요할 때<br>• 임기응변적 해결이 요구될 때<br>• 동등한 협상력을 가진 상대방과 상호배타적인 목표를 달성하기 위해 노력할 때 | |

(3) 갈등해결을 위한 전략

① 승리 – 패배(win – lose) 전략

㉠ 지위권력, 정신적 · 물리적 권력, 무반응, 다수의 규칙, 다수를 제압하는 소수 지위를 부당하게 통과시키기를 사용함

㉡ 한쪽이 이기는 상황으로 한쪽 팀의 관점, 생각, 의견이 뛰어나고 다른 편의 것은 무시함.
📖 다수결 원칙의 투표

② 패배 – 패배(lose – lose) 전략

㉠ 타협, 중립적 제 3집단에 의해 조정되고, 개별사례의 장점을 고려하는 대신 일반적 규칙에 의거함

㉡ 양쪽 모두 패배하는 상황으로, 갈등이 양쪽 팀이 지는 것으로 끝남
📖 평등하게 나누기, 뇌물 사용하기, 팀의 1/3이 조정하는데 사용 또는 거래하는 전략

③ 승리 – 승리(win – win) 전략

㉠ 의사 결정에 대한 통합적 접근과 합의를 강조함

㉡ 합의과정은 문제 중심, 사실의 집합, 갈등의 유용한 측면의 수용, 자기중심적 행동의 회피를 요구하며, 집단결정은 최상의 개인적 결정보다 더 나음

㉢ 양쪽 모두 해결책을 얻고 모두 수용할 수 있도록 하는 확실한 대안을 갖는 상황으로, 결과는 문제해결, 합의 등으로 나타남

---

🖉 **기출문제 맛 보기**

**상황별로 효과적인 토마스 – 킬만(Thomas–Kilmann)의 갈등 해결전략을 바르게 짝지은 것은?**　23년 지방직

① 자신에게 사소한 사안인 경우 – 경쟁형
② 자신이 옳다고 확신하는 경우 – 회피형
③ 자신보다 상대방에게 더 중요한 사안인 경우 – 수용형
④ 중요한 사안에 대해 통합적 해결책을 찾고자 할 경우 – 타협형

---

## 2) 집단 간 갈등

(1) 원인

① 작업 흐름의 상호의존성(Work flow interdependence)

㉠ 상호의존성: 두 집단이 각각의 목표를 달성하는 데 있어서 상호 간의 협조와 정보의 제공 혹은 협력행위를 요하는 정도

㉡ 한 개인이나 집단의 과업이 다른 개인이나 집단의 성과에 의해 좌우될 때 갈등의 가능성이 커짐 📖 의료팀, 약국, 방사선과 등과 특정 간호단위 간의 갈등

---

정답 ③

② 영역 모호성(Ambiguity over jurisdiction/responsibility)
　　㉠ 조직 내 집단들이 자신들의 역할을 수행함에 있어서 방향이 분명치 못하거나 목표나 과업 또는 책임이 명료하지 않은 상태
　　㉡ 영역 모호성은 집단의 상호작용을 유지시켜 주는 공식적·비공식적 규칙을 붕괴시킴으로써 집단 간에 관할이나 책임을 둘러싼 갈등사태를 발생

③ 권력·지위의 불균형
　　조직 내에서 집단이 행사하는 실질적인 권력과 조직 내에서의 공식적인 지위가 일치하지 않을 때 갈등이 발생

④ 가치의 차이
　　㉠ 집단이 지향하고 있는 가치의 차이로 갈등 발생
　　㉡ 새로운 것을 추구하는 신세대들의 가치와 전통을 중시하는 기성세대들의 가치가 달라 신·구세대 간 갈등이 자주 발생

⑤ 자원의 부족과 분배의 불일치
　　공간, 자금, 설비, 인력 등의 제한된 자원을 확보하려는 집단 간의 치열한 경쟁으로 인해 갈등 야기

⑥ 부문화 정도
　　부문화 정도가 높으면 조직 내 각 부서가 전문화되고 이에 따라 각 부서 간에 벽이 생기고 상호이해의 폭이 좁아지게 되어 갈등을 유발

(2) 갈등의 해결방법
① 대면(confrontation) : 대면으로 서로의 입장을 밝히고 갈등의 원인을 규명하여 해결하려는 방법으로, 관련 정보 교환, 논의, 상호해결책 모색, 직무나 책임의 분담을 재구성
② 공동목표 설정 : 개별적인 집단목표보다 집단 간에 주어진 공동목표를 수행하는 것이 보다 더 중요한 경우 집단 간의 갈등이 있더라도 공동 목표를 위해 서로 의논하고 집단 간의 교류를 갖게 됨으로써 갈등이 해소될 수 있음
③ 자원의 확충 : 자원자체의 규모를 늘림으로써 갈등 해결
④ 제도화 : 직무분석에 의한 합리적 업무분담, 상·벌·승진·보상에 대한 구체적인 규칙
⑤ 커뮤니케이션의 활성화
⑥ 조직구조의 혁신 : 로테이션, 인사교환, 부서 간 또는 업무단위 간의 갈등을 중재·조정해 주는 상급조정자를 두거나 통합·연락·조정을 전담하는 상설 조정기구를 설치
⑦ 상급자의 권한 사용 : 신속히 해결되나, 결과에 중점을 두므로 재발가능성이 높음

(3) 갈등의 조장방법
조직의 성과를 증대시키고 이에 필요한 효과적인 집단행동을 유발시키려면 어느 정도의 갈등을 조장하는 것이 바람직하며, 갈등 유발 변수를 변화시켜 갈등을 유지, 조성함
① 커뮤니케이션 변화 : 억제, 정보과다, 모호한 정보 등
② 조직구조 변화 : 계층 수, 관료적 성격, 리더십의 유형 및 상호의존도 등

③ 개인행동 요인 변화: 역할 부조화 및 지위 불일치 등

④ 외부인력 영입: 외부인력 영입으로 비능률적인 조직의 분위기 자극

⑤ 경쟁심리 자극: 성과에 대한 보상 제공 등

## 6 갈등 해결전략

(1) 다루기 어려운 문제가 발생했을 때 바로 해결한다.

(2) 긴장이 고조될 때까지 중재를 미루지 않는다.

(3) 방어나 반동 작용을 유발하는 행위를 피한다.

(4) 실패를 의미하는 비언어적 의사소통을 관찰한다.

(5) 다른 사람을 대할 때 방어를 감소할 수 있는 존경의 자세로 대한다.

(6) 논쟁을 피하고 구성원들이 감정을 표출할 수 있는 기회를 준다.

(7) 타인의 말을 경청한다.

### 참고 POINT

**[집단 갈등 시 고려해야 하는 원칙]**

(1) 각 집단 간 자존심을 지키며, 갈등을 다루되 인격을 다루지 않는다.

(2) 구성원의 문제를 비난하거나 책임을 탓하지 않는다.

(3) 문제에 관한 구성원 간의 자유스럽고 완전한 토론을 갖도록 한다.

(4) 각 집단의 프리젠테이션 빈도와 기간의 동등성을 유지한다.

(5) 분위기 수용에 있어서 긍정적·부정적인 감정을 전부 표현하도록 장려한다.

(6) 두 집단 모두 서로의 말을 경청한다.

(7) 중요 주제를 인식하고 반복 설명한다.

(8) 다른 사람의 말에 대한 의견을 제시하도록 격려한다.

(9) 참가자가 대안적인 해결책을 찾도록 돕는다.

(10) 계획진행을 철저히 하도록 한다.

(11) 갈등해결에 협력이 필요하다는 긍정적인 생각을 갖게 한다.

# 스트레스 관리

## 1 직무스트레스 개념

### 1) 스트레스

일과 요구에 대한 내적 반응으로, 자기에게 부과된 요구수준과, 이 요구에 부응할 수 있는 자신의 능력 간에 불균형감을 지각할 때 나타나는 생리적, 정신적, 행동적 반응

### 2) 직무스트레스

직무 중 발생하는 스트레스로 정상적인 흐름을 방해하는 내ㆍ외적 사건으로 인한 항상성의 파괴상태

## 2 스트레스 요인

### 1) 직무 스트레스 요인

| 개인요인 | 집단요인 | 조직요인 |
|---|---|---|
| • 역할과중<br>• 역할 모호성<br>• 역할 갈등<br>• 책임감 | • 집단응집력 결여<br>• 집단 내 갈등<br>• 지위ㆍ신분상의 문제 | • 조직분위기<br>• 기술수준<br>• 경영관리 스타일<br>• 조직구조 및 설계<br>• 인사정책 및 보상제도<br>• 업무환경 및 조건 |

### 2) 간호사의 스트레스 요인

#### (1) 근무특성과 관련된 요인

① 교대근무와 휴일 근무

② 전문적 자율성 부족

③ 의료의 한계에 대한 심리적 부담

④ 대상자의 욕구충족을 위한 즉각적인 판단의 요구

⑤ 환자의 고통과 죽음을 다룸

(2) 교대 근무로 인한 간호사의 건강문제

① 일중변동(Circadian rhythm)의 교란으로 생리적 적응의 어려움 초래
② 수면장애, 피로, 식욕부진, 우울 등의 신체적 · 정신적 문제 야기
③ 교대근무 부적응 증후군: 정서장애, 소화기계, 내분비계 및 심맥관계 질환 등을 유발

## 3  직무스트레스의 영향

### 1) 긍정적 효과

(1) 발전의 원동력
(2) 성숙과 발전의 수단

### 2) 부정적 효과

(1) 업무수행 저하
(2) 책임감 감소, 일탈행위 증가, 근무태만
(3) 의사소통 단절, 대인관계 악화, 비능률적 업무관계
(4) 판단 및 의사결정의 과오
(5) 직무만족과 직무몰입 저하
(6) 결근률 증가, 성과 및 생산성 저하

## 4  스트레스 대처 방법

### 1) 개인 차원의 일반적 방법

(1) 항목표 작성: 스트레스의 유형을 확인하여 효과적 전략개발의 기초를 마련
(2) 스트레스를 인생의 일부로 인정하기
(3) 문제 해결적 접근을 택하기
(4) 성장을 위해 스트레스를 이용하기
(5) 자신을 돌보기: 적절한 휴식, 심호흡, 이완요법, 현재 자각을 개발, 규칙적인 활동
(6) 완전히 벗어나기: 스트레스 상황을 잠시 동안 완전히 떠나보는 것

(7) 묵언의 규칙인 절대성과 당위성을 선호로 바꾸어 스트레스 줄이기

(8) 스트레스 해소방안을 사용하기: 긍정적인 단어 사용

(9) 불확실성을 견디는 것을 배우기

(10) 변화를 예상하기: 변화를 예상하는 습관과 안주하지 않는 습관들이기

(11) 유능성 개발하기: 상황에 대처하는 필요한 역량을 준비

(12) 소망을 충족시키기

(13) 갈등을 해소하기

(14) 자신의 가치를 분명히 하기

(15) 과다한 요구를 감소시키기

　　① 우선순위 정하기
　　② 후순위 활동을 제외시킴
　　③ 활동을 덜 복잡하게 만듦
　　④ 요구 예정표 만들기
　　⑤ 비합리적인 요구는 거절함
　　⑥ 자기 부과적 요구를 감소시킴
　　⑦ 투쟁의 대상을 신중하게 선택

## 2) 조직 차원의 간호사 스트레스 관리방안

(1) 간호사의 스트레스 수준 파악 및 적정 수준의 제고

(2) 직무분석과 직무설계

　　• 직무분석으로 역할 불확실성 및 역할모호에서 오는 스트레스 감소
　　• 직무충실화 및 직무확대 등으로 흥미와 성취감 증진시켜 직무만족도 향상

(3) 분권화, 참여적 관리: 개인의견 반영기회 제공하고, 필요한 의사결정을 하도록 권한 위임

(4) 적정 수준의 간호인력 확보와 업무량 감소

(5) 공정한 인사관리와 적재적소의 배치 실현

(6) 능력개발과 성장기회 제공: 체계적인 교육훈련과 경력개발

(7) 보상체계의 개선을 통한 공정한 보상

(8) 개방적 의사소통 실시

(9) 물리적 업무환경의 개선

(10) 간호업무의 지원체계 개선

(11) 간호사를 위한 지지집단의 구축과 상담 제도의 마련

(12) 간호관리자의 리더십과 관리능력 개발

(13) 스트레스 수용능력 개발: 스트레스 관리방법 교육훈련 및 상담

# 단원확인문제

**01.** 지휘기능과 관련이 먼 것은?

① 지도, 조정, 감독하는 관리활동이다.
② 조직원들의 의사소통을 원활하게 하고 갈등을 관리해주는 기능이다.
③ 구성원들이 자신의 능력을 발휘하면서 조직 내에 남아있도록 유지하는 기능이다.
④ 조직의 목적을 효과적으로 실현하기 위한 집단행동을 통솔하는 기능이다.

**02.** 관리자와 리더의 특성을 나타낸 것 중 옳은 것은?

① 리더는 "언제, 어떻게" 라고 묻지만 관리자는 "무엇을, 왜" 라고 묻는다.
② 리더는 좁은 시야를 갖고 관리자는 장기적인 전망을 갖는다.
③ 리더는 현상을 그대로 받아들이고 관리자는 극복하려 한다.
④ 리더는 새롭게 혁신하고 관리자는 임무 그대로 경영한다.

**03.** 3원론적 행동에 대한 설명 중 옳지 않은 것은?

① 민주형은 위기상황에 대한 신속 대응이 용이하다.
② 지식, 경험이 미숙한 구성원에게 전제형이 유용하다.
③ 민주형은 명령보다는 조언을 통한 인간관계와 팀워크를 중시한다.
④ 구성원의 업무수행 능력과 전문적 자주성이 높을 때 자유방임형이 유용하다.

**04.** A병동에서 피들러의 상황이론을 적용하여 상황의 호의성을 조사하였다. 조사 결과 상황의 호의성이 매우 낮은 것으로 나타났다면, 어떤 리더가 적절한가?

① 관계 지향적 리더
② 높은 과업 높은 관계를 갖는 리더
③ 과업 지향적 리더
④ 높은 지시 낮은 지원을 갖는 리더

**05.** 하우스와 미첼의 경로목표이론에서 제시한 리더십 유형에 대한 설명으로 옳지 않은 것은?

① 부하직원이 자신감이 부족할 경우 후원적 리더십을 통해 목표달성을 위한 자신감을 증가시켜준다.

② 과업이 비도전적일 경우 성취지향적 리더십을 통해 높은 목표를 설정하여 성과를 상승시킨다.

③ 능력은 낮고 의지는 높은 구성원에게 설득적 리더십을 통해 설명하고 의견제시의 기회를 제공하여 팀 정신을 촉구한다.

④ 보상이 부적절할 경우 참여적 리더십을 통해 부하직원의 요구에 맞도록 보상 재설계하여 만족도를 향상시킨다.

**06.** C병원 간호부장은 병동별로 구성원의 능력과 동기를 조사하여 그 상황에 적합한 리더를 배치할 계획이다. 어느 이론에 근거한 계획인가?

① 맥클랜드의 성취동기이론          ② 아지리스의 성숙 미성숙이론

③ 피들러의 상황적합성이론          ④ 허쉬와 블랜차드의 상황이론

**07.** 현대 사회는 조직의 경쟁력 확보를 위해 구성원 스스로의 자발적 참여와 헌신이 중요한 시기로, 구성원 각자가 변화와 성장을 위해 자신에게 스스로 동기부여하면서 영향력을 행사하는 리더십이 절실하다. 이는 무슨 리더십인가?

① 슈퍼 리더십                      ② 셀프 리더십

③ 팔로워십                          ④ 공유 리더십

**08.** 거래적 리더십과 변혁적 리더십에 대한 설명으로 옳은 것은?

① 거래적 리더십은 일반적으로 반복적이고 기대된 성과의 수준이 측정될 수 있는 상황에서 효과적인 방법이다.

② 변혁적 리더십 과정은 부하의 욕구를 인식하여 부하들이 노력을 기울일 때 이러한 욕구가 어떻게 충족될 것인지 명확히 한다.

③ 변혁적 리더십은 부하들이 원하는 보상을 얻기 위해 무엇을 해야 하는지 인식하고 부하들의 역할을 명확히 한다.

④ 변혁적 리더십에서 리더는 부하가 문제해결을 하기 위한 구체적 방법을 알려준다.

**09.** 변혁적 리더십을 설명한 내용 중 옳지 않은 것은?

① 질문을 통해 부하들이 스스로 해결책을 찾도록 격려하거나 함께 일함
② 현상과 너무 괴리되지 않은 목표를 지향
③ 장기적 전망, 부하들에게 장기적 목표를 위해 노력하도록 동기부여
④ 변화적이고도 새로운 시도에 도전하도록 부하를 격려함

**10.** 동기부여이론 중 욕구가 행동으로 전환되는 과정을 제시한 이론이 옳게 조립된 것은?

| | |
|---|---|
| ㄱ. 욕구단계이론 | ㄴ. 기대이론 |
| ㄷ. 2요인론 | ㄹ. 공정성 이론 |

① ㄱ, ㄴ, ㄷ         ② ㄱ, ㄷ
③ ㄴ, ㄹ             ④ ㄴ, ㄷ, ㄹ

**11.** 다음 중 ERG이론에 대한 설명이 옳은 것은?

① 맥그리거의 이론으로, 매슬로우의 욕구단계이론보다 탄력적이고 개인차를 인정했다.
② 욕구단계는 계층구조를 형성하고 있으며 저차원의 욕구를 충족해야 고차원의 욕구를 충족시킬 수 있다.
③ 고차원의 욕구가 좌절되면 그보다 낮은 하위욕구의 중요성이 커진다.
④ 관리에 적용하기 위해서는 직무내용적인 요소를 개선하고 불만족을 초래하는 요인을 감소시킨다.

**12.** 허츠버그의 2요인론 이론(동기-위생이론)에서 위생요인에 속하는 것은?

① 직무자체           ② 성취감과 인정감
③ 작업조건           ④ 승진과 보상

**13.** 맥클랜드의 성취동기 이론에 대한 설명이다. 그 설명이 적절치 않은 것은?

① 인간의 욕구를 친교욕구, 권력욕구, 성취욕구 등으로 분류하였다.
② 성취욕구는 훈련을 통해서 증대될 수 있다.
③ 성취욕구가 강한 사람은 높은 성과를 얻기 위해서 다소 쉬운 과업을 선호한다.
④ 간호사의 선발, 배치와 업무분담에 활용할 수 있다.

**14.** 브룸의 기대이론을 적용하여 간호관리자가 간호사의 동기를 유발시키려고 할 때 동기요소에 해당하지 않는 것은?

① 기대(Expectancy)
② 유의가(Valance)
③ 수단성(Instrumentality)
④ 목표설정(Goal setting)

**15.** 다음은 공정성 이론에 대한 설명이 옳지 않은 것은?

① 관리에 적용하는 방법은 구성원 선발 배치 시에 개인적 욕구에 적합한 업무를 할당한다.
② 인간은 지각된 불공정성을 감소시키는 방향으로 동기가 작용한다.
③ 자신의 노력의 결과로 얻어지는 보상을 다른 사람과 비교하여 느끼는 공정성에 따라 행동동기가 영향을 받는다.
④ 업무성과를 공정히 평가하고 성과와 보상이 합치되도록 노력한다.

**16.** 다음 중 동기부여이론을 관리에 옳게 적용한 것은?

① 성취동기이론에 기초하여, 직무내용과 직무환경을 개편한다.
② XY이론에 기초하여, 분권화, 참여적 관리 등 민주적인 관리전략을 채택한다.
③ 욕구단계이론에 기초하여, 성장욕구가 충족되지 않은 경우에는 관계욕구를 충족시켜 준다.
④ 기대이론에 기초하여, 업무성과를 공정하게 평가하고 평가된 성과와 보상이 합치되도록 한다.

**17.** 성공적인 임파워먼트를 위한 개발전략이 아닌 것은?

① 명확한 비전과 원칙을 제시하고 혁신활동을 지원한다.
② 정보를 공개하고, 책임을 부여한다.
③ 개인 차원의 동기부여를 통해 조직을 개발하는 전략이 우선적이다.
④ 실패에 대해서는 처벌보다 무엇을 배웠는지를 중시한다.

**18.** 조직 내 의사소통의 유형에 대한 설명으로 옳지 않은 것은?

① 조직 내에서 정보나 의사를 전달하는 경우 일방적 의사소통이 될 수 있다.
② 감염관리 위원회와 병동 수간호사 간의 의사소통은 수평적 의사소통이다.
③ 하향적 의사소통방법에는 명령, 편람, 직무기술서, 게시판, 구내방송, 기관소식지 등이 있다.
④ 상향적 의사소통은 직원의 참여를 허용함으로써 직원의 만족과 동기부여를 도모하는 방법이 될 수 있다.

**19.** 아래의 특성을 지닌 의사소통 네트워크 유형은?

> • 권한의 집중도가 아주 낮다.
> • 의사결정의 속도가 빠르고 집단의 만족도가 높다.
> • 브레인스토밍과 같은 집단의사결정 시 사용된다.

① 완전연결형                    ② Y형
③ 수레바퀴형                    ④ 원형

**20.** 갈등의 순기능과 역기능에 대한 설명 중 옳은 것은?

① 갈등 시는 역기능이 많으므로 될 수 있으면 회피한다.
② 갈등이 과다하면 무사안일하고 침체되는 역기능이 있다.
③ 집단 간 갈등 시 집단응집력이 증가하고 과업지향성이 강화되는 것은 순기능이다.
④ 생동감 있는 조직이 되게 하거나 창의성을 부여하여 조직발전을 꾀하는 것은 순기능이다.

**21.** 다음 상황에 적합한 갈등 대처방식은 무엇인가?

> • 상호관계 유지가 보다 중요할 때
> • 논제가 자신에게는 사소하나 상대방에게 더 중요할 때
> • 다음 논제에 대해 신뢰를 얻을 필요가 있을 때

① 회피형          ② 수용형
③ 타협형          ④ 강압형

**22.** 집단 간 갈등의 원인으로 맞지 않는 것은?

① 한 개인이나 집단의 과정이 다른 개인이나 집단의 성과에 의해 좌우될 때
② 조직이 성장하고 발전함에 따라 각 부, 과 또는 업무단위가 통합될 때
③ 부서간의 권력이나 지위, 가치의 차이
④ 조직 내의 자원의 부족과 자원 분배의 편중

**23.** 간호사를 위한 조직 차원의 스트레스 관리방안에 대한 설명으로 틀린 것은?

① 간호관리자의 리더십과 관리능력을 개발한다.
② 물리적 업무환경을 개선한다.
③ 간호업무의 지원체계를 개선한다.
④ 중앙집권화와 지시적 관리방법을 실시한다.

**24.** 현대사회에서 의료진의 역할은 고도로 전문화, 복잡화되어 가고 있어 협력과 조정활동이 매우 중
요하다. 이와 관련된 방법이 아닌 것은?

① 업무내용을 프로그램화하거나 절차를 정해 업무과정을 표준화한다.
② 가능하면 의료진들이 비공식적 의사소통을 통해 상호조정 활동을 한다.
③ 업무분담을 보다 세분화하여 기술과 전문성을 증진시킨다.
④ 업무를 수행하기 위한 방법과 함께 기대성과를 구체화한다.

## 정답 및 해설 Answers & Explanations

**01 정답 ③**
③는 인적자원관리의 유지관리이다.

**02 정답 ④**
관리자는 주어진 임무에 초점을 두나, 리더는 그것에 도전하는 특성을 가진다.

**03 정답 ①**
민주형은 위기상황에 대한 신속 대응이 어려운 것이 단점이다.

**04 정답 ③**
피들러의 상황이론에서 상황의 호의성이 아주 높거나 낮은 경우에는, LPC점수가 낮은 과업중심형 리더가 적합하다.

**05 정답 ③**
설득적 리더는 허쉬와 블랜차드의 상황적 리더십 이론이다.

**06 정답 ④**
구성원의 능력과 동기는 구성원의 성숙도이며 이는 허쉬와 블랜차드의 리더십 이론의 상황변수이다.

**07 정답 ②**
구성원 스스로를 리드해 나가면서 영향력을 행사하는 리더십은 셀프 리더십의 개념이다.

**08 정답 ①**
②, ③, ④는 거래적 리더십에 대한 설명이다.

**09 정답 ②**
변혁적 리더십은 보통보다 높은 이상적인 목표를 지향한다.

**10 정답 ③**
욕구가 행동으로 전환되는 과정 즉, 사람이 어떻게 동기부여되는가를 밝힌 이론은 과정이론이며, 기대이론과 공정성 이론이 포함된다.

**11 정답 ③**
ERG이론은 알더퍼의 이론이며, 반드시 저차원의 욕구를 충족해야 고차원의 욕구를 충족시킬 수 있는 것이 아니다. ④는 허츠버그의 동기위생이론의 관리전략이다.

**12** 정답 ③
- **동기요인**: 성취, 인정, 직무자체, 책임감, 승진과 보상
- **위생요인**: 감독자, 작업조건, 인간관계, 임금과 안정고용, 회사정책과 경영방식

**13** 정답 ③
맥클랜드의 성취동기이론에 의하면, 성취동기가 강한 사람은 어느 정도의 위험성이나 난이도가 내포된 업무를 선호한다.

**14** 정답 ④
④는 로크의 목표설정이론에 해당한다.

**15** 정답 ①
①은 성취동기이론을 관리에의 적용하는 방법이다.

**16** 정답 ②
①은 동기위생이론, ③은 ERG이론, ④는 공정성이론에 기초한다.

**17** 정답 ③
임파워먼트는 개인 차원의 동기부여를 넘어 집단과 조직 차원까지 통합적으로 발전시키는 것이다.

**18** 정답 ②
스탭인 감염관리위원회와 라인인 병동 수간호사와의 의사소통은 대각적 의사소통이다.

**19** 정답 ①
일정한 규칙이 없이 구성원 전체가 자유롭게 의사소통하는 브레인스토밍은 완전연결형이다.

**20** 정답 ④
① 현대적 관점에서는 건설적 갈등은 필요하다고 보며, 적정수준의 갈등을 유지하도록 관리한다. ② 무사안일과 침체는 갈등이 과소한 경우에 해당한다. ③은 집단 간 갈등의 역기능이다.

**21** 정답 ②
이 상황은 양보를 통해 보답을 얻을 수 있는 상황에 해당하며, 수용형이 적합하다.

**22** 정답 ②
집단 간 갈등의 원인은 작업흐름의 상호의존성, 영역의 모호성, 권력, 지위, 가치의 차이, 자원의 부족과 분배의 불일치, 조직 내 각 부서의 부문화의 진전, 전문화이다.

**23** 정답 ④
중앙집권화와 지시적 관리방법보다는 분권화와 참여적 관리방법의 실시가 스트레스 관리에 효과적이다.

**24** 정답 ③
③은 분업 및 전문화를 추진하는 방법이며 이는 조정활동을 더욱 필요로 한다.

# PART 06

# 통제

# 통제의 이해

## 1 개념

(1) 조직이 목표를 달성하고 있는가를 확인하는 기능이다.

(2) 목표를 위한 활동이 계획한대로 실시되었는가를 확인하고, 계획과 실제로 실시한 것 간에 차이가 있다면 이를 교정하여 최소화하는 관리활동이다.

(3) 통제는 표준을 설정하고, 업무수행을 측정하고, 그 결과를 보고하고 교정을 취하는 것이다 (Marriner-Tomey).

(4) 통제는 관리의 모든 과정을 통해 수행되며, 지휘기능의 연속선상에 있다.

(5) 통제는 특히 기획과 밀접한 관계가 있으며, 통제활동의 기준은 기획단계에서 설정한 목표가 된다.

## 2 통제의 필요성

### 1) 조직의 목표 달성

통제의 궁극적인 목적은 조직의 목표를 달성하기 위함이다.

### 2) 의료환경의 변화에 따른 불확실성

현대 의료환경은 급변하고 있으며, 조직이 이러한 예측하기 어려운 변화에 신속하게 대응하도록 수립된 계획의 타당성을 확인하고 목표와 계획을 수정할 수 있는 통제기능이 필요하다.

### 3) 조직규모의 대형화에 대처

의료조직의 규모가 대형화되고 조직구성원의 활동과 역할이 다양해짐에 따라 조직의 목표와 조직구성원의 목표가 일치하지 않을 수 있으므로 조직의 목표 달성을 위해 구성원들의 수행을 효과적으로 통합하고 조정할 수 있는 공식적인 통제시스템이 필요하다.

### 4) 권한 위임과 분권화의 확대

의료조직의 규모 확대는 분권화와 다양한 권한위임을 수반하게 되었고, 상위관리자가 이를 관리하기 위해서는 통제 장치를 필요로 한다.

### 5) 인간능력의 한계

모든 인간은 오류나 실수를 범할 가능성이 있고, 관리자가 조직구성원의 실수를 모두 통제할 수 없으므로 통제 기능을 이용하여 시정조치를 취하여야 한다.

### 6) 비용효과적인 의료관리의 필요성 증대

의료수요의 증가와 의료비 상승으로 의료기관 스스로 효율성과 효과성에 대한 요구의 증대로 통제가 필요하며, 통제기능은 낮은 질로 인해 발생하는 비용을 줄이게 한다.

### 7) 외부 평가의 강화

의료기관 인증제도 등 외부의 평가는 의료기관 스스로의 비용과 질 관리에 대한 통제기전을 강화하도록 하였다.

## 3  통제의 원칙

(1) 특수상황에 맞게 설계되어야 하며 활동 상태를 반영함

(2) 작업의 초기와 각 중요시점에 모니터링 체계를 가동함

(3) 융통성 있는 대안이 마련되어 유연한 통제가 되어야 함

(4) 잠재적, 실제적 차이는 시정조치가 취해질 수 있도록 신속히 보고되어야 함

(5) 조직문화에 알맞은 체계여야 함

(6) 경제적이면서, 미래지향적이어야 함

(7) 업무의 책임소재를 확인하고, 교정행동이 가능해야 함

(8) 이해가능한 통제여야 함: 관련자들이 통제이유, 통제방법, 수치의 의미, 결과활용 용도를 이해

(9) 객관적이고 정확한 통제기준을 마련하여 목적적이어야 함

(10) 계획을 반영해야 함: 계획에 따라 적절한 통제시스템을 사용해야 함

## 4 통제의 실효성을 높이기 위한 고려사항

(1) **즉시성**: 계획과 실행 간의 차이에 대해 즉각적으로 통제해야 함

(2) **적량성**: 과도한 통제는 업무활동의 위축, 사기저하, 반발심을 야기함

(3) **인간적 접근**: 계획과 실행 간의 차이에 대해 그 원인이나 시정수단을 강구할 때, 감정적 노출을 삼가고, 나타난 사실과 인간적 상황을 존중하고, 부하직원의 애로와 고충 해결을 위해 원조

(4) **비교성**: 통제상 활용되는 모든 숫자나 보고가 수행기준과 비교될 수 있는 것이어야 함

(5) **적용성**: 상황 변화에 따라 불필요하게 된 통제수단은 과감하게 배제해야 함

(6) **적응성**: 통제대상이 되는 업무의 성질과 상황에 알맞은 통제수단과 방법을 고려해야 함

(7) **융통성**: 계획의 변경이나 예기치 않은 사태의 발생 시에도 적용될 수 있어야 함

(8) **예외적 관리**: 관리자는 보조자에게 보고서를 작성 검토하게 하고 자신은 예외적이거나, 큰 의의를 가진 차이, 새로운 행동을 요하는 영역에만 관심을 집중함

## 5 통제의 역기능 행동: Rhode & Lawler

(1) 경직된 관료적 행동

(2) 주어진 목표만 중시하는 단기적 전략적 행동

(3) 사실을 왜곡한 조작된 자료보고

(4) 불합리하거나 공평하지 못할 때 나타나는 저항적 행동

- 과잉통제, 부적절한 표준, 비효율적인 보상, 책임소재에 대한 불만

## 6 통제의 과정

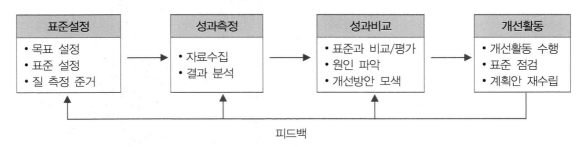

[그림 6-1] 통제 과정

### 1) 표준 설정

통제활동의 기준이 되는 구체적인 표준을 설정하는 단계

(1) 업무수행의 질을 측정하는 데 사용되는 준거

(2) 진행과정의 수단, 완료시기, 책임소재, 업무의 한계점 등을 포함해야 함

(3) 구체적이며 계량적으로 표현해야 함

(4) 산출된 업무의 양이나, 예산, 활동 시간, 목표달성 소요 시간 등의 세부지표로 표현

(5) 타당성 있게 설정함: 조직의 목표, 정책, 절차, 간호실무표준, 복지부 기준 등과 일치

### 2) 업무성과의 측정

필요한 행동수정을 목적으로 환자에게 제공된 간호에 대한 자료 수집을 통해 결과를 측정하고, 간호목적이 달성되는 정도를 측정하는 단계

(1) **측정방법**: 개인적 관찰, 통계적 보고, 구두보고, 서면보고

(2) **측정항목**: 구성원들의 생산성, 결근율, 이직율, 만족도 등

(3) **측정시점**: 동시, 사후 측정

### 3) 표준과 성과의 비교

객관적으로 수집된 자료를 표준과 비교하여 그 차이를 발견하는 과정

### 4) 수정활동(개선활동)

(1) 표준이 성취되었을 때는 보상 등의 동기부여가 필요하고, 더 이상의 수정활동은 필요하지 않음

(2) 목표가 성취되지 못하였을 때는 표준을 교정하거나 행동수정을 위한 활동이 일어나야 함

(3) **예외 경영의 원칙**: 표준에서 크게 벗어난 상황에 대해서만 특별히 관심과 노력을 집중해서 처리해야 하는 것

## 7 통제기법

### 1) 재무적 통제

자금의 조달과 운용에 대한 관리를 말함

(1) **비용효과분석(CEA)**: 투입은 화폐단위, 산출은 비화폐단위인 경우 **예** 간호사업

(2) **비용편익분석(CBA)**: 투입과 산출 모두 화폐단위인 경우

(3) **예산평가**: 예산이란 조직의 목표를 달성하기 위해 계획을 수행할 제반 활동에 대하여 숫자로 나타낸 것으로, 예산평가는 여러 가지 예산편성기법을 포함

### 2) 관리감사제도

전체시스템과 하위시스템을 검토함으로써 조직의 목적성취도, 능률성, 공익성을 평가하는 제도

(1) 효율적인 관리체계

(2) 질 관리

### 3) 인적자원 회계

조직구성원을 인적자원회계로 보는 관점으로, 직원들의 기술, 능력, 사기 등을 자산으로 고려

(1) 인력정책

(2) 성과평가

(3) 교육훈련을 통한 직원들의 능력개발 수준

(4) 직원훈육

---

🖊 **기출문제 맛 보기**

간호조직에서 통제기능의 필요성으로 가장 옳지 않은 것은?　　　　20년 서울시

① 권한위임과 분권화의 확대
② 조직 구성원들의 실수 및 오류 발생 가능성
③ 간호인력의 업무수행 능력 개발
④ 외부 평가의 강화

---

정답 ③

## 1 질 관리

환자에게 전달되는 서비스를 조절, 감시, 평가하는데 이용되는 행위로, 설정된 표준이나 기준 또는 규격에 잘 맞도록 관리하는 것

## 2 질(Quality)의 개념

### 1) 질의 개념

(1) 질(Quality)

① 어떤 사물의 유용성, 내용의 좋고 나쁨, 가치, 등급, 속성들을 의미하는 것
② 제품이나 서비스가 설정된 표준이나 기준 또는 규격에 얼마나 잘 맞는지 측정한 것

(2) 의료의 질

의료서비스의 모든 과정에서 자원의 투입과 그로 인해 발생되는 이익이 균형을 이룬 상태에서 환자의 건강과 만족을 가장 높은 수준으로 유지시킬 수 있는 상태(도나베디언)

(3) 간호의 질

양질의 간호실무에 대한 표준과 기대되는 결과의 일치 정도

### 2) 의료의 질 구성요소

| 구성요소 | 개념 |
|---|---|
| 효과성 | • 건강수준 향상에 기여한다고 인정된 의료서비스의 수행정도<br>• 바람직한 의료서비스 결과의 산출정도로, 올바른 산출과 관련된 개념 |
| 효율성 | • 자원의 효율적 활용정도<br>• 최소의 자원 투입으로 최대의 건강수준을 얻을 수 있는 정도 |
| 기술수준 | • 서비스의 기술적 수준 |

| 접근성 | • 시간, 거리, 비용 등의 요인에 의해 의료서비스의 이용에 제한을 받는 정도<br>• 지리, 경제 등의 측면에서 쉽게 의료서비스를 이용할 수 있는 정도 |
|---|---|
| 가용성 | • 필요한 서비스를 제공할 수 있는 여건의 구비 정도 |
| 적정성 | • 건강개선과 그 건강 개선을 얻는 비용간의 균형<br>• 비용에 대한 상대적인 의료의 효과 또는 편익에 대한 적절성 |
| 합법성 | • 윤리적 원칙, 가치, 규범, 풍속, 법 등 사회의 선호도에 대한 순응 |
| 지속성 | • 의료서비스의 시간적, 지리적 연결정도와 상관성 |
| 적합성 | • 대상 인구집단의 요구에 부응하는 정도<br>• 인구집단의 요구와 이용 가능한 서비스와의 관계 |
| 형평성 | • 보건의료의 분배와 주민혜택에서의 공정성을 결정하는 원칙에 대한 순응 정도 |
| 이용자 만족도 | • 의료서비스에 대한 이용자의 판단<br>• 환자나 가족의 요구, 기대에 대해 충족되는 정도 |
| 수용성 | • 의료의 효과에 대한 환자와 환자가족의 기대 |
| 쾌적한 환경 | • 편리하고 안락한 의료 환경 |

📎 기출문제 맛 보기

1. 요통환자가 많은 지역사회에서 요통전문병원을 개원하였다면, 의료의 질(Quality) 구성요소 중 어느 것에 해당하는가?                    19년 서울시

① 가용성(availability)  ② 적합성(adequacy)  ③ 적정성(optimality)  ④ 효율성(fficiency)

2. 다음에 해당하는 의료 질의 구성요소는?                    22년 지방직

> 병동에서 수술 후 제공된 간호서비스가 환자의 요구에 부합되는지를 평가한다.

① 적합성(adequacy)  ② 효율성(efficiency)  ③ 지속성(continuity)  ④ 접근성(accessibility)

3. 〈보기〉에 해당하는 의료의 질 구성요소로 가장 옳은 것은?                    22년 2월 서울시

> 〈보기〉
> • 건강수준의 향상에 기여한다고 인정된 의료서비스의 수행 정도
> • 업무가 인간에게 미치는 영향, 목표의 적절성, 장기적 결과 등으로 산출

① 효율성(efficiency)  ② 접근성(accessibility)  ③ 가용성(availability)  ④ 효과성(effectiveness)

정답  1. ②  2. ①  3. ④

## 3 질 관리 관련개념

### 1) 질 보장(Quality Assurance): 질 평가가 강조

(1) 표준에 따라 서비스를 제공하는 기관의 노력이나 능력을 의미

(2) 양질의 간호를 제공하기 위하여 간호의 효율성과 질을 평가하고 문제를 해결하기 위한 일련의 체계적 과정을 말하며, 우수한 표준과 기준을 설정하고 비교, 평가한 후 평가 결과를 근거로 개선, 계획 및 추후 관리함으로써 간호의 질을 보장하는 것

### 2) 질 향상(Quality Improvement): 질 향상이 강조

(1) 의료의 질 평가를 기반으로 문제가 없더라도 의료서비스의 질을 지속적으로 향상시키기 위한 활동

(2) 질 보장은 '평가' 의미가 함축되어 있고, 이에 반해 질 향상은 '향상'의 의미가 강조되어 있음

(3) 질 보장(QA)보다 질 향상(QI)을 더 사용하는 추세. 질 향상은 진료를 포함한 모든 의료서비스를 개선 대상으로 하며, 서비스 제공의 전 과정을 개선하는 것이 목적. 질 향상은 전 조직 구성원의 참여, 변화와 관리를 강조하고 의료소비자 중심의 서비스 제공에 초점을 두는 개념으로 발전함에 따라 총체적 질 관리나 지속적 질 향상이라는 용어로 점차 사용되고 있음

### 3) 총체적 질 관리(Total Quality Management, TQM) / 지속적 질 향상(CQI)

(1) TQM은 데밍Deming에 의하여 개발된 철학

(2) 질 보장(QA)은 기존에 설정된 기준에 부응하는 것을 목표로 하고 있으나, 총체적 질 관리(TQM)는 기존에 설정된 기준 이상으로 지속적인 질 향상(CQI)을 추구하는 기법

(3) TQM은 의료서비스가 제공된 후가 아닌 서비스가 제공되는 동안 낮은 수준의 질을 제거함으로써 조직이 수행 및 성과를 개선시키는 것을 도와주는 관리활동

(4) 조직 전체가 고객의 만족에 부응하고 고객의 기대를 충족시키기 위하여 더 나은 서비스를 제공할 수 있도록 지속적인 질 수준의 향상을 꾀하고 전 조직구성원의 참여를 유도 하는 체계적인 과정

(5) TQM은 계획(plan)-시행(do)-점검(check)-실행(act)의 순환적 관리 기법에 기초한 끝이 없는 과정이기 때문에 조직 내의 모든 사람과 모든 일들은 계속적으로 개선노력의 대상이 됨

(6) 모든 문제는 예방적, 전향적으로 접근하여 위기관리가 불필요하도록 하여야 함

[표 6-1] 질 보장(QA)와 총체적 질 관리(TQM)의 비교

| 특징 | 질 보장(QA) | 총체적 질 관리(TQM) |
|---|---|---|
| 목표 | • 환자진료의 질 향상 | • 환자를 포함한 모든 고객에 대한 모든 서비스와 진료결과의 질을 개선 |
| 목적 | • 문제의 발견과 해결<br>• 특정범위를 벗어난 결과를 초래한 개인과 특별한 원인을 규명 | • 문제가 확인되지 않더라도 지속적인 질 향상의 추구가 목적<br>• 주로 특정원인보다 일상적 원인에 보다 더 주목함 |
| 범위 | • 임상의료의 과정 및 결과<br>• 환자에게 취해진 활동 | • 임상, 비임상을 모두 포함한 과정 및 방법이 대상<br>• 진행과정의 개선을 위해 취해진 모든 활동 |
| 리더십 | • QA위원, 임상 리더, 임상 각 과장 | • 모든 임상 및 비임상부서의 리더 |
| 초점 | • 임상 진료과별 수직적인 검토<br>• 표준에 미달하는 사람들을 교육, 감사<br>• 결과를 중시 | • 결과에 영향을 주는 모든 진행과정과 사람들을 향상시키도록 수평적으로 초점을 두고 검토<br>• 소수의 미달부분이 아닌 모든 사람의 업무수행을 개선<br>• 과정을 향상시키기 위한 예방과 계획<br>• 과정과 결과를 중시 |
| 고객의 요구 사항 | • 고객은 전문 의료인과 감시기구<br>• 환자가 대상<br>• 전문의료인에 의하여 설정된 기준과 표준 | • 고객은 환자, 전문의료인, 감시기구<br>• 모든 사람이 고객<br>• 고정된 표준은 없으며, 고객과 전문의료인에 의하여 지속적으로 향상되는 기준 설정 |
| 방법 | • 의무기록 감사<br>• 명목집단 기법<br>• 지표 모니터링 | • 지표의 모니터링과 자료 이용<br>• 브레인스토밍<br>• 흐름도, 체크리스트, 히스토그램, 파레토차트, 런차트, 관리도 |
| 참여자 | • QA 프로그램에 임명된 위원<br>• 제한된 참여 | • 전체 직원의 참여<br>• 과정에 관여하는 모든 사람 |
| 결과 | • 측정과 추적 포함<br>• 지적된 소수의 개인의 성과 향상<br>• 방어적 자세 | • 측정과 추적 포함<br>• 과정에 참여한 모든 개인의 성과 향상<br>• 과정에 중점 |
| 지속적인 활동 | • 역치/표준에서 이탈한 것 감시<br>• 특별한 원인에 의한 이탈이 있을 경우 유지 | • 지속적으로 표준을 개선<br>• 특별한 원인 또는 공통된 원인의 이탈이 있을 때 유지 |

## 4) 업무성과 향상(Performance Improvement)

성과 향상, PI은 의료의 질 개념이 의학적 측면에 치우쳐 있고, 질이란 개념이 다소 모호하다는 반성에서 조직 전체의 질 향상이라는 좀 더 넓은 의미와 보다 손에 잡히는 이해가 용이한 성과라는 개념으로 접근하는 방법. 현대에 와서 질 향상은 주로 성과 향상으로 언급하는 경우가 많아 이를 의료의 질 향상의 개념과 동일하게 봄

🖉 기출문제 맛 보기

1. 질 보장(quality assurance)과 총체적 질 관리(total quality management)에 대한 설명으로 옳지 않은 것은? 　17년 지방직

① 질 보장의 목적은 특정범위를 벗어난 결과를 초래한 개인과 특별한 원인을 규명하는 것이다.
② 질 보장은 예방과 계획보다는 감사를 중요하게 여기고 결과중심적이다.
③ 총체적 질관리의 목적은 문제가 확인되지 않더라도 지속적인 질 향상을 추구하는 것이다.
④ 총체적 질관리의 영역은 임상의료의 과정 및 결과, 환자에게 취해진 활동에 국한한다.

2. **전통적 질 관리(QA)와 비교하여 총체적 질 관리(TQM)의 특징으로 가장 옳은 것은?**　22년 2월 서울시

① 특정범위를 벗어난 결과를 초래한 개인과 특별한 원인을 규명한다.
② 문제의 해결보다는 지속적인 질 향상에 목적을 둔다.
③ 활동범위의 참여자는 의료진을 제한한다.
④ 환자 진료의 질 향상에 목표를 둔다.

3. **의료기관의 총체적 질 관리(TQM)에 대한 설명으로 옳지 않은 것은?**　24년 지방직

① 임상 부서뿐만 아니라 비임상 부서도 참여하여야 한다.
② 질이 낮은 의료서비스에 초점을 둔 문제해결 활동이다.
③ 통계 자료와 분석 도구를 이용하여 질 관리의 단서를 찾는다.
④ 직무 수행의 결과뿐만 아니라 그 과정을 향상시키고자 노력한다.

정답　1. ④　2. ②　3. ②

## 4 질 관리의 일반적 원칙

### 1) 고객에 초점
(1) 외부고객과 내부고객 모두에게 초점을 맞춤
(2) 프로세스 업무단계별로 고객이 누구인지, 고객이 기대하는 바가 무엇인지 파악하여 이를 충족시키기 위한 방법을 찾기 위해 노력해야 함

### 2) 프로세스와 시스템을 관리
(1) 개인의 문제발생보다는 프로세스와 시스템으로 인한 문제의 발생원인이 더 큼
(2) 개선활동을 효과를 높이기 위해 프로세스와 시스템에 초점을 맞추어 관리

### 3) 질 개선활동의 객관점 검증과정을 가짐
관련 자료의 수집 분석, 문제의 발견과 평가, 문제의 원인 입증, 객관적 정보에 근거한 의사결정의 지원, 개선활동에 따른 개선정도의 확인, 시간경과에 따른 변화와 모니터링

### 4) 팀워크를 활용
(1) 팀을 적절히 활용 시 프로세스에 대한 이해, 문제점 파악, 개선 아이디어의 도출, 변화에 대한 저항 감소에 도움
(2) 프로세스에 관여하거나 영향을 받는 사람들로 팀을 구성

## 5 질 향상 활동과정

### 1) 문제발견
(1) 문제를 규명하는 단계
(2) QI 팀 구성, 대상자 요구 확인, 자료수집이 포함

### 2) 우선순위 결정
(1) 자료수집을 통해 확인된 문제 중 가장 중요한 문제를 찾음
(2) 흔히 발생하거나 많은 사람에게 영향을 미치는 문제, 고위험 문제, 고비용을 고려

### 3) 문제 분석
문제의 원인과 관련요인의 파악을 위해 문제를 체계적으로 정의하고 진단하는 과정

## 4) 질 관리 연구 (문제에 대한 심층 연구)

(1) 문제를 확인하고 적절한 개선방안을 찾기 위해 관련 원인을 분석하는 단계로 연구과정을 적용

(2) 다양한 분석도구를 사용하여 구체적인 QI대상 활동의 자료를 수집하고 심층적 자료 분석, 질적·양적인 의료서비스를 모니터링함

## 5) 개선과제 규명과 활동계획 수립

문제에 대한 조사 및 연구결과를 근거로 가장 효과적인 개선과제를 규명

## 6) 개선과제 수행

새로 설정된 결과 또는 표준을 충족시키기 위해 개선과제에 따라 구체적인 실행계획을 제시하고 수행함

## 7) 지속적인 모니터링과 문제의 재평가

(1) 새로 설정된 결과 및 표준을 충족했는지 평가하기 위해 계속적으로 자료를 수집하고 평가

(2) 만일 결과와 표준에 충족되지 않았다면, 새로운 수정안을 계획 수행해야 함

---

### Q 참고 POINT

**[질 향상 활동과정]**

크게 질의 문제를 평가하고, 파악된 문제를 개선하는 두 부분으로 이루어짐

(1) **문제의 발견:** 업무수행에서의 문제점을 모두 파악

(2) **개선주제의 우선순위 결정:** 개선활동의 위한 주제의 우선순위 결정
  - 활동효과가 크고, 목표에 대한 구성원의 의견일치가 쉽고, 성공가능성이 높고, 관련자료를 구하기 쉽고, 너무 오랜 시간이 걸리지 않는 것 등을 고려하여 결정

(3) **문제분석:** 문제를 더욱 명확히 분석
  - 문제에 누가 관여되고, 누가 영향을 받고, 어디서 문제가 발생하고, 왜 문제가 발생하는지, 문제로 어떤 결과가 생겼는지 등 정의

(4) **자료수집:** 분석된 문제를 중심으로 실제 현황을 조사하기 위한 자료수집

(5) **결과분석 및 비교:** 수집된 자료를 분석하여 수행과정의 문제와 성격, 원인 파악하고 바람직한 조직의 성과와 비교하여 차이를 인식

(6) **개선과제 규명:** 결과의 비교단계를 통해 조직의 개선과제를 명확히 규명

(7) **표준의 설정:** 개선활동의 표준 정함. 벤치마킹을 사용

(8) **질 개선 계획의 수립:** 설정된 목표를 바탕으로 질 개선계획을 수립 **예** 직원교육 강화 등
  - 활동에 필요한 인력, 시설, 물자, 예산, 교육 등 모든 관련요소를 포함하여 수립

(9) **개선과제의 수행:** 성공적인 수행을 위해서는 계획단계부터 구성원이 참여하여 실행

(10) **모니터링 및 결과 평가:** 최종 개선활동의 성과를 표준과 비교하여 평가하고 적절한 교정활동
  - 수행 중에도 적절한 시기에 진행상황을 모니터링하고, 문제분석 및 필요한 지원을 함

| 7단계 | 10단계 | |
|---|---|---|
| 1. 문제발견 | 1. 문제발견 | 문제평가 |
| 2. 우선순위 결정 | 2. 개선주제 우선순위결정 | |
| 3. 문제분석 – 문제 정의/진단 | 3. 문제분석 – 문제 정의 | |
| 4. 질 관리 연구(문제심층연구)<br>– 원인분석 | 4. 자료수집 – 문제 중심으로 실제 현황조사<br>5. 결과분석/비교 – 문제/성격/원인파악 & 성과와 비교/차이인식 | |
| 5. 개선과제 규명과 활동계획 수립 | 6. 개선과제 규명<br>7. 표준 설정<br>8. 질 개선계획 수립 | 문제개선 |
| 6. 개선과제 수행 | 9. 개선과제의 수행 | |
| 7. 지속적 모니터링과 문제의 재평가 | 10. 모니터링 및 결과평가 | |

> **📎 기출문제 맛 보기**
>
> A 병원 간호부에서는 간호수준을 향상시키기 위해 질 향상 활동을 계획했다. 우선 간호의 질을 평가하기 위한 '평가활동'을 시행하였고, 이제부터 '개선활동'을 할 예정이다. 일반적인 질 관리과정을 적용할 때 다음 중 가장 먼저 이루어져야 할 활동은? 　　　　　　　　　16년 서울시
>
> ① 질 개선 계획을 수립한다.　　　　　　② 개선활동의 표준을 설정한다.
> ③ 조직의 개선과제를 명확히 규명한다.　④ 질 개선활동에 필요한 인력, 시설, 예산 등을 확보한다.

정답 ③

## 6  질 향상 활동방법

### 1) PDCA Cycle(Deming cycle)

(1) 지속적인 품질 개선을 위한 변화를 수행하는 과정모델로, 일본의 Deming이 시작

(2) 단계: P(plan) – D(do) – C(check) – A(act)를 반복하여, 업무를 지속적으로 개선

| 단계 | 내용 |
|---|---|
| 계획<br>(plan) | • 과정을 연구하고, 어떤 변화가 질을 향상시킬 수 있을지를 결정하는 단계 • 질 향상을 위한 계획과 문제를 정의하고, 목표를 설정하며, 개선 계획을 세우고, 평가척도를 준비하며 계획을 위한 자료를 수집하는 단계 |
| 수행<br>(do) | • 계획을 이해하고 실행하여 변화를 일으키는 단계<br>• 변화과정 중 혼란을 최소화하기 위해 변화의 범위는 소규모로 적용하는 것이 좋고, 변화가 미치는 영향을 평가하기 위해 자료를 수집 |
| 확인<br>(check) | • 수행 결과를 확인하는 단계<br>• 실시한 결과를 측정하고, 계획과의 차이를 비교 · 검토<br>• 변화가 효과적인지 결정하기 위해 자료를 분석, 기대목표와 그 결과를 비교 |
| 조치<br>(act) | • 조치를 취하는 단계<br>• 변화로부터 최대의 이익을 얻고자 개선하는 단계<br>• 변화가 성공적이지 않았다면 계획을 세우는 단계부터 PDCA 사이클을 반복하며 시정조치 |

(3) 만일 새로운 개선 활동의 적용이 성공적이었다면, 시범적용으로부터 배운 것을 더 많은 변화를 이끌기 위해 확대 적용하여 수행. 그러나 변화의 시범적용 결과가 성공적이지 않았다면, 시범적용으로부터 얻는 지식을 바탕으로 새로운 계획을 세우는 단계부터 사이클을 단계적으로 다시 수행

### 2) FOCUS PDCA

(1) PDCA를 보완하여, 미국 병원법인이 개발

(2) F(find) – O(organize) – C(clarify) – U(understand) – S(select) – P(plan) – D(do) – C(check) – A(act)

① 발견(Find): 개선이 필요한 과정을 발견하는 것 (개선과제 발견)

② 조직(Organize): 과정을 파악하고 있는 팀을 조직하는 것 (팀 구성)

③ 명확화(Clarify): 과정에 대한 현재의 지식을 명확히 하는 것 (문제의 명확화)

④ 이해(Understand): 과정에서 변화가 필요한 이유를 이해하는 것 (이해)

⑤ 선택(Select): 개선이 필요한 조치사항을 선택하는 것 (선정)

⑥ 계획(plan): 개선이 필요한 영역을 규명하고 개선과 자료수집을 명확히 하여 변화 계획

⑦ 시행(do): 개선, 자료수집, 자료분석을 실행하는 것

⑧ 점검(check): 실행을 통한 개선과정의 자료를 점검하는 것

⑨ 실행(act): 결과를 유지하면서 개선활동을 지속하는 것

3) 식스 시그마(Six sigma, Mikel Harry)

(1) 고객만족과 품질혁신을 달성하기 위해 실행하는 21세기형 기업경영 전략

(2) 의료서비스가 제공되는 모든 프로세스에서 무결점이 되도록 하여 고객이 만족하고 감동할 수 있는 수준까지 의료의 질을 계속 향상시키는 기법

(3) 작업상의 결점을 최소화하여 비용을 절감하면서도 품질이 좋은 제품을 생산하고자 하는 업무 효율 증진의 개념으로, 변이를 줄이는 것임

(4) 궁극적 목적: 불량품 감소, 생산성 향상, 이익 창출, 고객 만족

(5) 통계적 척도를 사용하여 프로세스의 품질을 정량적으로 평가하고 개선하는 체계

> • 시그마($\sigma$): 통계학에서 산포를 나타내는 지표인 표준편차를 의미하고, 품질관리에서는 공정의 수행능력을 나타내는 척도
> • $6\sigma$: 100만개 제품 생산 시 3.4개 정도의 불량률이 나오는 수준의 품질

(6) 진행과정(DMAIC)

| | |
|---|---|
| 정의 (define) | • 고객의 핵심 요구사항 정의와 과제 선택<br>• 고객의 정의와 핵심 요구사항 파악: 내 · 외부 고객, 고객이 요구하는 중요 품질 특성 파악<br>• 개선의 필요성 파악과 목표설정: 과제 선정 배경, 질 개선 이유, 기대효과 예상<br>• 불량의 정의와 용어 정의: 불량, 프로젝트명, 측정지표 등에 대한 용어 정의<br>• 팀 구성 및 추진계획 수립: 프로젝트 리더, 자문팀, 팀원 등을 구분, 추진기간 설정<br>• 업무 흐름도 작성: 업무 흐름에 대한 이해를 도움 |
| 측정 (measure) | • 자료수집과 현재 수준 측정<br>• 자료수집을 위한 도구개발<br>• 측정자료 수집<br>• 현재 수준 측정 |
| 분석 (analyze) | • 산포의 원인 규명과 요인 분석<br>• 잠재원인 파악<br>• 개선의 기본방향 설정 |
| 개선 (improve) | • 개선안에 대한 구체적인 개선효과 분석: 주요 원인 제거를 위한 구체적인 개선활동 |
| 관리 (control) | • Process의 모니터링, 문서화, 제도화: 관리유지 방안, 기대효과 산출, 문서화와 표준화 |

## 4) 린(Lean)

(1) lean: '날씬한', '군살없는'

(2) 프로세스에서 낭비를 유발하는 요소를 철저히 제거하여 최소한의 자원만으로 더 간결하고 가치 있는 프로세스로 개선하기 위한 프로세스 개선체계
   즉, 불필요한 낭비요소를 제거하여 지속적인 비용절감과 자원을 관리하는 것

(3) **핵심개념**: 가치 중심의 효율성

(4) **대기시간과 위험한 지연을 줄임으로서 의료제공의 적절성을 높이고 프로세스상의 낭비요소를 제거함으로서 의료제공의 효율성을 높임**: 낭비를 제거하고 가치있는 활동만 유지

   예 불필요한 이동을 막기 위해 의료시설 재설계 등

○ 린 6시그마: 린의 직관적이고 강력한 낭비제거 도구를 취하고, 6시그마의 정밀한 관측과 체계적인 방법을 결합
   = 6시그마의 품질과 린의 속도와 비용에 초점을 두는 경영혁신 방법론

---

### ✏️ 기출문제 맛 보기

**1. 다음과 같은 질 향상 활동방법의 종류는?**                    19년 서울시

• 모든 서비스와 상품의 불량률이나 결함을 줄이고 고객 만족을 높이기 위한 질 향상 활동방법이다.
• 드매익(DMAIC)이라고 불리는 '정의 – 측정 – 분석 – 개선 – 관리'의 절차로 프로세스의 개선을 수행한다.

① PDCA 싸이클          ② 린(Lean)          ③ 6시그마          ④ 균형성과표(BSC)

**2. 6시그마 기법에 대한 설명으로 옳지 않은 것은?**              23년 지방직

① 1 : 29 : 300 법칙에 따른 오류 발생을 의미한다.
② 구성원들 간 직무 수행 결과의 편차를 줄인다.
③ 일명 3시그마 기법보다 더 우수한 수준의 품질을 추구한다.
④ DMAIC(정의 – 측정 – 분석 – 개선 – 관리)이 대표적인 수행절차이다.

---

정답 1. ③  2. ①

## 7 질 관리 도구

체계적인 의료의 질 향상을 위해 다양한 분석도구를 이용하여 질적, 양적 의료서비스를 모니터할 때 사용할 수 있는 도구이다.

### 1) 흐름도(순서도, Flow chart)

(1) 특정업무과정에 필요한 모든 단계를 도표로 표시한 것으로 업무과정을 분석하고 개선하려할 때 유용한다.

(2) 프로그램의 흐름이나 어떤 목적을 달성하기 위한 처리과정을 표현하는 데 사용한다.

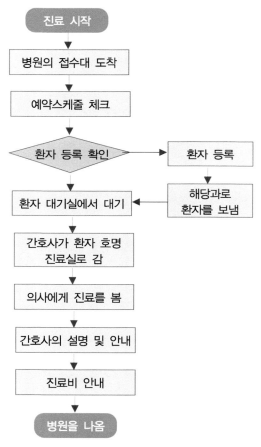

[그림 6-2] 외래진료의 업무흐름도

## 2) 유사성 다이아그램

(1) 아이디어를 유사그룹으로 묶기 위한 접근법이다.

(2) 여러 주제에 관해 브레인스토밍 등을 통해 아이디어를 내고, 평가한 후 범주별로 그룹화하는 집중적 사고의 형태이다.

(3) 참여자들은 조용히 항목을 재배열하고 항목은 테이블 위에 있는 카드에 기록되거나 벽 차트에 떼었다 붙일 수 있는 형태로 기록. 그룹의 아이디어가 만족할 만한 수준에 도달할 때까지 누구나 개별적으로 참여하고 이동을 계속함

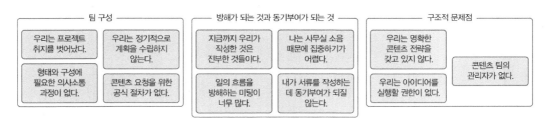

[그림 6-3] 유사성 다이아그램

## 3) 우선순위 매트릭스

(1) 질 향상 또는 제안된 해결책을 위한 이슈, 문제, 기회들 간의 우선순위를 부여하기위해 사용되는 일반적인 방법으로 구조화된 접근법을 이용하여 어떤 제안이 가장 큰 주의를 필요로 하는지 평가하는 것이다.

(2) 고려대상 안건의 수를 줄이기 위한 집중적 사고의 한 형태

(3) 우선순위 기준으로 고객에 미치는 영향, 안건의 긴급성, 발생빈도, 성공률, 재정적 영향을 고려한다.

### 4) 히스토그램

(1) 특성별 측정의 빈도와 비율을 막대그래프로 나타낸 것

(2) 데이터의 분포의 특징이 한 눈에 보이도록 나타내는 것으로, 기초 분포를 빠르게 설명

(3) 가로축에 계급간격을 표시하고 세로로 각 계급의 도수에 비례하는 기둥을 세운다.

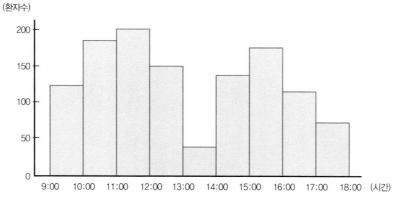

[그림 6-4] 내과의 시간대별 전화예약 건수

### 5) 파레토차트

(1) 왼쪽부터 빈도가 높은 요인부터 순서로 막대그래프를 그린 후, 막대그래프 위에 각 요인의 누적량을 연결한 꺾은 선 그래프를 동반한 그래프이다.

(2) 상대빈도와 크기를 보여줌으로서 개선가능성이 높은 문제에 노력의 초점을 맞추는 방법이다. 즉, 관리력이 일정한 경우 가급적 효과가 높은 부분에 중점적으로 투입하기 위한 분석방법이다.

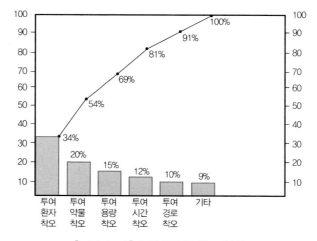

[그림 6-5] 투약오류의 사고 양상

## 6) 인과관계도

(1) 일의 결과나 특성과 그에 영향을 미치는 원인이나 요인을 계통적으로 정리한 것

(2) 물고기 뼈 그림, 이시가와 다이아그램이라고도 함

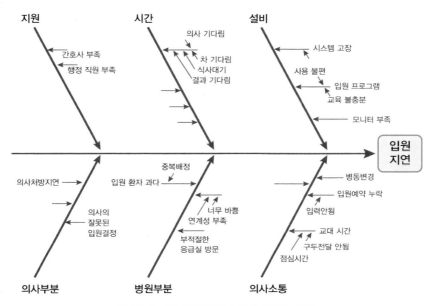

[그림 6-6] 입원지연에 대한 인과관계도

## 7) 런차트

(1) 일정기간 동안 업무과정의 성과를 측정한 관찰치를 통하여 업무 흐름이나 경향을 조사할 목적으로 사용
즉, 시간경과에 따른 변화추이를 보기 위함

(2) 어떤 프로세스에서 시간경과에 따른 변이양상을 나타내므로 그 변이에 대한 특별한 원인을 발견하는데 도움

(3) 중재 전 후의 성과나 영향의 비교가 가능하고 가장 중요한 변화에 초점 두고 경향을 예측

(4) 기대하는 결과에서 얼마나 떨어졌는지를 보여줌으로서, 문제를 발견하고, 해결방안이 수행된 이후의 개선정도 평가에 이용

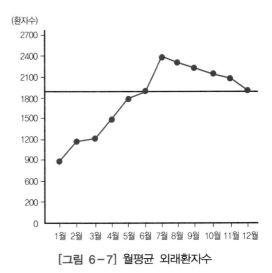

[그림 6-7] 월평균 외래환자수

## 8) 관리도(Control Chart)

(1) 일의 변이와 원인을 조사함으로써 업무수행 과정에서 발생되는 문제를 지속적으로 관찰하고 조절하여 이를 향상시킬 목적으로 사용

(2) 평균, 관리상한선, 관리하한선을 표시하며, 한계선 밖에 위치한 경우는 관리범위를 벗어난 경우로 인식하여 변이의 원인을 파악, 관리할 필요가 있음

(3) 과정상 문제를 판단하고, 지속적인 관찰과 주의를 기울일 필요가 있을 때 사용

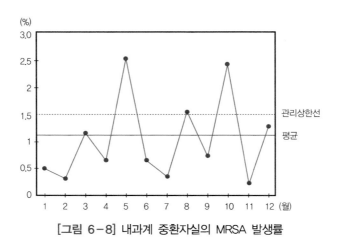

[그림 6-8] 내과계 중환자실의 MRSA 발생률

## 9) 레이더 차트(radar chart, 거미줄 차트)

(1) 여러 측정치에 대한 실제적인 수행정도뿐 아니라 기대되는 수행정도 간의 차이를 보여줌

   현 조직의 성과영역과 목표영역간의 차이를 크기를 볼 수 있음

(2) 점선은 기대되는 수행정도, 실선은 실제 수행결과를 보여줌

(3) 조직의 강점과 약점의 집중상태를 시각적으로 쉽게 볼 수 있고, 성과의 중요한 범주를 명확하게 보여줌

(4) 항목별로 원의 중심에서 멀수록 평가점수 높음

## 10) 산점도

(1) 두 변수간의 상관관계 확인에 사용: 연속되는 두 변인 간의 관련성을 보여주는 그래프

(2) X축에 독립변수, Y축에 종속변수를 두어 각 변수값이 흩어져 있는 양상을 보고 상관관계를 파악

(3) X축과 Y축을 따라 흩어져 있는 점들의 양상에 근거하여 두 변인간의 관련성이 약하다 또는 강하다고 판단

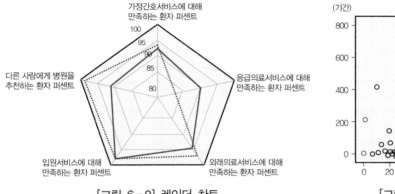

[그림 6-9] 레이더 차트

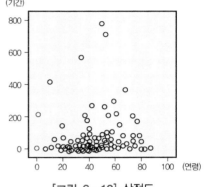

[그림 6-10] 산점도

## 11) 기타방법

브레인스토밍, 비용-편익분석, 과오분석, 복수투표 등

🖉 기출문제 맛 보기

**1.** 질관리 자료분석도구 중 작은 범주별로 아이디어를 논리적으로 그룹화하기 위한 방법으로, 만족스러운 수준에 도달할 때까지 아이디어를 생각해 내고 평가하는 방법은? 　　　　　　　　　　　　　20년 서울시

① 런차트　　　　　　　② 파레토 차트　　　　　　③ 우선순위 매트릭스　　④ 유사성 다이아그램

**2.** 질 관리 정도를 평가하기 위해 각 영역별 실제 수행 정도와 기대되는 수행 정도를 점선, 실선 등으로 표시하여 그 차이까지도 볼 수 있는 도구는? 　　　　　　　　　　　　　　　　　　　　　　20년 지방직

① 산점도(scatter gram)　　　　　　　　　　② 레이더 차트(radar chart)
③ 파레토 차트(Pareto chart)　　　　　　　　④ 원인 결과도(fishbone diagram)

**3.** 다음 상황에서 사용한 질 관리 자료 분석 도구는? 　　　　　　　　　　　　　　　　　　　22년 지방직

> • A간호과장은 최근 B병동 내 투약사고의 핵심원인을 파악하고자 한다.
> • 가장 큰 비중을 차지하는 요인부터 가장 작은 비중을 차지하는 요인 순으로 막대그래프를 만들고, 각 요인의 누적량을 연결한 꺾은선 그래프를 제시하였다.

① 흐름도(flow chart)　　　　　　　　　　　② 히스토그램(histogram)
③ 파레토차트(Pareto chart)　　　　　　　　　④ 원인-결과도(cause-effect diagram)

**4.** 〈보기〉에 해당하는 질 관리 자료 분석도구는? 　　　　　　　　　　　　　　　　　　　23년 서울시

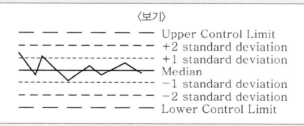

① 관리도(control chart)　　　　　　　　　　② 런차트(run chart)
③ 파레토차트(paretochart)　　　　　　　　　④ 원인결과도(cause effect diagram)

정답 1. ④　2. ②　3. ③　4. ①

## 8 간호의 질 관리

### 1) 간호의 질

간호사에 의해 개별 환자에게 제공된 환자 간호의 우수성의 정도. 즉 간호에 대한 바람직한 표준으로 제시한 목표에의 달성된 정도

### 2) 간호표준

표준은 업무수행 모델을 포함하는 우수한 수준이나 기본 조건으로, 표준자체가 평가도구는 아니며 제공된 서비스의 질을 측정하기 위한 표준척도를 제공하는 것이다.

#### (1) 간호표준의 목적

① 간호의 질 향상
② 비용 절감
③ 간호태만의 확인

#### (2) 표준개발에 필요한 요소

① 표준은 측정 대상과 업무의 수행수준, 소요시간이 명확해야 한다.
② 간호직의 많은 차이를 구별할 수 있어야 한다.
③ 조직은 기준 측정에 필요한 기술을 소유하고 있어야 한다.
④ 표준측정은 비용효과적이어야 한다.

#### (3) 간호 평가 표준 설정 시 유의사항

① 기대하는 행위를 측정 가능한 용어로 표현
② 현실적이고 성취 가능한 기준을 설정
③ 한 가지 기준에는 한 가지 행위만 서술
④ 기준설정은 관련내용만 간략하게 서술
⑤ 기대하는 내용을 구체적으로 열거
⑥ 기준은 긍정적인 형태로 기술
⑦ 기준은 통용되는 약자만을 쓰고, 행위에 대한 주어 기술
⑧ 독특한 경우보다 비슷한 문제를 가진 많은 대상자들에게 적용할 수 있어야 함

(4) 간호의 질 평가 관련 용어

| 용어 | 정의 |
|---|---|
| 간호의 질 | • 간호사에 의해 개별 환자에게 제공된 환자간호의 수월성 정도<br>　수월성 정도란 간호 대상자의 간호요구에 적절하게 환자간호를 제공한 결과 환자에게서 목<br>　적한 효과가 달성된 정도<br>• 대개 표준, 기준 및 지표의 일치정도를 말함 |
| 간호표준<br>(Nursing<br>Standard) | • 간호의 구조, 과정, 결과적 측면의 질을 평가할 수 있는 바람직한 수월성의 수준에 대한 요<br>　약적 진술 (바람직하면서 달성 가능한 기대수준)<br>• 표준의 달성은 기준의 달성정도로 평가됨 |
| 기준<br>(Criteria) | • 특정 표준의 성취정도를 측정할 수 있게 하는 관찰 혹은 측정 가능한 특정요소<br>• 간호중재나 환자행동 및 환자에게 나타난 임상현상에 대한 객관적 진술<br>• 하나 이상의 지표에 의해 평가됨 |
| 지표<br>(Indicator) | • 특정 기준의 달성정도를 객관적으로 측정할 수 있게 하는 관찰 및 측정가능한 요소 |
| 임상지표<br>(Clinical<br>indicator) | • 보건의료기관이나 조직이 달성하고자 하는 목표에 비추어 현재 수행되고 있는 기능 및 과정<br>　의 수준을 임상진료영역에서 자료를 구하여 정확하고, 신뢰성 있고, 정량적으로 나타낸 것<br>　**예** 수술 후 창상감염률, 중환자실 재입원률, 투약오류, 1800g 이상 신생아 사망률 |

[표 6-2] 복부수술 환자간호의 질 평가를 위한 표준, 기준, 지표의 예

| 평가영역 | 표준 | 기준 | 지표 |
|---|---|---|---|
| 결과평가<br>영역 | 표준5.<br>신체기능이 회복, 유지된다. | 기준 5-3<br>배뇨기능이 회복된다. | 배뇨관 제거 후<br>스스로 소변을 잘 본다. |
| | 표준6.<br>수술의 합병증이 예방된다. | 기준 6-4<br>상처감염이 예방된다. | 상처에 분비물이 없으며,<br>깨끗하다. |

## 3) 간호의 질 향상을 위한 접근: 도나베디안(Donabedian, 1969)

환자에 대한 높은 수준의 간호를 정하고 유지하고 보증하는 질적 보장을 위한 간호업무방법의 표준과 평가기준이 될 수 있는 것으로, 3가지 접근방법에는 구조적 접근, 과정적 접근, 결과적 접근이 있다.

(1) 구조적 접근

① 간호가 수행되는 환경, 구조나 사회적 수단(간호전달체계 등)을 평가하는 것

② 간호철학과 목표, 정책, 환자 대 간호사의 비율, 직원의 자격, 간호사의 배치상황, 감독방법, 교육 프로그램, 직무기술서, QI위원회 구성, 물리적 시설, 컴퓨터 시스템의 이용, 응급벨 설치여부, 소화기 설치 등

③ 실제 질을 나타내는 데 제한점이 있으므로, 과정적, 결과적 측면의 평가와 함께 사용 ④ 비교적 안정적이어서 자주 측정할 필요가 없음

(2) 과정적 접근

① 간호의 실제 수행, 즉 간호사가 환자와 상호작용하는 간호활동을 평가하는 것
② 간호과정(사정, 계획, 수행, 평가) 수행이 측정됨
③ 수행표준이 완성되었는지 여부에 초점을 두는 직무중심적 경향이 큼
④ 과정표준들은 환자의 간호계획, 활동지침서, 간호지침서 내에 문서화될 수 있음
⑤ 간호사의 간호행위에 초점을 맞추는 평가와 환자가 받은 간호에 초점을 맞추는 평가

(3) 결과적 접근

① 간호수행 후 나타난 환자의 건강상태의 변화 등 간호의 결과를 측정하는 것
② 임상현상, 운동성 정도, 환자의 지식정도, 자가간호 수행정도, 환자의 만족도 등
③ 시간이 많이 걸리고, 측정시기의 적정기준을 정하기 어려움

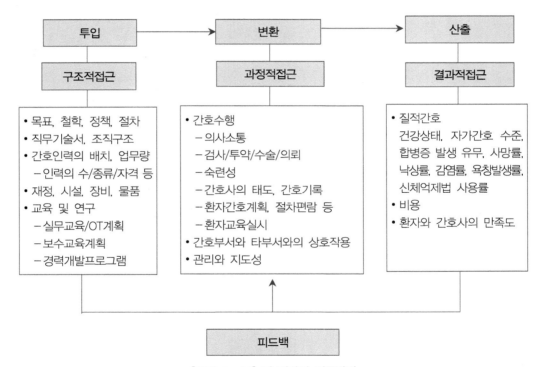

[그림 6-11] 질 평가의 접근방법

[표 6-3] 간호의 질 향상을 위한 접근

| 구조적 평가 | 과정적 평가 | 결과적 평가 |
|---|---|---|
| • 적정 간호인력이 배치되어 있는가?<br>• 병동에 안전관리 매뉴얼이 비치되어 있는가?<br>• 입원환자 5명당 간호사 2명이 확보되어 있는가?<br>• 신규간호사 OT프로그램이 개발되어 있는가?<br>• 간호사의 책임과 직무분석이 서면화되어 있는가?<br>• 응급실내 간호사와 보조인력 수는?<br>• 환자의 응급실 체류시간은?<br>• 환자분류체계는 서면화되어 있는가? | • 간호사는 환자에게 간호행위 수행시 친절했는가?<br>• 환자가 동통, 오심을 호소할 때 간호사가 주의집중을 했는가?<br>• 간호목표의 설정과 간호계획시 환자와 의논했는가?<br>• 응급실에 들어온 지 30분 이내에 환자 문제를 사정하고 기록했는가?<br>• 응급환자분류기준에 따라 정확하게 환자를 분류했는가?<br>• 환자에게 냉가습기를 적용했는가?<br>• 환자체위를 반좌위로 유지했는가<br>• 금식동안 처방된 수액을 주입했는가?<br>• 수술 24시간 후 환자의 조기이상을 격려했는가? | • 환자는 간호의 결과에 어느 정도 만족했는가?<br>• 수술 후 2일째에 환자의 장음이 들리는가?<br>• 수술 후 합병증이 예방되었는가<br>• 환자 지식수준은 향상되었는가?<br>• 환자의 자가간호능력 향상은?<br>• 환자의 활동정도는?<br>• 환자 건강상태의 변화는?<br>• 환자의 재원기간은?<br>• 관상동맥우회술 환자의 퇴원 후 약물복용 순응도 향상 여부 |

[표 6-4] 간호의 질 향상을 위한 접근방법의 장·단점

| 구분 | 장점 | 단점 |
|---|---|---|
| 구조적 접근 | • 적정이상의 물적 자원과 환경개선, 적정이상의 전문인력의 확보와 전문인력의 계속적인 교육/연구가 되어 간호의 질에 간접적 영향<br>• 병원경영을 효율적으로 하도록 유도 | • 물적·인적자원 확보를 위한 비용 많이 듦<br>• 간호가 제공될 수 있는 환경, 시설, 인적자원 등 간접적인 것을 평가<br>• 시설/장비 등은 설치 후 시설변경이 어려움 |
| 과정적 접근 | • 나타난 결과를 바로 교정할 수 있음<br>• 환자에게 제공한 간호활동의 적합성과 과학적·기술적 수준인 간호의 전문성을 평가 | • 어떠한 과정의 존재 여부가 결과에 명백한 영향을 준다는 관계를 입증해야 타당성 지님<br>• 과정을 수행할 충분한 인력이 있어야 함<br>• 정확한 간호표준이 없는 경우 평가가 어려움 |
| 결과적 접근 | • 환자의 건강상태에 대한 간호결과에 대한 정보 제공<br>• 환자가 받은 간호서비스의 결과에 초점을 둔 환자중심의 평가<br>• 환자변화를 객관적인 수치로 평가함으로서 간호중재의 중요성에 대해 재인식시켜 간호의 질적 향상을 가져옴<br>• 생산성에 대한 비용-효과적인 면도 측정가능 | • 결과변수에 환자의 정신사회적·인지적·상황적·환경적인 것이 많으므로 객관적이고 정확한 측정이 어려움<br>• 환자 결과의 측정시기의 적절성에 대한 기준을 정하기 어려움<br>• 환자의 결과에서 간호의 결과를 분리해내기 어려움 |

## 4) 간호평가 방법

| 구분 | 동시평가 | 소급평가 |
|------|---------|---------|
| 평가시기 | 환자의 입원 중 혹은 간호행위 중 | 환자의 퇴원 후 혹은 간호행위 후 |
| 평가방법 | 입원환자 기록감사, 직원 및 환자관찰, 직원 및 환자면담, 집담회 | 퇴원환자 기록감사, 퇴원환자 설문조사, 퇴원환자 면담, 집담회 |
| 특징 | 간호의 결점 발견 시 간호를 개선하여 환자만족도와 간호의 질을 높일 수 있음 | • 해당 환자에게는 수정의 기회가 없으나, 발견된 문제점을 다음 간호계획에 시정하여 간호의 질을 높임<br>• 시간적, 경제적으로 용이하여 보편적으로 이용됨 |

---

### 🖉 기출문제 맛 보기

**1.** 의료시장 개방에 따른 의료시장 내 경쟁심화, 고객의 알 권리 및 소비자 보호의 강화 등으로 간호의 질 관리가 중요한 사안이 되고 있다 간호의 질 관리와 관련된 용어 정의로 가장 옳은 것은?  　19년 서울시

① 결과표준은 의사소통, 환자간호계획, 절차편람, 환자교육 실시와 관련된 기준과 표준들이다.
② 구조표준은 수행되는 간호활동과 관련된 기준과 표준들이다.
③ 과정표준은 환경, 기구의 사용, 직원의 자격과 관련된 기준과 표준들이다.
④ 간호표준은 간호의 구조, 과정 및 결과적 측면의 질을 평가할 수 있는 간호에 대한 기대수준으로 달성가능한 질의 정도, 목표를 말한다.


**2.** 도나베디언(Donabedian)의 간호업무 질 관리 접근방법에서 고려될 수 있는 평가항목을 과정적 측면과 결과적 측면 순서대로 바르게 나열한 것은?  　20년 서울시

|   | 과정적 측면 | 결과적 측면 |
|---|-----------|-----------|
| ① | 직무기술서 구비 | 경력개발프로그램 유무 |
| ② | 경력개발프로그램 유무 | 낙상 위험요인 사정 여부 |
| ③ | 낙상 위험요인 사정 여부 | 환자의 기능수준 |
| ④ | 환자의 기능수준 | 직무기술서 구비 |


**3.** 간호의 질을 평가하는 과정적 측면의 지표는?  　24년 지방직

① 욕창 및 낙상 발생률　　　　　　② 환자 대비 간호사 수
③ 간호사 직무기술서의 구비　　　　④ 간호기록 수행 비율

---

정답 1.④　2.③　3.④

## 9  의료기관 질 관리 사업

### 1) 국제의료기관평가위원회(JCI, Joint Commission International) 인증

(1) 전 세계 의료기관을 대상으로 엄격한 국제 표준의료서비스 심사를 거친 의료기관에게 발급하는 인증제도

(2) 미국의 병원심의합동위원회(JCAHO, Joint Commission of Health care Organization)에서 설립한 국제의료기관 평가기구

(3) 환자의 안전과 양질의 의료서비스 제공을 목적으로 하며, 환자가 병원에 들어서는 순간부터 퇴원까지 치료의 전 과정을 11개 분야 1,033개 항목에 걸쳐 세밀하게 평가

### 2) 위험관리(RM, Risk Management)

(1) 환자와 직원의 위험을 최소화하는 통합적 관리 프로그램으로 사건 발생의 감소가 목적

(2) 병원환경의 여러 분야를 점검하여 의료서비스 중에 발생하는 환자의 상해를 예방하고, 위험 상황이나 사고의 결과로 인한 경제적 손실로부터 기관의 자산을 보호하기 위한 전략 개발 및 수행을 포함

(3) 경제적 손실을 가져오는 재산상의 손실이나 손상, 직업을 잃거나 환자에게 상해가 갈 위험에 대항하는 교정적 활동

(4) **목표**: 의료서비스의 부족한 부분을 수정·확인하는 프로그램을 도입하여 의료과실 소송을 예방

## 10  의료의 질 관리 사업의 평가 유형

• **동료평가**(Peer Review)

(1) 질 보장의 여러 요소 중 하나로, 동료 의료전문가가 보건의료의 구조, 진료내용, 결과를 직접 조사하고 평가하거나 이를 지도하는 것으로 의료의 수준을 보증하는 방법

(2) **목적**: 동일한 문제의 재발방지, 문제 확인, 개선활동을 위한 정보수집, 의견수렴 통로 및 질 향상

## 11 우리나라 의료기관 인증제도

- 1994년 의료보장개혁위원회의 개혁과제의 일환으로 '의료기관 서비스평가제도' 도입
- 2002년 3월 의료기관 평가를 법제화하는 과정에서 '의료기관평가'라는 명칭으로 변경
- 2010년 7월 「의료법」 개정으로, 2011년 1월부터 '의료기관인증제도'로 변경

### 1) 의료기관 인증제도

(1) 보건의료기관들이 인증기관에서 제시한 기준 및 지속적인 질 개선을 위한 적용방법과 관련하여 받아들일 수 있는 수준의 실행을 하고 있음을 보장해주는 과정

(2) 양질의 높은 의료서비스와 안전한 의료서비스 전달을 보장하는 공식적인 과정

(3) 기관의 인증기준 충족 여부를 조사하는 절대적 평가

---

**의료법**

**제58조(의료기관 인증)**

① 보건복지부장관은 의료의 질과 환자 안전의 수준을 높이기 위하여 병원급 의료기관 및 대통령령으로 정하는 의료기관에 대한 인증(이하 "의료기관 인증"이라 한다)을 할 수 있다. 〈개정 2020. 3. 4.〉

② 보건복지부장관은 대통령령으로 정하는 바에 따라 의료기관 인증에 관한 업무를 제58조의11에 따른 의료기관평가인증원에 위탁할 수 있다. 〈개정 2020. 3. 4.〉

③ 보건복지부장관은 다른 법률에 따라 의료기관을 대상으로 실시하는 평가를 통합하여 제58조의11에 따른 의료기관평가인증원으로 하여금 시행하도록 할 수 있다. 〈개정 2020. 3. 4.〉

[전문개정 2010. 7. 23.]

○ 제58조의11(의료기관평가인증원의 설립 등)

---

### 2) 의료기관인증제도의 도입 배경

(1) 보건의료기관 이용자의 경우 전문적 지식의 부족으로 의료서비스에 대한 평가를 할 수 없다는 문제점을 보완하고자 하였다.

(2) 의료인 등이 최선을 다하여 환자를 치료하도록 함으로써 진료과정에서 부작용 발생 등 의료사고를 사전에 예방하고, 진료비에 상응하는 수준의 보건의료서비스가 제공되도록 유도할 필요가 있다.

(3) 의료기관은 수익위주에서 환자위주로의 보건의료 제공행태의 변화가 필요하며, 보건의료기관 간의 서비스 격차를 해소하고, 일정 수준의 의료서비스를 국민들에게 제공할 수 있도록 의료기관의 수준을 객관적, 전문적으로 보장할 필요가 있다.

(4) 의료서비스에 대한 국민의 관심이 질적 측면으로 전환되고, 의료에 대한 권리의식이 신장되어 양질의 서비스를 요구하므로 의료기관의 시설, 인력, 장비, 서비스 수준 등의 사후관리를 강화할 필요가 있다.

### 3) 의료기관 인증제도의 목적

의료기관인증제도는 의료서비스 수준의 평가를 통해 의료서비스 질 향상을 도모하고, 의료기관 이용 상 환자의 불편을 최소화하여 양질의 의료서비스를 국민들이 제공받을 수 있도록 한다.

인증의 핵심가치는 '환자의 안전과 질 향상'이며, 의료기관 인증제도의 구체적 목표는 다음과 같다.

① 정부는 의료기관의 질적 관리 기전을 마련함으로써 양질의 의료서비스를 제공할 수 있는 체계를 확립하고, 의료기관의 선택기준을 제시할 수 있다.
② 의료기관은 환자 만족도 제고 및 경쟁력 확보가 가능하다.
③ 의료서비스 및 의료기관에 대한 국민의 신뢰도가 향상된다.
④ 보건의료정책이 실제 의료기관에서 제대로 수행되는지, 정책집행의 실효성을 평가하는 도구로 활용할 수 있다.
⑤ 인증결과를 공포함으로써 의료소비자의 알 권리와 의료서비스 선택권 강화를 도모한다.

### 4) 의료기관 인증제도의 기대효과

(1) **국가적 측면**

① 기준을 통과하는 병원의 의료수준이 한 단계 발전함으로서 국민의료의 발전 도모
② 우리나라 의료수준에 대한 국제적 인식의 변화 예상
③ 품질 관리의 사각지대에 놓였던 중소병원, 정신병원 및 요양병원들의 질적 수준관리가 가능하여 국민들이 안전하고 신뢰할 수 있는 의료기관 선택권 확대
④ 의료기관 간 환자 분산으로 의료비 절감에 기여

(2) **의료기관 측면**

① 의료기관 스스로 지속적인 자체평가를 통하여 환자안전과 의료 서비스 질 향상 노력을 하게 됨
② 진료과정 표준화를 통해 인력과 자원의 활용도 향상
③ 의료과오 감소, 기록누락 방지
④ 경영개선 도모

### 5) 인증방법

(1) **인증기관**: 의료기관 평가인증원(보건복지부 장관이 위탁)

(2) **인증대상**

① **자율적**: 병원급 이상 의료기관은 자율적으로 인증을 신청할 수 있음
② **의무적**: 요양병원은 의료 서비스의 특성 및 환자의 권익 보호 등을 고려하여 2013년부터 의무적으로 인증신청을 하도록 의료법에 명시되어 있음
③ **지정시 인증요구**: 상급종합병원, 전문병원, 수련병원, 연구중심병원, 외국인 환자유치 의료기관, 재활의료기관으로 지정받고자 하는 의료기관은 인증을 받아야 함

**의료법**

**제58조의4(의료기관 인증의 신청 및 평가)**

① 의료기관 인증을 받고자 하는 의료기관의 장은 보건복지부령으로 정하는 바에 따라 보건복지부장관에게 신청할 수 있다.

② 제1항에도 불구하고 제3조제2항제3호에 따른 요양병원(「장애인복지법」 제58조제1항제4호에 따른 의료재활시설로서 제3조의2에 따른 요건을 갖춘 의료기관은 제외한다)의 장은 보건복지부령으로 정하는 바에 따라 보건복지부장관에게 인증을 신청하여야 한다. 〈개정 2020. 3. 4.〉

③ 제2항에 따라 인증을 신청하여야 하는 요양병원이 조건부인증 또는 불인증을 받거나 제58조의10제1항제4호 및 제5호에 따라 인증 또는 조건부인증이 취소된 경우 해당 요양병원의 장은 보건복지부령으로 정하는 기간 내에 다시 인증을 신청하여야 한다. 〈개정 2020. 3. 4.〉

④ 보건복지부장관은 인증을 신청한 의료기관에 대하여 제58조의3제1항에 따른 인증기준 적합 여부를 평가하여야 한다. 이 경우 보건복지부장관은 보건복지부령으로 정하는 바에 따라 필요한 조사를 할 수 있고, 인증을 신청한 의료기관은 정당한 사유가 없으면 조사에 협조하여야 한다. 〈신설 2020. 3. 4.〉

⑤ 보건복지부장관은 제4항에 따른 평가 결과와 인증등급을 지체 없이 해당 의료기관의 장에게 통보하여야 한다. 〈신설 2020. 3. 4.〉(지체 없이는 6개월 이내를 의미함)

[본조신설 2010. 7. 23.]

[제목개정 2020. 3. 4.]

(3) 인증기준

**의료법**

**제58조의3(의료기관 인증기준 및 방법 등)**

① 의료기관 인증기준은 다음 각 호의 사항을 포함하여야 한다.

　　1. 환자의 권리와 안전

　　2. 의료기관의 의료서비스 질 향상 활동

　　3. 의료서비스의 제공과정 및 성과

　　4. 의료기관의 조직·인력관리 및 운영

　　5. 환자 만족도

② 인증등급은 인증, 조건부인증 및 불인증으로 구분한다. 〈개정 2020. 3. 4.〉

③ 인증의 유효기간은 4년으로 한다. 다만, 조건부인증의 경우에는 유효기간을 1년으로 한다. 〈개정 2020. 3. 4.〉

④ 조건부인증을 받은 의료기관의 장은 유효기간 내에 보건복지부령으로 정하는 바에 따라 재인증을 받아야 한다. 〈개정 2020. 3. 4.〉

⑤ 제1항에 따른 인증기준의 세부 내용은 보건복지부장관이 정한다. 〈개정 2020. 3. 4.〉

[본조신설 2010. 7. 23.]

(4) 평가인증주기

    ① 1주기: 2011~2014'

    ② 2주기: 2015~2018'

    ③ 3주기: 2019~2022'

    ④ 4주기: 2023~2026'

(5) 조사방법

    ① 역동적 추적조사(Tracer Methodology) 방법을 사용하여 의료기관의 의료서비스 전제공과정을 조사하고 있음

       **O** 역동적 추적조사(Tracer Methodology): 조사위원이 조사대상으로 환자를 선택하고 의무기록을 확인하면서, 환자의 배경과 입장에서 진료경로를 따라 환자의 안전과 의료의 질 및 서비스를 평가하는 조사방법(Magnarelli, 2005)

    ② 추적조사는 환자의 입장(관점)에서 진료 및 치료 경로를 따라 의료진 및 환자와의 대화, 기록검토, 관찰을 통합하는 역동적인 조사과정을 거치는 환자안전과 의료의 질 및 서비스를 평가하는 조사방법(Magnarelli, 2005, Murphy – Knoll, 2006)

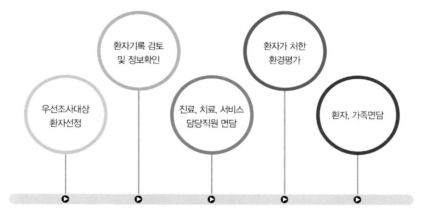

    **O** 추적조사 방법은 직원면담, 환자(또는 보호자)면담, 현장 관찰, 경영진 인터뷰, 의무기록 및 관련 자료 검토 등의 다양한 방법을 활용하며 '환자에게 제공하는 서비스의 실제 경로'를 따라 추적 조사하는 것

**추적조사 방법: 개별환자 추적조사＋시스템 추적조사**

| | |
|---|---|
| 개별환자 추적조사 | • 환자에게 제공되는 의료서비스의 흐름을 따라 의료기관의 주요한 기능 (의료절차, 전달체계, 안전구조 등)을 환자가 어떻게 경험하는지 평가하는 조사방법<br>• 서비스 제공 직원 면담, 환자(또는 보호자)면담, 의무기록 검토, 수행과정 관찰<br>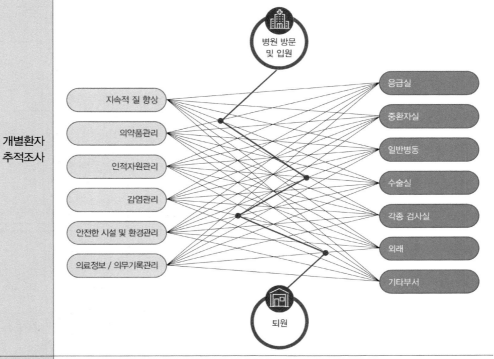 |
| 시스템 추적조사 | • 시스템 추적조사는 의료기관 전체 시스템을 조사하는 방법으로 지속적 질향상, 의약품관리, 인적자원관리, 감염관리, 안전한 시설 및 환경관리, 의료정보/의무기록관리의 6개 부분에 대해 조사가 이루어짐<br>• 질 관리와 안전을 요하는 주요 영역에 대한 체계를 갖추고 있는지 확인하기 위해서 '담당자 면담, 관련 자료확인, 관련 영역에 대한 현장 확인 등'을 통해 조사하는 방법<br>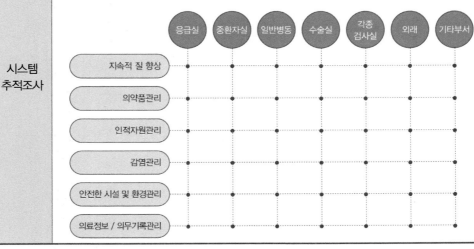 |

③ 조사항목구분

| S(Structure, 구조) | 규정, 절차, 체계, 계획의 수립 |
|---|---|
| P(Process, 과정) | 개별 교육, 숙지, 인지, 수행정도 확인 |
| O(Outcome, 결과) | 성과지표 선정하고 결과에 따라 관리 |

④ 인증기준 등급

| 정규 | 인증등급 결정을 위한 조사항목 | |
|---|---|---|
| 시범 | 의료기관의 수용성을 고려하여 단계적으로 정규문항에 포함 예정인 항목 | |
| 필수 | 정규항목 중 인증을 위해 필수적으로 충족해야 하는 항목 | |
| | 1장 | 전체 |
| | 7장 | 7.1 질 향상 및 환자안전 운영체계 / 7.3 환자안전사건 관리 |
| | 8장 | 8.1 감염예방·관리체계 / 8.3 감염예방·관리 교육 |
| | 10장 | 10.7 직원안전 관리활동 |
| | 11장 | 11.4 보안관리(상급종합병원만 해당) / 11.6 화재안전 관리활동 |

6) 인증결과

(1) 조사항목 충족기준

| 조사항목 충족률 | 조사결과 | 점수 | 조사항목 충족률 | 조사결과 | 점수 |
|---|---|---|---|---|---|
| 90% 이상 | 상 | 10점 | 100% | 유 | 10점 |
| 60% 이상 ~ 90% 미만 | 중 | 5점 | ─ | ─ | ─ |
| 60% 미만 | 하 | 0점 | 100% 미만 | 무 | 0점 |

(2) 인증결과

① 인증등급: 인증, 조건부인증, 불인증으로 분류
② 이의신청: 평가결과 또는 인증등급을 통보받은 날부터 30일 이내에 해야 함

③ 인증취소: 「의료법」 제58조의10(의료기관 인증의 취소 등)에 해당하는 경우

| 등급 | 종별 | 1.필수항목 | 조사항목 평균 점수 | | | 비고 |
|---|---|---|---|---|---|---|
| | | | 2. 전체 | 3. 기준별 | 4. 장별 | |
| 인증 | 병원 | '하' 없음 | 8점 이상 | 모든 기준 5점 이상 | 모든 장 7점 이상 | • 1~4의 모든 모든 조건 충족해야함<br>• 유효기간: 4년 |
| | 종합병원 | | | | | |
| | 상급종합병원 | | 9점 이상 | | 모든 장 8점 이상 | |
| 불인증 | 병원 | '하' 1개 이상 | 7점 미만 | 5점 미만 3개 이상 | 7점 미만 1개 이상 | • 1~4 중에서 한 개라도 해당되면 불인증 |
| | 종합병원 | | | 5점 미만 2개 이상 | | |
| | 상급종합병원 | | 8점 미만 | 5점 미만 1개 이상 | 8점 미만 1개 이상 | |
| 조건부 인증 | • 필수 항목에서 '하'가 없으면서, 조사항목 평균점수(전체, 기준별, 장별)가 인증과 불인증에 해당되지 않는 모든 경우<br>• 유효기간: 1년 (유효기간 내에 재인증을 받아야 함) | | | | | |

**의료법**
**제58조의5(이의신청)**
① 의료기관 인증을 신청한 의료기관의 장은 평가결과 또는 인증등급에 관하여 보건복지부장관에게 이의신청을 할 수 있다.
② 제1항에 따른 이의신청은 평가결과 또는 인증등급을 통보받은 날부터 30일 이내에 하여야 한다. 다만, 책임질 수 없는 사유로 그 기간을 지킬 수 없었던 경우에는 그 사유가 없어진 날부터 기산한다.
③ 제1항에 따른 이의신청의 방법 및 처리 결과의 통보 등에 필요한 사항은 보건복지부령으로 정한다.

**제58조의10(의료기관 인증의 취소 등)**
① 보건복지부장관은 인증을 받은 의료기관이 인증 유효기간 중 다음 각 호의 어느 하나에 해당하는 경우에는 의료기관 인증 또는 조건부인증을 취소하거나 인증마크의 사용정지 또는 시정을 명할 수 있다. 다만, 제1호 및 제2호에 해당하는 경우에는 인증 또는 조건부인증을 취소하여야 한다. 〈개정 2020. 3. 4.〉
  1. 거짓이나 그 밖의 부정한 방법으로 인증 또는 조건부인증을 받은 경우
  2. 제64조제1항에 따라 의료기관 개설 허가가 취소되거나 폐쇄명령을 받은 경우
  3. 의료기관의 종별 변경 등 인증 또는 조건부인증의 전제나 근거가 되는 중대한 사실이 변경된 경우
  4. 제58조의3제1항에 따른 인증기준을 충족하지 못하게 된 경우
  5. 인증마크의 사용정지 또는 시정명령을 위반한 경우
② 제1항제1호에 따라 인증이 취소된 의료기관은 인증 또는 조건부인증이 취소된 날부터 1년 이내에 인증신청을 할 수 없다.
③ 제1항에 따른 의료기관 인증 또는 조건부인증의 취소 및 인증마크의 사용정지 등에 필요한 절차와 처분의 기준 등은 보건복지부령으로 정한다. 〈제목개정 2020. 3. 4.〉

(3) 인증결과 공개 및 활용

| 대상 | 활용 |
|---|---|
| 일반대중 | 국민이 쉽게 이해할 수 있는 방식으로 인증정보(인증상태, 인증기간 등)를 상시적으로 웹 사이트에 공개 |
| 의료기관 | 당해 의료기관의 상세 질 정보와 기준정보를 벤치마킹 자료와 함께 제공 |
| 정부 | 인증결과를 질 향상 관련 다양한 지원정책의 토대로 활용<br>예 상급종합병원, 전문병원의 지정 등 |

## 7) 인증기준의 틀(4주기)

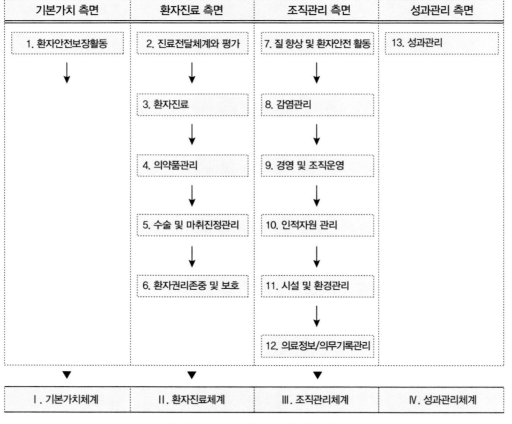

[그림 6-12] 인증기준의 기본 틀

## 8) 기준의 구성(4주기)

4개 영역, 13개 장, 92개 기준, 512개(병원 507개) 조사항목으로 구성

| 장<br>(Chapter) | | 기준<br>(Standard) | 상급종합병원 | | | | 종합병원 | | | | 병원 | | | |
|---|---|---|---|---|---|---|---|---|---|---|---|---|---|---|
| | | | 계 | 필수 | 정규 | 시범 | 계 | 필수 | 정규 | 시범 | 계 | 필수 | 정규 | 시범 |
| 13 | | 92 | 512 | 52 | 458 | 2 | 512 | 51 | 454 | 7 | 507 | 51 | 405 | 51 |
| Ⅰ. 기본가치체계 | | 5 | 23 | 23 | – | – | 23 | 23 | – | – | 23 | 23 | – | – |
| 1장.<br>환자안전<br>보장활동 | | 1.1 정확한 환자 확인 | 5 | 5 | – | – | 5 | 5 | – | – | 5 | 5 | – | – |
| | | 1.2 의료진간 정확한 의사소통 | 5 | 5 | – | – | 5 | 5 | – | – | 5 | 5 | – | – |
| | | 1.3 수술·시술의 정확한 수행 | 5 | 5 | – | – | 5 | 5 | – | – | 5 | 5 | – | – |
| | | 1.4 낙상 예방활동 | 5 | 5 | – | – | 5 | 5 | – | – | 5 | 5 | – | – |
| | | 1.5 손위생 수행 | 3 | 3 | – | – | 3 | 3 | – | – | 3 | 3 | – | – |
| Ⅱ. 환자진료체계 | | 47 | 256 | – | 255 | 1 | 256 | – | 255 | 1 | 255 | – | 248 | 7 |
| 2장.<br>진료전달<br>체계와<br>평가 | 진료<br>전달<br>체계 | 2.1.1 외래 및 응급환자 등록 절차 | 4 | – | 4 | – | 4 | – | 4 | – | 4 | – | 4 | – |
| | | 2.1.2 입원수속 절차 | 4 | – | 4 | – | 4 | – | 4 | – | 4 | – | 4 | – |
| | | 2.1.3 중환자실/특수치료실 입실 절차 | 6 | – | 6 | – | 6 | – | 6 | – | 6 | – | 6 | – |
| | | 2.1.4 환자진료의 일관성 및 연속성 유지 | 6 | – | 5 | 1 | 6 | – | 5 | 1 | 5 | – | 5 | – |
| | | 2.1.5 퇴원 및 전원 절차 | 6 | – | 6 | – | 6 | – | 6 | – | 6 | – | 6 | – |
| | 환자<br>평가 | 2.2.1 외래환자 초기평가 | 4 | – | 4 | – | 4 | – | 4 | – | 4 | – | 4 | – |
| | | 2.2.2 입원환자 초기평가/재평가 | 8 | – | 8 | – | 8 | – | 8 | – | 8 | – | 8 | – |
| | | 2.2.3 응급환자 초기평가 | 5 | – | 5 | – | 5 | – | 5 | – | 5 | – | 5 | – |
| | 검사<br>체계 | 2.3.1 검체검사 검사과정 관리 | 8 | – | 8 | – | 8 | – | 8 | – | 8 | – | 8 | – |
| | | 2.3.2 검체검사 결과 보고 절차 | 5 | – | 5 | – | 5 | – | 5 | – | 5 | – | 5 | – |
| | | 2.3.3 검체검사실 안전관리 절차 | 5 | – | 5 | – | 5 | – | 5 | – | 5 | – | 5 | – |
| | | 2.3.4 혈액체제 관리 | 6 | – | 6 | – | 6 | – | 6 | – | 6 | – | 6 | – |
| | | 2.3.5 영상검사 검사과정 관리 | 8 | – | 8 | – | 8 | – | 8 | – | 8 | – | 8 | – |
| | | 2.3.6 영삼검사 결과 보고 절차 | 4 | – | 4 | – | 4 | – | 4 | – | 4 | – | 4 | – |
| | | 2.3.7 방사선 안전관리 절차 | 6 | – | 6 | – | 6 | – | 6 | – | 6 | – | 6 | – |
| 3장.<br>환자진료 | 환자<br>진료<br>체계 | 3.1.1 입원환자 치료계획 | 7 | – | 7 | – | 7 | – | 7 | – | 7 | – | 7 | – |
| | | 3.1.2 협의진료체계 | 3 | – | 3 | – | 3 | – | 3 | – | 3 | – | 3 | – |
| | | 3.1.3 통증관리 | 5 | – | 5 | – | 5 | – | 5 | – | 5 | – | 5 | – |
| | | 3.1.4 영양관리 | 5 | – | 5 | – | 5 | – | 5 | – | 5 | – | 5 | – |
| | | 3.1.5 영양집중지원서비스 | 5 | – | 5 | – | 5 | – | 5 | – | 5 | – | 2 | 3 |
| | | 3.1.6 욕창관리 | 5 | – | 5 | – | 5 | – | 5 | – | 5 | – | 5 | – |
| | | 3.1.7 호스피스 완화의료 | 4 | – | 4 | – | 4 | – | 4 | – | 4 | – | 4 | – |
| | 고위<br>험<br>환자<br>진료<br>체계 | 3.2.1 중증응급환자 진료체계 | 6 | – | 6 | – | 6 | – | 6 | – | 6 | – | 6 | – |
| | | 3.2.2 심폐소생술 관리 | 4 | – | 4 | – | 4 | – | 4 | – | 4 | – | 4 | – |
| | | 3.2.3 수혈환자 관리 | 4 | – | 4 | – | 4 | – | 4 | – | 4 | – | 4 | – |
| | | 3.2.4 항암화학요법 | 8 | – | 8 | – | 8 | – | 8 | – | 8 | – | 8 | – |
| | | 3.2.5 신체보호대 및 격리·강박 | 4 | – | 4 | – | 4 | – | 4 | – | 4 | – | 4 | – |

| 장<br>(Chapter) | | 기준<br>(Standard) | 상급종합병원 | | | | 종합병원 | | | | 병원 | | | |
|---|---|---|---|---|---|---|---|---|---|---|---|---|---|---|
| | | | 계 | 필수 | 정규 | 시범 | 계 | 필수 | 정규 | 시범 | 계 | 필수 | 정규 | 시범 |
| 4장.<br>의약품관리 | 4.1 | 의약품관리체계 | 3 | – | 3 | – | 3 | – | 3 | – | 3 | – | 3 | – |
| | 4.2 | 의약품 구매신청 | 4 | – | 4 | – | 4 | – | 4 | – | 4 | – | 4 | – |
| | 4.3 | 의약품 보관 | 8 | – | 8 | – | 8 | – | 8 | – | 8 | – | 8 | – |
| | 4.4 | 처방 및 조제 | 10 | – | 10 | – | 10 | – | 10 | – | 10 | – | 10 | – |
| | 4.5 | 투약 및 모니터링 | 7 | – | 7 | – | 7 | – | 7 | – | 7 | – | 7 | – |
| | 4.6 | 의약품부작용 모니터링 | 4 | – | 4 | – | 4 | – | 4 | – | 4 | – | – | 4 |
| 5장.<br>수술 및<br>마취진정관리 | 5.1 | 수술 계획 | 5 | – | 5 | – | 5 | – | 5 | – | 5 | – | 5 | – |
| | 5.2 | 수술 중 환자안전보장 | 5 | – | 5 | – | 5 | – | 5 | – | 5 | – | 5 | – |
| | 5.3 | 시술 계획, 시술 중 환자안전보장 | 8 | – | 8 | – | 8 | – | 8 | – | 8 | – | 8 | – |
| | 5.4 | 진정치료 | 4 | – | 4 | – | 4 | – | 4 | – | 4 | – | 4 | – |
| | 5.5 | 마취진료 | 5 | – | 5 | – | 5 | – | 5 | – | 5 | – | 5 | – |
| | 5.6 | 환자상태 모니터링 | 3 | – | 3 | – | 3 | – | 3 | – | 3 | – | 3 | – |
| | 5.7 | 수술장 안전관리 | 5 | – | 5 | – | 5 | – | 5 | – | 5 | – | 5 | – |
| 6장.<br>환자권리존중 및<br>보호 | 6.1 | 환자권리 존중 및 안전보장 | 7 | – | 7 | – | 7 | – | 7 | – | 7 | – | 7 | – |
| | 6.2 | 취약환자 권리보호 | 5 | – | 5 | – | 5 | – | 5 | – | 5 | – | 5 | – |
| | 6.3 | 불만 및 고충 관리 | 5 | – | 5 | – | 5 | – | 5 | – | 5 | – | 5 | – |
| | 6.4 | 의료사회복지체계 | 4 | – | 4 | – | 4 | – | 4 | – | 4 | – | 4 | – |
| | 6.5 | 동의서 | 6 | – | 6 | – | 6 | – | 6 | – | 6 | – | 6 | – |
| | 6.6 | 임상연구관리 | 8 | – | 8 | – | 8 | – | 8 | – | 8 | – | 8 | – |
| | 6.7 | 장기이식관리 | 5 | – | 5 | – | 5 | – | 5 | – | 5 | – | 5 | – |
| **III. 조직관리체계** | **37** | | **206** | **29** | **177** | **–** | **206** | **28** | **173** | **5** | **202** | **28** | **144** | **30** |
| 7장.<br>질 향상 및<br>환자안전 활동 | 7.1 | 질 향상 및 환자안전 운영체계 | 5 | 5 | – | – | 5 | 5 | – | – | 5 | 5 | – | – |
| | 7.2 | 위험관리체계 | 6 | – | 6 | – | 6 | – | 6 | – | 6 | – | – | 6 |
| | 7.3 | 환자안전사건 관리 | 7 | 5 | 8 | – | 7 | 5 | 2 | – | 7 | 5 | 1 | 1 |
| | 7.4 | 질 향상 활동 | 5 | – | 5 | – | 5 | – | 5 | – | 5 | – | 5 | – |
| | 7.5 | 진료지침 개발 및 관리 | 4 | – | 4 | – | 4 | – | 4 | – | 4 | – | – | 4 |
| 8장. 감염관리 | 8.1 | 감염예방 · 관리체계 | 6 | 3 | 3 | – | 6 | 3 | 3 | – | 4 | 3 | 1 | – |
| | 8.2 | 감염감시 및 개선활동 | 5 | – | 5 | – | 5 | – | 5 | – | 5 | – | 5 | – |
| | 8.3 | 감염예방 · 관리 교육 | 4 | 1 | 3 | – | 4 | 1 | 3 | – | 4 | 1 | 3 | – |
| | 8.4 | 의료기구 감염관리 | 4 | – | 4 | – | 4 | – | 4 | – | 4 | – | 4 | – |
| | 8.5 | 세척 · 소독 · 멸균 및 세탁물 관리 | 7 | – | 7 | – | 7 | – | 7 | – | 7 | – | 7 | – |
| | 8.6 | 환자치료영역 환경관리 | 3 | – | 3 | – | 3 | – | 3 | – | 3 | – | 3 | – |
| | 8.7 | 급식서비스 관리 | 5 | – | 5 | – | 5 | – | 5 | – | 5 | – | 5 | – |
| | 8.8 | 감염성질환 및 면역저하 환자관리 | 7 | – | 7 | – | 7 | – | 7 | – | 7 | – | 7 | – |

| 장<br>(Chapter) | | 기준<br>(Standard) | 상급종합병원 | | | | 종합병원 | | | | 병원 | | | |
|---|---|---|---|---|---|---|---|---|---|---|---|---|---|---|
| | | | 계 | 필수 | 정규 | 시범 | 계 | 필수 | 정규 | 시범 | 계 | 필수 | 정규 | 시범 |
| 9장.<br>경영 및<br>조직운영 | 9.1 | 합리적인 의사결정 | 9 | – | 9 | – | 9 | – | 9 | – | 9 | – | 7 | 2 |
| | 9.2 | 의료기관 운영방침 | 4 | – | 4 | – | 4 | – | 4 | – | 4 | – | 4 | – |
| | 9.3 | 부서운영 | 4 | – | 4 | – | 4 | – | 4 | – | 4 | – | – | 4 |
| | 9.4 | 윤리위원회 운영 | 2 | – | 2 | – | 2 | – | 2 | – | 2 | – | 2 | – |
| 10장.<br>인적자원 관리 | 10.1 | 인사관리체계 | 66 | – | 6 | – | 6 | – | 6 | – | 6 | – | 6 | – |
| | 10.2 | 의사<br>(전문의의 진료권한 승인과 평가) | 5 | – | 5 | – | 5 | – | – | 5 | 5 | – | – | 5 |
| | 10.3 | 전문의를 제외한 직원의 직무확인과<br>평가 | 5 | – | 5 | – | 5 | – | 5 | – | 5 | – | 5 | – |
| | 10.4 | 인사정보 관리 | 4 | – | 4 | – | 4 | – | 4 | – | 4 | – | 4 | – |
| | 10.5 | 직원교육 | 6 | – | 6 | – | 6 | – | 6 | – | 6 | – | 6 | – |
| | 10.6 | 의료인력 법적기준 | 6 | – | 6 | – | 6 | – | 6 | – | 6 | – | 6 | – |
| | 10.7 | 직원안전 관리활동 | 6 | 6 | – | – | 6 | 6 | – | – | 6 | 6 | – | – |
| | 10.8 | 폭력 예방 및 관리 | 3 | – | 3 | – | 3 | – | 3 | – | 3 | – | 3 | – |
| 11장.<br>시설 및<br>환경관리 | 11.1 | 시설 및 환경 안전관리 | 9 | – | 9 | – | 9 | – | 9 | – | 9 | – | 8 | 1 |
| | 11.2 | 설비시스템 관리 | 5 | – | 5 | – | 5 | – | 5 | – | 5 | – | 5 | – |
| | 11.3 | 위험물질 관리 | 4 | – | 4 | – | 4 | – | 4 | – | 4 | – | 4 | – |
| | 11.4 | 보안관리 | 4 | 1 | 3 | – | 4 | – | 4 | – | 4 | – | 4 | – |
| | 11.5 | 의료기기 관리 | 9 | – | 9 | – | 9 | – | 9 | – | 9 | – | 7 | 2 |
| | 11.6 | 화재안전 관리활동 | 8 | 8 | – | – | 8 | 8 | – | – | 8 | 8 | – | – |
| | 11.7 | 재난관리체계 | 3 | – | 3 | – | 3 | – | 3 | – | 3 | – | 2 | 1 |
| | 11.8 | 유행성 감염병 대응체계 | 5 | – | 5 | – | 5 | – | 5 | – | 3 | – | – | 3 |
| 12장.<br>의료정보/<br>의무기록 관리 | 12.1 | 의료정보/의무기록관리 | 9 | – | – | – | 9 | – | – | – | 9 | – | 8 | 1 |
| | 12.2 | 퇴원환자 의무기록 완결도 관리 | 11 | – | 11 | – | 11 | – | 11 | – | 11 | – | 11 | – |
| | 12.3 | 의료정보수집 및 활용 | 5 | – | 5 | – | 5 | – | 5 | – | 5 | – | 5 | – |
| | 12.4 | 개인정보보호 및 보안 | 6 | – | 6 | – | 6 | – | 6 | – | 6 | – | 6 | – |
| Ⅳ. 성과관리체계 | | 3 | 27 | – | 26 | 1 | 27 | – | 26 | 1 | 27 | – | 13 | 14 |
| 13장.<br>성과관리 | 13.1 | 환자안전 지표 관리 | 6 | – | 6 | – | 6 | – | 6 | – | 6 | – | 6 | – |
| | 13.2 | 진료영역 지표 관리 | 15 | – | 14 | 1 | 15 | – | 14 | 1 | 15 | – | 6 | 9 |
| | 13.3 | 관리영역 지표 관리 | 6 | – | 6 | – | 6 | – | 6 | – | 6 | – | 1 | 5 |

| 장 | 기준 | 병원 | | 종합병원 | | 상급종합병원 | |
|---|---|---|---|---|---|---|---|
| | | 등급 | 항목 | 등급 | 항목 | 등급 | 항목 |
| 1. 환자안전 보장활동 | 1.1. 환자를 정확하게 확인한다. | 필수 | 5 | 필수 | 5 | 필수 | 5 |
| | 1.2 의료진은 정확하게 의사소통한다 | 필수 | 5 | 필수 | 5 | 필수 | 5 |
| | 1.3 수술/시술 전 정확하게 확인한다. | 필수 | 5 | 필수 | 5 | 필수 | 5 |
| | 1.4 낙상 예방활동을 수행한다. | 필수 | 5 | 필수 | 5 | 필수 | 5 |
| | 1.5 손위생을 철저히 수행한다. | 필수 | 5 | 필수 | 5 | 필수 | 5 |

### 기준 1.1 정확한 환자 확인

| 기준 | 환자를 정확하게 확인한다. | | | |
|---|---|---|---|---|
| 조사목적 | 의료기관은 환자 확인과 관련하여 발생할 수 있는 오류를 예방하기 위해 의료기관 차원의 일관되고 신뢰 할 수 있는 규정을 정하여 모든 직원이 일관되고 정확하게 환자 확인을 수행한다. | | | |
| | 조사항목 | 구분 | 조사결과 | 상급/종합/병원 |
| 1 | 정확한 환자 확인에 대한 규정이 있다. | S | □상 □중 □하 | – |
| 2 | 의약품 투여 전에 환자를 정확하게 확인한다. | P | □상 □중 □하 | – |
| 3 | 혈액제제 투여 전에 환자를 정확하게 확인한다. | P | □상 □중 □하 | □미해당 |
| 4 | 검사 시행 전에 환자를 정확하게 확인한다. | P | □상 □중 □하 | – |
| 5 | 진료, 처치 및 시술 전에 환자를 정확하게 확인한다. | P | □상 □중 □하 | – |

**기준의 이해**

1) 정확한 환자확인에 대한 규정에는 다음의 내용을 포함한다.
   • 환자 확인이 필요한 시점 및 수행자
     − 의약품 투여 전, 혈액제제 투여 전, 검사 시행 전, 진료, 처치 및 시술 전에 행위를 수행하는 자가 환자 확인 수행
   • 환자 확인 방법
     − 확인 과정의 환자 참여: 개방형 질문(최소 한가지 이상)
     − 최소한 두 가지 이상의 지표(indicator) 사용: 예시) 환자이름, 생년월일, 등록번호 등
     − 환자의 병실 호수나 위치를 알리는 지표는 환자확인 지표로 사용 불가
     − 모든 상황과 장소에서 일관된 환자확인 방법 적용
     − 환자가 의식이 없거나 의사표현이 어려운 경우에는 별도의 환자확인 방법 적용
2−5) 의약품 투여 전, 혈액제제 투여 전, 검사 시행 전, 진료, 처치 및 시술 전에 두 가지 이상의 지표를 사용하여 환자를 정확하게 확인한다.

**기준 1.2 의료진 간 정확한 의사소통**

1) (필수) 의료진의 정확한 의사소통을 위한 규정에는 다음의 내용을 포함한다.
   - 환자확인방법(지표): 예시) 환자이름, 생년월일, 등록번호 등
   - 구두 또는 전화처방 절차
     ※ 구두 또는 전화처방은 수술/시술 및 응급상황 등과 같이 처방이 불가능한 제한된 상황에서만 수행할 것을 권고함
       정확한 환자확인 → 받아 적기 → 되읽어 확인하기 → 처방한 지시자가 정보의 정확성 확인하기 → 의사의 구두 처방에 대한 24시간 이내 처방
   - 필요시 처방(p.r.n) 절차
     - 필요시 처방(p.r.n)이 가능한(또는 불가능한) 처방의 종류 선정 및 관리
     - 필요시 처방(p.r.n)의 원칙: 명확한 수행을 위한 기준(사유) 명시
   - 혼동하기 쉬운 부정확한 처방 유형 및 대처방안
     - 수기처방의 경우 알아볼 수 없는 글씨체
     - 전자처방의 경우 처방의 의미가 명확하지 않은 상황
     - 유사코드나 유사이름의 의약품 확인
2) (필수) 규정에 따라 구두처방을 수행한다.
3) (필수) 규정에 따라 필요시 처방(p.r.n)을 동일하게 알고 수행한다.
4) (필수) 규정에 따라 직원은 필요시 처방(pr.r.n)을 동일하게 알고 수행한다.
5) (필수) 규정에 따라 직원은 혼동하기 쉬운 부정확한 처방 시 대처방안을 알고 수행한다.

---

**기준 1.3 수술 · 시술의 정확한 수행**

1) **(필수) 규정 포함내용**: 수술/시술 표시 대상, 표시 제외대상, 환자 참여, 표시방법, 표시 시행자, 수술/시술 전 확인절차, 시작 직전 확인 절차
2), 3) **(필수) 규정에 따라 환자 참여하에 수술/시술 부위 표시**
   - 좌 · 우 구분이 되어 있는 부위, 다중구조(손가락, 발가락), 다중수준(척추)에 대한 모든 수술/시술에 표시
   - 수술부위 절개 직전 수술부위 표시가 보여야 함
4) **(필수) 수술/시술 전 확인 수행**: 환자 이동 단계별로 확인절차를 마련하고, 체크리스트 활용 가능
5) **(필수) 수술/시술 시작 직전 확인 과정 수행**: 참여하는 팀원(의사, 간호사 등)과 함께 환자, 수술부위, 수술명에 대해 구두 확인과정을 시행함. 가능하면 마취유도 전에 수행하고, 환자를 참여시킴

📝 **기출문제 맛 보기**

**1. 의료법령상 의료기관 인증에 대한 설명으로 옳은 것은?**                    19년 지방직

① 인증등급은 인증 또는 조건부인증으로 구분하고, '인증' 유효기간은 4년이다.
② 이의신청은 평가결과 또는 인증등급을 통보받은 날부터 60일 이내에 하여야 한다.
③ 조건부인증을 받은 의료기관의 장은 1년의 유효기간 내에 보건복지부령에 정하는 바에 따라 재인증을 받아야 한다.
④ 의료기관인증위원회의 위원은 인증전담기관의 장이 임명하거나 위촉한다.

**2. 의료서비스 수준의 평가를 통해 의료서비스 질 향상을 도모하고자 실시하는 우리나라의 의료기관인증제의 인증을 받기 위한 필수 기준으로 반드시 충족하여야 하는 기준이 아닌 것은?**                    19년 서울시

① 환자안전          ② 직원안전          ③ 진료지침 관리체계          ④ 질 향상 운영체계

**3. 「의료법」에 따라 의료기관 인증의 기준에 포함하여야 할 사항으로 가장 옳지 않은 것은?**          20년 서울시

① 의료서비스의 제공과정 및 성과          ② 의료인과 고객의 만족도
③ 환자의 권리와 안전          ④ 의료기관의 의료서비스 질 향상 활동

**4. 다음 글에서 설명하는 의료의 질 평가 방법은?**          20년 지방직

- 환자의 입장에서 진료 및 치료경로를 따라 의료진 및 환자와의 대화, 기록검토, 관찰 등을 통합적으로 살펴보는 방법
- 환자가 의료기관에 도착해서 퇴원할 때까지 환자에게 제공되는 실제 경로를 조사하는 방법
- 개별 환자뿐만 아니라 조직 시스템을 대상으로 함

① 추적조사방법          ② 국가고객만족도조사
③ BSC(Balanced Score Card) 기법          ④ PDCA(Plan – Do – Check – Act) 방식

**5. 우리나라 의료기관 인증제도에 대한 설명으로 가장 옳은 것은?**          22년 2월 서울시

① 요양병원은 자율적으로 인증을 신청할 수 있다.
② 인증기준 충족 여부에 따른 상대평가의 성격을 가진다.
③ 병원급이상의 의료기관을 대상으로 하며 인증유효기간은 3년이다.
④ 전문병원으로 지정을 받고자 하는 병원급의료기관은 인증을 받아야 한다.

**6. 의료기관평가인증원의 급성기병원 인증기준은 네 개 영역으로 구성된다. 아래 내용이 속한 영역은?**          24년 지방직

- 정확한 환자 확인          • 의료진 간 정확한 의사소통
- 수술·시술의 정확한 수행          • 낙상 예방활동
- 손위생 수행

① 기본가치체계          ② 환자진료체계          ③ 조직관리체계          ④ 성과관리체계

**정답** 1.③ 2.③ 3.② 4.① 5.④ 6.①

## 12 전략적 경영관리

### 1) 활동기준 경영관리(ABC)

- **활동기준 원가계산(원가배분 관점): ABC(Activity-Based Costing)**

  ① 보다 정확한 원가계산을 위해 기업의 기능을 여러 가지 활동으로 구분한 다음, 활동을 기본적인 원가대상으로 삼아 원가를 집계하고 이를 토대로 하여 다른 원가대상들(부문이나 작업 또는 제품)의 원가를 집계하는 원가계산제도로서 활동기준회계 또는 거래 원가계산이라고도함

  ② 활동은 자원을 소비하는 사건이나 거래를 말하며, 구매주문, 재료처리, 생산계획, 작업 준비, 품질검사 등을 예로 들 수 있음

### 2) 균형성과표(BSC, Balanced Score Card)

(1) 캐플란(Kaplan)과 노튼(Norton)에 의해 개발된 성과측정지표

(2) 기업의 가치창출의 근원에 대한 새로운 시각: 무형 자산가치가 반영

(3) 과거의 성과에 대한 재무적인 측정지표에 추가하여 미래성과를 창출하는 동인(driver)에 대한 측정지표, 즉 비재무적 지표인 고객, 내부 비즈니스 프로세스, 조직체의 학습 및 성장(혁신) 능력에 대한 지표를 통해 미래가치를 창출하도록 하는 새로운 성과측정 시스템 즉, 재무적 성과지표와 비재무적 성과지표를 통한 균형적 성과관리 도구

(4) 현재 성과를 모니터하고 조직이 미래 성과를 위해 얼마나 잘 준비했는가에 대한 정보도 확인

(5) 재무적 성과만을 측정하던 전통적 성과측정에서 간과되던 무형자산인 직원역량, 연구개발, 프로세스의 효율, 품질, 고객관계들이 장기적으로 기업성공의 중요한 동인이라는 관점에서 출발

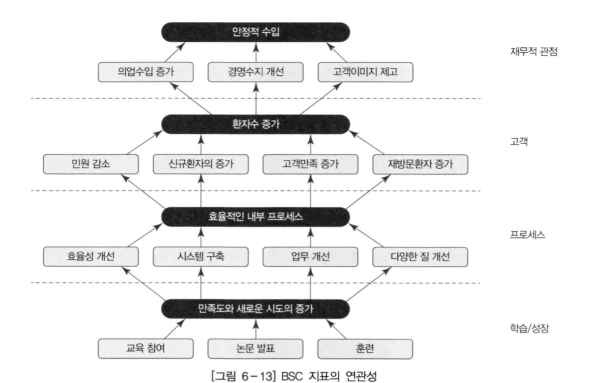

[그림 6-13] BSC 지표의 연관성

| 관점 | 개념 | 예 |
|---|---|---|
| 재무적 관점 | • 조직의 매출이나 수익성 측면에서 어느 정도의 성과를 달성했는지 보여주는 지표 | 수익증가율,<br>관리비용 감소율, 원가절감 |
| 고객 관점 | • 고객을 기관의 수익창출과 연관위한 전략에 집중 (고객이 조직가치 창출의 가장 큰 원천으로 봄)<br>• 프로세스를 변화하고 조직의 역량을 모으는 데 초점 | 고객만족도, 전화응대만족도,<br>환자상담건수, 간호관리등급,<br>고객유지율 |
| 내부 비즈니스 프로세스 관점 | • 기존 운영 프로세스를 개선하여 고객의 요구를 가장 신속하게 파악하고 충족시켜주는 내부 프로세스를 개선<br>• 미래 서비스에 대한 프로세스 개발에 초점 | 재원일수 단축일, 비정규직원 인력비율, 병상가동율, 외래입원율,<br>전문의 비율, 업무표준 개발 건수,<br>낙상률, 투약오류건수,<br>욕창 발생률 등의 사고율 |
| 학습과 성장 관점 | • 미래 지향적 관점으로 기업의 장기적인 잠재력임 | 수련의 1인당 교육비<br>직원 1인당 교육비<br>직원 1인당 평균 직무교육<br>이수시간, 해외연수 건수 |

🖉 기출문제 맛 보기

균형성과표(Balanced Score Card, BSC)를 이용하여 병원 경영성과를 향상시키고자 할 때, '내부 업무프로세스 관점'을 직접적으로 평가하는 지표에 해당하는 것은? **23년 지방직**

① 재원일수 단축률: 재무적 관점(출제자) / 내부 프로세스(응시생)
② 환자 만족도
③ 간호실무표준 개발 건수: 내부 프로세스
④ 간호사의 직무역량 교육 참여도

정답 ③

# 환자안전

## 1 개념

(1) 의료제공과정에서 오류의 예방 및 오류로 인하여 환자에게 발생하는 손상의 제거 및 완화, 또는 의료와 관련된 불필요한 위해의 위험을 최소한으로 낮추는 것

(2) 오류의 가능성의 최소화하고 오류가 발생했을 때 이를 차단할 가능성을 최대화할 수 있게 운영 시스템과 프로세스를 설정하여 환자안전을 보장하는 것

| 구분 | 정의 |
|---|---|
| 환자안전사건 | 환자에게 불필요한 위해를 주었거나 줄 수 있었던 사건이나 상황 |
| | 환자안전사고: 보건의료인이 환자에게 보건의료서비스를 제공하는 과정에서 환자안전에 위해가 발생하였거나 발생할 우려가 있는 사고 (「환자안전법」 제2조) |
| 위해(harm) | 신체의 기능 또는 구조의 장애나 이로부터 발생한 모든 해로운 효과 |
| 위해사건 (adverse event) | 환자가 가지고 있는 질병이 아닌 의학적인 처치에 의하여 발생한 모든 형태의 상해나 손상을 가져오는 사건 |
| 적신호사건 (sentinel event) | 사망 혹은 심각한 신체적, 정신적 손상과 관련된 예측되지 않은 사건의 발생과 이를 초래할 위험이 있는 사건 (근본원인분석 시행하여 위험을 감소시키고, 그러한 행동의 모니터링 필요) |
| 오류(error) | 계획된 활동을 의도대로 수행하지 못했거나 잘못된 계획을 수행하는 경우 즉, 어떤 행위를 수행(잘못된 행위를 함)하거나 생략(옳은 행위를 하지 않음)함으로써 바람직하지 않은 결과가 일어나거나 바람직하지 않은 결과가 일어날 가능성이 유의하게 높은 경우 |
| 의료오류 | 의료제공 과정에서 계획된 활동을 의도한 대로 성취하지 못했거나 목표달성을 위한 계획이 잘못 수립되어 환자에게 위해를 입혔거나 입히지 않은 모든 결과 |
| 근접오류 (near miss) | 오류가 있었음에도 의료사고로 이어지지 않은 사건. 위기일발이라고도 함 |
| 빠뜨림 | 주의가 산만하거나 피로, 스트레스 등으로 인해 올바른 행동 절차의 부정확한 수행에서 비롯된 것 |
| 실수 | 경험이나 훈련의 부족, 불충분한 지식 등으로 인해 정보를 올바르게 해석하지 못하거나, 잘못된 인지적 휴리스틱이나 규칙을 적용하여, 옳지 않은 행동 절차를 수행하여 발생하는 것 |

- 의료오류 = 예방가능한 위해사건 + 근접오류
- 위해사건 = 예방가능한 위해사건 + 예방불가능한 위해사건
- 적신호사건 = 예방가능한 위해사건 중 사망 혹은 심각한 손상을 초래한 사건

---

📎 **기출문제 맛 보기**

다음에 해당하는 환자안전과 관련된 용어는?    22년 지방직

- 사망, 심각한 신체적·심리적 상해 또는 그러한 결과를 초래할 수 있는 위험성을 포함한 기대하지 않았던 사건
- 발생 시 강제적(mandatory)으로 보고해야 하는 사건

① 실수    ② 근접 오류    ③ 잠재적 오류    ④ 적신호 사건

---

## 2    환자안전의 원칙

- 실수한 개인을 비난하고 처벌하기 보다는 인적 취약성을 인정하고 일하는 업무상황에 초점을 두고 오류를 예방하고 그 효과를 경감시키기 위한 예방책을 마련하는 것
- 의료오류를 예측하고, 오류가 환자에게 위해를 초래하기 전에 예방하고 발견하도록 하는 시스템을 구축하는 시스템 접근

### 1) 일반적인 환자안전 원칙

(1) 개별 제공자에 초점을 두기 보다 오류를 예방 발견할 수 있는 시스템을 생성

① 체크리스트 사용, 다시 읽기 등을 통한 교차확인 등

② **프로세스를 단순화, 표준화**: 필요 시 기능강제

③ **기능강제**: 물리적인 제약으로 오류 발생을 불가능하게 만듦

예 흡입용 약물 주사기는 정맥라인에 연결되지 않게 함

---

정답 ④

(2) 의사소통과 팀워크를 향상

개방적 의사소통, 표준화된 공통된 언어사용, 체크리스트 활용

(3) 과거의 실수로부터 학습

사망사례 집담회, 적신호사건의 근본원인분석 등

(4) 안전한 의료의 제공을 위해 잘 훈련된 적절한 인력확보

적절한 휴식 위한 스케줄링 등

## 2) 스위스 치즈모형(Swiss cheese model, James Reason)

(1) 인적오류에 대한 접근을 개인적 접근법과 시스템적 접근으로 분류하고, 인간행동을 바꾸는 것보다 일하는 조건을 바꾸는 것이 더 쉽다는 관점

(2) 시스템적 접근만이 안전한 의료문화를 만들 것으로 보고 시스템의 여러 층위에 있는 결함이 어떻게 실수나 사건으로 연결되는지 묘사한 모델

(3) 복잡한 조직에서 단일한 최전방 오류가 위해를 야기하는 경우는 드물며, 오류가 파괴적인 결과로 이어지려면 여러 불완전한 방어층(스위스 치즈의 여러 층)을 통과해야 한다고 봄

(4) 인간행위의 완벽성을 추구하는 불가능한 목표 대신 스위스 치즈의 구멍과 같은 잠재적인 오류를 최소화하는 데 초점을 두고, 여러 방어벽을 겹쳐 놓아 오류가 구멍을 통과할 가능성을 감소시키기 위해 노력

(5) 사건발생지점의 가시적 오류보다, 사고의 근본적인 원인이 무엇인지 깊이있는 분석이 필요

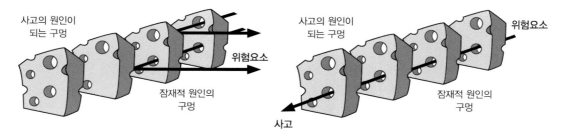

[그림 6-13] 스위스 치즈모형

*출처: 장금성 외, 최신간호관리학, 현문사, 2020, p.605.

## 3) 하인리히 법칙(Heinrich's law)

(1) 대형사고가 발생하기 전에 그와 관련된 수많은 경미한 사고와 징후들이 반드시 존재한다는 것을 밝힌 법칙 (1:29:300 법칙)

(2) 심각한 사고는 항상 사소한 것을 방치할 때 발생하므로, 사소한 문제가 발생하였을 때 이를 면밀히 살펴 그 원인을 파악하고, 시정하여 대형사고나 실패를 미연에 방지하도록 함

큰 재해
작은 재해
사소한 재해

1
29
300

1 중상자
29 경상자
300 잠재적 부상자

---

### 🖊 기출문제 맛 보기

**1. 간호사고를 예방하기 위한 조직적 예방 방안은?**          20년 지방직

① 근본적 원인 해결을 위하여 필요하다면 병원의 구조적 변화를 요청한다.

② 사건보고와 인사고과를 연결하여 효율적으로 사고 예방 체계를 마련한다.

③ '왜 문제가 발생되었는가'보다 '누가 과오를 범하였는가'에 대한 책임 소재를 명확히 규명한다.

④ 사고예방을 위하여 사례 중심의 문제해결 교육보다는 지침서 위주의 교육으로 전환하는 것이 더 효과적이다.

**2. 제임스 리즌의 스위스 치즈 모형에 따르면 〈보기〉에 해당하는 오류로 가장 옳은 것은?**          23년 서울시

〈보기〉
환자 확인 절차 및 방법에 대한 프로토콜의 부재

① 가시적 오류          ② 잠재적 오류          ③ 근접 오류          ④ 의료 오류

**3. 리즌(Reason)의 '스위스 치즈 모형'에 대한 설명으로 옳지 않은 것은?**          24년 지방직

① 안전사고가 발생하지 않도록 여러 단계에 방어벽을 마련해야 한다.

② 안전사고는 개별적 요인이 아니라 복합적 요인으로 인해 발생한다.

③ 안전사고를 예방하려면 개인행동보다 조직 시스템을 바꾸어야 한다.

④ 안전사고를 유발하는 근본적인 원인을 '가시적 오류'라고 한다.

---

정답  1. ①  2. ②  3. ④

## 3 환자안전의 접근방법

### 1) 근본원인 분석(RCA, Root Cause Analysis)

(1) 위해사건과 근접오류 발생 시 내재된 변이와 관련된 기여요인을 규명하기 위한 방법

(2) 적신호사건과 같은 심각한 위해사건을 분석하는데 사용하는 방법

(3) 사고가 일어난 후 위해사건이나 다른 중대사건에 잠재되어 있는 우연한 또는 원인이 되는 요인들을 찾아내는 구조화된 과정(후향적)

(4) **목적**: 빈번하게 위해사건에 기여하는 잠재적 오류를 제거하여 미래의 위해를 예방

(5) 의료사고 발생 시 은폐하거나 비난할 것이 아니라 근본원인 분석을 하여 의료시스템 과정 자체의 결함부터 개선: 시스템적 접근으로 기술적, 조직적 요인을 먼저 고려

(6) 사건의 숨어있는 원인을 이해하고 사건의 발생가능성 감소를 위해 시스템과 프로세스를 변화시키는데 보건의료기관의 관심의 초점을 맞추기 위해 사용
즉, 근본원인분석의 효과성은 근본원인분석을 어떻게 수행하는지가 아니라 분석결과를 어떻게 실무변화를 위해 적용하고 추후 관리하는지에 달려있음

(7) 근본원인분석의 단계

| 구분 | 정의 |
|---|---|
| 근본원인분석의 준비단계 | 팀 구성하기 → 문제 정의하기 → 문제 연구하기 |
| 근접원인의 규명단계 | 무엇이 일어났는가 확인하기 → 절차적 기여요인 확인하기 → 다른 기여요인 확인하기 → 측정: 근접원인과 기반원인에 대한 데이터 수집 및 평가 → 임시변화의 설계 및 도입 |
| 근본원인의 규명단계 | 관련시스템 확인: 근본원인 분석 → 근본원인의 목록추리기 → 근본원인 확인 및 상호관계 강조 |
| 개선활동의 설계 및 도입단계 | 위험성 감소전략 탐색 및 규명 → 개선활동 개발 → 제안된 개선활동 평가 → 개선활동 설계 → 활동계획이 받아들여지도록 보장 → 개선계획 도입 → 효과적인 척도의 개발 및 성공 보장 → 개선노력에 대한 평가 → 추가활동 수행 → 결과의 전달, 공유 |

### 2) 오류유형과 영향분석(FMEA, Failure mode and effect analysis)

(1) 오류가 발생하기 전에 진료과정의 각 단계에서 발생할 수 있는 여러 가지 문제점을 확인하여 개선하도록 하는 체계적인 방법(전향적)

(2) 환자 안전문제의 확인이 이루어지면서 보건의료기관 전반의 시스템과 프로세스의 개선을 도모하는 도구로 적용

(3) **목표**: 프로세스 내에서 발생할 수 있는 모든 사건 유형을 찾아서 그 원인과 영향을 분석하여 우선순위화 하고 개선 계획을 실행하여 그 결과를 측정하는 것

> 위험도 우선순위(RPN) = 심각성 × 발생가능성 × 발견가능성

(4) **과정**

① 진료과정이나 장비, 업무 프로세스 내 가능한 오류 확인

② 각각의 오류에 따른 영향과 결과를 사정하고 분석

③ 프로세스 내 가장 변화가 필요한 부분을 확인(위험 우선순위를 정하고 개선활동)

| 단계 | 내용 |
|---|---|
| 1단계 | 고위험 프로세스 선정 및 팀 구성 |
| 2단계 | 프로세스 검토 및 도식화 |
| 3단계 | 가능한 오류 유형 및 영향 확인 |
| 4단계 | 오류유형의 우선순위 선정 |
| 5단계 | 오류유형의 근본원인 확인 |
| 6단계 | 프로세스 재설계 |
| 7단계 | 새로운 프로세스의 분석 및 검토 |
| 8단계 | 적용 및 모니터링 |

---

### 🖉 기출문제 맛 보기

**1. 통제 활동에 대한 설명으로 옳은 것은?**　　　　　　　19년 지방직

① 근본원인분석(root cause analysis) - 적신호 사건을 예방하기 위하여 근본 원인을 전향적으로 파악한다.

② 린(Lean) - 지속적인 질 향상을 위해 업무 성과의 변이를 최소화한다.

③ 6-시그마(6-sigma) - 업무 프로세스에서 낭비 요소를 제거하고 고객에게 가치 있는 요소를 강조한다.

④ 오류유형과 영향분석(failure mode and effect analysis) - 업무 프로세스에서 발생할 수 있는 사건 유형을 사전에 파악하고 체계적으로 분석한다.

**2. 〈보기〉에서 설명하는 환자안전 접근법으로 가장 옳은 것은?**　　　　　22년 2월 서울시

> 〈보기〉
> • 가시적, 잠재적 오류의 원인을 후향적으로 조사하는 방법이다.
> • 수술 중 환자의 몸에 이물질이 들어간 경우에 적용될 수 있다.
> • 원인 - 결과도(fishbone diagram)나 PDCA 등이 활용되기도 한다.

① 스위스 치즈 모형　　② 하인리히 법칙　　③ 오류유형과 영향분석　　④ 근본원인분석

---

정답  1. ④  2. ④

## 4 의료기관의 환자안전 활동

### 1) 환자안전 보고체계 구축

#### (1) 목적
① 오류로부터 경험을 공유함으로서 경험으로부터 배우는 것
② 아주 작은 오류라도 보고하여 이를 체계적으로 분석하여 근본원인을 찾아 시스템을 개선하고 교육과 학습에 반영하는 것이 환자안전 보고체계의 핵심임

#### (2) 당면과제
① 프로그램에 대한 충분한 참여를 유도하는 것
② 보고에 대한 적절한 대응시스템을 구축하는 것

#### (3) 보고의 유형
① 강제적 보고체계: 중대한 손상 혹은 사망과 관련된 오류가 초점이며, 이는 의료제공자가 책임을 지도록 하는데 일차적인 목적이 있음 **예** 적신호사건
② 자발적 보고체계: 안전의 향상이 초점이며, 통상적으로 위해를 일으키지 않은 오류 또는 극히 가볍고 경미한 위해를 일으킨 오류의 보고에 초점 **예** 근접오류

#### (4) 환자안전 보고시스템의 요건

| 요건 | 내용 |
|---|---|
| 비처벌성 | 보고 결과로 자신이나 다른 사람이 처벌을 받을 것이라는 두려움이 없어야 함<br>비밀보장 환자, 보고자, 기관을 식별할 수 없어야 함 |
| 독립성 | 보고자 또는 기관을 처벌할 권한을 가진 당국으로부터 독립적이어야 함 |
| 전문가 분석 | 임상적 상황을 이해하고, 시스템에 내재하고 있는 원인을 인식하는 훈련을 받은 전문가가 보고서를 분석해야 함 |
| 적시성 | 보고서를 신속하게 분석하여 특히 심각한 위해인 경우 권고안을 알아야 할 사람들에게 빨리 전파하여야 함 |
| 시스템 지향성 | 권고안은 개인의 성과보다는 시스템, 프로세스, 제품의 변화에 초점을 맞춰야 함 |
| 반응성 | 보고서를 받는 기관은 권고안을 전파할 능력을 갖추고 있어야 하고, 보고에 참여하는 기관들은 가능한 경우 언제나 권고안을 실행할 의지가 있어야 함 |

세계보건기구(WHO)에서 제시한 성공적인 환자안전 보고시스템의 특징에 대한 설명으로 가장 옳지 않은 것은? 23년 서울시

① 비처벌성은 보고로 인하여 자신이나 다른 사람이 처벌을 받을지 모른다는 두려움이 없어야 한다는 것이다.

② 적시성은 보고서를 신속하게 분석하여 알아야 할 사람들에게 권고사항을 빠르게 알려야 한다는 것이다.

③ 독립성은 보고시스템이 보고자 또는 기관을 처벌할 권한을 가진 당국으로부터 독립되어야 한다는 것이다.

④ 시스템 지향성을 보고받는 기관이 권고사항을 확산할 수 있어야 하며, 참여 기관들은 권고사항을 구축할 책임이 있어야 한다는 것이다.

## 2) 환자안전 관리시스템 구축

(1) 의료기관 대형화와 의료서비스 제공과정의 복잡성으로 환자안전관리시스템을 이용한 관리 필요

(2) 환자에게 검사상 이상치가 발견되는 경우, 주치의에게 신속히 알리는 PSCI(Patient Safety Critical Indicator) 등도 통합적으로 연계

## 3) 표준 매뉴얼 개발과 보급

환자 안전관리 프로토콜, 표준 임상지침서나 임상경로를 개발 활용하여 의료서비스가 제공되는 과정을 검토함으로서 오류나 실수를 줄이고 의료인간 서비스 질의 차이를 줄임

## 4) 환자안전문화의 구축

(1) 개방적이고 처벌하지 않는 환경을 조성하여 환자안전에 관한 사건 사고를 안심하고 보고하고 이로서 오류의 현황파악과 분석을 통해 개선이 이루어지고 교육과 학습이 시행되는 안전문화의 구축이 필요

(2) **환자안전문화(환자안전에 가치를 두는 문화)**: 팀웍, 명확한 커뮤니케이션, 오류와 관련된 개방적인 태도 등이 작동하는 환경을 의미

(3) 안전문화의 주요 요소

① **보고문화**: 의료오류와 위해사건에 대한 자료를 수집, 분석, 배포

② **정의문화(공정)**: 비처벌적인 환경을 유지함으로서, 오류 보고를 격려하고 보상하고, 환자안전 정책과 절차를 따르지 않는 사람에 대해서는 책무를 지도록 함

③ **적정한 안전문화(융통성)**: 변화하는 요구에 효과적으로 적응할 수 있는 유연한 문화

④ **학습문화**: 안전정보에 기초해서 올바른 결론을 내리고, 필요한 변화를 수행하기 위한 역량과 의지를 갖는 것

정답 ④

### 5) 환자안전사고 발생 시 구체적인 대처순서

(1) 환자의 의식과 손상 정도와 상태를 정확히 사정하고 응급조치를 취한다.

(2) 담당의사(주치의)에게 즉시 보고한다.

(3) 간호관리자(수간호사)에게 알린다.

(4) 보고체계를 통해 간호부에 보고한다.

(5) 환자 가족에게 알린다.

(6) 안전사고 발생 상황 및 조치 내용을 기록한다.

(7) 시정조치를 취하고, 시정조치를 재확인한다.

### 6) 환자안전사고 발생 시 대처방안

- 환자안전 사건보고체계는 일반적으로 의료기관 수준에서 시스템이 구축되어 운영되고 있음
- 환자안전관리위원회에서는 환자안전 관련 사항에 대해 문제 분석, 개선계획 수립 및 개선활동에 대한 효과를 모니터링

(1) 사고발생의 확인

의료기관 내에서 발생하는 크고 작은 사고가 빠짐없이 보고될 수 있는 사고 및 사건보고체계를 확립하여야 하고, 사건이나 사고 발생 시 사건 및 사고보고서를 작성, 제출하여야 함

(2) 사고 또는 위험요소의 분석평가

확인된 사고나 위험요소를 분석하고 실제 상황과 그 정도를 측정 평가하는 것. 사건 및 사고보고서, 기타 방법으로 보고된 자료를 근거로 실제 상황을 확인하여 보고서를 작성

(3) 위험요소의 제거 또는 경감조치

위원회에서는 해당 부서 또는 해당자에게 자료를 분석·평가한 후 확인된 문제점들을 제거 또는 해결함으로써 재발을 방지하고, 예방하기 위한 개선안을 마련하여 적용하고, 개선안 적용 후 효과를 주기적으로 평가

(4) 문서화 및 보고

문제의 확인, 분석 및 평가 그리고 시정조치 실시 등의 과정을 요약, 문서화하여 진료평가위원회에 보고하고 이를 회의록에 남김

(5) 시정조치의 재확인

시정조치가 제대로 실시되어 문제가 해결되고 위험요소가 제거되었는지를 확인 하며 그 상황에 대한 보고서를 작성하여 진료평가위원회에 제출

## 5 환자안전법

### 1) 제정목적

(1) 2015년 1월 제정, 2016년 7월 시행

(2) 환자안전을 위하여 필요한 사항을 규정함으로써 환자의 보호 및 의료의 질 향상에 이바지하기 위함

(3) 국가 차원의 의료의 질 향상과 국민 안전의 기틀을 마련

### 2) 환자안전 주체별 책무

(1) 보건복지부 장관

① 보건복지부장관은 환자안전 및 의료 질 향상을 위하여 관계 중앙행정기관의 장과 협의하여 환자안전종합계획(이하 이 조에서 "종합계획"이라 한다)을 5년마다 수립하고 이를 시행하여야 한다.(제7조 환자안전종합계획의 수립 등)

② 환자안전에 관한 다음 각 호의 사항을 심의하기 위하여 보건복지부에 국가환자안전위원회(이하 이 조에서 "위원회"라 한다)를 둔다. 〈개정 2020. 1. 29.〉(제8조 국가환자안전위원회)

③ 보건복지부장관은 대통령령으로 정하는 바에 따라 보건의료기관의 시설·장비·관리체계, 보건의료인의 환자안전을 위한 준수 사항 등 환자안전에 관한 기준(이하 이 조에서 "환자안전기준"이라 한다)을 정하여야 한다. (제9조 환자안전기준)

④ 보건복지부장관은 환자안전 및 의료 질 향상과 관련한 수행 정도를 측정·점검할 수 있는 평가기준 등을 제시하는 지표(이하 "환자안전지표"라 한다)를 개발하여 보급하여야 한다. (제10조 환자안전지표)

(2) 보건의료기관의 장과 보건의료인

① 보건의료기관의 장과 보건의료인은 환자안전 및 의료 질 향상을 위하여 국가와 지방자치단체의 시책을 따라야 한다.

② 보건의료기관의 장과 보건의료인은 환자안전사고가 발생하지 아니하도록 시설·장비 및 인력을 갖추고, 필요한 의무를 다하여야 한다.

③ 보건의료기관의 장과 보건의료인은 환자안전활동에 환자와 환자의 보호자가 참여할 수 있도록 노력하여야 한다.(제4조 보건의료기관의 장과 보건의료인의 책무)

④ 보건의료기관의 장과 보건의료인은 환자안전활동 시 환자안전기준을 준수하여야 한다. (제9조 환자안전기준)

(3) 환자(보호자)

① 모든 환자는 안전한 보건의료(「보건의료기본법」 제3조제1호의 보건의료를 말한다. 이하 같다)를 제공받을 권리를 가진다.

② 환자와 환자의 보호자는 환자안전활동에 참여하여야 한다.(제5조 환자의 권리와 책무)

### 3) 의료기관의 의무관련 조항

**(1) 환자안전위원회**

① 보건복지부령으로 정하는 일정 규모 이상의 병원급 의료기관은 환자안전 및 의료 질 향상을 위하여 환자안전위원회(이하 이 조에서 "위원회"라 한다)를 설치·운영하여야 한다.(법 제11조 제1항)

    ◐ 일정규모 이상의 병원급 의료기관: 200병상 이상인 병원급 의료기관, 종합병원은 100병상 이상(시행 규칙 제5조)

② 위원회의 구성(시행규칙 제6조)

    ㉠ 위원장 1명을 포함한 5명 이상 30명 이하의 위원으로 구성한다.

    ㉡ 위원장은 해당 의료기관의 장으로 하고, 위원은 해당 의료기관의 장이 성별을 고려하여 위촉한다.

    ㉢ 위원회의 임기는 3년으로 한다.

---

**제11조(환자안전위원회)**

② 위원회를 설치한 의료기관의 장은 위원회의 설치 여부 및 구성·운영 현황을 보건복지부장관에게 매년 보고하여야 한다. 〈신설 2020. 1. 29.〉

③ 위원회는 다음 각 호의 업무를 심의한다. 〈개정 2020. 1. 29.〉

1. 환자안전사고의 예방 및 재발 방지를 위한 계획 수립 및 시행
2. 제12조에 따른 환자안전 전담인력의 선임 및 배치
3. 보건의료기관의 의료 질 향상 활동 및 환자안전체계 구축·운영
4. 제14조제1항 및 제2항에 따라 환자안전사고를 보고한 자 및 보고내용의 보호
5. 환자와 환자 보호자의 환자안전활동 참여를 위한 계획 수립 및 시행
6. 그 밖에 보건복지부령으로 정하는 환자안전활동에 필요한 사항

④ 위원회의 구성·운영과 제2항에 따른 보고 방법·절차, 그 밖에 필요한 사항은 보건복지부령으로 정한다. 〈개정 2020. 1. 29.〉

---

**(2) 전담인력(제12조 전담인력)**

① 보건복지부령으로 정하는 일정 규모 이상의 병원급 의료기관은 다음 각 호의 어느 하나에 해당하는 사람으로서 환자안전 및 의료 질 향상에 관한 업무를 전담하여 수행하는 환자안전 전담인력(이하 "전담인력"이라 한다)을 두어야 한다. 〈개정 2020. 1. 29.〉

② 전담인력 자격기준

    1. 의사·치과의사·한의사·약사 또는 간호사 면허를 취득한 후 보건복지부령으로 정하는 기간 이상 보건의료기관에서 근무한 사람
       법 제12조제1항제1호에서 "보건복지부령으로 정하는 기간"이란 3년을 말한다. 〈개정 2020. 7. 30.〉

    2. 「의료법」 제77조에 따른 전문의 자격이 있는 사람

③ 전담인력의 배치기준(시행규칙 제9조)

   1. 200병상 이상의 병원급 의료기관(종합병원은 제외한다): 1명 이상

   2. 100병상 이상 500병상 미만의 종합병원: 1명 이상

   3. 500병상 이상의 종합병원: 2명 이상

④ 전담인력의 업무(법 제12조 2항)

   1. 환자안전사고 정보의 수집 · 분석 및 관리 · 공유

   2. 환자안전사고 예방 및 재발 방지를 위한 보건의료인 교육

   3. 환자와 환자 보호자의 환자안전활동을 위한 교육

   4. 그 밖에 보건복지부령으로 정하는 환자안전활동

⑤ 의료기관의 장은 환자안전 및 의료 질 향상을 위하여 특히 필요하다고 인정하는 경우에는 전담부서를 설치 · 운영할 수 있다.(시행규칙 제9조)

(3) 환자안전활동에 관한 교육

① 전담인력은 환자안전활동에 관한 교육을 정기적으로 받아야 한다.(제13조 환자안전활동에 관한 교육)

   1. 교육 방법: 대면교육 또는 정보통신기기를 통한 온라인 교육. 다만, 전담인력으로 새로 배치된 경우에는 6개월 이내에 대면교육으로 실시한다.

   2. 교육 시간: 매년 12시간 이상. 다만, 전담인력으로 새로 배치된 경우에는 6개월 이내에 24시간 이상 이수하여야 한다.(시행규칙 제10조 환자안전활동에 관한 교육)

② 교육에 포함되어야 하는 내용(시행규칙 제10조)

   1. 환자안전 관련 법령에 관한 사항

   2. 환자안전사고의 정보의 수집 · 분석에 관한 사항

   3. 환자안전기준 및 환자안전지표에 관한 사항

   4. 환자안전사고의 예방 및 재발 방지에 관한 사항

   5. 「보건의료기본법」 제3조제3호에 따른 보건의료인 및 환자와의 소통 · 협조에 관한 사항

   6. 환자 및 환자보호자의 환자안전활동에 관한 사항

   7. 환자안전에 관한 외국의 제도 및 사례에 관한 사항

   8. 그 밖에 보건복지부장관이 환자안전 및 의료 질 향상을 위하여 필요하다고 인정하는 사항

(4) 환자안전사고의 보고(제14조 환자안전사고의 보고 등)

① 환자안전사고를 발생시켰거나 발생한 사실을 알게 된 또는 발생할 것이 예상된다고 판단한 보건의료인이나 환자 등 보건복지부령으로 정하는 사람은 보건복지부장관에게 그 사실을 보고할 수 있다. 〈개정 2020. 1. 29.〉

② 보건복지부령으로 정하는 일정 규모 이상의 병원급 의료기관에서 다음 각 호의 어느 하나에 해당하는 환자안전사고가 발생한 경우 그 의료기관의 장은 보건복지부장관에게 그 사실을 지체 없이 보고하여야 한다. 〈신설 2020. 1. 29.〉

   ◐ "보건복지부령으로 정하는 일정 규모 이상의 병원급 의료기관"이란 병상 수가 200병상 이상인 병원급 의료기관을 말한다. 다만, 종합병원인 경우에는 100병상 이상으로 한다. 〈신설 2020. 7. 30.〉

1. 「의료법」 제24조의2제1항에 따라 설명하고 동의를 받은 내용과 다른 내용의 수술, 수혈, 전신마취로 환자가 사망하거나 심각한 신체적 · 정신적 손상을 입은 환자안전사고가 발생한 경우

2. 진료기록과 다른 의약품이 투여되거나 용량 또는 경로가 진료기록과 다르게 투여되어 환자가 사망하거나 심각한 신체적 · 정신적 손상을 입은 환자안전사고가 발생한 경우

3. 다른 환자나 부위의 수술로 환자안전사고가 발생한 경우

4. 의료기관 내에서 신체적 폭력으로 인해 환자가 사망하거나 심각한 신체적 · 정신적 손상을 입은 경우

③ 제1항에 따른 보고(이하 "자율보고"라 한다)를 환자안전사고를 발생시킨 사람이 한 경우에는 「의료법」 등 보건의료 관계 법령에 따른 행정처분을 감경하거나 면제할 수 있다. 〈개정 2020. 1. 29.〉

④ 자율보고 및 제2항에 따른 보고(이하 "의무보고"라 한다)에 포함되어야 할 사항과 보고의 방법 및 절차 등은 보건복지부령으로 정한다. 〈개정 2020. 1. 29.〉

⑤ 법 제14조제1항에서 "보건의료인이나 환자 등 보건복지부령으로 정하는 사람"이란 다음 각호의 어느 하나에 해당하는 사람을 말한다. (시행규칙 제12조 환자안전사고의 보고)

1. 보건의료인

2. 보건의료기관의 장

3. 전담인력

4. 환자

5. 환자 보호자

(5) 환자안전사고 보고 · 학습시스템 (16조 환자안전사고 보고 · 학습시스템 등)

① 보건복지부장관은 환자안전을 위하여 제14조에 따라 보고된 환자안전사고에 관한 정보와 제15조 및 제15조의2에 따라 수집한 자료의 조사 · 연구와 그 공유에 필요한 환자안전사고 보고 · 학습시스템(이하 이 조에서 "보고학습시스템"이라 한다)을 구축하여 운영하여야 한다. 〈개정 2020. 1. 29.〉

② 보건복지부장관은 환자안전사고가 새로운 유형이거나 환자안전에 중대한 위해가 발생할 우려가 있는 등 보건복지부령으로 정하는 사유가 발생한 경우에는 주의경보를 보건의료기관에 발령하여야 하며, 필요한 경우 보건의료기관에 개선 또는 시정을 권고할 수 있다. 〈개정 2020. 1. 29.〉

(6) 환자안전사고 보고의 비밀 보장 (제17조 환자안전사고 보고의 비밀 보장 등)

① 보건복지부장관은 제14조에 따라 환자안전사고를 보고한 자의 의사에 반하여 그 보고자의 정보를 공개할 수 없으며, 보고된 환자안전사고가 발생한 보건의료기관의 경우에는 그 보건의료기관의 장의 의사에 반하여 해당 보건의료기관의 정보를 공개할 수 없다. 〈개정 2020. 1. 29.〉

② 자율보고가 된 환자안전사고에 관한 정보와 제15조 및 제15조의2에 따라 수집한 자료는 보건복지부령으로 정하는 검증을 한 후에는 반드시 개인식별이 가능한 부분을 삭제하여야 한다. 다만, 자율보고를 한 자(환자안전사고를 발생시킨 사람에 한정한다)가 동의한 경우 그 사람의 개인식별정보는 삭제하지 아니할 수 있다. 〈개정 2020. 1. 29.〉

③ 환자안전사고의 정보 수집·분석 및 주의경보 발령 등의 업무에 종사하거나 종사하였던 사람은 직무상 알게 된 비밀을 다른 사람에게 누설하거나 직무 외의 목적으로 사용하여서는 아니 된다.

④ 보건의료기관의 장은 해당 보건의료기관에 속한 제14조에 따라 환자안전사고를 보고한 자에게 그 보고를 이유로 해고, 전보나 그 밖에 신분이나 처우와 관련하여 불리한 조치를 할 수 없다. 〈개정 2020. 1. 29.〉

---

**환자안전법 [시행 2021. 1. 30.]**

**제1조(목적)**

이 법은 환자안전을 위하여 필요한 사항을 규정함으로써 환자의 보호 및 의료 질(質) 향상에 이바지함을 목적으로 한다.

**제2조(정의)**

1. "환자안전사고"란 「보건의료기본법」 제3조제3호의 보건의료인(이하 "보건의료인"이라 한다)이 환자에게 보건의료서비스를 제공하는 과정에서 환자안전에 보건복지부령으로 정하는 위해(危害)가 발생하였거나 발생할 우려가 있는 사고를 말한다.

2. "환자안전활동"이란 국가, 지방자치단체, 「보건의료기본법」 제3조제4호의 보건의료기관(이하 "보건의료기관"이라 한다), 보건의료인, 환자, 환자의 보호자 및 관련 기관·법인·단체가 환자안전사고의 예방 및 재발 방지를 위하여 행하는 모든 활동을 말한다.

**제3조(국가와 지방자치단체의 책무)**

① 국가와 지방자치단체는 환자안전 및 의료 질 향상을 위한 시책을 마련하여 추진하여야 한다.

② 국가와 지방자치단체는 환자안전활동에 필요한 제도적 기반을 마련하여야 한다.

③ 국가와 지방자치단체는 보건의료기관, 보건의료인, 환자 및 환자의 보호자가 행하는 환자안전활동에 필요한 행정적·재정적 지원을 할 수 있다.

④ 국가와 지방자치단체는 환자안전활동에 환자의 참여를 촉진하기 위하여 노력하여야 한다.

**제7조(환자안전종합계획의 수립 등)**

① 보건복지부장관은 환자안전 및 의료 질 향상을 위하여 관계 중앙행정기관의 장과 협의하여 환자안전종합계획(이하 이 조에서 "종합계획"이라 한다)을 5년마다 수립하고 이를 시행하여야 한다.

② 종합계획에는 다음 각 호의 사항을 포함하여야 한다.

1. 환자안전활동의 기본 목표 및 추진방향
2. 환자안전활동의 추진계획 및 추진방법
3. 환자안전활동의 실태 파악, 제16조에 따른 보고·학습시스템의 운영 및 관리
4. 환자안전활동을 위한 기술의 연구·개발, 전문인력의 양성 및 지원
5. 제9조에 따른 환자안전에 관한 기준
6. 환자와 환자 보호자의 환자안전활동 참여 방안
7. 그 밖에 보건복지부령으로 정하는 환자안전활동에 필요한 사항

③ 보건복지부장관은 종합계획을 수립하기 위하여 관계 기관 · 법인 · 단체의 장에게 종합계획의 수립에 필요한 자료의 제출을 요청할 수 있다. 이 경우 관계 기관 · 법인 · 단체의 장은 정당한 사유가 없으면 이에 따라야 한다.

④ 보건복지부장관은 종합계획을 확정한 후 지체 없이 국회에 보고하여야 한다.

⑤ 보건복지부장관은 5년마다 환자안전에 관한 백서를 발간하여 공표하여야 한다.

⑥ 종합계획은 「보건의료기본법」 제15조에 따른 보건의료발전계획과 연계하여야 한다.

### 제7조의2(환자안전사고 실태조사)

① 보건복지부장관은 환자안전 및 의료 질 향상에 관한 정책의 수립 · 시행을 위하여 5년마다 환자안전사고 실태조사(이하 "실태조사"라 한다)를 실시하고 그 결과를 공표할 수 있다.

② 보건복지부장관은 실태조사를 위하여 필요한 경우 관계 중앙행정기관의 장, 지방자치단체의 장, 「공공기관의 운영에 관한 법률」 제4조에 따른 공공기관의 장, 보건의료기관의 장, 그 밖에 관련 기관 · 법인 · 단체의 장에게 필요한 자료의 제출을 요청할 수 있다. 이 경우 관계 중앙행정기관의 장 등은 정당한 사유가 없으면 그 요청에 따라야 한다.

③ 실태조사의 방법과 내용에 관하여 필요한 사항은 대통령령으로 정한다.

[본조신설 2020. 1. 29.]

### 제8조(국가환자안전위원회)

① 환자안전에 관한 다음 각 호의 사항을 심의하기 위하여 보건복지부에 국가환자안전위원회(이하 이 조에서 "위원회"라 한다)를 둔다. 〈개정 2020. 1. 29.〉

  1. 환자안전 및 의료 질 향상을 위한 주요 시책

  2. 환자안전사고 예방 및 재발 방지에 관한 사업계획 및 추진방법

  3. 제14조제1항 및 제2항에 따른 환자안전사고 보고내용의 분석 결과 활용 및 공개

  4. 그 밖에 환자안전에 관한 중요사항으로 위원장이 심의가 필요하다고 판단한 사항

② 위원회는 위원장 1명을 포함한 17명 이내의 위원으로 구성한다. 〈개정 2020. 1. 29.〉

③ 위원회의 위원장은 보건복지부차관으로 하고, 위원회의 위원은 다음 각 호의 사람 중에서 보건복지부장관이 임명 또는 위촉한다. 〈개정 2020. 1. 29.〉

  1. 「의료법」 제28조에 따른 의사회 · 치과의사회 · 한의사회 · 조산사회 · 간호사회 및 같은 법 제52조에 따른 의료기관단체에서 추천한 사람

  2. 「약사법」 제11조에 따른 대한약사회에서 추천한 사람

  3. 노동계, 「비영리민간단체지원법」 제2조의 비영리민간단체, 「소비자기본법」 제29조에 따른 소비자단체에서 추천한 사람

  4. 환자안전에 관한 학식과 경험이 풍부한 사람

  5. 보건복지부 소속 3급 이상 공무원 또는 고위공무원단에 속하는 공무원

  6. 그 밖에 관계 중앙행정기관 소속 고위공무원단에 속하는 일반직공무원(이에 상당하는 특정직 · 별정직 공무원을 포함한다)

④ 위원회는 매년 1회 이상 개최하여야 한다.

⑤ 위원회의 효율적인 운영을 위하여 분과위원회를 둘 수 있다.

⑥ 위원회 및 분과위원회의 구성 · 운영과 그 밖에 필요한 사항은 대통령령으로 정한다.

### 제8조의2(중앙환자안전센터)

① 보건복지부장관은 환자의 보호 및 의료 질 향상을 위한 관계 중앙행정기관의 시책을 효과적으로 수행하기 위하여 환자안전활동을 목적으로 하는 대통령령으로 정하는 비영리법인을 중앙환자안전센터로 지정할 수 있다.

② 중앙환자안전센터는 다음 각 호의 사업을 수행한다.

  1. 환자안전종합계획의 이행과제 추진

  2. 제9조에 따른 환자안전기준 및 제10조에 따른 환자안전지표의 개발 · 보급 지원

    3. 제11조에 따른 환자안전위원회의 운영 지원

    4. 제12조에 따른 전담인력의 관리 지원

    5. 환자안전사고의 접수 · 검증 · 분석

    6. 환자안전활동에 대한 연구

    7. 그 밖에 환자의 보호 및 의료 질 향상을 위하여 필요한 사항

③ 보건복지부장관은 제1항에 따라 지정한 중앙환자안전센터에 대하여 예산의 범위에서 제2항 각 호의 사업을 수행하는 데 필요한 경비의 전부 또는 일부를 지원할 수 있다.

④ 제1항부터 제3항까지에 따른 중앙환자안전센터의 지정 및 운영에 필요한 사항은 보건복지부령으로 정한다.

[본조신설 2020. 1. 29.]

### 제8조의3(지역환자안전센터)

① 보건복지부장관은 환자의 보호 및 의료 질 향상을 위한 지역별 시책을 수행하고 관계 중앙행정기관의 시책을 효과적으로 지원하기 위하여 보건복지부령으로 정하는 일정 규모 이상의 병원급 의료기관 및 관련 협회 · 단체 등을 지역환자안전센터로 지정할 수 있다.

② 지역환자안전센터는 다음 각 호의 사업을 할 수 있다.

    1. 환자안전사고 관련 교육 사업

    2. 환자안전사고의 예방 및 홍보 활동

    3. 환자안전사고 보고 지원

    4. 그 밖에 보건복지부장관이 위탁하는 사업

③ 보건복지부장관은 제1항에 따라 지정한 지역환자안전센터에 대하여 예산의 범위에서 제2항 각 호의 사업을 수행하는 데 필요한 경비의 전부 또는 일부를 지원할 수 있다.

④ 보건복지부장관은 제1항에 따라 지정된 지역환자안전센터가 다음 각 호의 어느 하나에 해당하는 경우에는 지정을 취소하거나 시정을 명할 수 있다.

    1. 거짓이나 그 밖의 부정한 방법으로 지정을 받은 경우

    2. 제2항 각 호에 따른 사업을 정당한 사유 없이 6개월 이상 수행하지 아니한 경우

    3. 업무수행능력이 현저히 부족하다고 인정되는 경우

⑤ 제1항부터 제4항까지에 따른 지역환자안전센터의 지정 · 운영과 지정취소 및 시정명령의 절차에 관하여 필요한 사항은 보건복지부령으로 정한다.

[본조신설 2020. 1. 29.]

### 제9조(환자안전기준)

① 보건복지부장관은 대통령령으로 정하는 바에 따라 보건의료기관의 시설 · 장비 · 관리체계, 보건의료인의 환자안전을 위한 준수 사항 등 환자안전에 관한 기준(이하 이 조에서 "환자안전기준"이라 한다)을 정하여야 한다.

② 보건의료기관의 장과 보건의료인은 환자안전활동 시 환자안전기준을 준수하여야 한다.

### 제10조(환자안전지표)

① 보건복지부장관은 환자안전 및 의료 질 향상과 관련한 수행 정도를 측정 · 점검할 수 있는 평가기준 등을 제시하는 지표(이하 "환자안전지표"라 한다)를 개발하여 보급하여야 한다.

② 환자안전지표의 개발 및 보급에 필요한 사항은 보건복지부령으로 정한다.

### 제11조(환자안전위원회)

① 보건복지부령으로 정하는 일정 규모 이상의 병원급 의료기관은 환자안전 및 의료 질 향상을 위하여 환자안전위원회(이하 이 조에서 "위원회"라 한다)를 설치 · 운영하여야 한다.

② 위원회를 설치한 의료기관의 장은 위원회의 설치 여부 및 구성 · 운영 현황을 보건복지부장관에게 매년 보고하여야 한다. 〈신설 2020. 1. 29.〉

③ 위원회는 다음 각 호의 업무를 심의한다. 〈개정 2020. 1. 29.〉

1. 환자안전사고의 예방 및 재발 방지를 위한 계획 수립 및 시행
2. 제12조에 따른 환자안전 전담인력의 선임 및 배치
3. 보건의료기관의 의료 질 향상 활동 및 환자안전체계 구축·운영
4. 제14조제1항 및 제2항에 따라 환자안전사고를 보고한 자 및 보고내용의 보호
5. 환자와 환자 보호자의 환자안전활동 참여를 위한 계획 수립 및 시행
6. 그 밖에 보건복지부령으로 정하는 환자안전활동에 필요한 사항

④ 위원회의 구성·운영과 제2항에 따른 보고 방법·절차, 그 밖에 필요한 사항은 보건복지부령으로 정한다. 〈개정 2020. 1. 29.〉

### 11조의2(환자안전위원회와 다른 위원회의 관계)

제11조에 따른 환자안전위원회를 설치·운영하는 의료기관은 필요한 경우 환자안전위원회와 다른 법률에 따라 설치·운영하는 위원회로서 보건복지부령으로 정하는 위원회를 통합하여 운영할 수 있다.

[본조신설 2020. 1. 29.]

### 제13조(환자안전활동에 관한 교육)

① 전담인력은 환자안전활동에 관한 교육을 정기적으로 받아야 한다.
② 보건복지부장관은 제1항에 따른 정기 교육 외에 환자안전을 위하여 필요한 경우에는 전담인력이나 보건의료인에게 환자안전활동에 관한 교육을 받을 것을 명할 수 있다.
③ 보건복지부장관은 제1항 및 제2항에 따른 교육을 관계 전문기관 등에 위탁하여 실시할 수 있다.
④ 제1항부터 제3항까지에 따른 교육의 방법·시간·내용, 위탁 등에 필요한 사항은 보건복지부령으로 정한다.

### 제15조의2(환자안전사고 관련 자료 제공의 요청)

① 보건복지부장관은 환자안전사고 관련 정보의 공유를 위하여 다음 각 호의 기관의 장에게 보건복지부령으로 정하는 환자안전사고 관련 자료의 제공을 요청할 수 있다.
② 제1항에 따른 요청을 받은 기관의 장은 정당한 사유가 없으면 이에 협조하여야 한다. 이 경우 「개인정보 보호법」 제23조에 따른 민감정보와 같은 법 제24조에 따른 고유식별정보(주민등록번호를 포함한다) 등의 개인정보가 포함된 자료는 개인식별이 가능한 부분을 삭제한 후 제공하여야 한다.

[본조신설 2020. 1. 29.]

---

**환자안전법 시행규칙**

### 제8조(환자안전위원회의 업무)

법 제11조제3항제6호에서 "보건복지부령으로 정하는 환자안전활동에 필요한 사항"이란 다음 각 호의 사항을 말한다. 〈개정 2020. 7. 30.〉

1. 법 제9조제1항에 따른 환자안전기준(이하 "환자안전기준"이라 한다)의 준수에 관한 사항
2. 환자안전지표의 운영에 관한 사항
3. 환자안전사고의 보고 활성화에 관한 사항
4. 환자안전활동의 교육에 관한 사항
5. 그 밖에 환자안전활동의 향상을 위하여 특히 필요한 사항으로서 보건복지부장관이 정하는 사항

### 제9조(전담인력)

⑤ 법 제12조제3항제4호에서 "보건복지부령으로 정하는 환자안전활동"이란 다음 각 호의 활동을 말한다. 〈개정 2020. 7. 30.〉

1. 환자안전활동의 보고
2. 환자안전기준의 준수 점검
3. 환자안전지표의 측정 · 점검
4. 그 밖에 환자안전 및 의료 질 향상을 위하여 보건복지부장관이 특히 필요하다고 인정하는 사항

⑥ 의료기관의 장은 환자안전 및 의료 질 향상을 위하여 특히 필요하다고 인정하는 경우에는 전담부서를 설치 · 운영할 수 있다.

### 제13조(환자안전지표 개발을 위한 자료)

법 제15조제1항 각 호 외의 부분에서 "보건복지부령으로 정하는 자료"란 다음 각 호의 어느 하나에 해당하는 자료를 말한다.

1. 국민건강보험 및 의료급여 청구 명세 등에 관한 자료
2. 의료사고 피해구제 및 의료분쟁 조정 · 중재에 관한 자료
3. 환자안전 및 의료 질 향상 관련 각종 평가 · 인증 및 분석 자료
4. 환자안전사고 정보에 대한 수집 · 분석 자료
5. 그 밖에 보건복지부장관이 환자안전지표의 개발을 위하여 필요하다고 인정하는 자료

### 제13조의2(환자안전사고 관련 자료)

법 제15조의2제1항 각 호 외의 부분에서 "보건복지부령으로 정하는 환자안전사고 관련 자료"란 다음 각 호의 어느 하나에 해당하는 자료를 말한다.

1. 국민건강보험 및 의료급여 청구 명세 등에 관한 자료
2. 의료사고 피해구제 및 의료분쟁 조정 · 중재에 관한 자료
3. 의약품 · 의료기기의 부작용 등 안전성에 관한 자료
4. 환자안전 및 의료 질 향상 관련 각종 평가 · 인증 및 분석 자료
5. 환자안전사고 정보에 대한 수집 · 분석 자료
6. 그 밖에 보건복지부장관이 환자안전사고 관련 정보의 공유를 위하여 필요하다고 인정하는 자료

[본조신설 2020. 7. 30.]

### 제14조(주의경보 발령 사유)

법 제16조제2항에서 "환자안전사고가 새로운 유형이거나 환자안전에 중대한 위해가 발생할 우려가 있는 등 보건복지부령으로 정하는 사유가 발생한 경우"란 다음 각 호의 어느 하나에 해당하는 경우를 말한다.

1. 환자안전을 해칠 우려가 높은 새로운 유형의 환자안전사고가 발생한 경우
2. 환자안전에 중대한 위해가 발생할 우려가 있는 환자안전사고가 발생한 경우
3. 동일하거나 유사한 유형의 환자안전사고가 보고학습시스템에 급격히 증가하는 경우
4. 그 밖에 환자안전을 해칠 우려가 매우 크고 그 영향이 광범위할 것으로 예상되어 주의경보 발령이 필요하다고 보건복지부장관이 인정하는 경우

---

**⌽ 기출문제 맛 보기**

다음 사례에서 설명하는 것은?                                                    17년 지방직

> K병동에서 낮 근무 중인 A간호사는 항생제 피부반응검사를 하지 않고 처방된 페니실린계 항생제를 환자에게 투여
> 하였다. 이 약물을 투여받은 환자는 갑자기 급격한 혈압강하 및 실신을 일으켰다.

① 근접오류          ② 위해사건          ③ 잠재적오류          ④ 환자안전문화

2. 「환자안전법」에 따른 중대한 환자안전 사건으로 의무 보고의 대상에 해당하지 않는 것은?     22년 2월 서울시

① 성인 입원 환자가 낙상으로 손목 골절이 발생하여 입원 기간이 2일 연장되었다.

② 백혈병 치료를 받고 있는 환자에게 정맥주사제인 빈크리스틴을 척수강내로 투여하였다.

③ 조현병을 진단받은 환자가 같은 병동에 입원해 있던 다른 환자에게 갑작스럽게 달려들어 얼굴 부위를 가격하였다.

④ 수술 시 지혈을 위해 복부 피하조직 및 자궁 부위에 두었던 거즈 패드 2개를 복부안에 둔 채로 절개 부위를 봉합하
   였다.

3. 환자안전법령상 보건복지부장관에게 환자안전사고를 보고할 수 있는 사람만을 모두 고르면?     24년 지방직

| ㄱ. 보건의료기관의 장 | ㄴ. 환자안전 전담인력 |
|---|---|
| ㄷ. 보건의료인 | ㄹ. 환자 보호자 |

① ㄱ          ② ㄴ, ㄷ          ③ ㄱ, ㄴ, ㄷ          ④ ㄱ, ㄴ, ㄷ, ㄹ

---

정답  1. ②  2. ①  3. ④

# 단원확인문제

**01.** 관리과정 중 통제의 개념이 옳지 않은 것은?

① 통제기능은 지휘기능의 연속이다.
② 통제기능은 최고 관리자에 의해 수행된다.
③ 통제기능은 조직의 목적과 밀접한 관계가 있다.
④ 집행이 당초 계획한 대로 진행되는지 여부를 확인하고 차이를 시정하는 관리활동이다.

**02.** 다음 중 통제과정이 옳은 것은?

① 표준설정 – 업무수행의 성과측정 – 표준과 성과의 비교 – 교정활동
② 표준설정 – 업무수행의 성과측정 – 교정활동 – 표준과 성과의 비교
③ 업무수행의 성과측정 – 표준설정 – 표준과 성과의 비교 – 교정활동
④ 업무수행의 성과측정 – 표준과 성과의 비교 – 표준설정 – 교정활동

**03.** 통제의 원칙에 대한 설명으로 옳지 않은 것은?

① 통제는 특수상황에 맞게 설계되어야 한다.
② 실제적, 잠재적 차이가 신속히 보고되어야 한다.
③ 과정 우선의 관리방법이므로, 결과는 반드시 보고되지 않아도 된다.
④ 계획과 실시간의 격차가 있는지 확인하고 이를 교정할 수 있어야 한다.

**04.** 다음 중 통제 과정에 해당되지 않는 것은?

① 계획과 수행간의 차이를 비교해서 시정 조치를 취한다.
② 간호사의 직무관련 교육 요구도를 파악하여 교육프로그램을 계획한다.
③ 간호목적이 달성되는지를 파악하기 위해 성과를 측정한다.
④ 성과를 측정한 후에는 설정된 표준과 비교를 해 본다.

**05.** A종합병원 간호부에서는 현재 간호단위에서 운영 중인 팀 간호방법의 운영결과를 평가하여 보완하려고 한다. 다음 활동 중 가장 먼저 이루어져야 할 것은?

① 간호단위의 팀 간호 방법의 업무 표준을 설정한다.
② 간호단위에서 근무 중인 간호사를 면담하여 직무만족도를 조사한다.
③ 간호단위를 방문하여 간호사들의 간호업무 수행상태를 관찰한다.
④ 수간호사로부터 팀 간호방법 운영결과에 대한 보고나 의견을 받는다.

**06.** 다음 중 통제기법과 가장 거리가 먼 것은?

① 질 관리                ② 임파워먼트
③ 비용편익분석       ④ 인적자원회계

**07.** 다음은 총체적 질관리(Total Quality Management)의 개념이 옳은 것은?

① 총체적 질 관리의 목적은 설정된 기준에 부응하는 것이다.
② 총체적 질 관리는 의무기록감사, 지표감시 방법을 사용한다.
③ 총체적 질 관리의 초점은 표준에 미달하는 직원들을 교육하는 것이다.
④ 총체적 질 관리는 문제가 확인되지 않더라도 지속적인 질 향상의 추구가 목적이다.

**08.** 총체적 질 관리에 대한 설명으로 옳지 않은 것은?

① 팀 정신을 고양시킬 수 있다.
② 목적은 문제해결에 있고 결과 중심적이다.
③ 임상 및 비임상을 포함한 모든 시스템과 과정을 대상으로 한다.
④ 환자를 포함한 모든 고객에 대한 모든 서비스와 진료 결과의 질을 개선한다.

**09.** D병원 간호부장은 총체적 질 관리를 위해 병원감염률의 변이와 원인을 조사하여 문제를 지속적으로 관찰하고 조절하려는 목적으로 분석도구를 선택하려고 한다. 어떤 방법이 적절한가?

① 관리도
② 런차트
③ 파레토차트
④ 인과관계도

**10.** 질 관리의 일반적인 원칙에 해당되지 않는 것은?

① 팀워크를 활용한다.
② 개인의 문제 발생에 초점을 둔다.
③ 질 개선활동의 객관적인 검증과정을 거친다.
④ 고객에 초점을 맞추고, 프로세스와 시스템을 관리한다.

**11.** 질 향상 활동 방법 중 지속적인 질 개선을 위해 흔히 사용되는 모델은?

① DMAIC
② 식스 시그마
③ 동료평가
④ PDCA

**12.** 표준개발 시 유의해야 할 점이 아닌 것은?

① 표준측정은 비용 효과적이어야 한다.
② 측정 대상과 업무의 수행기준이 명확해야 한다.
③ 조직은 기준 측정에 필요한 기술을 가지고 있어야 한다.
④ 업무수행의 수준과 소요시간 등을 정성적으로 평가하도록 개발한다.

**13.** 병원 간호부의 올해 목표가 간호생산성을 향상시키는 것이다. 이 목표달성을 위해 측정에 이용할 수 있는 평가지표들로서 적합한 것은?

> ㄱ. 진단명 기준 환자군(DRGs)에 따른 재원일수
> ㄴ. 환자의 만족도
> ㄷ. 환자 분류군별 제공된 직접 간호시간
> ㄹ. 간호사 이직률

① ㄱ, ㄴ, ㄷ        ② ㄴ, ㄷ, ㄹ
③ ㄱ, ㄴ, ㄹ        ④ ㄱ, ㄴ, ㄷ, ㄹ

**14.** 다음 중 간호업무평가의 과정적 표준에 속하는 것은?

① 절차편람, 낙상률
② 환자간호계획, 환자교육 실시
③ 조직목표, 간호수행의 숙련성
④ 실무교육계획, 경력개발 프로그램

**15.** 다음 중 구조적 접근법에 의한 간호업무의 질 평가항목에 해당되지 않는 것은?

① 간호직원의 책임과 직무분석이 서면화 되어 있는가?
② 간호사는 환자에게 간호행위를 수행할 때 친절했는가?
③ 신규 간호사 오리엔테이션 프로그램이 개발되어 있는가?
④ 입원환자 5명당 2명의 간호사가 확보되어 있는가?

**16.** 현재 입원하고 있는 환자에게 제공되는 간호의 질을 평가해서 해당 환자의 간호의 질을 높이기 위해 사용할 수 있는 평가 방법은?

① 병원 신임제도        ② 퇴원환자 기록감사
③ 소급평가         ④ 동시평가

**17.** 우리나라 의료기관 인증제도에 관한 설명이 옳지 않은 것은?

① 의료의 질과 환자 안전의 수준을 높이기 위하여 시행된다.
② 병원급 의료기관은 자율적으로 인증을 신청할 수 있으나, 요양병원은 의무적이다.
③ 인증조사방법은 추적조사방법이며, 인증 주기는 2년이다.
④ 「의료법」상 인증기준에는 환자의 권리와 안전, 의료서비스 질 향상 활동, 환자 만족도 등이 포함된다.

**18.** 우리나라 의료기관 인증제도의 인증조사기준으로 옳은 것은?

① 조사기준은 기본가치체계, 환자진료체계, 조직관리체계, 성과관리체계로 되어 있다.
② 조사항목은 구조(S), 과정(P), 인력(S)으로 구성되어 있다.
③ 환자안전보장활동, 직원안전관리활동, 의료정보관리는 필수항목이다.
④ 모든 상황과 장소에서는 최소한 한 가지 이상의 일관된 환자확인 방법을 적용한다.

**19.** 캐플란과 노튼이 개발한 균형성과표(BSC)의 성과측정 지표에 해당하지 않는 것은?

① 재무적 지표
② 인적자원 개발지표
③ 내부 비즈니스 프로세스
④ 학습과 성장

**20.** 환자안전과 관련된 용어가 옳게 설명된 것은?

① 의료오류란 계획된 활동을 의도한 대로 성취하지 못했거나 목표달성을 위한 계획이 잘못 수립된 경우이다.
② 위해사건이란 환자의 기저질환과 의학적 처치로 인해 손상이 발생한 경우이다.
③ 적신호 사건이란 오류가 있었음에도 의료사고로 이어지지 않은 사건이다.
④ 환자안전이란 의료제공 과정에서 오류의 예방, 오류로 인해 환자에게 발생하는 손상의 제거 및 완화, 또는 의료와 관련한 불필요한 위험을 최소한으로 낮추는 것이다.

**21.** 인적오류에 대하여 인간행동을 바꾸는 것보다 일하는 조건을 바꾸는 것이 더 쉽다는 관점으로, 시스템적 접근을 시도하여 시스템의 여러 층 위에 있는 결함이 어떻게 사건으로 연결되는지 묘사한 모델은?

① 근본원인분석
② 스위스치즈 모형
③ 하인리히 법칙
④ 환자안전 보고체계 모델

**22.** T병원에서는 환자안전을 위해 아래의 방법을 사용하려고 한다. 이는 무엇인가?

- 오류발생 가능성을 예측하여 시스템과 프로세스의 개선계획을 전향적으로 검토한다.
- 가능한 오류에 대한 영향과 개선을 사정하고 분석하여 우선순위화하여 개선활동을 설계한다.

① 고장유형과 영향분석(FMEA)
② 근본원인분석(RCA)
③ 환자안전 관리시스템 구축
④ 환자안전 정보시스템 구축

**23.** 「환자안전법」에 제시된 내용이 옳은 것은?

① 500병상 이상의 종합병원에는 환자안전 전담인력을 2명 이상 두어야 한다.
② 의료기관의 장은 환자안전 및 의료의 질 향상을 위하여 전담부서를 설치 운영해야 한다.
③ 150병상 이상의 병원급 의료기관과 100병상 이상의 종합병원은 환자안전위원회를 두어야 한다.
④ 환자안전 전담인력 중 간호사는 면허를 취득한 후 5년 이상 보건의료기관에 근무한 사람이어야 한다.

정답 및 해설 Answers & Explanations

**01 정답 ②**
통제기능은 원래의 목표대로 달성되었는지 그 여부를 확인하고 평가하는 과정이므로, 최고 관리자만 발휘하는 기능이 아니라 정도의 차이는 있으나 모든 관리자가 다 참여하는 기능이다.

**02 정답 ①**
통제과정은 표준의 설정 → 업무성과 측정 → 표준과 성과의 비교 → 수정활동의 순으로 이루어진다.

**03 정답 ③**
통제는 계획기준과 결과와의 부합성을 검증하는 과정이므로, 반드시 결과를 보고하고 시정조치를 취하게 된다.

**04 정답 ②**
②는 인적자원관리의 개발관리에 해당한다.

**05 정답 ①**
②, ③, ④는 통제의 두 번째 단계인 성과측정의 단계에 해당한다.

**06 정답 ②**
②는 지휘의 관리지원기능이다.

**07 정답 ④**
총체적 질 관리는 기존에 설정된 기준 이상으로 지속적인 질 향상을 추구하는 기법이다.

**08 정답 ②**
②는 질 보장에 대한 개념이다. 총체적 질 관리의 목적은 지속적 질 향상이며 과정과 결과 중심적이다.

**09 정답 ①**
병원감염률이 관리범위를 벗어난 경우를 파악하여 변이의 원인을 파악하고 조절하기 위한 방법은 관리도이다.

**10 정답 ②**
질 관리는 개인의 문제보다 시스템과 프로세스의 개선에 초점을 둔다.

**11 정답 ④**
TQM 등 지속적인 질 개선을 위해서는 PDCA Cycle을 사용한다. ①은 식스시그마의 과정이다.

**12 정답 ④**
표준은 구체적이며 계량적으로 즉, 정량적으로 표현해야 한다.

**13 정답 ④**
통제를 위한 자료는 업무수행의 실제 결과를 표준과 비교해 볼 수 있도록 구체적이어야 한다.

**14** 정답 ②

① 낙상률은 결과적 표준, ③ 조직목표는 구조적 표준, ④는 구조적 표준이다.

**15** 정답 ②

구조적 접근은 간호가 수행되는 환경, 구조나 사회적 수단을 평가하는 것이며, ②는 과정적 평가이다.

**16** 정답 ④

동시 평가는 현재 입원하고 있는 환자의 간호의 질을 평가해서 해당 환자에게 그 결과를 반영함으로써 간호의 질을 높이고자 하는 방법이다. ①은 의료기관 인증제도이며, ②는 소급평가 방법이다.

**17** 정답 ③

의료기관 인증의 유효기간은 4년이며, 인증주기는 4년이다.

**18** 정답 ①

② 조사항목은 인력(S)이 아니라, 결과(O)가 포함된다. ③ 의료정보관리는 필수항목이 아니다. ④ 환자확인은 최소한 두 가지 이상의 방법을 적용해야 한다.

**19** 정답 ②

BSC의 성과측정 지표는 크게 재무적 지표와 비재무적 지표로 나뉘며, 비재무적 지표에는 고객관점, 내부비지니스 프로세스 관점, 학습과 성장 관점이 있다.

**20** 정답 ④

• **의료오류**: 의료제공과정에서 계획된 활동을 의도한대로 성취하지 못했거나 목표달성을 위 한 계획이 잘못 수립되어 환자에게 위해를 입혔거나 입히지 않은 모든 결과
• **위해사건**: 환자가 가진 질병이 아닌 의학적인 처치에 의해 손상이 발생한 경우
• **적신호사건**: 의료대상자에게 사망 혹은 심각한 신체적·정신적 손상을 동반하거나 그러한 위험을 초래할 수 있는 기대하지 않은 사건

**21** 정답 ②

인간행위의 완벽성을 추구하는 대신 스위스 치즈의 구멍과 같은 잠재적인 오류를 최소화하는데 초점을 둔 스위스 치즈모형이다.

**22** 정답 ①

오류가 발생하기 전에 프로세스 내에서 발생할 수 있는 모든 사건 유형을 찾아서 그 원인과 영향을 분석하여 우선순위화하고 개선계획을 수립하고 개선활동을 수행하는 것은, 오류유형과 영향분석(FMEA)이다.

**23** 정답 ①

② 전담부서는 필요하다고 인정되는 경우에 설치 운영할 수 있다.
③ 200병상 이상의 병원급 의료기관은 환자안전위원회를 두어야 한다.
④ 3년 이상 보건의료기관에 근무한 사람이어야 한다.

PART

# 07

# 간호단위관리

# 간호단위관리

## 1 간호단위관리의 개념

### 1) 간호단위

단위 관리자 한 사람의 관리 책임 아래 일정 수의 간호사와 기타 직원의 참여로 환자에게 최적의 간호를 수행해 나갈 수 있는 적당한 환자 수와 이에 따른 적절한 시설의 범위

### 2) 간호단위관리

(1) 간호단위의 목적 달성을 위해 조직원들이 협동하여 합리적 · 효율적인 간호업무를 수행할 수 있도록 지도하고 촉진하는 기능 및 과정

(2) 쾌적하고 효율적인 물리적, 인간적 환경을 조성하여 환자에게 가장 적절한 간호를 제공해줌으로써 가능한 한 신속하게 건강을 회복시키는 데 초점이 있음

(3) 일선간호관리자(수간호사)에 의해 관리됨

## 2 간호단위관리의 중요성

### 1) 환자측면

간호단위에서의 치료적 대인관계를 통해 환자의 욕구를 충족시킴으로서 건강회복과 건강유지 및 증진을 가능케 함

### 2) 간호조직측면

간호사는 역할과 책임을 다함으로서 만족감과 성취감을 경험하고, 자아실현을 성취함으로서 대상자에게 양질의 간호를 제공하게 되고, 간호전문직에 대한 인식도도 증가

### 3) 병원측면

인적, 물적 자원의 효율적 관리로 병원의 목적을 실현케 함

## 3 간호단위관리의 기능

### 1) 간호의 제공

(1) 독자적 간호활동: 간호과정, 간호인력관리

(2) 비독자적 간호활동: 의사의 처방에 따른 보조적 간호수행, 행정위임 업무수행

### 2) 간호의 지원기능

환경관리, 안전관리, 물품관리

### 3) 인간관계와 의사소통기능

## 4 간호단위관리 목표

(1) 개별화된 환자의 건강요구에 따라 간호계획을 수립하고 수행한다.

(2) 환자의 안위를 위한 물리적 환경조성과 안전관리를 수행한다.

(3) 효율적인 물품관리를 통하여 최소의 소비와 최대의 효과를 얻을 수 있도록 한다.

(4) 환자와 가족에게 요구되는 건강상담과 교육을 실시한다.

(5) 의사의 진단과 치료활동을 지원하고 돕는다.

(6) 다른 부서 조직구성원과 효과적인 의사소통 및 협력관계를 유지한다.

(7) 간호실무의 향상을 위해서 계속적인 간호연구를 시행한다.

(8) 간호단위에 속한 직원의 신체적·정신적 안녕을 도모함과 동시에 이들의 교육적 욕구도 충족시킨다.

## 5 간호단위관리자의 위치와 역할

### 1) 간호단위관리자의 위치

(1) 일선간호관리자는 간호단위의 관리 책임자로 병원간호업무의 중요한 부분을 담당하며 병원서비스의 중심이 됨

(2) 간호조직의 목적, 정책, 계획을 구체적인 상황에 적용시켜 실행에 옮기는 간호관리와 간호를 연결하는 중요한 위치에 있음

## 2) 간호단위관리자의 역할

(1) 간호단위관리자는 모든 인력이 수행하는 활동을 지시, 조정, 평가하는 책임과 권한을 위임받은 병동의 관리운영 책임자

(2) 간호단위관리자는 행정관리, 감독, 교육, 임상간호전문가로서의 책임을 가짐

(3) **간호단위관리자의 역할의 예들**

- 간호단위의 철학과 목표 수립
- 간호단위의 예산 편성, 집행
- 간호단위업무 기획, 조직, 지휘, 조정, 통제
- 환자간호표준과 실무지침 수립 · 유지
- 간호인력과 학생의 교육 · 훈련
- 환경 유지, 감염관리
- 의료장비, 기구 및 각종 물품청구 · 유지 · 관리
- 의약품 관리
- 환자간호 관리
- 환자의 의무기록 유지 · 관리
- 보고시스템 운영 및 문제 해결
- 기록과 장부 관리 및 서류 보관
- 문제점 파악 및 해결 등

| 역할 | 내용 |
|---|---|
| 환자관리 | • 간호실무 표준화, 간호의 질 향상, 안전관리, 의무기록관리, 환자와 보호자 만족도 향상, 환자 및 보호자 교육 및 상담 |
| 인력관리 | • 실무교육, 간호역량 계발, 인적자원 보유, 직무만족도 향상, 긍정적 조직문화 형성, 인사관리, 학생 및 위탁교육 |
| 물품관리 | • 물품 공급체계 및 재고관리, 장비 · 비품의 기획, 투자계획 및 유지관리, 장비 · 물품 사용법 교육, 환경관리 |
| 문제해결 및 조정 | • 간호 단위 내 환자, 간호직원, 의료진 및 타 부서와 원만한 협조관계 유지<br>• 문제발생시 해결방안 모색 및 조정, 보고 체계관리 |
| 성과관리 | • 지표관리, 경영 인프라 구축, 업무개선, 손 · 이익 분석, 단위 홍보및 마케팅 전략 |
| 간호전문성 관리 | • 새로운 간호방법 모색, 임상연구, 근거 중심의 간호를 위한 연구반영, 간호전문단체 활동 |
| 변화 촉진자 | • 지식과 기술을 이용하여 변화를 만들어 내는 촉진자 역할 |

# 간호단위관리의 실제

## 1 | 환자간호관리

- 환자간호관리란 질적으로 우수한 최상의 간호를 제공하기 위하여 환자 한 사람 한 사람을 위한 개별적인 간호가 계획대로 제공되도록 하는 것을 말함
- 간호의 표준을 설정하고 환자의 간호 요구를 파악하고 그 요구에 의한 간호계획을 작성하여, 수행하고 계획된 간호가 바로 실천되도록 감독하며 이 모든 과정이 표준대로 시행되는지 평가하는 일체의 활동을 관리하는 것을 의미

### 1) 입원 시 환자관리

(1) 환자가 간호단위에 도착하면 입원생활에 대한 안내를 한다.

(2) 환자와 병실간호사의 첫 만남이므로 치료적 관계형성을 위해 환자에게 담당간호사는 자기소개를 하고 입원안내서를 이용하여 천천히 이해할 수 있도록 설명한다. 수간호사도 간호단위 책임자임을 알리고 환자와 가족을 안심 시킨다.

(3) 환자 개인소지품은 보호자에게 맡기고 필요시 별도의 사물함을 사용한다.

(4) 입원생활안내는 준비된 유인물을 이용해 병실구조, 환자의 일과, 의사회진과 면회시간, 식사시간, 중요한 치료 나 검사일정, 투약일정, 배선실, 화장실, 휴게실 및 면회실 사용에 대해 안내한다.

---

**🔍 참고 POINT**

**[의료기관 인증조사기준: '입원환자 관리' 항목]**

(1) **조사 목적**: 의료기관은 입원수속에 대한 표준화된 절차를 수립하고, 이를 담당하는 직원이 절차를 숙지하고 준수한다.

(2) **기준**: 입원수속에 대한 절차를 갖추고 있다.

(3) **조사항목**
 ① 입원수속 절차가 있다.
 ② 입원 순서배정 절차에 따라 입실관리를 한다.
 ③ 입원이 지연되는 환자 관리 절차를 준수한다.
 ④ 입원 시 환자에게 입원생활 안내와 진료비용에 대한 내용을 설명한다.

---

(5) 환자의 권리와 의무(「의료법 시행규칙」 제1조의3 제1항 환자의 권리 등의 게시)

① 환자의 권리

㉠ 진료받을 권리: 환자는 자신의 건강보호와 증진을 위하여 적절한 보건의료서비스를 받을 권리를 갖고, 성별, 나이, 종교, 신분 및 경제적 사정 등의 이유로 건강에 대한 권리를 침해받지 않으며, 의료인은 정당한 이유없이 진료를 거부하지 못함

㉡ 알 권리 및 자기 결정권: 환자는 담당의사·간호사 등으로부터 질병상태, 치료방법, 의학적 연구대상 여부, 장기이식 여부, 부작용 등 예상결과 및 진료비용에 관하여 충분한 설명을 듣고 자세히 물어볼 수 있으며, 이에 대한 동의여부를 결정할 권리

㉢ 비밀을 보호받을 권리: 환자는 진료와 관련된 신체상·건강상의 비밀과 사생활의 비밀을 침해받지 않으며, 의료인과 의료기관은 환자의 동의를 받거나 범죄 수사 등 법률에 정한 경우 이외에는 비밀을 누설·발표하지 못함

㉣ 상담 조정을 신청할 권리: 환자는 의료서비스 관련 분쟁이 발생한 경우, 한국의료분쟁조정중재원에 상담 및 조정을 신청할 수 있음

② 환자의 의무

㉠ 의료인에 대한 신뢰·존중 의무: 환자는 자신의 건강관련 정보를 의료인에게 정확히 알리고, 의료인의 치료계획을 신뢰하고 존중해야 함

㉡ 부정한 방법으로 진료를 받지 않을 의무: 환자는 진료 전에 본인의 신분을 밝히고, 타인의 명의로 진료받는 등의 거짓이나 부정한 방법으로 진료 받지 않아야 함

---

**📝 기출문제 맛 보기**

다음 글에서 설명하는 환자의 권리는?                                    20년 지방직

- 의료진은 환자에게 특정 의료행위를 하기 전에 설명과 동의를 구해야 한다.
- 환자는 의료진에게 질병상태, 치료방법, 예상결과 및 진료비용 등에 관하여 질문할 수 있다.

① 진료받을 권리                          ② 비밀을 보호받을 권리
③ 알 권리 및 자기결정권                    ④ 상담·조정을 신청할 권리

---

## 2) 전과·전동 시 환자관리

(1) 전동은 병원 내에서 다른 간호단위로 환자가 이동하는 것, 전과는 환자를 치료하는 주 진료과의 변경

(2) 전과전동 시 간호

① 전산 등록절차나 원무과 입·퇴원 담당자를 통하여 전과전동 수속을 하며 예정 병실을 확인한다.

---

정답 ③

② 환자에게 전과전동 사유, 절차, 변경될 진료과, 간호단위와 병실위치와 호실 등에 대하여 설명한다.

③ 전과전동 체크리스트를 작성한다.

④ 환자정보에 대하여 인수인계한다.

⑤ 환자의 특수약품, 처치 물품, 검체 등을 인수인계한다.

⑥ 환자 소지품 등 짐을 준비하여 이송요원과 함께 전동병동으로 보낸다.

⑦ 전과 및 전동환자는 불안할 수 있으므로 신속하게 정확한 설명으로 안정시킨다.

## 3) 전원 시 환자관리

① 중환자나 먼 지역 일 경우 앰뷸런스 이용에 대해 원무과나 응급실에 요청한다.

② 이동 시 필요한 의료장비, 기구, 산소통, 수액 및 약품 등을 준비한다.

③ 의료진 대동에 대해 논의하고 필요한 인력을 동원한다.

④ 환자와 가족에게 전원의 필요성, 향후 진료계획을 이해시키고 편안한 상태로 전원한다.

⑤ 일부 보건의료기관은 전원절차 담당자가 있어 체계적인 정보제공과 진행을 돕는다.

⑥ 환자상태와 치료정보에 대해 사전에 전원 갈 보건의료기관의 의료진과 공유한다.

⑦ 환자의 필름, 검사결과, 소견서 등의 건강자료를 같이 보내거나 따로 보낸다.

⑧ 모든 과정과 절차는 신속, 정확, 안전하게 진행한다.

## 4) 퇴원 시 환자 관리

(1) 환자에게 차후 적절한 수준의 간호나 환자의 정상적인 생활로 속히 돌아 갈 수 있도록 체계적으로 고안된 프로그램

(2) 퇴원계획은 입원 시부터 계획하고, 계속적인 치료나 간호가 필요한 경우 미리 시간적 여유를 두고 교육한다.

(3) 퇴원관리 내용

① 계속적인 치료나 간호가 필요한 부분의 환자 및 가족 교육

② 퇴원 후 복용 약물에 대한 교육(목적, 효과, 용량, 방법, 보관법, 부작용 등)

③ 자가간호에 필요한 지식과 기술 교육

④ 퇴원 후 식이, 운동, 드레싱 물품 및 기타 추후관리에 대한 교육

⑤ 외래 방문절차와 날짜 안내

⑥ 가정간호나 지역사회 이용 가능한 기관 소개

⑦ 퇴원 후 응급상황 대처법과 질문할 수 있는 연락처 제공

⑧ 퇴원 차트 정리 및 보관: 퇴원 시 환자상태, 시간, 동반자, 교육내용, 퇴원방법 등 기록

(4) 퇴원계획의 장점

① 질병의 재발, 재입원, 응급실 내원 감소, 체류기간 감소

② 건강관리 인력자원과 서비스의 중복을 줄임

③ 환자가 추후 간호관리의 필요성에 동의

④ 지역사회 자원의 활용을 도움

## 2 운영관리

### 1) 환경관리

간호단위를 둘러싸고 있으면서 간호단위 관리에 영향을 미치는 일체의 상황을 관리하는 것

(1) 환경관리의 중요성

① 환자의 기본욕구 충족

② 직원의 업무능률 향상

③ 환자의 간호에 대한 만족도 높임

④ 효율적인 병원 운영

(2) 환경관리 요소

안전성, 안정성, 위생성, 심미성, 프라이버시 유지, 온도, 환기, 채광, 소음관리, 공간의 유용성과 적용가능성

(3) 공간

① 병실

㉠ 병상배치: 병상의 방향은 환자의 눈에 직접 직사광선이 닿지 않고, 외부와 내부를 잘 볼 수 있도록 배치

㉡ 병실 문: 침대가 그대로 드나들 수 있을 만큼 넓어야 함

② 시설기준(「의료법 시행규칙」 제34조, 〈개정 2023. 9. 22.〉)

㉠ 입원실 음압격리병실 구비 의무화

| 구분 | 적용대상 | 신증축 |
|---|---|---|
| 음압격리병실 (전실/음압시설 갖춘 1인실 원칙) | 300병상 이상 종합병원 | 300병상당 1개＋추가 100병상당 1개 (1인실, 면적 15㎡) |
| 격리병실 (1인실 원칙) | 300병상 이상 요양병원 | 300병상당 1개 (화장실/세면시설 갖춤) |

◐ 중환자실에 음압격리병실을 설치한 경우에는 입원실에 설치한 것으로 봄

ⓛ 입원실 감염예방 시설기준 강화

| 구분 | | 적용대상 | 신증축 |
|---|---|---|---|
| 병실 당 병상 수 | | 의원/병원급 | 1병실당 최대 4개 병상 |
| | | 요양병원 | 1병실당 최대 6개 병상 |
| 병실 면적 | | 의원/병원급<br>요양병원 | 1인실: 10㎡<br>다인실: 6.3㎡/인 |
| 병상간 거리 | | ″ | 병상 간 1.5m |
| 손씻기 및 환기시설 | | ″ | 손씻기/환기시설 설치 |

ⓒ 중환자실 감염예방 시설기준 강화

| 구분 | | 적용대상 | 신증축 |
|---|---|---|---|
| 병실면적 | ICU | 300병상 이상 종합병원 | 1인당 15㎡ |
| | NICU | | 1인당 5㎡ |
| 병상간 거리 | | ″ | 벽에서 1.2m |
| | | | 병상 간 2.0m |
| 음압격리병실<br>(또는 격리병실) | | ″ | 병상 10개당 1개<br>[최소1개는 음압격리병실] |
| 손씻기 시설 | | ″ | 병상 3개당 1개 |

---

**의료법 시행규칙 [별표 4] 〈개정 2023. 9. 22.〉**
**[의료기관의 시설규격(제34조 관련)]**

1. 입원실
  가. 입원실은 3층 이상 또는 「건축법」 제2조제1항제5호에 따른 지하층에는 설치할 수 없다. 다만, 「건축법 시행령」 제56조에 따른 내화구조(耐火構造)인 경우에는 3층 이상에 설치할 수 있다.
  나. 입원실의 면적(벽기둥 및 화장실의 면적을 제외한다)은 환자 1명을 수용하는 곳인 경우에는 10 제곱미터 이상이어야 하고(면적의 측정 방법은 「건축법 시행령」 제119조의 산정 방법에 따른다. 이하 같다) 환자 2명 이상을 수용하는 곳인 경우에는 환자 1명에 대하여 6.3제곱미터 이상으로 하여야 한다.
  다. 삭제 〈2017. 2. 3.〉
  라. 입원실에 설치하는 병상 수는 최대 4병상(요양병원의 경우에는 6병상)으로 한다. 이 경우 각 병상 간 이격거리는 최소 1.5미터 이상으로 한다.
  마. 입원실에는 손씻기 시설 및 환기시설을 설치하여야 한다.
  바. 병상이 300개 이상인 종합병원에는 보건복지부장관이 정하는 기준에 따라 전실(前室) 및 음압시설(陰壓施設: 방 안의 기압을 낮춰 내부 공기가 방 밖으로 나가지 못하게 만드는 설비) 등을 갖춘 1인 병실(이하 "음압격리병실"이라 한다)을 1개 이상 설치하되, 300병상을 기준으로 100병상 초과할 때 마다 1개의 음압격리병실을 추가로 설치하여야 한다. 다만, 제2호 카목에 따라 중환자실에 음압격리병실을 설치한 경우에는 입원실에 설치한 것으로 본다.

사. 병상이 300개 이상인 요양병원에는 보건복지부장관이 정하는 기준에 따라 화장실 및 세면시설을 갖춘 격리병실을 1개 이상 설치하여야 한다.

아. 산모가 있는 입원실에는 입원 중인 산모가 신생아에게 모유를 먹일 수 있도록 산모와 신생아가 함께 있을 수 있는 시설을 설치하도록 노력하여야 한다.

자. 감염병환자등의 입원실은 다른 사람이나 외부에 대하여 감염예방을 위한 차단 등 필요한 조치를 하여야 한다.

2. 중환자실

가. 병상이 300개 이상인 종합병원은 입원실 병상 수의 100분의 5 이상을 중환자실 병상으로 만들어야 한다.

나. 중환자실은 출입을 통제할 수 있는 별도의 단위로 독립되어야 하며, 무정전(無停電) 시스템을 갖추어야 한다.

다. 중환자실의 의사 당직실은 중환자실 내 또는 중환자실과 가까운 곳에 있어야 한다.

라. 병상 1개당 면적은 15제곱미터 이상으로 하되, 신생아만을 전담하는 중환자실(이하 "신생아중환자실"이라 한다)의 병상 1개당 면적은 5제곱미터 이상으로 한다. 이 경우 "병상 1개당 면적"은 중환자실 내 간호사실, 당직실, 청소실, 기기창고, 청결실, 오물실, 린넨보관실을 제외한 환자 점유 공간[중환자실 내에 있는 간호사 스테이션(station)과 복도는 병상 면적에 포함한다]을 병상 수로 나눈 면적을 말한다.

마. 병상마다 중앙공급식 의료가스시설, 심전도모니터, 맥박산소계측기, 지속적수액주입기를 갖추고, 병상 수의 10퍼센트 이상 개수의 침습적 동맥혈압모니터, 병상 수의 30퍼센트 이상 개수의 인공호흡기, 병상 수의 70퍼센트 이상 개수의 보육기(신생아중환자실에만 해당한다)를 갖추어야 한다.

바. 중환자실 1개 단위(Unit)당 후두경, 앰부백(마스크 포함), 심전도기록기, 제세동기를 갖추어야 한다. 다만, 신생아중환자실의 경우에는 제세동기 대신 광선기와 집중치료기를 갖추어야 한다.

사. 중환자실에는 전담의사를 둘 수 있다. 다만, 신생아중환자실에는 전담전문의를 두어야 한다.

아. 전담간호사를 두되, 간호사 1명당 연평균 1일 입원환자수는 1.2명(신생아 중환자실의 경우에는 1.5명)을 초과하여서는 아니 된다.

자. 중환자실에 설치하는 병상은 벽으로부터 최소 1.2미터 이상, 다른 병상으로부터 최소 2미터 이상 이격하여 설치하여야 한다.

차. 중환자실에는 병상 3개당 1개 이상의 손씻기 시설을 설치하여야 한다.

카. 중환자실에는 보건복지부장관이 정하는 기준에 따라 병상 10개당 1개 이상의 격리병실 또는 음압격리병실을 설치하여야 한다. 이 경우 음압격리병실은 최소 1개 이상 설치하여야 한다.

(4) 청결

① 병원환경은 미생물에 오염가능성이 높으므로 청소지침에 따라 정기적으로 청소해야 함

② 청소구역을 나누어 청소기준을 정함: 환자와 직접 접하지 않은 부서, 일반병실, 감염에 대한 감수성이 높은 지역 등으로 분류

③ 환자나 환자 체액, 분비물과 직간접 접촉이 있는 장소(병실, 검사실 등), 일반세균 오염 우려 지역(화장실, 식당, 세탁실 등), 중환자실, 격리실, 수술실 등은 소독제를 이용하여 청소

(5) 환기

① 입원실에는 환기시설을 설치해야 함 (창문통한 직접 환기, 중앙조절환기방법을 이용한 간접 환기)

② 환기시설을 통해 외기 도입량은 시간당 2회 이상을 유지, 재순환을 포함한 총 환기량은 시간당 6회 이상을 유지

③ 병실의 창문을 주기적으로 열어서 약품이나 음식, 땀으로 인한 불쾌한 냄새 등을 제거

④ 좁은 공간에 면회객이 많거나 상처치료 후, 린넨 교환 후, 청소로 인하여 먼지가 발생한 경우 환기

⑤ 환자의 구강간호, 목욕 · 샴푸 등 위생관리를 철저히 하여 냄새가 나지 않도록

⑥ 수술실, 회복실, 골수이식병동, 간이식병동, 중환자실, 결핵병동 등의 특수 구역은 별도의 환기기준을 적용한 환기시스템으로 관리하고, 헤파필터(HEPA filter)나 출입구에 에어샤워(air shower)를 설치하고 허용 가능한 공기의 미세입자 기준도 각 실의 목적에 따라 구분하여 관리함

⑦ 헤파필터는 미세먼지, 박테리아, 바이러스 등을 포집하여 제거하는 기능을 가지고 있음

⑧ 수술 중 외부공기의 내부유입을 방지하기 위해 수술실 내부의 양압유지

⑨ 공기전파주의를 위한 격리실의 환기
  ㉠ 격리실 내부는 음압을 유지하고, 출입문은 반드시 닫아주어야 함
  ㉡ 최소 시간당 6~12회 이상의 공기순환이 되어야 함
  ㉢ 연기, 가스, 증기 등을 내보내는 특별환기 장치는 정기적 점검 필요

(6) 소음

① **병실**: 30dB 유지

② **간호사실, 준비실, 처치실**: 40dB 이하

③ **소음조절 방법**
  ㉠ 이동장비, 운반가구는 고무바퀴 사용
  ㉡ 고무를 댄 쓰레기통 사용
  ㉢ 처치실, 준비실, 주방의 싱크와 배수관에 고무관 사용

(7) 채광 및 조명

① **채광**: 낮 동안 태양광선을 받도록 하되 직접적인 강한 광선은 커튼과 블라인드로 조절

② **조명**
  ㉠ 누워있는 환자는 머리 뒷부분 벽의 간접조명이 좋음
  ㉡ 일반병실의 조도: 100Lux, 처치등을 켰을 경우 200Lux
  ㉢ 일반병동의 처치실과 중환자실 처치 시: 400Lux
  ㉣ 환자개인용 조명은 밝기조절이 가능하고 밤에는 출구 쪽에 약한 조명을 하여 환자의 화장실 출입 등 이동이 용이하도록 함

(8) 온도와 습도

온도는 18~23℃, 습도는 40~65%

(9) 심미적 환경

① 병동의 아름다운 환경과 색채의 조화는 환자에게 안정감을 주고 시각적 지루함을 막고 다양성 제공

② 입원실의 심미적 환경

㉠ 입원실 배색: 낮은 채도로 안정감, 높은 명도

㉡ 소아병실: 동물그림이나 벽화이용

㉢ 만성질환자 입원실은 차가운 색, 회복기 환자 입원실은 따뜻한 색

(10) 프라이버시(사생활) 유지

① 대상자의 인격, 개성을 존중, 사적인 문제나 환자정보에 대한 비밀유지

② 간호수행 시 커튼, 스크린을 이용하여 대상자의 신체노출을 피함

## 2) 안전관리

사고발생 원인을 제거하여 사고로 인한 손실을 미연에 방지하기 위한 계획을 수립, 실시하는 것

(1) 안전관리의 위험요소

① 기술적 요인: 부적절한 설비나 불안전한 구조와 도구들

② 환경적 요인: 잘못된 건물구조와 운영관리 부실, 조명, 소음, 환기 등의 불안정한 상황, 시설 결함

③ 인적 요인: 기술과 지식 부족, 부주의 등 직원과 관련된 사고요인들

(2) 안전관리에 관심을 기울여야 하는 대상자

① 시력, 청각 장애가 있는 경우

② 무기력한 상태의 환자: 연령, 질병, 약물 등

③ 응급상황 시: 심장마비, 뇌출혈 등

④ 정신적, 감정적 변화로 판단력이 결핍된 경우

⑤ 부주의, 무관심, 건망증, 협조를 거부하는 경우

(3) 안전관리를 위한 간호단위 관리자의 역할

① 병동 안전교육 프로그램 계획

② 간호요원들의 의견과 방안 수렴

③ 간호요원의 규칙적 점검

④ 안전관리를 위한 간호단위관리자와 간호사간의 책임을 명확히 함

⑤ 간호사고분석과 사고보고에 대한 대책 수립

⑷ 간호단위 안전관리를 위한 간호사의 태도

① 병동안전에 대한 주의사항 준비해서 환자에게 교육

② 기구나 기계의 규칙적 점검

③ 간호사의 안전교육, 사고분석, 대책수립에 적극 참여

④ 화재발생 예방 및 대처방안 교육 및 숙지

⑸ 환자 안전관리 과정

| 과정 | 내용 |
|---|---|
| 사고발생의 확인 | 사고발생의 확인을 위해 사건·사고 보고체계 확립이 필요하고, 사건 발생 시 보고서를 작성 제출해야 함 |
| 사고 또는 위험요소의 분석 평가 | 사고나 위험요소를 분석하고 실제 상황과 그 정도를 측정 평가 |
| 위험요소의 제거 또는 경감조치 | 확인된 문제점을 제거 혹은 해결함으로서 재발을 예방하기 위한 개선안을 마련 적용하고, 그 효과를 주기적으로 평가하는 개선활동을 수행하며, 제반 시정조치를 결정하여 통지하고 실시 |
| 문서화 및 보고 | 문제의 확인, 분석, 평가, 시정조치 실시과정을 요약, 문서화하여 진료 평가위원회에 보고 |
| 시정조치의 재확인 | 시정조치의 실시로 문제의 해결 및 위험요소 제거가 되었는지 확인하고, 보고서를 작성하여 진료평가위원회에 제출 |

⑹ 화재예방

① 화재발생시 행동 요령

화재발생상황 파악 → 화재 경보 울림(화재 발생 시에는 즉시 '불이야'라고 큰 소리로 불이 난 사실을 주변에 알림, 119 신고, 수동발신기를 눌러 해당 층에 화재경보) → 산소통 잠금 → 환자대피 → 중요서류운반 → 환자 수/상태 확인

② 환자대피방법

㉠ 거동 가능 환자와 거동 불가능 환자, 중환자로 분류하여 경환자부터 중환자, 보호자, 방문객, 직원의 순으로 대피

㉡ 대피는 1차 화점으로부터 타 방화구역으로 대피하고 아래층이나 피난 층으로 대피

㉢ 대피 시 승강기 탑승을 금지하고, 자세를 최대한 낮추고(1.2m~1.5m), 물수건으로 입과 코를 가림

㉣ 보행이 불가능한 환자는 간호사와 보호자의 안내에 따라 이동침대나 들것 등을 이용해 옥외로 이송, 또는 부동환자 화재 반대편 엘리베이터를 이용하여 대피

㉤ 경증환자, 의식이 있고 거동 가능 환자는 부축하거나 휠체어로 대피

㉥ 거동 가능한 환자는 비상계단을 이용하여 대피

㉦ 환자 및 방문객도 비상계단를 이용하여 대피할 수 있도록 유도

③ 소화기
- ㉠ 소화기나 옥내소화전을 이용하여 화재를 초기 진화
- ㉡ 소화기는 손잡이를 잡고 발화점으로 운반하여 안전핀을 뽑고 노즐을 화점으로 향하게 하고 가장자리부터 중앙을 향해 천천히 발사

(7) 낙상예방

① 낙상고위험군 환자의 기준
- ㉠ 낙상 위험군 사정결과 14점 이상(RAFS II) 혹은 51점 이상(MFS)인 환자
- ㉡ 무의식환자, 혼미한 환자, 정서불안환자, 경련우려가 있는 환자
- ㉢ 시력, 청력장애 등 감각지각 이상 환자
- ㉣ 항우울제, 항불안제, 항정신치료제, 최면진정제, 이뇨제등을 복용하는 환자
- ㉤ 당일 수술환자
- ㉥ 낙상의 기왕력이 있는 환자
- ㉦ 현기증, 체위성 저혈압 환자

② 낙상예방 간호활동
- ㉠ 입원환자 및 보호자에게 입원생활 안내 및 교육 시 각종 낙상의 위험성을 주지시킨다.
- ㉡ 낙상위험 사정도구를 이용하여 낙상위험요소를 사정한 후, 이에 따른 예방적 중재를 시행한다.
- ㉢ 낙상주의 표지판을 부착하고, 고위험군의 경우 낙상주의 팔찌를 착용시킨다.
- ㉣ 환자가 혼자 침상에 누워 있을 때 낙상 방지를 위해 양쪽 침대난간을 모두 올린다.
- ㉤ 특히, 65세 이상 노인이나 15세 미만의 어린이 환자, 의식이 명료하지 못하거나 매우 불안정한 환자 및 수술환자는 반드시 침대난간을 올려주며 필요시에는 억제대를 사용한다.
- ㉥ 낙상의 위험이 있는 환자가 수면 중 깨어서 화장실에 갈 때에는 반드시 간호사 또는 보호자의 보조를 받고 침상에서 내려오도록 한다.
- ㉦ 환자가 보행 시에는 서서히 단계적으로 움직이도록 한다.
- ㉧ 병원 바닥에 미끄러운 용액이나 물을 흘리지 않도록 자주 순회하여 점검한다.
- ㉨ 바닥을 청소하거나 왁스칠을 하는 경우에는 통행이 적은 시간을 이용하여 반드시 표시를 해가면서 반씩 나누어 닦도록 한다.
- ㉩ 환자는 바닥이 미끄럽지 않은 신발이나 슬리퍼를 신는다.
- ㉠ 통목욕이나 샤워 시 낙상방지를 위해 바닥에 미끄럽지 않은 매트를 깐다.
- ㉡ 휠체어나 침대에 옮길 때는 반드시 바퀴에 잠금장치를 하여 미끄러지지 않도록 한다.
- ㉣ 이송용 침대차(stretcher car)로 환자 이동 시 침대난간을 반드시 올린다.
- ㉥ 휠체어 이용 시 그 사용법을 미리 설명해주고 도와준다.
- ㉮ 오랜 침상안정 후 처음 보행을 시작할 때에는 보행기를 이용하고 간호사의 도움을 받도록 한다.
- ㉯ 고위험약물을 복용하는 경우 약물 부작용 발생을 모니터한다.
- ㉰ 환경적 위험요소를 확인하기 위해 규칙적으로 주위 환경을 살피고 정리한다.

③ 낙상 사고 시 대처방법

  ㉠ 환자의 의식과 손상상태를 정확히 사정하고 응급조치 취함

  ㉡ 담당의사에게 즉시 보고

  ㉢ 간호관리자를 통해 간호부 보고

  ㉣ 환자 가족에게 알림

  ㉤ 심한 통증 호소 시, 골절이 의심되는 경우, 입/코/귀에 분비물이 있을 때, 출혈이 있을 때, 의식이 없을 때는 옮기지 않음

(8) 억제대 적용관리

① 신체보호대(억제대)는 전신 혹은 신체 일부분의 움직임을 제한할 때 사용되는 수동적 방법이나 물리적 장치 및 기구를 의미

② 환자의 인권을 보호하고 안전한 치료환경을 조성하기 위해 신체보호대 적용은 반드시 임상적으로 필요하고 적절한 상황에서 최소한으로 적용

③ 환자 또는 보호자에게 억제대 적용의 필요성 및 적용부위에 대해 설명하고 동의서를 받아야 함

④ 중환자실 환자의 경우 입실 시 동의를 받음

⑤ 간호사는 의사처방에 따라 신체보호대를 적용하고, 2시간마다 적용 부위의 순환상태 즉, 혈액순환, 감각, 피부상태 등을 관찰 기록

⑥ 피부의 청색증, 냉감, 저린감각, 통증, 마비감 등 부작용이 발생할 경우 보호대를 느슨히 하고 운동을 시키고 담당 의사에게 알리도록 함

(9) 수혈 안전관리

① 혈액은행에서 혈액을 가져올 때 혈액과 수혈기록표를 대조하여 혈액번호, 혈액형(ABO, Rh), 혈액의 유효기간을 확인

② 혈액은행에서 가져온 혈액과 수혈기록표를 담당의사와 간호사(2인의 의료인)가 다시 한번 챠트와 대조하여 확인하고 각각 서명

③ 수혈시 환자의 성명과 혈액형, 혈액번호를 반드시 확인하여야 하며, 환자가 직접 본인의 성명과 혈액형을 말하도록 하고, 무의식 환자인 경우 보호자에게 확인

④ 수혈 중 혈액이 들어가는 라인을 통하여 항생제 등의 다른 약물을 주입하지 않음

⑤ 수혈 직전에 활력증후를 측정하여 수혈 후의 변화를 알 수 있도록 하고, 수혈 시작 15분 이내에 활력증후를 측정하며, 30분 간격으로 부작용을 관찰 기록

⑥ 부작용 시는 수혈을 중단하고, 주치의와 간호관리자에게 보고

(10) 수술환자 안전관리: 수술부위 표시활동

① 수술 전 확인과정 체크리스트를 만들어 사용하고, 절개/삽입부위를 명확히 식별하기 위해 표시

② 수술부위 표시에는 환자도 포함시킴

  ㉠ 집도의가 환자와 상의하여 정하고, 환자가 내용을 알고 있는 상태에서 참여시키나, 환자가 직접 표시해서는 안 됨

         ⊙ 수술부위 표식에 환자를 참여시킬 수 없는 경우(언어장애자, 무의식 상태, 협조가 어려운 환자, 어린이 등)는 동의서를 받는 방법과 동일하게 실시

         ⓒ 환자가 표식을 거부할 경우 환자는 언제든지 거부권을 행사할 수 있으므로, 의료기관은 충분한 시간을 제공하여 환자가 스스로 결정을 할 수 있도록 함

    ③ 수술부위 표시해야 하는 경우

         ㉠ 수술부위 표시 전 수술참여 의사는 환자의 신원, 동의서, 병력과 검사결과, 방사선 필름 등 자료를 확인하고 그 정확성을 확인

         ⓛ 좌/우 구분, 복수구조(손가락, 발가락), 척추 등 다수의 LEVEL을 포함하는 수술의 경우

         ⓒ 양측 장기의 수술인 경우

         ⓔ 명확한 상처 또는 병변이 있는 수술부위는 표식을 하지 않으나 복합적인 상처나 병변이 있고 그 중 어느 한 부위만 치료할 계획이라면 수술 계획이 결정된 후 수술 시작 전에 수술표시를 꼭 해야 함

         ⓜ 침상 옆에서 절차를 시행하는 경우, 시술자가 환자에게 시술에 대한 동의서를 받은 후에 연속성있게 처리하면 표시는 하지 않아도 되나, 처치를 수행하는 중에 일정한 시간 간격이 발생하면 표시를 해야 함

         ⓗ 수술을 하지 않는 부위에는 표시를 하지 않음

    ④ 수술부위 표시 및 확인방법

         ㉠ 환자가 수술실로 이동하기 전에 수술에 직접 참여하는 집도의가 수술부위에 자신의 이름 첫 자 (initial), 혹은 'yes', 혹은 절개예정 부위에 선을 그어놓음('X'나 'No'는 사용않음)

         ⓛ 부위표시에 기술적 어려움 시는 다른 방법으로 실행: 팔찌 사용 시는 time−out시간에 팔찌를 확인

         ⓒ 치아수술의 경우 수술한 치아명과 성명을 의무기록에 기재하고 방사선 필름에 표시

         ⓔ 응급수술인 경우 수술부위 표식은 생략 가능하나, 위험성이 크다면 시행함

         ⓜ 최종 수술부위 표식을 확인하는 것은 'time−out'시간에 실시

         ⓗ 수술 종료 시 표시를 없앰

    ⑤ 기록

         ㉠ 수술 스케줄표나 모든 관련기록에는 수술부위를 기록해야 함

         ⓛ 'Rt'나 'Lt'로 표기하지 않고 'Right'나 'Left', 'Bilateral' 등 완전한 단어를 적음

(11) **고위험 의료기기 관리**

    ① 의료기기의 구분: 인체에 미치는 잠재적 위험성과 영향에 따라 구분

    ② 관리

         ㉠ 고위험 의료기기 목록 구비

         ⓛ 고위험 의료기기에 대한 정기적 예방점검 수행

         ⓒ 문제 발생 시 즉시 교체나 수리

         ⓔ 정해진 의료기기 창고에 보관하고, 수량도 주기적으로 확인

⑿ 의료폐기물 관리

① 인체유출물, 일회용 주사기, 수술용 장갑, 피 묻은 거즈 등으로 별도 분리 보관
② 감염성폐기물을 명확히 분류 규정하여 배출 시 오염쓰레기통과 니들박스 등 지정된 보관함에 버리고, 일반폐기물과 혼합 배출되지 않도록 함
③ 감염성폐기물 분리수거, 운반, 처리는 감염표식을 한 이중포장용기나 합성수지 전용용기 사용
④ 구성원, 환자, 보호자에게 환경교육을 정기적으로 실시
⑤ 취급자는 장갑, 마스크 등 보호장비 착용

---

**의료법**

**제47조(의료관련감염 예방)**

① 보건복지부령으로 정하는 일정 규모 이상의 병원급 의료기관의 장은 의료관련감염 예방을 위하여 감염관리위원회와 감염관리실을 설치·운영하고 보건복지부령으로 정하는 바에 따라 감염관리 업무를 수행하는 전담 인력을 두는 등 필요한 조치를 하여야 한다. 〈개정 2020. 3. 4.〉

② 의료기관의 장은 「감염병의 예방 및 관리에 관한 법률」 제2조제1호에 따른 감염병의 예방을 위하여 해당 의료기관에 소속된 의료인, 의료기관 종사자 및 「보건의료인력지원법」 제2조제3호의 보건의료인력을 양성하는 학교 및 기관의 학생으로서 해당 의료기관에서 실습하는 자에게 보건복지부령으로 정하는 바에 따라 정기적으로 교육을 실시하여야 한다. 〈2020. 12. 29.〉

③ 의료기관의 장은 「감염병의 예방 및 관리에 관한 법률」 제2조제1호에 따른 감염병이 유행하는 경우 환자, 환자의 보호자, 의료인, 의료기관 종사자 및 「경비업법」 제2조제3호에 따른 경비원 등 해당 의료기관 내에서 업무를 수행하는 사람에게 감염병의 확산 방지를 위하여 필요한 정보를 제공하여야 한다. 〈신설 2019. 4. 23.〉

④ 질병관리청장은 의료관련감염의 발생·원인 등에 대한 의과학적인 감시를 위하여 의료관련감염 감시 시스템을 구축·운영할 수 있다. 〈신설 2020. 8. 11.〉

⑤ 의료기관은 제4항에 따른 시스템을 통하여 매월 의료관련감염 발생 사실을 등록할 수 있다. 〈신설 2020. 3. 4.〉

⑥ 질병관리청장은 제4항에 따른 시스템의 구축·운영 업무를 대통령령으로 정하는 바에 따라 관계 전문기관에 위탁할 수 있다. 〈신설 2020. 8. 11.〉

⑦ 질병관리청장은 제6항에 따라 업무를 위탁한 전문기관에 대하여 그 업무에 관한 보고 또는 자료의 제출을 명할 수 있다. 〈신설 2020. 8. 11.〉

⑧ 의료관련감염이 발생한 사실을 알게 된 의료기관의 장, 의료인, 의료기관 종사자 또는 환자 등은 보건복지부령으로 정하는 바에 따라 질병관리청장에게 그 사실을 보고(이하 이 조에서 "자율보고"라 한다)할 수 있다. 이 경우 질병관리청장은 자율보고한 사람의 의사에 반하여 그 신분을 공개하여서는 아니 된다. 〈신설 2020. 3. 4., 2020. 8. 11.〉

⑨ 자율보고한 사람이 해당 의료관련감염과 관련하여 관계 법령을 위반한 사실이 있는 경우에는 그에 따른 행정처분을 감경하거나 면제할 수 있다. 〈신설 2020. 3. 4.〉

⑩ 자율보고가 된 의료관련감염에 관한 정보는 보건복지부령으로 정하는 검증을 한 후에는 개인식별이 가능한 부분을 삭제하여야 한다. 〈신설 2020. 3. 4.〉

⑪ 자율보고의 접수 및 분석 등의 업무에 종사하거나 종사하였던 사람은 직무상 알게 된 비밀을 다른 사람에게 누설하거나 직무 외의 목적으로 사용하여서는 아니 된다. 〈신설 2020. 3. 4.〉

⑫ 의료기관의 장은 해당 의료기관에 속한 자율보고를 한 보고자에게 그 보고를 이유로 해고 또는 전보나 그 밖에 신분 또는 처우와 관련하여 불리한 조치를 할 수 없다. 〈신설 2020. 3. 4.〉

⑬ 질병관리청장은 제4항 또는 제8항에 따라 수집한 의료관련감염 관련 정보를 감염 예방 · 관리에 필요한 조치, 계획 수립, 조사 · 연구, 교육 등에 활용할 수 있다. 〈신설 2020. 8. 11.〉

⑭ 제1항에 따른 감염관리위원회의 구성과 운영, 감염관리실 운영, 제2항에 따른 교육, 제3항에 따른 정보 제공, 제5항에 따라 등록하는 의료관련감염의 종류와 그 등록의 절차 · 방법 등에 필요한 사항은 보건복지부령으로 정한다. 〈개정 2020. 3. 4.〉

---

**의료법 시행규칙**

**제43조(감염관리위원회 및 감염관리실의 설치 등)**

① 법 제47조제1항에서 "보건복지부령으로 정하는 일정 규모 이상의 병원급 의료기관"이란 100개 이상의 병상을 갖춘 병원급 의료기관을 말한다. 〈개정 2021. 6. 30.〉

② 법 제47조제1항에 따른 감염관리위원회(이하 "위원회"라 한다)는 다음 각 호의 업무를 심의한다. 〈개정 2022. 9. 14.〉

  1. 의료관련감염에 대한 대책, 연간 감염예방계획의 수립 및 시행에 관한 사항
  2. 감염관리요원의 선정 및 배치에 관한 사항
  3. 감염병환자등의 처리에 관한 사항
  4. 병원의 전반적인 위생관리에 관한 사항
  5. 의료관련감염 관리에 관한 자체 규정의 제정 및 개정에 관한 사항
  9. 그 밖에 의료관련감염 관리에 관한 중요한 사항

③ 법 제47조제1항에 따른 감염관리실(이하 "감염관리실"이라 한다)은 다음 각 호의 업무를 수행한다. 〈신설 2022. 9. 14.〉

  1. 의료관련감염의 발생 감시
  2. 의료관련감염 관리 실적의 분석 및 평가
  3. 직원의 감염관리교육 및 감염과 관련된 직원의 건강관리에 관한 사항
  4. 그 밖에 감염 관리에 필요한 사항

**제44조(위원회의 구성)**

① 위원회는 위원장 1명을 포함한 7명 이상 15명 이하의 위원으로 구성한다.

② 위원장은 해당 의료기관의 장으로 하고, 부위원장은 위원 중에서 위원장이 지명한다. 〈개정 2012. 8. 2.〉

③ 위원은 다음 각 호의 어느 하나에 해당하는 사람과 해당 의료기관의 장이 위촉하는 외부 전문가로 한다. 〈개정 2012. 8. 2.〉

  1. 감염관리실장
  2. 진료부서의 장
  3. 간호부서의 장
  4. 진단검사부서의 장
  5. 감염 관련 의사 및 해당 의료기관의 장이 필요하다고 인정하는 사람

**제46조(감염관리실의 운영 등)**

① 법 제47조제1항에 따라 감염관리실에서 감염관리 업무를 수행하는 사람의 인력기준 및 배치기준은 별표 8의2와 같다. 〈개정 2016. 10. 6.〉

② 제1항에 따라 감염관리실(종합병원, 150개 이상의 병상을 갖춘 병원, 치과병원 또는 한방병원만 해당한다)에 두는 인력 중 1명 이상은 감염관리실에서 전담 근무해야 한다. 〈개정 2022. 9. 14.〉

③ 제1항에 따라 감염관리실에서 근무하는 사람은 별표 8의3에서 정한 교육기준에 따라 교육을 받아야 한다. 〈개정 2016. 10. 6.〉

---

[별표 8의2] [개정 2021. 6. 30.]

**감염관리 업무를 수행하는 사람의 인력기준 및 배치기준(제46조제1항 관련)**

1. 인력기준: 감염관리실에서 감염관리 업무를 수행하는 사람은 감염관리에 관한 경험 및 지식이 있는 사람으로서 다음 각 목의 어느 하나에 해당하는 사람으로 한다.

   가. 의사

   나. 간호사

   다. 해당 의료기관의 장이 인정하는 사람

2. 배치기준: 다음 각 목의 구분에 따라 배치한다.

   가. 상급종합병원

   1) 의사

| 구분 | 100~300 병상 | 301~600 병상 | 601~900 병상 | 901~1,200 병상 | 1,201~1,500 병상 | 1,501~1,800 병상 | 1,801~2,100 병상 | 2,101~2,400 병상 | 2,401 병상 이상 |
|---|---|---|---|---|---|---|---|---|---|
| 의사 | 1명 이상 | 2명 이상 | 3명 이상 | 4명 이상 | 5명 이상 | 6명 이상 | 7명 이상 | 8명 이상 | 9명 이상 |

   2) 간호사

| 구분 | 100~200 병상 | 201~400 병상 | 401~600 병상 | 601~800 병상 | 801~1,000 병상 | 1,000~1,200 병상 | 1,201~1,400 병상 | 1,401~1,600 병상 | 1,601~1,800 병상 | 1,801~2,000 병상 | 2,001~2,200 병상 | 2,201~2,400 병상 | 2,401 병상 이상 |
|---|---|---|---|---|---|---|---|---|---|---|---|---|---|
| 간호사 | 1명 이상 | 2명 이상 | 2명 이상 | 3명 이상 | 3명 이상 | 4명 이상 | 4명 이상 | 5명 이상 | 5명 이상 | 6명 이상 | 6명 이상 | 7명 이상 | 7명 이상 |
| 의료 기관의 장이 인정하는 사람 | 1명 이상 | 1명 이상 | 2명 이상 | 2명 이상 | 3명 이상 | 3명 이상 | 4명 이상 | 4명 이상 | 5명 이상 | 5명 이상 | 6명 이상 | 6명 이상 | 7명 이상 |

   나. 종합병원

| 구분 | 100~300 병상 | 301~600 병상 | 601~900 병상 | 901~1,200 병상 | 1,201~1,500 병상 | 1,501~1,800 병상 | 1,801~2,100 병상 | 2,101 병상 이상 |
|---|---|---|---|---|---|---|---|---|
| 의사 | 1명 이상 | 2명 이상 | 3명 이상 | 4명 이상 | 5명 이상 | 6명 이상 | 7명 이상 | 8명 이상 |
| 간호사 | 1명 이상 | 2명 이상 | 2명 이상 | 3명 이상 | 3명 이상 | 4명 이상 | 4명 이상 | 5명 이상 |
| 의료기관의 장이 인정하는 사람 | 1명 이상 | 1명 이상 | 2명 이상 | 2명 이상 | 3명 이상 | 3명 이상 | 4명 이상 | 4명 이상 |

다. 병원 · 치과병원 · 한방병원 · 요양병원 · 정신병원

| 인력 | 100~300 병상 | 301~600 병상 | 601~900 병상 | 901~1,200 병상 | 1,201 병상 이상 |
|---|---|---|---|---|---|
| 의사 | 1명 이상 | 2명 이상 | 3명 이상 | 4명 이상 | 5명 이상 |
| 간호사 | 1명 이상 | 1명 이상 | 1명 이상 | 1명 이상 | 1명 이상 |
| 의료기관의 장이 인정하는 사람 | 1명 이상 | 1명 이상 | 1명 이상 | 1명 이상 | 1명 이상 |

[비고]
1. 위 표 제2호가목2)의 기준에도 불구하고 401병상 이상인 경우에는 해당 배치기준상의 최소인력을 기준으로 간호사를 1명씩 늘려 배치하면서 의료기관의 장이 인정하는 사람은 1명씩 줄여 배치할 수 있다. 다만, 의료기관의 장이 인정하는 사람이 최소 1명 이상 배치되어야 한다.
2. 위 표 제2호나목의 기준에도 불구하고 601병상 이상인 경우에는 해당 배치기준상의 최소인력을 기준으로 간호사를 1명씩 늘려 배치하면서 의료기관의 장이 인정하는 사람을 1명씩 줄여 배치할 수 있다. 다만, 의료기관의 장이 인정하는 사람은 최소 1명 이상 배치되어야 한다.

[별표 8의3] [개정 2016. 10. 6.]
감염관리실 근무 인력의 교육기준(제46조제3항 관련)
1. 교육 내용: 감염관리업무 개요 및 담당 인력의 역할, 감염관리 지침, 감시자료 수집 및 분석, 의료관련감염진단, 미생물학, 소독 및 멸균, 환경관리, 병원체별 감염관리, 분야별 감염관리, 역학통계, 임상미생물학, 유행조사, 감염감소 중재전략, 격리, 감염관리사업 기획 · 평가 등 감염관리와 관련된 내용
2. 교육 이수 시간: 매년 16시간 이상
3. 교육 기관: 다음 각 목의 어느 하나에 해당하는 기관
   가. 국가나 지방자치단체
   나. 의료법」 제28조에 따른 의사회 또는 간호사회
   다. 한국보건복지인력개발원법」에 따른 한국보건복지인력개발원
   라. 그 밖에 감염관리 관련 전문 학회 또는 단체
※ 비고: 감염관리실 근무 인력(감염관리 경력 3년 이상인 사람으로 한정한다)이 감염관리 관련 전문 학회에서 주관하는 학술대회 또는 워크숍에 매년 16시간 이상 참석한 경우에는 제1호부터 제3호까지의 규정에 따라 교육을 받은 것으로 본다.

제46조의2(감염병 예방을 위한 정보 제공 등)
① 의료기관의 장은 법 제47조제2항에 따라 「감염병의 예방 및 관리에 관한 법률」 제2조제1호에 따른 감염병(이하 이 조에서 "감염병"이라 한다) 예방을 위하여 다음 각 호의 사항에 관한 교육을 실시해야 한다. 〈개정 2020. 9. 11.〉
1. 감염병의 감염 원인, 감염 경로 및 감염 증상 등 감염병의 내용 및 성격에 관한 사항
2. 감염병에 대한 대응조치, 진료방법 및 예방방법 등 감염병의 예방 및 진료에 관한 사항
3. 감염병 환자의 관리, 감염 물건의 처리, 감염 장소의 소독 및 감염병 보호장비 사용 등 감염병의 관리에 관한 사항
4. 「감염병의 예방 및 관리에 관한 법률」에 따른 의료기관, 보건의료인 또는 의료기관 종사자의 보고 · 신고 및 협조 등에 관한 사항
5. 그 밖에 감염병 예방 및 관리 등을 위하여 질병관리청장이 특히 필요하다고 인정하는 사항

② 의료기관의 장은 법 제47조제3항에 따라 감염병이 유행하는 경우 해당 의료기관 내에서 업무를 수행하는 사람에게 제1항의 교육을 2회 이상 실시해야 한다. 〈개정 2019. 10. 24.〉

③ 의료기관의 장은 법 제47조제3항에 따라 감염병의 확산 및 방지에 필요한 정보를 다음 각 호의 방법으로 제공해야 한다. 〈개정 2020. 9. 11.〉

　　1. 의료기관의 인터넷 홈페이지 게시

　　2. 매뉴얼 · 게시물 또는 안내문 등의 작성 · 비치

　　3. 그 밖에 질병관리청장이 신속하고 정확한 정보 제공을 위하여 적합하다고 인정하여 고시하는 방법

④ 의료기관의 장은 법 제47조제2항 및 제3항에 따라 교육 및 정보 제공을 위하여 필요하다고 인정하는 경우에는 질병관리청 또는 관할 보건소에 필요한 협조를 요청할 수 있다. 〈개정 2020. 9. 11.〉

⑤ 제1항부터 제4항까지의 규정에 따른 감염병 예방 정보 교육 및 정보 제공의 내용 · 방법 및 절차 등에 필요한 세부 사항은 질병관리청장이 정하여 고시한다. 〈개정 2020. 9. 11.〉

---

### 🔗 기출문제 맛 보기

**1. 간호단위 환경관리에 대한 설명으로 옳은 것은?**　　　　20년 지방직

① 적절한 냉 · 난방 시설이 필요하며 습도는 20~25%가 적절하다.

② 중환자실이나 수술실, 결핵 병동은 자주 창문을 열어 환기시킨다.

③ 환자병실의 소음은 대화가 가능한 60데시벨(decibel) 이상으로 유지한다.

④ 조명은 자연채광이 되도록 노력해야 하지만 강한 햇빛을 가릴 수 있는 커튼이나 블라인드를 설치한다.

**2. 의료법령상 의료관련 감염 예방에 대한 설명으로 옳은 것은?**　　　　23년 지방직

① 모든 병원급 의료기관은 감염관리위원회와 감염관리실을 설치 · 운영해야 한다.: 100개 이상의 병상을 갖춘 병원급 의료기관

② 종합병원의 감염관리실에 두는 인력 중 1명 이상은 감염관리실에서 전담 근무해야 한다.

③ 감염관리실에서 근무하는 사람은 매년 32시간 이상의 교육을 이수해야 한다.: 16시간 이상

④ 감염관리실에서 감염관리 업무를 수행하는 사람은 의사이어야 한다.: 의사, 간호사, 의료기관의 장이 인정하는 사람

**3. 투약 전 두 가지 지표를 이용해 환자 확인을 할 때 사용할 수 있는 것만을 모두 고르면?**　　24년 지방직

| ㄱ. 병실 호수 | ㄴ. 환자 이름 |
|---|---|
| ㄷ. 등록 번호 | ㄹ. 병상 번호 |

① ㄱ, ㄴ　　　　② ㄱ, ㄹ　　　　③ ㄴ, ㄷ　　　　④ ㄷ, ㄹ

---

정답 1.④ 2.② 3.③

## 3) 감염관리

### (1) 병원감염의 개념(의료관련 감염)

의료관련 감염이란 의료과정에서 발생하는 모든 감염으로, 내원 당시에는 없었던 감염이 입원이나 진료·치료과정과 관련하여 발생하는 경우를 의미한다. 증상의 발현 시기는 보통 입원·치료 48시간 이후, 퇴원 후 14일 이내, 수술과 관련된 경우에는 퇴원 후 30일 이내 발생한다. (이식물 삽입수술의 경우에는 1년 이내)에 발생하는 감염을 포함한다.

### (2) 원인

① 내인성(환자 자신): 병원감염의 2/3를 차지하며, 면역능력 감소로 인함
② 외인성(의료인에 의한 직접적인 전파, 환경적인 요인, 의료기구 등): 30% 정도를 차지하며, 병원 질 관리 활동의 주요 대상

### (3) 병원감염의 양상

① 중환자실, 화상환자병동, 투석실 등에서 많이 발생
② 원인병원체: 그람음성균(50~70%) → 포도상구균(10~20%) → 연쇄상구균, 진균
③ 발생부위별: 요로계 감염(30~40%) → 수술 후 창상 감염(20~25%) → 호흡기계 감염(10~20%) → 패혈증(5~15%)

### (4) 감염예방 및 관리 프로그램의 활동

① 병원감염조사 실시하여 병원감염의 실상을 파악한 후 우선순위 결정
② 감염관리 정책과 우선순위 정함: 병원감염 대책, 연간 계획 수립 시행 평가
③ 병원감염관리 사업이나 교육 진행 등 병원감염발생 감시체계 구축
④ 감염관리를 위한 세부적인 규칙이나 지침 수립
⑤ 전염병 감염환자 처리
⑥ 병원직원들에 대한 지속적인 교육사업 유지
⑦ 직원들의 감염예방관리
⑧ 감염관리실적 분석 및 평가

### (5) 직원의 감염예방관리

① 직원 채용 시 신체검사: 감염질환 유무와 예방접종 시행여부 확인
② 예방접종 시행: 질병의 종류, 전파의 위험도에 따라 시행
③ 매년 1회 정기 신체검사 실시: 노출이 많은 부서(중환자실, 수술실, 응급실 등)는 연 2회 실시
④ 주사침, 수술칼날, IV cannula등 날카로운 기구 사용 시
  ㉠ 주사침용 쓰레기통에 버림: 주사바늘은 뚜껑을 씌우지 않음
  ㉡ 바늘 끝이 몸 쪽으로 향하지 않도록 하고, 바늘을 부러뜨리거나 구부리지 않도록 함

(6) 병원감염 관리 및 예방

① 손씻기: 가장 손쉽고 효과적인 방법으로 환자와 접촉전, 장갑 벗은 후 반드시 손씻기

② 무균술

③ 교차감염을 예방하기 위한 격리시설 필요

④ 환자 퇴실 후 사용한 의료기기, 비품, 주변 환경을 적절히 소독

(7) 감염환자 관리

> • 감염질환에 준하여 환자의 증상에 따른 격리방법을 적용
> • 감염질환 환자의 차트와 침상카드에 감염질환을 표시하는 스티커 부착
> • 미국 병원감염관리 자문위원회(HIVPAC) 격리지침을 적용(질병관리본부, 의료관련감염 표준예방지침)

① 격리실 이용

  ㉠ 격리가 필요한 환자는 우선적으로 1인실 이용

  ㉡ 중환자실의 격리실: 실내 압력은 음압, 역 격리의 경우는 양압으로 유지

  ㉢ 실내에 적정 공기압이 유지되도록 출입문은 항상 닫아둠

  ㉣ 격리실 이용 대상자가 격리실 수보다 많으면 공기전파주의 환자가 우선 사용하는 것이 원칙. 그 외는 전파가능성, 환자의 중증도를 고려하여 정함

② 표준전파주의

모든 환자 처치 시 적용되는 것으로 진단명이나 감염상태에 상관없이 적용되는 주의법

| 구분 | 내용 |
|---|---|
| 손씻기 | • 혈액/체액/분비물/배설물에 오염된 물건을 만졌을 때는 장갑착용 여부와 상관없이 손 씻기<br>• 환자 처치 후, 다른 환자 처치시 혹은 동일 환자의 다른 부위 처치시 손씻기<br>• 평상시는 일반 비누 이용하여 손씻기는 무관하나, 집단 감염 등 문제 발생시는 손 소독제를 사용 |
| 장갑 | • 혈액/체액/분비물/오염물건/손상된 피부/점막 접촉시 장갑 착용<br>• 환자 처치마다 장갑을 바꿔 착용하며, 장갑은 사용후 즉시 벗고 반드시 손씻기<br>• 다른 환자 처치 전에 반드시 장갑을 벗은 후 손씻기 |
| 마스크, 보안경<br>안면보호대<br>실드마스크 | • 환자 처치시 체액/혈액/분비물/배설물이 튈 때 사용<br>• 혈액매개질환(HIV)이 의심시 혈액/분비물이 튈 가능성이 있을 때 안면보호대나 실드마스크 착용 |
| 가운 | • 피부/옷 등이 환자의 혈액, 체액, 분비물 등으로 오염될 가능성이 있을 때 착용<br>• 가운이 오염시 바로 벗고 손씻기 |
| 환자처치기구 | • 혈액/분비물/체액/분비물 등으로 오염된 것은 피부/점막이 오염되지 않도록 씻기<br>• 재사용 물품은 소독액에 담근 후 씻어 멸균이나 소독하기<br>• 일회용 물품은 분리수거하여 버리기 |

③ 접촉전파주의

> • 직접 혹은 간접 접촉에 의한 감염을 방지하기 위한 주의법
> • 적용: 소화기계/호흡기계/피부/창상 감염이나 다제내성균(MRSA, VRE, C.difficile) 등
>  (세균성 이질, 장출혈성 대장균감염, A형 간염, rotavirus 등)

ㄱ 독방이나 코호트 격리(cohort isolation)을 한다. 할 수 없을 경우(이동시 상태악화 예상 시) 감염관리전문가에게 의뢰하고, 반드시 독방이나 cohort isolation가 필요하지 않으면 환자의 상황에 따라 격리

ㄴ 환자 침상카드/차트에 접촉주의 표지를 부착하고, caution 등록 시행
  • 강화된 접촉격리가 필요시(VRE, VRSA, C.difficile, rotavirus 등) 손씻기 주의 표지를 격리실 문에 부착
  • cohort isolation인 경우 환자 침상카드에 부착

ㄷ 격리실 출입시 혈액/체액/기타 오염물품/손상된 피부/점막 접촉이 예상되는 경우 장갑 착용

ㄹ 처치 시 감염원과 접촉하여 옷 오염 가능성이 있는 경우는 깨끗이 세탁된 가운이나 비닐 앞치마 착용: 입은 가운에 의해 주위환경이 오염되지 않도록 하고, 처치 후 환자 병실을 떠나기 전에 가운 벗고 나옴

ㅁ 환자 처치 전 후에 손씻기를 하고, 오염된 장갑으로 다른 환자나 기구를 만지지 않음

ㅂ 환자 병실을 나오기 전 반드시 손을 씻거나 waterless 손 소독제를 사용

ㅅ 환자 이동을 가능한 한 제한하고, 이동시에는 주위 환경을 오염시키지 않도록 주의

ㅇ 환자의 치료를 위해 필요한 물품은 가능한 한 일회용품을 사용하고 다른 환자와 공유해서 사용하지 않음. 만약 다른 환자와 공유해서 사용해야 한다면 깨끗이 세척하고 소독 후 다른 환자에게 사용

④ 공기전파주의

> • 감염을 유발하는 작은 입자(5μ 이하)가 공기 중에 먼지와 함께 떠다니다가 흡입에 의해 감염이 발생하는 것을 방지하기 위한 주의법
> • 특수한 공기청정기나 ventilation이 필요
> • **적용**: 홍역, 수두, 결핵 등

ㄱ 모든 대상자는 격리실을 사용하고, 격리 표시: 격리실 내부는 음압을 유지

ㄴ 격리실 사용이 불가능할 경우는 cohort isolation을 실시

ㄷ 격리실은 최소 1시간당 6~12회 이상 공기순환이 되어야 하며, 출입문은 반드시 닫아 둠

ㄹ 환자 침상카드와 차트에 호흡기 주의 표지를 부착하고 caution 등록을 시행

ㅁ 감염질환에 감수성이 있는 직원이나 방문객은 병실출입을 금함

ㅂ 의료진을 포함한 모든 사람은 격리실에 출입할 때 항상 특수 마스크(N95)를 착용

ㅅ 인공호흡기를 사용하는 경우 인공호흡기 호기부 말단에 필터를 연결하며, 적어도 24시간마다 교환

    ⓞ 기관흡입이 필요하면 폐쇄형 기관흡인 카테터를 사용

    ⓩ 환자이동을 최소화하고, 이동이 불가피한 경우 마스크 등을 이용하여 환자의 호기가스가
주변 환경을 오염시키지 않도록 함

    ⓩ 환자가 사용한 물건이나 접촉한 것은 매일 깨끗이 청소하고, 청진기/혈압계/이동 변기/
직장 체온계와 같은 기구는 다른 환자와 같이 사용하지 않음

    ㉠ 재사용 물품은 소독 후 다른 환자에게 사용

⑤ **비말전파주의**

> • 감염을 유발하는 큰 입자(5μ 이상)가 기침/재채기/흡인시 다른 사람의 코/점막/결막에 튀어서 단거리(약 1m이내)에 있는 사람에게 감염을 유발하는 것을 방지하기 위한 주의법
> • 적용: 세균성, 바이러스성 호흡기계 감염(디프테리아, 백일해, 풍진, adenovirus, 인플루엔자(유행성감기), 유행성이하선염, 성홍열)

    ㉠ 독방을 사용하는 것이 좋으나, 불가피한 경우 cohort isolation 실시

    ㉡ 독방이나 cohort isolation이 어려울 경우에는 다른 환자와 적어도 1m 정도 멀리 둠
코호트 격리를 한 경우에는 병상 간 이격거리는 1m 이상을 유지하고 접촉의 기회를
줄이기 위해 가능한 한 침대 사이에 물리적 칸막이를 설치

    ㉢ 환자 침상 카드와 차트에 호흡기 주의 표지를 부착하고 caution 등록 실시

    ㉣ 특별한 공기청정기나 ventilatior 장치는 필요 없고, 문을 열어놓아도 됨

    ㉤ 1m 안에 있어야 할 경우는 마스크를 착용

    ㉥ 인공호흡기를 사용 시에는 호흡전파주의에 준하여 호기 필터와 흡인 카테터를 사용

    ㉦ 환자이동은 최소화하고, 이동이 불가피할 때는 마스크 등을 이용하여 환자의 호기가스가
주변 환경을 오염시키지 않도록 함

    ㉧ 환자가 사용한 물건이나 접촉한 것은 매일 깨끗이 청소. 청진기/혈압계/이동변기/직장
체온계 등의 기구는 다른 환자와 같이 사용하지 않음

    ㉨ 재사용 물품은 소독 후 다른 환자에게 사용

⑥ **혈액주의**

    • 적용: HIV, AIDS, VDRL, B형/C형 간염

(8) **다제내성균 관리**

① **다제내성균**: VRSA, VRE, MRSA, MRPA, MRAB, CRE (질병관리본부, 2010)

② **다제내성균 보유자 격리 시작**: 환자의 어느 부위에서든 균이 분리되는 경우

③ 최초 선별검사는 즉시 시행하고, 1~2일 이후에 반복검사 시행

④ 격리실이 제한된 경우 격리의 우선순위는 균종과 환자의 상태에 따라 위험평가를 하여 감염
관리담당자가 결정

⑤ 가능하면 1인실 격리를 시행하고 전파의 위험이 높은 환자부터 우선 배정하며, 1인 격리가
어려우면 코호트 격리한다. 코호트도 불가능하면 감염위험이 높은 환자(면역력저하, 개방창
상 환자) 병실을 피하고, 물리적 장벽을 마련

⑥ 격리해제는 명확히 정해진 바는 없으나, 원래 분리되었던 부위와 보균검사에서 3일~1주 간격 검사상 연속 3회 이상 음성인 경우 실시

⑦ 보균상태 시에 퇴원할 때는 접촉주의 교육 실시

---

### 🔍 참고 POINT

| 구분 | 대상질병 |
|------|----------|
| 완전주의 | CJD(Creutzfeldt-Jacob disease) |
| 혈액주의 | B형 간염, C형 간염, VDRL |
| 접촉주의 | VRSA, VRE, MRSA, Clostridium difficile, 세균성이질, 장출혈성대장균감염증, A형 간염, 로타바이러스 |
| 비말주의 | 디프테리아, 백일해, 풍진, 유행성이하선염, 유행성감기, 성홍열, adenovirus, Mycoplasma pneumoniae |
| 공기주의 | 홍역, 수두, 활동성 결핵, 수막알균감염 |

---

### 📎 기출문제 맛 보기

**활동성 결핵으로 입원한 환자의 효과적인 병원 감염 관리 방법은?**　　　20년 지방직

① 대상자를 음압격리실에 배치한다.

② 개인정보보호를 위하여 환자 침상에 경고스티커를 부착하지 않는다.

③ 격리실을 나온 후에 장갑과 가운을 벗고 일반 폐기물통에 버린다.

④ 다인실에 입원한 환자의 경우 커튼을 쳐서 옆의 맹장 수술 환자와 격리시킨다.

---

## 4) 물품관리

### (1) 물품관리의 개념

① 조직의 목적 달성을 위해 사업수행에 소요되는 물품의 원활한 지원과 효율적인 활용을 위한 제반관리

② 병원경영에 필요한 물자를 선정, 수요판단, 구매, 저장, 분배, 처분 등의 기능을 합리적으로 수행할 수 있는 과학적 관리기술

### (2) 목적

① 환자 간호의 질적 향상

② 단위운영의 효율성 높임

③ 병원경영의 극대화

---

정답 ①

(3) **물품관리의 중요성**

① 병원 예산 중 40% 이상 차지하여 인건비 다음으로 많음

② 간호사가 병원 물품 많이 이용하고 관리함

③ 물품관리 소홀은 대상자에게 위험 초래

④ 시간과 에너지 절약과 질적인 간호 제공에 도움

⑤ 병원의 공익성 추구목적에 따른 낭비 없는 관리의 필요성

⑥ 물품관리는 양적인 면과 질적인 면 동시에 고려

(4) **물품의 종류**

① 병원 내에서 소비되거나 사용되고 있는 모든 유형의 자산

② 재고자산(약품, 의료 소모품, 진료재료 등), 고정자산(비품, 기계설비), 일반관리 소모성 자산 (사무용품) 등으로 구분

③ 간호단위에서는 비품과 소모품으로 구분하기도 함

| 비품 | • 영구적으로 사용할 수 있는 고정품과 비소모품<br>• 병실의 벽이나 바닥에 부착되어 있거나 간호단위에 속해있는 물품<br>• 화폐로 계산될 수 있는 주로 고가의 병원 자산으로 사용기간이 1년 이상 되는 기구들의 총합<br>• 이동식 흡입기, Wall O2 flowmeter, 침대, 휠체어 등 |
|---|---|
| 소모품 | • 정기적으로 쓰이는 품목으로 적정량을 보유하기 위해 주기적으로 청구하는 품목으로 주로 1년 이하의 기간 동안에 쓰이는 저가의 물품<br>• 진료재료, 인쇄물, 사무용품, 환자기록지, 반창고, 전자체온기, 주사기 등 |

(5) **물품관리의 과정**

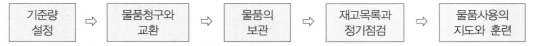

기준량 설정 ⇨ 물품청구와 교환 ⇨ 물품의 보관 ⇨ 재고목록과 정기점검 ⇨ 물품사용의 지도와 훈련

① **물품의 기준량 설정**: 적정기준량 설정이 중요

㉠ 비품은 침상 수에 따라, 소모품은 환자 수에 따라 설정

㉡ 병상수, 환자 수, 병상점유율, 환자의 연령, 성별, 질병상태, 간호요구도, 처치의 종류, 의료진의 업무 수준, 물품의 기능, 물품가격, 물품공급방법 및 기간 등을 반영, 결정

② **물품의 청구 및 공급체계**

㉠ 물품공급방법

| 방식 | | 특징 |
|---|---|---|
| 정수교환 | | • 사용빈도가 높고 소모량이 일정하며, 부피가 작은 물품<br>• 공급부서에서 정기적으로 정수량 만큼 공급하는 방법 |
| 정수보충 | | • 사용빈도가 높은 물품 중 부피가 많이 차지하는 품목에 해당<br>• 공급부서에서 정기적으로 재고량 파악 후 사용량만큼 채워줌 |
| 청구 | 추가청구<br>(정규청구) | • 사용빈도가 일정하지 않거나 낮은 물품 |
| | 응급청구 | • 응급상황 및 정수물품에 없는 물품<br>• 필요시마다 청구 가능하고, 청구시 즉시 불출 |

ⓒ 가치분석
- 비용절감을 위한 효과적인 물품관리를 위해 필요
- 물품의 기능을 분석하여 헛된 기능을 제거하고 동일한 효능이나 더 높은 성능을 발휘하는 값싼 재료나 물품이 없는 가를 연구하는 방법
  - 물품의 용도와 기능 파악
  - 물품의 구매가격이나 원가를 조사
  - 같은 기능을 발휘하면서 더 싼 물품은 없는지, 물품의 규격화·표준화 가능한지 조사

ⓒ 자동구매제도
- 일상 소비량이 많은 품목에 대해서는 재고량, 발주점, 경제적 주문량을 설정
- 발주점에 달하는 품목은 자동적으로 경제적 주문량만큼 주문: 구매절차 간소화

ⓔ 물품구매 시 고려사항: 여유분을 포함한 소요수량, 물품의 보관장소, 물품의 부패성, 청구의 접수처리 및 운반비, 가격 및 견고성, 교환방법, 간호단위의 특성 등 고려

ⓜ 구매도덕
- 업무 진행시의 행동 규범으로 구매 담당자의 마음가짐, 행동거래의 방침 등을 정함
- 공정한 거래관계 유지로 상호협력하여 우수한 구매업무의 성과를 얻는 것

ⓗ 공동구매제도 활용

③ 물품의 보관
ⓐ 물품은 완전성, 안정성, 유용성, 청결성이 보장되어야 함
ⓑ 품명과 규격에 따라 분류하여 보관
ⓒ 업무의 효율성이 높게 배치: 사용빈도, 중요도, 동선, 편리성 고려
- 고액물품, 변질되기 쉬운 것, 고무제품 등은 기준에 따라 관리
- 소독품은 소독 날짜가 최근 것일수록 뒤에 둠
- 모든 간호사가 쉽게 찾을 수 있도록 항상 같은 자리에 두어야 함
ⓓ 정기적으로 유효기간 확인
- 유효기간이 지난 것은 즉시 폐기
- 유효기간이 남았거나 사용빈도가 낮은 것은 구매처에 반납, 타부서에서 활용
ⓔ 새로운 물품은 사용법과 사용 후 처리에 대한 지침서 제시

④ 재고관리
ⓐ 재고조사 목적: 표준량 확보여부를 파악, 불필요한 물품을 반환, 수선이나 교환이 필요한 물품을 확인
ⓑ 재고목록에 따라 물품량과 물품상태를 확인하여 재고의 적정성 유지
- 재고 과잉으로 인한 자본과 인력의 낭비 감소
- 재고 미달로 진료와 간호의 지장을 주는 일 감소

⑤ 물품관리에 대한 **직원교육**
ⓐ 단위관리자는 의료진에게 물품사용에 대한 정보제공, 지도의 책임이 있음
- 모든 의료장비와 비품에 대한 사용지침서를 작성해야 함
ⓑ 의료진들의 정확한 물품 사용법 숙지는 남용과 오용 방지, 비용감축, 의료사고 예방효과 있음

## 5) 약품관리

### (1) 약품처방체계

① 정규처방, 응급처방, prn처방, 퇴원처방

### (2) 투약 오류 예방지침

① 약품준비 및 투약 전에 반드시 손을 씻고 무균술을 지킨다.

② 약물투여 시 7right(정확한 약/환자/용량/경로/시간/기록/설명)을 지킨다.

③ 모든 투약은 의사의 입력된 처방에 의해 시행되어야 하며, 응급상황일 경우에만 구두나 전화로 처방을 받을 수 있고 추후 의사에게 처방을 입력하도록 하고 이를 확인한다.

④ 처방을 완전하게 받고 이해한 후 투약준비를 한다(정확한 약어, 정확한 도량형 단위)

⑤ 모든 약은 투약 직전에 준비하는 것을 원칙으로 하고, 투약은 반드시 준비한 간호사가 시행한다.

⑥ 투약방법을 준수한다.

　㉠ 경구약은 환자가 먹을 때까지 곁에서 지켜보아 확인한다.

　㉡ 설하, 질 내, 직장 내, L-tube 등으로 투여되는 약은 보호자나 환자에게 맡기지 말고 간호사가 직접 투약한다.

　㉢ 물약, 침전이 생기는 약은 반드시 흔들어서 투약한다.

　㉣ 항생제 주사 시는 시작 전 반드시 skin test를 시행하고 이상반응 시 즉시 담당의사에게 알리고 간호관리자에게 보고하며, 환자 기록지에 기록한다.

⑦ 투약 시간과 간격을 준수한다.

　㉠ 2가지 이상의 항생제 투여 시 1시간 이상 간격을 두고 투여한다.

　㉡ 진통제, 항고혈압제, 항경련제, 기관지 확장제 등은 일정한 간격으로 투여한다.

　㉢ 혈압강하제를 2가지 이상 투여 시 시간이 겹치지 않도록 한다.

⑧ 정신과 환자 및 환자가 알아서는 안되는 경우를 제외하고는 약의 작용, 투여방법, 기대효과를 환자에게 설명한다.

⑨ 주사부위나 주사방법을 철저히 지키고 마비가 있는 부위에는 주사하지 않는다.

⑩ 선 자세에서 채혈이나 정맥주사를 시작하지 않는다(혈관수축으로 현기증 유발).

⑪ 정맥주사 부위와 정맥주사 line은 72시간마다 교환한다.

⑫ 정맥류, 하지부종, 순환상태가 좋지 않은 환자에게는 하지에 정맥주사하는 것을 금한다.

⑬ 투약에 실수가 있으면 즉시 담당의사와 간호관리자에게 보고한다.

⑭ Insulin, Digoxin, Coumadin, Heparin, Aminophyline. Narcotics, Emergency drugs, Chemotherapy agents는 특별한 주의를 요한다.

⑮ 주의가 필요한 약물은 cosign하여 안전사고를 예방한다.

(3) 약품관리방법

병원전체에서 투약과 관련된 모든 약품의 구입, 분배, 통제 및 투약까지 의미

① 약품관리의 주 책임

　㉠ 의사: 처방내용

　㉡ 약사: 처방된 약의 조제

　㉢ 간호사: 환자에게 제공되는 과정

② 약품수령 및 반납절차

　㉠ 약품 수령

　　• 약품의 처방과 공급: 의사의 투약처방 입력 → 약국에서 처방 접수 → 약사의 처방 감사 완료 → 보험심사 완료 → 조정 완료 → 간호단위로 약 불출 → 투약의 순서

　㉡ 약품 보관

| 구분 | 보관방법 |
|---|---|
| 인슐린, 백신, 좌약, 혼합한 약품 | 4℃ 냉장 보관 |
| 차광을 요하는 약품, 고영양 수액제 | 차광용 비닐을 씌워 보관 |
| 항생제, 일반수액제, 수액 | 실온 |

　　• 고위험 고주의 약품은 보관 장소를 명시하고 식별 가능한 표지를 설치하여 직원들의 투약오류를 예방한다.

　　• 정기적으로 보관하는 과정에서 유효기간이 경과되어 사용이 불가능한 약품은 간호단위나 진료현장에 남아있지 않도록 정기적인 점검을 한다.

　　• 수액이나 주사제 등이 간호단위에 사용되지 않으면서 장기 비축되는 일이 없도록 적정 수액 및 비품약 보유량을 파악하여 관리한다.

　　• 냉장보관 및 차광해야 하는 약품목록을 게시하고 직원들이 숙지하도록 하며 보관되는 약 품의 안전성이 유지되도록 한다.

　　• 인슐린, 백신, 혼합한 후 남은 약품 등은 병원의 약품관리 규정에 의거하여 보관한다. 약 품보관 냉장고의 온도를 적정온도(2~8℃)로 유지하기 위해 냉장고에 온도계를 설치하여 냉장고 온도를 모니터한다.

- 차광용 약품은 약국에서 차광하여 배달한다. 간호단위에서도 차광 상태를 유지하여 투약한다.
- 사용약품에 대한 잔여량 보관방법 및 혼합약물의 보관시간에 대해 규정을 준수한다.
- 대상자 약품은 개인별로 관리한다.
- 사용 중단된 약품은 즉시 약국에 반납한다.
- 응급약, 비상약은 정기적으로 인수인계한다.
- 투약 전에 약품에 기재된 유효기간을 확인하고 유효기간이 지난 약품은 사용하지 않는다.
- 간호직원들이 약품별 보관 기준을 준수하도록 한다.
- 비품약은 응급환자 발생 시나 야간에 처방 없이 우선 사용할 수 있도록 간호단위마다 준비 · 보관하고 관리한다.
- 비품약을 사용한 경우 처방을 받아 다시 채워 놓으며 비품약은 간호관리자가 청구하여 주기적으로 점검하며 유효기간을 참고하여 약국에서 정기적으로 교환한다.

ⓒ 약품 반납
- 약품반납은 병원에서 정한 규정에 따라 시행한다.
- 약품반납은 간호단위 간호조무사나 보조원이 직접 수행하도록 한다.
- 퇴원약이나 중지된 약은 매일 반납한다.
- 가루약, 개봉한 물약은 반납되지 않는다.
- 항암제 반납
  - 혼합 조제되어 간호단위로 배송된 항암제는 반납이 불가하므로 폐기한다.
  - 폐기는 정해진 절차에 따라 보고서를 작성하고, 보고서와 함께 폐기항암제를 약국으로 보낸다. 이 절차는 담당간호사와 해당 간호단위를 관할하는 간호과장이나 팀장, 주치의 서명이 필요하다.
  - 혼합 조제되지 않은 바이알 제재의 항암제는 반납이 가능하다.

(4) 마약 관리방법

| 마약류관리에 관한 법률<br>제2조(정의) 〈개정 2017. 4. 18.〉<br>1. "마약류"란 마약 · 향정신성의약품 및 대마를 말한다.<br>2. 마약류 취급자 | |
|---|---|
| 마약류 취급<br>의료업자 | 마약류취급의료업자: 의료기관에서 의료에 종사하는 의사 · 치과의사 · 한의사 또는 「수의사법」에 따라 동물 진료에 종사하는 수의사로서 의료나 동물 진료를 목적으로 마약 또는 향정신성의약품을 투약하거나 투약하기 위하여 제공하거나 마약 또는 향정신성의약품을 기재한 처방전을 발급하는 자 |
| 마약류 관리자 | 「의료법」에 따른 의료기관(이하 "의료기관"이라 한다)에 종사하는 약사로서 그 의료기관에서 환자에게 투약하거나 투약하기 위하여 제공하는 마약 또는 향정신성의약품을 조제 · 수수(授受)하고 관리하는 책임을 진 자 |

① 마약처방

  ㉠ 마약류 처방은 마약류 취급의료업자만이 처방할 수 있음(법 제30조)

  ㉡ 처방전 기재사항(법 제32조)

  마약류취급의료업자가 마약 또는 향정신성의약품을 기재한 처방전을 발급할 때에는 그 처방전에 발급자의 업소 소재지, 상호 또는 명칭, 면허번호와 환자나 동물의 소유자·관리자의 성명 및 주민등록번호를 기입하여 서명 또는 날인하여야 한다. 〈개정 2019. 12. 3.〉

  ㉢ 마약수령: 인편으로 사용직전에 수령, 비품약을 사용한 경우 가능한 한 해당 근무 내에 채워 놓는다.

  ㉣ 간호사는 마약을 수령할 시에 반드시 마약대장에 별도로 기록하고, 마약장에 보관한다.

② 마약 투여 및 기록

  ㉠ 마약을 취급할 때는 세심한 주의를 하여 부주의에 의해 파손되지 않도록 한다.

  ㉡ 투약원칙에 따라 투약한 후 반드시 마약 대장, 의사처방, 간호기록에 기록한다.

  ㉢ 마약류취급의료업자가 마약 또는 향정신성의약품을 기재한 처방전 또는 진료기록부(「전자서명법」에 따른 전자서명이 기재된 전자문서를 포함한다)는 2년간 보존하여야 한다. 〈개정 2015. 5. 18.〉(법 제32조)

③ 마약 보관 및 관리

  ㉠ 마약류, 예고임시마약류 또는 임시마약류의 저장장소(대마의 저장장소를 제외한다)는 마약류취급자, 마약류취급승인자 또는 법 제4조제2항제3호부터 제5호까지 및 법 제5조의2 제6항 각 호에 따라 마약류, 예고임시마약류 또는 임시마약류를 취급하는 자의 업소 또는 사무소(법 제57조 및 「약사법 시행규칙」 제37조제2항에 따라 마약류의 보관·배송 등의 업무를 위탁받은 마약류도매업자의 업소 또는 사무소를 포함한다)안에 있어야 하고, 마약류, 예고임시마약류 또는 임시마약류저장시설은 일반인이 쉽게 발견할 수 없는 장소에 설치하되 이동할 수 없도록 설치할 것

| | |
|---|---|
| 마약 | • 마약은 이중으로 잠금장치가 설치된 철제금고(철제와 동등 이상의 견고한 재질로 만들어진 금고를 포함한다)에 저장할 것<br>• 다른 의약품과 구별하여 저장할 것<br>• 냉장보관이 필요한 마약류는 냉장고 내에 별도의 잠금장치가 부착된 보관함에 보관할 것 |
| 향정신성 의약품 | • 향정신성의약품, 예고임시마약류 또는 임시마약류는 잠금장치가 설치된 장소에 저장할 것.<br>• 다만, 마약류소매업자·마약류취급의료업자 또는 마약류관리자가 원활한 조제를 목적으로 업무시간 중 조제대에 비치하는 향정신성의약품은 제외한다.<br>• 냉장보관을 요하는 향정신성의약품은 냉장고 안에 별도의 잠금장치가 있는 보관장을 사용. 예 Lorazepam(현문사) |
| 대마 | • 대마의 저장장소에는 대마를 반출·반입하는 경우를 제외하고는 잠금장치를 설치하고 다른 사람의 출입을 제한하는 조치를 취할 것 |

ⓛ 마약장은 항상 이중으로 잠겨있어야 하고, 마약 외에 다른 것은 보관하지 않는다.

ⓒ 열쇠는 관리자나 선임간호사가 관리하며, 근무 교대시 마다 마약과 마약장 열쇠를 인수 인계한다.

마약장의 비밀번호와 열쇠는 간호단위 관리자의 관리 하에 각 근무조의 간호사가 직접 몸에 지니고 철저한 인수인계를 통해 관리한다.

ⓔ 마약은 일일재고관리를 하고, 마약대장은 사용할 때마다 개인별로 기록한다.

마약류 저장시설에는 마약류취급자 또는 마약류취급자가 지정한 종사자 이외의 사람을 출입시켜서는 안 되며, 마약류 저장시설은 주 1회 이상 점검하여 '마약류 저장시설 점검 부'를 작성, 비치하고 이를 2년간 보존해야 한다.

ⓜ 간호관리자는 단위 마약류 관리책임자로서 비품수량, 보관상태, 기록방법 등을 매일 평가하고 마약안전관리점검표에 서명한다.

ⓗ 주사제 파손 시 파손상태 그대로 깨어진 조각까지 보존하며, 「사고마약류 발생보고서」를 작성하여 약과 함께 약제부(약국)로 보낸다. 보고 시 파손경위, 파손자, 파손 후 상태를 정확히 보고하여야 한다.

ⓢ 마약류 저장시설이 있는 장소에 무인 경비장치 또는 cctv 등을 설치한다.

ⓞ 마약류 저장시설은 외부에 쉽게 노출하지 아니하고 이동이나 잠금장치의 파손이 어렵도록 조치한다.

ⓩ 마약대장은 2년간 일정한 장소에 보관한다.(수문사, 2024)

④ **마약 반납**

ⓐ 투약 중지된 마약 및 잔량도 마약대장에 기록하고 약국에 반납한다. 약국은 반납된 마약 및 잔량을 마약류통합관리시스템에서 사용 후 폐기량에 폐기량을 입력하여 보고하고 자체적으로 폐기한다.

ⓑ 사용 후 남거나 중단되었을 때 남은 마약은 모두 수령 후 24시간 이내에 반납한다.

반납처방전은 청구와 동일하게 기입하고, 비고에 '반납' 표기를 하며, 의사가 서명 날인한다. 잔량반납은 정확한 양을 일 1회 반납한다. 향정신성의약품은 약물반납 리스트에 정리하여 잔량과 함께 반납한다.

---

**마약류 관리에 관한 법률(약칭: 마약류 관리법)**
**제30조(마약류 투약 등)**

① 마약류취급의료업자가 아니면 의료나 동물 진료를 목적으로 마약 또는 향정신성의약품을 투약하거나 투약하기 위하여 제공하거나 마약 또는 향정신성의약품을 기재한 처방전을 발급하여서는 아니 된다. 〈개정 2019. 12. 3.〉

② 마약류취급의료업자는 중독성 · 의존성을 현저하게 유발하여 신체적 · 정신적으로 중대한 위해를 끼칠 우려가 있는 총리령으로 정하는 마약 또는 향정신성의약품을 자신에게 투약하거나 자신을 위하여 해당 마약 또는 향정신성의약품을 기재한 처방전을 발급하여서는 아니 된다. 〈신설 2024. 2. 6.〉

③ 마약류취급의료업자는 대통령령으로 정하는 마약 또는 향정신성의약품을 기재한 처방전을 발급하는 경우에는 제11조의4제2항제3호에 따라 식품의약품안전처장 및 통합정보센터의 장에게 투약내역의 제공을 요청하여 확인하여야 한다. 다만, 긴급한 사유가 있거나 오남용 우려가 없는 경우 등 대통령령으로 정하는 경우에는 그러하지 아니하다. 〈신설 2024. 2. 6.〉

④ 마약류취급의료업자는 제11조의4제2항제3호에 따라 투약내역을 확인한 결과 마약 또는 향정신성의약품의 과다·중복 처방 등 오남용이 우려되는 경우에는 처방 또는 투약을 하지 아니할 수 있다. 〈신설 2024. 2. 6.〉

### 제32조(처방전의 기재)

① 마약류취급의료업자는 처방전에 따르지 아니하고는 마약 또는 향정신성의약품을 투약하거나 투약하기 위하여 제공하여서는 아니 된다. 다만, 다음 각 호의 어느 하나에 해당하는 경우에는 그러하지 아니하다. 〈개정 2019. 12. 3.〉

　1. 「약사법」에 따라 자신이 직접 조제할 수 있는 마약류취급의료업자가 진료기록부에 그가 사용하려는 마약 또는 향정신성의약품의 품명과 수량을 적고 이를 직접 투약하거나 투약하기 위하여 제공하는 경우

　2. 「수의사법」에 따라 수의사가 진료부에 사용하려는 마약 또는 향정신성의약품의 품명과 수량을 적고 이를 동물에게 직접 투약하거나 투약하기 위하여 제공하는 경우

② 마약류취급의료업자가 마약 또는 향정신성의약품을 기재한 처방전을 발급할 때에는 그 처방전에 발급자의 업소 소재지, 상호 또는 명칭, 면허번호와 환자나 동물의 소유자·관리자의 성명 및 주민등록번호를 기입하여 서명 또는 날인하여야 한다. 〈개정 2019. 12. 3.〉

③ 제1항과 제2항에 따른 처방전 또는 진료기록부(「전자서명법」에 따른 전자서명이 기재된 전자문서를 포함한다)는 2년간 보존하여야 한다. 〈개정 2015. 5. 18.〉

## 마약류 관리에 관한 법률 시행규칙

### 제26조(마약류의 저장)

법 제15조에 따른 마약류, 예고임시마약류 또는 임시마약류의 저장기준은
다음 각 호와 같다. 〈개정 2020. 5. 22.〉

1. 마약류, 예고임시마약류 또는 임시마약류의 저장장소(대마의 저장장소를 제외한다)는 마약류취급자, 마약류취급승인자 또는 법 제4조제2항제3호부터 제5호까지 및 법 제5조의2제6항 각 호에 따라 마약류, 예고임시마약류 또는 임시마약류를 취급하는 자의 업소 또는 사무소(법 제57조 및 「약사법 시행규칙」 제37조제2항에 따라 마약류의 보관·배송 등의 업무를 위탁받은 마약류도매업자의 업소 또는 사무소를 포함한다)안에 있어야 하고, 마약류, 예고임시마약류 또는 임시마약류저장시설은 일반인이 쉽게 발견할 수 없는 장소에 설치하되 이동할 수 없도록 설치할 것

2. 마약은 이중으로 잠금장치가 설치된 철제금고(철제와 동등 이상의 견고한 재질로 만들어진 금고를 포함한다)에 저장할 것

3. 향정신성의약품, 예고임시마약류 또는 임시마약류는 잠금장치가 설치된 장소에 저장할 것. 다만, 마약류소매업자·마약류취급의료업자 또는 마약류관리자가 원활한 조제를 목적으로 업무시간중 조제대에 비치하는 향정신성의약품은 제외한다.

4. 대마의 저장장소에는 대마를 반출·반입하는 경우를 제외하고는 잠금장치를 설치하고 다른 사람의 출입을 제한하는 조치를 취할 것

[전문개정 2003. 11. 17.]

마약류 관리에 관한 법률(약칭: 마약류 관리법)

제12조(사고 마약류 등의 처리)

① 마약류취급자 또는 마약류취급승인자는 소지하고 있는 마약류에 대하여 다음 각 호의 어느 하나에 해당하는 사유가 발생하면 총리령으로 정하는 바에 따라 해당 허가관청(마약류취급의료업자의 경우에는 해당 의료기관의 개설허가나 신고관청을 말하며, 마약류소매업자의 경우에는 약국 개설 등록관청을 말한다. 이하 같다)에 지체 없이 그 사유를 보고하여야 한다. 〈개정 2013. 3. 23., 2016. 2. 3.〉

　1. 재해로 인한 상실(喪失)

　2. 분실 또는 도난

　3. 변질 · 부패 또는 파손

② 마약류취급자 또는 마약류취급승인자가 소지하고 있는 마약류를 다음 각 호의 어느 하나에 해당하는 사유로 폐기하려는 경우에는 총리령으로 정하는 바에 따라 폐기하여야 한다. 〈개정 2013. 3. 23., 2016. 2. 3.〉

　1. 제1항제3호에 해당하는 사유

　2. 유효기한 또는 사용기한의 경과

　3. 유효기한 또는 사용기한이 지나지 아니하였으나 재고관리 또는 보관을 하기에 곤란한 사유

[전문개정 2011. 6. 7.]

(5) 고위험 약품관리

① 고위험 약품은 고농도 전해질, 항응고제, 항암제 등 잘못 사용되면 환자에게 치명적인 위해를 줄 수 있는 약물: Heparin, KCl, 50% MgSO$_4$ 등

② 고위험약물 보관은 경구, 주사 등 제형별로 각각 분리하여 보관한다.

③ 고위험약품은 다른 약물과 분리하여 경고문구가 부착된 지정된 장소에 보관한다.

④ 약품의 외관, 보관위치, 포장이 유사한 경우 분리하여 보관하고 경고용 라벨을 부착한다.

　　에 염화칼륨은 생리식염수/염화나트륨과 모양이 비슷하므로 눈에 잘 띄는 다른 색 라벨을 붙이거나 별도의 보관함에 보관

⑤ 고농축 전해질의 경우 '반드시 희석 후 사용'이라는 라벨링을 부착한다.

⑥ 동일한 약품명에 함량이 두 가지 이상인 경우, 동일한 장소에 보관하되 경고용 라벨을 부착한다.

⑦ 항암주사제, 고농도 전해질은 각각의 안전지침의 보관규정에 따른다.

　　• 일부 보건의료기관에서는 항암제의 경우 환자에게 투여 직전 환자 앞에서 조제 라벨, 환자 확인을 위한 팔찌를 2명의 간호사가 확인한 후 투여

⑧ 냉장보관을 요하는 약품은 규정된 온도가 유지되도록 냉장고에 보관하고, 1일 1회 이상 냉장온도를 측정하여 기록한다.

⑨ KCL, 50% MgSO4의 경우, 개봉 후 즉시 사용하며 사용 후 남은 약물은 폐기한다.

⑩ Heparin은 개봉하거나 수액에 희석 시 의약품명, 개봉일자, 유효기간을 포함하여 라벨링하고, 개봉 · 희석 후 24시간이 경과하면 폐기한다.

⑪ 간호단위에서 자주 사용하는 고위험약품은 약품별 보관방법을 제시하고 약품 교육을 정기적으로 실시한다.

**1. 마약관리에 대한 설명으로 가장 옳은 것은?**  `22년 2월 서울시`

① 향정신성의약품은 팀별로 일반 투약 차에 보관한다.
② 마약장의 열쇠는 수간호사가 보관하고 사용할 때 꺼내준다.
③ 마약 처방전에는 정보보호차원에서 대상자의 인적사항만 간단히 기술한다.
④ 투약 중지된 마약 및 잔량도 마약대장에 기록하고 약국에 반납한다.

**2. 고위험약품 관리에 대한 설명으로 가장 옳은 것은?**  `23년 서울시`

① 다른 의약품과 함께 보관하며, 고위험표시를 한다.
② 고농도전해질 제제 보관장소에 '반드시 희석 후 사용'과 같은 라벨링을 한다.
③ 원칙적으로 사용하고 남은 약은 약국으로 반납한다.
④ 고위험 약물 처방시에는 환자명, 보호자명, 병명, 주소, 약명, 처방의사 서명이 포함된 고위험약물 처방전이 반드시 필요하다.

**3. 「마약류 관리에 관한 법률」상 마약류취급자가 소지하고 있는 마약류에 대하여 해당 허가관청에 지체 없이 보고하여야 하는 사유만을 모두 고르면?**  `23년 지방직`

| | |
|---|---|
| ㄱ. 분실 또는 도난 | ㄴ. 파손 |
| ㄷ. 재해로 인한 상실(喪失) | ㄹ. 변질·부패 |

① ㄱ, ㄴ    ② ㄴ, ㄷ    ③ ㄱ, ㄷ, ㄹ    ④ ㄱ, ㄴ, ㄷ, ㄹ

**4. 간호단위의 약품 관리 방법으로 옳지 않은 것은?**  `24년 지방직`

① 혼동하기 쉬운 유사 발음 약품을 서로 다른 장소에 보관하였다.
② 약품 보관 냉장고의 온도를 섭씨 2~8도로 유지하였다.
③ 환자에게 사용하지 않은 혼합 조제 항암제를 재사용하도록 반납약 처리하였다.
④ 응급 상황에서 비품약 사용 시 처방을 받아 다시 채워 놓았다.

## 6) 기록 관리

### (1) 기록관리의 개요

사실에 관한 정보를 정확하고 간결하게 남겨서 하나의 객관적인 사실로 보관하고 활용 및 의사소통 하는 것

### (2) 간호기록의 목적

일차적 목적은 치료의 연속성을 유지하는 것

① **의사소통**: 의료팀 간 환자 정보를 정확하게 교환할 수 있는 의사소통의 수단
② **간호계획**: 간호계획 시 대상자의 기록에서 필요한 정보를 얻음

---

정답 1. ④  2. ②  3. ④  4. ③

③ **법적 증거**: 기록은 법적 증거로 채택

④ **교육**: 환자의 질병과 치료에 대한 임상 교육자료로 활용

⑤ **질 향상**: 의료의 질 평가에 기본 자료

⑥ **감사**: 대상자에게 제공된 치료나 간호의 질을 점검하고 평가하는데 활용

⑦ **통계 및 연구**: 질환, 합병증, 치료의 적용, 사망, 질병 회복 등의 통계를 기록에서 수집

⑧ **진료비 산정**: 제공된 서비스를 증거할 정보로 활용

### (3) 간호기록의 종류

① **환자기록**

㉠ 병원이 환자에게 실시하는 모든 사항을 기록

㉡ 진단, 치료와 간호에 도움이 되며, 교육과 연구에 중요한 자원이 되고, 법적 자료가 됨

② **약물기록**

5R(right drug, time, dose, route, patient)을 원칙으로 투여한 후 투약시간, 약 종류 및 분량, 투약을 요구하게 된 상태(필요시), 투약효과 또는 투약 후 반응, 투약한 간호사 서명, 경구투약이 아닐 때 투약방법을 구체적으로 기입

③ **수술 후 기록**

환자가 수술실에서 돌아온 시간, 맥박상태, 호흡상태, 피부상태, 구토여부, 의식회복상태, 동통이나 불안상태, 투약한 약물, 배설물의 양, 성상, 배설시간, 그 외 이상증, 의사의 환자 방문시간, 간호사 서명을 기록으로 남겨야 함

④ **진단검사기록**

검사의 종류와 방법, 검사 실시자, 검사 전 준비, 검사가 환자에게 미친 영향, 검사 실시중 환자 상태, 검사 시작시간 및 끝난 시간, 검사 중 채취한 검사물이 있는 경우 그 양과 색깔 및 관찰 기록한 간호사의 서명을 기록으로 남겨야 함

⑤ **기타 기록**

㉠ 간호업무 분담기록(Assignment records): 그날의 간호업무 분담에 대한 기록

㉡ 마약기록(Narcotic record)

마약명, 사용이유, 사용용량, 사용시간, 간호사 서명 등 매 근무교대의 인수인계 실시

㉢ 환자 현황기록

매일 각 단위에서 그날의 전체 환자 중 전과, 전동, 전실, 입원, 퇴원이 있었던 환자를 기록하며 지정 시간에 환자현황 기록지에 기록, 보관

### (4) 간호기록의 원칙

간호사는 간호기록 작성 지침에 따라 입원 시의 환자 사정, 간호진단, 간호수행, 간호에 대한 환자의 반응 및 퇴원 시의 평가를 조직적이고 체계적으로 기록해야 한다.

① **정확성**: 기록의 표기가 올바르고 정확해야 하며, 정확한 표기를 위해서는 사실 또는 관찰한 것만을 적고, 관찰내용을 해석해서 기록하지 않는다.

예 환자가 비협조적이다(×) → 환자가 투약을 거부했다(○)

② **적합성**: 환자의 건강문제와 간호에 관계된 정보만을, 객관성 있게 기록해야 하며, 환자가 간호사에게 준 다른 개인적인 정보는 기록에 부적합하다.

③ **완전성**: 환자에 대해 완전한 정보를 기록하기 위해서는 환자의 상태변화(행동, 신체기능 등), 육체적인 증상이나 징후, 제공된 간호, 의사나 타 의료요원의 방문 등 기본적인 정보가 필수적으로 포함되어야 한다.

　　즉, 모든 자료를 기록할 수는 없으나, 기록된 정보는 완전해야 한다.

④ **간결성**: 기록은 의사소통의 시간을 절약하기 위해서 간결해야 한다.

⑤ **적시성**: 각 기록은 간호행위가 일어난 직후에 기록해야 하며 사전에 기록하지 않는다.

(5) **일반적인 간호기록 작성법**

① 간호를 실시하기 전과 제공된 간호를 기록하기 전에 이전에 작성된 다른 동료의 기록을 읽는다.

② 대상자의 행위를 기술하고 필요한 경우 대상자가 말한 것을 인용할 수 있다.

③ 대상자에게 발생된 일과 제공된 간호를 정확하게 기록한다.

④ 간호기록은 대상자 치료의 공식적 기록이므로 치료나 간호에 참여한 간호사로 제한하여 기록한다.

⑤ 임상실습 중인 학생에게는 교육과 연구목적으로 기록열람을 허용하기도 한다.

⑥ 공인된 약어와 기호를 사용한다.

⑦ 모든 간호기록지에는 내용을 기록한 간호사의 서명이 있어야 하며 서명은 간호사의 성과 이름을 모두 써야 한다. EMR인 경우 ID 로그인하며 미리 등록된 사인으로 자동 서명이 된다.

⑧ 간호나 처치를 시행하기 전에 미리 기록하지 않는다.

⑨ 다른 사람 대신 기록이나 서명을 시행하지 않는다.

⑩ 다른 사람의 요청으로 기록 내용을 변경하지 않는다.

⑪ 부정확 또는 누락으로 인한 실수나 사고를 숨기지 않는다.

⑫ 간호기록 작성과정에서 잘못 기록된 경우에는 EMR인 경우 기록을 수정하면 수정내용이 원데이터로 남고 화면은 수정 후 내용으로 나타난다.

⑬ 컴퓨터 전산망을 이용할 경우에는 자신의 고유 ID와 Password를 통해 접근하여 기록한다. 특히 간호사의 고유 ID와 Password는 다른 간호사나 건강요원들과 공유하지 않는다.

## 7) 간호보고

(1) **보고의 목적**

다른 사람에게 사실에 대한 정보제공

(2) **간호보고의 중요성**

① 병원과 직원을 법적 소송에서 보호

② 환자와 직접 관계된 사건에 대한 보고는 법적으로 중요한 자료가 됨

③ 업무의 파악과 조정을 위해 필수적임

(3) 보고의 종류

① 구두보고

㉠ 간단한 보고에 적합

㉡ 만일, 간단하더라도 중요하다고 판단되거나 기록으로 남기는 것이 도움이 된다고 판단 시는 서면보고

② 서면보고

㉠ 중요한 보고는 명확한 취지와 내용을 포함하는 간결한 형식의 서면보고가 적합

㉡ 위급 시는 구두보고를 먼저 하여 조치 후 보고서 작성 제출

㉢ 보고서 내용: 보고의 제목, 보고를 받는 사람, 보고일자, 보고자의 직위 성명 및 날인 등이 포함

(4) 보고의 종류

① 24시간 보고서(일일 업무보고)

㉠ 환자의 일일상태, 입·퇴원환자, 전과, 중환자, 수술 및 특수 검사환자, 근무시간에 입원하고 있는 총환자 수, 간호진단 계획 등 기록 등

㉡ 간호단위의 현황을 한눈에 알 수 있음

㉢ 일일 1회 일선관리자나 책임간호사가 감독이나 과장에게 보고

② 사건 보고서

㉠ 환자의 치료과정 중 발생하는 비정상적이거나 예기치 않았던 사건 보고

㉡ 약물 오남용, 부작용, 의료사고. 도난, 기구나 물품의 파손 등에 관한 사건보고

㉢ 사건일시, 사고 대상자 이름, 환자 반응, 후속조치 등 작성

㉣ 모든 사건을 객관적으로 기술한다. 즉 사건발생 원인에 대한 주관적인 의견이나 증명되지 않은 사실에 대한 가정을 삼감

㉤ 사건보고서 포함내용

사건에 대한 충분한 정보와, 사건발생 이후 적절한 대응이 이루어졌다는 기록이 있어야 한다.

• 사고나 사건의 당한 사람의 이름(환자의 경우 입원일과 진단명도 포함)

• 사건의 날짜, 시간, 장소

• 사건의 원인이 되는 문제에 대한 내용이나 타인이 알려준 내용

• 사건에 대한 사람들의 즉각적인 반응이나 상해

• 주어진 치료와 그 처치에 대한 환자의 반응

• 사고당사자인 환자의 상태(보고서 작성 당시)

• 환자를 본 의사이름

• 의사가 환자를 관찰한 후의 평가

• 미래에 발생 가능한 유사사건을 예방하기 위해 필요한 보완방법

• 작성자 서명, 직위 기록

(5) 보고 시 유의사항

    ① 6하 원칙에 준하여 정확하게 기술

    ② 가능한 사실을 정확하게 요점을 강조하며 간결하게 말함

    ③ 누구에게 무엇을 보고할 것인지 확실히 정함

    ④ 어떻게 보고할 것인지 보고의 방법 선택

    ⑤ 필요에 따라 실물, 도표, 인쇄물 준비

    ⑥ 간호사는 아무리 작은 사고라도 모두 보고해야 할 책임이 있음을 인식

---

**🖉 기출문제 맛 보기**

간호기록의 원칙으로만 묶인 것은?　　　　　　　　　　　　　　　22년 지방직

① 정확성, 완전성, 적시성　　　　　　　② 적합성, 추상성, 고유성
③ 완전성, 간결성, 주관성　　　　　　　④ 간결성, 투명성, 추상성

---

정답 ①

# 단원확인문제

**01.** 간호단위관리의 목표가 아닌 것은?

① 환자의 개별적 간호요구에 따른 과학적인 간호계획을 수행
② 의료기관내 다른 부서 직원들과 협조적인 의사소통과 인간관계 수립
③ 지역사회 주민들의 건강증진 위한 활동을 기획하고 수행한다
④ 간호실무향상을 위한 간호단위 내 간호실무표준을 수립 및 제공

**02.** 간호단위 소음관리와 관련된 내용으로 옳은 것은?

> ㄱ. 필요한 곳에 소음방지용 패드를 부착한다.
> ㄴ. 먼 곳에서 큰 소리로 직원을 찾지 않도록 한다.
> ㄷ. 주기적으로 바퀴에 기름을 칠하여 소음을 줄인다.
> ㄹ. 간호사실은 40dB, 환자 병실은 30dB 이하로 유지되도록 한다.

① ㄱ, ㄷ        ② ㄴ, ㄹ
③ ㄱ, ㄴ, ㄷ        ④ ㄱ, ㄴ, ㄷ, ㄹ

**03.** 다음 중 안전관리에 특별히 관심이 필요한 대상자는?

> ㄱ. 시력, 청각 장애가 있는 환자      ㄴ. 노인 환자
> ㄷ. 심장마비 환자      ㄹ. 치매 환자

① ㄱ, ㄴ, ㄷ        ② ㄴ, ㄷ, ㄹ
③ ㄱ, ㄷ, ㄹ        ④ ㄱ, ㄴ, ㄷ, ㄹ

**04. 간호기록의 형식으로 옳지 않은 것은?**

① SOAP 기록: 주관적 자료, 객관적 자료, 사정, 계획에 대한 사항으로 문제 중심 기록이다.
② FOCUS 기록: 환자중심의 기록으로 환자의 현재 상태, 앞으로의 목표, 중재결과 등에 초점을 맞추고 있다.
③ PIE 기록: 간호과정의 문제, 중재, 평가에 초점을 맞추는 것으로 상례기록과 경과기록으로 구성된다.
④ 서술기록: 융통성이 없어, 접근하기 어렵지만, 문제점 파악이 쉬운 장점이 있다.

**05. 환자의 안위를 위해 병원 환경에 적합한 실내온도와 습도는?**

① 16~18℃, 25~45%
② 16~18℃, 45~65%
③ 16~18℃, 35~75%
④ 18~23℃, 35~75%

**06. 물품관리의 중요성에 대한 설명이다. 옳지 않은 것은?**

① 물품관리의 소홀은 간호 대상자의 위험한 상황을 초래 할 수 있는 요인이 될 수 있기 때문이다.
② 병원 운영비중 물품에 소요되는 예산의 비중이 인력에 소모되는 비용 다음으로 많은 투입을 하게 되기 때문이다.
③ 병원의 공익성 추구목적에 따라 낭비 없이 관리할 필요가 있기 때문이다.
④ 간호업무와 간호의 결과에 우선하여 물품의 경제적 효율적인 사용을 우선적으로 관리할 책임이 간호관리자에게 있기 때문이다.

**07. 물품관리 시 고려해야 할 사항에 대한 설명이 틀린 것은?**

① 물품의 분류를 정확히 하여 물품의 목록을 작성한다.
② 물품의 적정 재고수준을 유지하도록 한다.
③ 물품을 수리해야 하는 경우 경제적 타당성보다 수리가능성을 고려하여 자원의 낭비를 막는다
④ 가치분석과 자동구매제도를 활용하여 물품관리의 효율성을 높인다

**08.** 물품청구 및 공급체계에서 아래 물품의 공급방법에 대한 설명이 옳은 것은?

> 사용빈도가 높고, 소모량이 일정하며, 부피가 작은 물품

① 정규청구방법이 적합하다.
② 청구 시 즉시 불출하는 응급청구방법이 적합하다.
③ 공급부서에서 정기적으로 정수량만큼 공급하는 정수교환방법이 적합하다.
④ 공급부서에서 정기적으로 재고량 파악 후 사용량만큼 채워주는 정수보충방법이 적합하다.

**09.** 다음의 병원감염 관리의 설명 중 옳지 않은 것은?

① 병원감염의 30% 정도는 예방이 가능하다.
② 병원감염이란 병원직원을 통하여 균이 환자에게 옮겨지는 것을 의미한다.
③ 병원감염이란 입원당시에는 증상이 없었던 감염증이 입원 후 또는 퇴원 후 나타나는 것을 의미한다.
④ 「의료법」에는 일정규모 이상의 병원급 의료기관은 감염관리위원회를 구성 운영하고 감염관리실을 운영하도록 하고 있다.

**10.** 아래 질병에 대한 병원감염관리 방법으로 옳은 것은?

> 홍역, 수두, 활동성 결핵

① 격리실 내부는 음압을 유지한다.
② 1M 이내에 있어야 할 경우는 마스크를 착용한다.
③ 격리실은 최소 1시간당 4회 이상 공기순환이 되도록 하고, 출입문은 닫아둔다.
④ 격리실 사용이 불가능한 경우는 호흡기주의 대상 질환자와 한 병실을 사용한다.

**11.** 감염관리방법과 그 적용대상 질병이 옳게 연결된 것은?

① 비말전파주의: 활동성 결핵, 홍역, 수두
② 접촉전파주의: 세균성 이질, 로타바이러스, MRSA
③ 혈액전파주의: A형 간염, VDRL, AIDS
④ 공기전파주의: 디프테리아, 백일해, 성홍열

**12.** 약품관리와 관련된 설명이 옳지 않은 것은?

① 주의가 필요한 약물은 이중 확인하여 안전사고를 방지한다.
② 고농도 전해질, 항응고제, 항암제, 진통제는 고위험 약품에 포함된다.
③ 인슐린, 백신, 좌약 등은 냉장고에서 4℃ 정도에서 보관한다.
④ 고위험 약품의 외관, 보관위치, 포장이 유사한 경우 분리하여 보관하고 경고용 라벨을 붙인다.

**13.** 마약류 관리에 관한 내용이 옳은 것은?

① 마약대장은 3년간 일정한 장소에 보관한다.
② 마약은 이중으로 잠금장치가 된 철제금고에 고위험 약품과 함께 보관한다.
③ 냉장보관을 요하는 향정신성약품은 시건장치가 된 냉장고에 보관한다.
④ 마약류 처방전에는 발부자의 업소소재지, 상호, 생년월일, 서명날인이 있어야 한다.

**14.** 간호보고가 중요한 이유로 가장 적합한 것은?

① 정확한 보고는 의료인들을 소송으로부터 보호할 수 있으므로
② 정확한 보고는 환자들의 만족을 높일 수 있으므로
③ 정확한 보고는 간호사의 전문성을 보호할 수 있으므로
④ 보고를 통해 간호사의 근무태만을 방지할 수 있으므로

**15.** 다음 중 24시간 보고서의 내용에 기록되어야 하는 것은?

① 의료사고                          ② 약물부작용
③ 물품파손                          ④ 전과환자

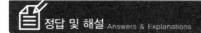 정답 및 해설 Answers & Explanations

**01** 정답 ③
지역사회 주민들의 건강증진을 위한 활동 계획 수립은 지역사회 보건기관이나 병원 차원의 활동이다.

**02** 정답 ④
**간호단위 소음을 감소하기 위한 간호관리자의 관리내용**
• 간호사실이나 병실바닥의 바닥재 사용 시 소음이 덜 발생하는 재료를 사용한다.
• 침대, 휠체어, 스트레처, 물품운반차, 투약차, 응급카트, 각종 이동용 검사장비 등의 바퀴를 점검하고 필요시 바퀴를 교체한다.
• 주기적으로 바퀴에 흡착된 이물질을 제거하고 기름칠을 하도록 하여 소음을 줄인다.
• 필요한 곳에 소음방지용 패드를 부착한다.
• 병실 출입문에 도어체크를 달거나 미닫이문으로 교체한다.
• 업무용 전화벨소리는 가능한 한 작게 조절한다.
• 대화는 조용히 하고 직원들 간의 잡담을 줄이며 먼 곳에서 큰 소리로 직원을 찾지 않도록 한다.

**03** 정답 ④
**안전관리에 특별히 관심이 필요한 대상자**
• 시력, 청각 장애 환자
• 연령, 질병, 약물로 인해 무기력한 환자
• 응급상황 환자(심장마비, 뇌출혈 등)
• 정신적, 감정적 변화로 판단력 결핍이 있는 환자
• 부주의, 무관심, 건망증, 협조거부 환자

**04** 정답 ④
④ **서술기록**: 전통적인 방법으로 환자 상태, 수행한 행위, 대상자의 반응을 시간 순으로 기술하는 것이다. 융통성이 있으며 배우고 접근하기 쉽지만, 문제점 파악이 어려운 단점이 있다.
① **SOAP 기록**: 주관적 자료(Subjective data), 객관적 자료(Objective data), 사정(Assessment), 계획(Planning), 문제중심 기록에서 비롯된 것이다.
② **FOCUS 기록**: FOCUS DAR 포커스(FOCUS)는 '초점, 핵심' 등의 뜻이다. 초점 DAR 기록으로도 불린다. FOCUS DAR 기록은 환자중심의 기록으로 환자의 현재 상태, 앞으로의 목표, 중재결과 등 환자와 환자의 관심에 간호의 초점을 맞추고 있다. FOCUS DAR 기록은 DAR(Data 자료, Action 활동, 중재 Response 반응, 치료결과)로 이루어진다.
③ **PIE 기록**: 간호과정의 문제(Problem), 중재(Intervention), 평가(Evaluation)를 의미하는데, 대상자 간호사정의 상례 기록과 경과기록으로 구성되어 있으며, 간호계획을 따로 분리하지 않는 것이 특징이다.

**05** 정답 ④
병원환경에서 추천되는 온도와 습도는 18~23℃, 35~75%이다.

**06** 정답 ④
물품관리는 경제적 효율성이 우선는 아니라, 간호업무와 결과 등을 함께 고려하여 관리해야 한다.

**07** 정답 ③

수리대상 품목은 주로 기계류인 경우가 많은데, 장기적으로 수리의 경제적인 타당성이 인정되는가를 검토해야 한다.

**08** 정답 ③

사용빈도가 높고 부피가 작으므로 정기적 정량 공급방식인 정수교환 방법이 적합하다.

**09** 정답 ②

병원감염이란 ③이다. 입원당시에는 증상도 없었고 감염증이 잠복상태도 아니었던 감염증이 입원 후 또는 퇴원 후 발생하는 경우를 말하며, 감염은 여러 경로를 통해서 감염이 될 수 있다.

**10** 정답 ①

공기전파주의를 적용해야 하는 질병이다.
② 비말전파주의
③ 최소 1시간당 6~12회 이상의 공기순환이 되어야 한다.
④ 격리실 사용이 불가능할 경우는 동일 병원균 환자끼리 코호트 격리를 실시한다.

**11** 정답 ②

①은 공기전파주의, ③ A형 간염은 접촉전파주의, ④는 비말전파주의이다.

**12** 정답 ②

진통제는 고위험 약품에 포함되지 않는다.

**13** 정답 ③

① 마약대장은 2년간 보관한다.
② 마약보관장소에 다른 약품을 함께 보관하지 않는다.
④ 발부자의 생년월일이 아니라 면허번호를 기재하여야 한다.

**14** 정답 ①

정확한 보고는 환자들의 만족을 위해서가 아니라 정확한 사건의 경위를 밝히므로써 환자와 의료인 모두를 보호하기 위함이다.

**15** 정답 ④

24시간 보고서에는 환자의 일일상태, 입퇴원 환자, 총 환자수, 전과환자 등이 포함되며, 물품파손, 의료사고, 약물사고 등은 사건보고서에 기록한다.

# PART 08

# 정보화와 간호

# 병원정보화

## 1 정보와 데이터

**(1) 자료(데이터)**

해석되지 않고 객관적으로 서술된 것

**(2) 정보**

개인이나 조직이 의사결정을 하는 데 사용되도록 의미 있고 유용한 형태로 처리된 데이터

**(3) 지식**

정보를 합성한 것으로, 의사결정 하는 데 논리적 근거를 제공

**(4) 데이터 베이스**

① 상호관련된 자료를 체계적으로 조직한 자료의 집합으로, 어느 특정 조직체에 관련된 여러 정보를 공유할 수 있도록 통합, 저장된 형태

② 목적: 필요한 정보를 검색, 저장, 관리하는 데 있어 보다 효율적이고 편리한 환경을 제공하기 위함

③ 장점

  ㉠ 불필요한 자료 중복을 최소화

  ㉡ 자료의 일치성이 보장: 한 곳만 변경해도 전체적인 일치성과 통합성을 유지함으로서 데이터의 무결성이 있고, 자료 수정이 용이

  ㉢ 자료와 프로그램 간의 독립성 확보

  ㉣ 자료의 공유가 가능: 여러 응용 프로그램의 연결로 데이터와 정보자원의 공유 가능

  ㉤ 자료접근의 용이성(표준화 용이) 및 응용프로그램의 유연성

  ㉥ 자료의 보안성이 보장: DB내 보안프로그램 포함되어 안전성 확보

  ㉦ 관리의 용이성: 중앙집중 관리로 관리가 쉬움

④ 단점

  ㉠ DBMS(DB 관리시스템) 구입과 운영에 대한 비용

  ㉡ 전문가 집단의 필요성

  ㉢ DBMS 고장시 취약점

(5) 정보시스템

다양한 자원을 이용하여 조직이 보유하고 있는 자료를 조직의 목적을 달성하는데 필요한 정보로 변환시켜주는 시스템

○ 빅데이터: DB의 역량을 넘어서 대량의 데이터 set와 데이터로부터 원하는 결과를 분석하여 가치를 창조하는 기술

## 2 병원정보시스템의 발전

(1) 1970, 80년대: 경영정보시스템(MIS, Management Information System)을 병원경영에 접목한 병원정보시스템(HIS, Hospital Information System)이 시작. 주로 회계, 원무를 비롯한 경영중심의 시스템

(2) 1990년대 초반: 처방전달시스템(OCS, Order Communication System) 등장

(3) 1990년대 후반: 의료영상저장전송시스템(PACS, Picture Archiving Communication System)

(4) 2000년대: 전자의무기록(EMR, Electronic Medical Record) 개발

## 3 병원정보시스템

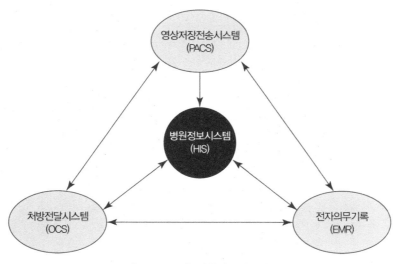

[그림 8-1] 병원정보시스템

## 1) 처방전달시스템(OCS, Order Communication System)

(1) 처방전달시스템(OCS)은 의사가 환자를 진단 후 처방전을 통신망을 통해 각 해당 진료부서로 전달해 주는 시스템

(2) 환자 등록에서 진료 및 수납까지 원내의 모든 자료를 관리 전달하고, 병원의 모든 행정을 효율적으로 관리할 수 있도록 하는 통합의료 정보시스템

(3) 의사가 환자에 대한 처방, 검사 및 간호행위를 각 해당 진료지원부서로 전달해 주는 것으로 신속하고 정확한 처방전달과 결과보고를 통해 오류를 감소시키고 환자의 대기시간을 줄일 수 있는 장점. 또한 환자의 누적된 정보를 통하여 임상적 의사결정에 필요한 정보를 얻을 수 있을 뿐 아니라 전자의무기록과 경영에 필요한 정보를 제공

(4) 기대효과: 환자서비스 개선, 진료 생산성 향상, 수익의 증가, 경영효율화, 의사결정지원

## 2) 영상정보시스템(PACS)

영상정보(📖 X-ray, CT 등)를 전산화하여 저장하고 검색할 수 있는 시스템

## 3) 전자의무기록(EMR)

(1) 환자의 진료행위를 중심으로 발생한 업무상의 자료, 진료, 수술/검사 기록을 전산에 기반하여 입력, 정리, 보관하는 시스템

(2) 장점

① 수기상의 내용을 감소, 중복기록/과잉 서류작업을 줄임

② 간호사의 직접간호시간 증가

③ 의료관계자가 환자의 정보를 쉽고 빠르게 접할 수 있음

④ 환자의 서류유지에 필요한 행정적 비용 감소

⑤ 연구를 위한 자료 수집과 분석이 용이

# 간호정보시스템

## 1 간호정보시스템

### 1) 간호정보시스템의 정의

의료기관에서 간호서비스와 자원을 관리하고 간호 수행에 필요한 표준화된 간호정보를 적시에 수집, 저장, 처리, 검색할 수 있는 전산정보체계

### 2) 간호정보시스템의 기능

① 의사결정 지원
② 간호의 질 관리
③ 근거기반 간호과정 적용
④ 표준화된 환자정보 관리
⑤ 신속하고 정확한 의사소통
⑥ 환자에 대한 제반 기록 업무
⑦ 최신의 실무 정보를 바탕으로 간호연구와 간호교육에 적용

### 3) 간호정보시스템 사용으로 인한 장점

① 환자간호시간 증가
② 정보 접근성 증가
③ 자료의 질 향상
④ 환자간호의 질 향상
⑤ 간호생산성 향상
⑥ 의사소통 개선
⑦ 기록 누락 감소
⑧ 투약사고 감소
⑨ 병원의 비용 감소
⑩ 간호사 만족도 증가
⑪ 임상 데이터베이스 개발
⑫ 간호서비스 만족도 증가
⑬ 환자기록을 추적하는 기능 향상

⑭ 직원 채용의 용이성 증가

⑮ 병원의 이미지 향상

## 2 간호정보시스템 활용(Hanna & Ball): CARE

### 1) C (Care, 간호실무)

(1) 병동처방전달시스템

(2) 전자간호기록시스템

모바일 음성인식 전자간호기록인 Vobile ENR: 간호사가 입원환자를 돌보며 수행하는 업무를 별도의 기록 작업 없이 스마트폰을 이용해 간호업무 수행 즉시 음성으로 모든 내용을 ENR에 실시간으로 입력, 인증, 저장할 수 있는 시스템

(3) 간호 초기평가시스템: 간호정보조사, 낙상평가, 욕창평가, 통증평가

(4) 간호과정시스템

표준화된 간호분류체계를 데이터베이스로 구축하여 간호진단, 간호중재, 간호결과를 연계하여 시스템을 활용하는 것

(5) 간호최소자료세트(Nursing Minimum Data Set, NMDS)

① 간호사가 수행하는 간호업무를 서술하기 위한 최소한의 공통된 핵심 정보 항목으로 16가지의 구성요소

② 간호요구(간호진단, 간호중재, 간호결과, 간호강도), 환자의 인구학적 요소(개인 고유번호, 생년월일, 성별, 종족 및 인종, 거주지), 서비스 요소(시설 혹은 서비스 기관고유번호, 대상자의 병록번호, 주된 간호제공자의 고유번호, 입원이나 내원일, 퇴원이나 종결일, 환자나 대상자의 최종 상태, 주요 지불자)

(6) 간호관리최소자료세트(Nursing Management Minimum Data Set, NMMDS)

간호관리자의 의사결정을 위해 정확하고 신뢰할 만한 데이터 수집이 필요해서 만들어짐

(7) 투약관리시스템

의약품 안심서비스(Drug Utilization Review, DUR)는 의약품 사용의 적정성 판단을 지원하는 시스템으로 의약품 처방 조제 지원시스템, 의약품 처방, 조제 시 의약품의 안전성과 관련된 정보를 실시간 제공

(8) 임상의사결정지원시스템

의사결정자가 효과적인 의사결정을 할 수 있도록 지원하는 정보시스템

## 2) A (Administration, 간호행정)

### (1) 환자분류체계

환자에게 요구되는 간호의존도에 의해 간호시간, 간호의 양, 복잡성에 따라 환자의 중증도를 분류하는 방법

### (2) 간호인력산정(관리)시스템

환자간호 요구도에 기초하여 적정 간호인력을 산출하여 배치할 수 있도록 하는 것

### (3) 간호근무계획서작성시스템

인적자원의 분배와 시설자원의 활용 빈도를 설계하는 시스템

### (4) 물품관리시스템

의료소모품 불출 및 재고관리, 재사용품 관리, 소독품 관리 등의 기능으로 구성

### (5) 인적자원관리시스템

직원을 평가하고, 직무에 필요한 교육계획을 수립하여 인재를 육성하고, 특정한 직무에 적합한 인재를 찾아 활용할 수 있도록 지원

### (6) 질 관리 시스템

간호서비스의 양과 질의 평가를 통해 간호서비스를 향상시키기 위한 시스템

## 3) R (Research, 간호연구): 문헌검색시스템(MEDLINE, CINAHL), 통계시스템

### (1) 데이터마이닝

① 다량의 데이터에서 쉽게 드러나지 않는 유용한 정보를 추출하여 활용
② 데이터를 기반으로 숨겨진 지식, 기대하지 못했던 패턴, 새로운 법칙과 관계를 발견하고, 이를 실제 경영관리의 의사결정 등을 위한 정보로 활용하고자 하는 것

### (2) 데이터웨어하우징

① 데이터웨어하우스가 단순히 데이터가 보관되어 있는 거대한 저장고를 의미하는 반면, 데이터웨어하우징은 데이터의 수집 및 처리에서 도출되는 정보의 활용에 이르는 일련의 프로세스라 정의
③ 예를 들면, 어떤 조직에서 수년간의 조직경영관리 데이터와 외부 데이터를 주제별로 통합하여 별도의 프로그램 없이 즉시 여러 각도에서 분석을 가능하게 하는 통합시스템으로, 대용량, 병렬 데이터베이스를 기반으로 함

## 4) E (Education, 간호교육)

    (1) 컴퓨터 보조수업(Computer AssistW-ed Instruction, CAI),

    (2) 컴퓨터 관리수업(Computer Managed Instruction, CMI

    (3) e-러닝: 일반적으로 정보통신 기술을 활용하여 언제, 어디서, 누구나 수준에 맞는 맞춤형 학습을 할 수 있는 학습체제

---

**🖉 기출문제 맛 보기**

**간호정보시스템을 개발해서 활용할 때의 이점으로 옳지 않은 것은?**  13년 인천

① 시간과 장소의 제한이 없는 학습을 가능하게 한다.
② 학습과정에서 수많은 자료의 이용과 접근을 용이하게 한다.
③ 교과과정 계획과 평가를 위한 기초를 마련한다.
④ 직접간호시간을 단축함으로서 간호의 질 향상을 도모하게 한다.

---

## 3    개인정보보호

### 1) 개인정보보호 이용 및 제공

    ① 환자 또는 대리인의 동의가 있는 경우
    ② 환자 또는 대리인의 동의 없이는 수사 목적으로 수사기관의 요구가 있을 경우
    ③ 통계작성과 학술연구 또는 시장조사를 위하여 필요한 경우
    ④ 동의가 있어도 환자 또는 제3자의 생명, 신체, 재산 및 기타의 이익을 해칠 우려가 있는 경우, 병원의 업무 수행에 지장을 끼칠 우려가 있는 경우, 다른 법령에 위반하는 경우는 제공을 거부할 수 있다.

### 2) 개인정보보호 전략

    ① 개인정보보호를 위해 규정에 따른 출력자 외에는 개인정보를 출력할 수 없음
    ② 개인정보의 수집목적 또는 제공받는 목적을 달성한 후에 문서 폐기
    ③ 업무 외의 목적으로 환자의 정보를 사용하지 않아야 하고 공공장소에서 환자의 정보를 공개하지 않는다.

---

정답 ④

**개인정보 보호법**

**제3조(개인정보 보호 원칙)**

① 개인정보처리자는 개인정보의 처리 목적을 명확하게 하여야 하고 그 목적에 필요한 범위에서 최소한의 개인정보만을 적법하고 정당하게 수집하여야 한다.

② 개인정보처리자는 개인정보의 처리 목적에 필요한 범위에서 적합하게 개인정보를 처리하여야 하며, 그 목적 외의 용도로 활용하여서는 아니 된다.

③ 개인정보처리자는 개인정보의 처리 목적에 필요한 범위에서 개인정보의 정확성, 완전성 및 최신성이 보장되도록 하여야 한다.

④ 개인정보처리자는 개인정보의 처리 방법 및 종류 등에 따라 정보주체의 권리가 침해받을 가능성과 그 위험 정도를 고려하여 개인정보를 안전하게 관리하여야 한다.

⑤ 개인정보처리자는 제30조에 따른 개인정보 처리방침 등 개인정보의 처리에 관한 사항을 공개하여야 하며, 열람청구권 등 정보주체의 권리를 보장하여야 한다. 〈개정 2023. 3. 14.〉

⑥ 개인정보처리자는 정보주체의 사생활 침해를 최소화하는 방법으로 개인정보를 처리하여야 한다.

⑦ 개인정보처리자는 개인정보를 익명 또는 가명으로 처리하여도 개인정보 수집목적을 달성할 수 있는 경우 익명처리가 가능한 경우에는 익명에 의하여, 익명처리로 목적을 달성할 수 없는 경우에는 가명에 의하여 처리될 수 있도록 하여야 한다. 〈개정 2020. 2. 4.〉

⑧ 개인정보처리자는 이 법 및 관계 법령에서 규정하고 있는 책임과 의무를 준수하고 실천함으로써 정보주체의 신뢰를 얻기 위하여 노력하여야 한다.

**제22조의2(아동의 개인정보 보호)**

① 개인정보처리자는 만 14세 미만 아동의 개인정보를 처리하기 위하여 이 법에 따른 동의를 받아야 할 때에는 그 법정대리인의 동의를 받아야 하며, 법정대리인이 동의하였는지를 확인하여야 한다.

② 제1항에도 불구하고 법정대리인의 동의를 받기 위하여 필요한 최소한의 정보로서 대통령령으로 정하는 정보는 법정대리인의 동의 없이 해당 아동으로부터 직접 수집할 수 있다.

③ 개인정보처리자는 만 14세 미만의 아동에게 개인정보 처리와 관련한 사항의 고지 등을 할 때에는 이해하기 쉬운 양식과 명확하고 알기 쉬운 언어를 사용하여야 한다.

[본조신설 2023. 3. 14.]

🖉 기출문제 맛 보기

1. 「개인정보 보호 가이드라인」상 의료기관에서 인터넷이나 전화를 통한 진료·검사 예약 시 개인정보 처리
기준으로 옳지 않은 것은?                                                           21년 지방직

① 인터넷으로 수집한 주민등록번호는 암호화하여야 한다.

② 단순예약(시간약속)을 위한 주민등록번호 수집은 원칙적으로 허용되지 않는다.

③ 전화를 통하여 필요한 개인정보를 수집할 때 통화내용은 녹취할 수 없다.

④ 진료 목적일 경우에는 만 14세 미만 아동에게 법정대리인의 동의없이 개인정보를 수집할 수 있다.

[해설] 전화를 통하여 개인정보를 수집할 때에는 통화내용을 녹취하고, 녹취할 때에는 녹취사실을 정보주체에게 알려야
     하며, 해당 녹취파일에 대하여 안전성 확보조치를 하여야 한다.

2. 다음에서 설명하는 것은?                                                          23년 지방직

- 대용량 데이터 속에서 쉽게 드러나지 않는 패턴과 지식을 발견하는 과정임
- 조직 경영에 필요한 의사결정을 지원할 수 있는 유용한 정보를 추출할 수 있음

① 메타데이터          ② 델파이기법          ③ 데이터마이닝          ④ 클라우드 컴퓨팅

정답  1. ③  2. ③

# 단원확인문제

**01.** 간호실무에 간호정보체계를 도입하고자 하는 궁극적인 목적은?

① 기록의 정확성
② 의사소통 증진
③ 기능적 업무의 효율화
④ 간호의 질 향상

**02.** 간호정보체계를 활용함으로써 간호실무, 간호행정, 간호연구, 간호교육에 유용성이 있다. 그 중 간호행정에 미치는 영향이 옳은 것은?

① 제공된 간호를 측정하고 평가하는 것이 용이하다.
② 간호의 효과성에 대한 연구를 용이하게 한다.
③ 시간과 장소의 제한이 없는 교육을 가능하게 한다.
④ 임상에서 개별적인 의사결정을 하는데 자료와 정보가 사용되게 한다.

**03.** 의사처방이 각 검사실과 약국 등의 진료지원부서로 전달되고 각 검사실에서는 검사결과 및 검사예약, 처방전달상태를 병동으로 전달한다. 위 사항은 무엇을 설명하는 것인가?

① 병원정보시스템
② 처방전달 시스템
③ 의료보험청구 시스템
④ 전자기록 시스템

**04.** 간호기록 전산화의 장점으로 옳지 않은 것은?

① 표준간호 이행횟수의 증가, 관찰내용의 표준화
② 기록의 오류 감소, 기록시간 감소
③ 통계분석 용이, 직접간호시간 증가
④ 시스템 구축으로 인한 비용 증가

**05.** 해나와 볼(Hanna & Ball)이 제시한 정보시스템 활용 영역 중 간호실무영역에 속하는 것은?

① 환자분류시스템
② 전자의무기록시스템
③ 컴퓨터 보조학습(CAI)
④ 간호의 질 관리시스템

## 정답 및 해설 Answers & Explanations

**01 정답 ④**

임상에서 간호정보시스템을 구현하려는 궁극적인 이유는, 환자에게 직접간호시간을 증가시킴으로서 양질의 간호서비스를 제공하는데 있다.

**02 정답 ①**

②는 간호연구, ③은 간호교육, ④는 간호실무 측면에서 유용성이 있다.

**03 정답 ②**

처방전달 시스템은 병원정보체계의 가장 핵심이 되는 부분으로서, 환자를 중심으로 일어나는 일련의 흐름을 전산화한 것이다.

**04 정답 ④**

간호기록 전산화 시는 서류유지에 필요한 행정적 비용이 감소하는 장점이 있다.

**05 정답 ②**

①, ④는 간호행정, ③은 간호교육 영역이다.

# PART 09

# 간호서비스 마케팅

# 마케팅

## 1 마케팅의 개념

(1) 시장에서 교환을 통해 소비자의 필요와 욕구를 충족시키는 동시에 기업의 생존과 성장을 달성하기 위한 경영활동

(2) 개인이나 집단이 제품과 가치있는 것을 창출하고 이를 타인들과 교환함으로서 자신들의 욕구와 욕망을 획득할 것을 목적으로 하는 하나의 사회적 혹은 관리적 과정

(3) 조직과 이해관계 당사자들에게 이익이 되는 방법으로 고객에게 가치를 창조하고, 알리고, 전달하며 또한 고객관리를 관리하기 위한 조직의 기능과 일련의 과정(미국마케팅학회)
즉, 마케팅의 목표는 고객의 가치창출, 기업의 수익성 확보할 수 있는 고객관계 구축으로 관계 마케팅 강조

(4) 단지 제품이나 서비스의 판매를 위한 활동이나 광고활동이 아니라, 소비자의 욕구를 충족한다는 의미로 이해해야 하며 소비자 만족을 중심으로 경영을 생각해 나가는 것

---

### 🔍 참고 POINT

[판매개념과 마케팅 개념의 차이]

| 구분 | 판매 개념 | 마케팅 개념 |
|---|---|---|
| 시점 | 공장 | 표적시장 |
| 초점 | 제품 | 고객욕구 |
| 수단 | 판매 및 촉진 | 통합적 마케팅 |
| 목적 | 판매량을 통한 이익 추구 | 고객만족을 통한 이익 추구 |
| 생산–소비관계 | 생산–소비 분리 | 생산–소비 동시성 |
| 조직 | 마케팅부서 | 전 직원참여 |

## 2 마케팅의 주요 개념

**(1) 욕구**

인간이 무엇인가에 결핍을 느끼는 것 **예** 배고픔, 수면부족, 안위결핍 등

**(2) 욕망(필요)**

욕구를 충족시킬 수 있는 구체적인 제품이나 서비스에 대한 바램

**예** 배고픔 → 밥, 과일, 빵, 고기

**(3) 수요**

욕망을 충족시키기 위한 구매력이 동반될 때 수요가 됨

**(4) 제품**

시장에 제공되는 상품 또는 서비스

**(5) 교환**

가치 있는 것을 제공 ⇔ 필요한 대상물 획득(마케팅 목표달성이 가능)

**(6) 시장**

① 어떤 제품에 대한 실제적, 잠재적 구매자의 집합

② 욕구를 충족시키기 위해 구매의도와 구매능력을 갖춘 개인이나 조직의 집합

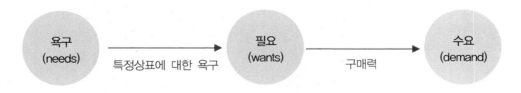

| 욕구 (needs) | • 어떤 기본적인 민족이 결핍됨을 느끼는 상태 <br> • 의식주, 안전, 소속감, 존경 등에 대한 욕구 |
|---|---|
| 필요 (wants) | • 기본적 욕구를 충족시킬 수 있는 구체적인 것에 대한 바람 <br> • 식(食): 된장찌개, 햄버거, 의(衣): 폴로, 빈폴 <br> • 충족 방식이 각기 다름 |
| 수요 (demand) | • 제품을 구입할 능력과 의지에 의해서 뒷받침되는 특정 제품에 대한 필요 <br> • 필요가 구매력이 뒷받침될 때 수요가 됨 |

[그림 9-1] 욕구 · 필요 · 수요의 개념

## 3 마케팅 개념의 변천과정

마케팅 개념은 물물교환이 이루어지는 단계로부터 현대의 마케팅 개념에 이르기까지 다음과 같이 다섯 단계를 거쳐 발전해왔다.

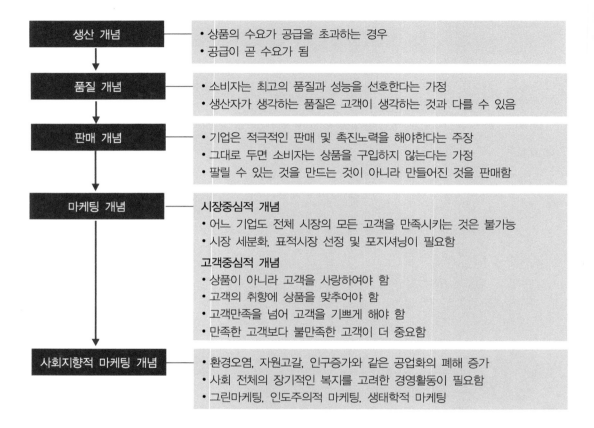

[표 9-1] 마케팅 개념의 발달 과정

| 연대 | 소비환경 | 마케팅개념 |
|---|---|---|
| 1960년대 | 동질욕구 | 대량 생산, 대량 판매 (대량 마케팅) |
| 1970년대 | 이질욕구 | 욕구 탐구, 신제품 기획 (표적 마케팅) |
| 1980년대 | 개성욕구 | 질 중시, 서비스 중시 (틈새 마케팅) |
| 1990년대 | 부가가치욕구 | 부가가치 정보, 관계 (일대일 마케팅) |

## **4** 서비스의 특성

서비스란 특정소비자욕구를 충족시키기 위해 개인 또는 조직에 의해 제공되는 무형의 활동이다.

### (1) 무형성

물리적 형태가 없어 서비스를 제공받기 전에는 실체 파악이 어렵고, 제공받은 후에도 주관적 평가를 할 뿐 구체적이고 객관적인 증거를 제시하기 어려움

### (2) 비분리성

생산과 소비가 동시에 일어남(생산되는 장소, 시간에 있어야 서비스를 받음)

### (3) 소멸성

생산과 동시에 소멸되어 재고가 없음

### (4) 이질성

서비스는 규격화 표준화가 어려움 → 서비스 수준이 시간, 장소에 따라 동일하지 않음
즉, 동일한 서비스라도 그 서비스를 누가, 언제, 어디서 제공하는가에 따라 서비스의 질과 성과가 다름

[표 9-2] 서비스 특성별 문제점과 해결전략

| 특성 | 문제점 | 해결전략 |
|---|---|---|
| 무형성 | • 저장이 불가능<br>• 진열이나 설명이 어려움<br>• 가격설정 기준이 모호함 | • 유형적 단서 강조<br>• 강력한 기업이미지 창출<br>• 인적원천 정보제공 사용<br>• 대고객 접촉빈도 제고<br>• 구전활동 활용<br>• 구매 후 커뮤니케이션 강화<br>• 제공되는 효익 강조 |
| 비분리성<br>(동시성) | • 서비스 생산과정에 고객 참여<br>• 직접 판매만 가능<br>• 집중화된 대규모 생산 곤란 | • 서비스 접점관리에 중점<br>• 조직구성원 선발 및 교육에 비중을 둠<br>• 서비스 제공자의 자동화 강화<br>• 세심한 고객관리 필요<br>• 여러 지역에 서비스망 구축 |
| 소멸성 | • 저장 및 재판매 불가능<br>• 수요 및 공급의 균형문제 | • 수급 및 제공능력의 동시조절<br>• 비수기의 수요변동에 대한 대비<br>• 진료예약제도, 서비스 이용시간 정보제공 |
| 이질성<br>(가변성) | • 표준화 및 품질통제가 곤란 | • 서비스 표준의 설계 및 수행<br>• 서비스의 기계, 산업화 강화<br>• 서비스의 고객맞춤화 시행<br>• 의료인력의 지속적인 역량개발<br>• 유능한 의료인력양성 교육과정 개발 |

## 5  서비스 마케팅

### 1) 개념
서비스를 제공하는 개인이나 조직의 마케팅 활동이다.

### 2) 서비스 품질 결정요인(Parasuraman)
(1) **유형성**: 시설, 설비, 자원, 광고물
(2) **신뢰성**: 약속을 지키는 신뢰성 및 정확히 수행하는 능력
(3) **반응성**: 고객을 도와주고 신속한 서비스를 하려는 의지
(4) **확신성**: 사원의 업무지식과 공손함, 믿음을 줄 수 있는 능력
(5) **공감성**: 고객에게 개인적이며 자상한 주의를 제공하는 정도

### 3) 의료기관의 특성
(1) 의료기관은 법적 비영리기관이며 의료서비스는 공공재적인 성격으로 마케팅시 사회적 규범과 윤리를 고려해야 한다.
(2) 의료서비스는 면허자격 보유인력을 중심으로 한 고도의 노동집약적인 특성을 가지고 있으므로 특히 전문직에 대한 교육을 통해 마케팅적인 사고를 갖도록 하는 것이 필요하다.
(3) 의료기관이 가진 교육, 연구, 진료기능을 고려하여 접근한다.
(4) 보건의료서비스는 대인서비스이므로 서비스 마케팅 개념하에 수행되어야 한다.

### 4) 의료기관에서의 마케팅의 필요성
(1) 소비자들의 보건의료에 대한 기대와 욕구증가
(2) 의료기관간의 경쟁심화와 이에 따른 경영수지 악화

### 5) 의료기관 마케팅 활동의 제한점
(1) 보건의료기관은 법적으로 비영리기관으로 전국민 건강보험제도로 운영되므로 정부통제를 받는다.
  → 마케팅 믹스 중 가격전략에 제약
(2) 의료법에 의한 의료광고의 제한 → 촉진전략에 한계
(3) 인간의 생명을 다룸으로 제품개발에 엄격한 통제가 따름 → 제품전략의 한계

### 🔗 기출문제 맛 보기

**1. 다음에서 설명하는 간호서비스의 특성은?** 22년 지방직

> • 생산과 동시에 소비가 이루어진다.
> • 소비자는 서비스 제공자와 상호작용한다.
> • 소비자가 실질적으로 생산과정에 참여할 수도 있다.

① 무형성　　　　　② 이질성　　　　　③ 소멸성　　　　　④ 비분리성

**2. 의료서비스는 일반 제품과 달리 형태가 없기 때문에 적절한 마케팅 전략이 필요하다. 의료서비스의 소멸성을 고려한 마케팅 전략으로 가장 옳은 것은?** 22년 2월 서울시

① 서비스의 표준 설정 및 수행　　　　　② 강한 조직 이미지 창출
③ 진료 예약 제도 실시　　　　　④ 친절하고 세심한 고객관리

**3. 〈보기〉에서 설명하고 있는 마케팅 관리철학은?** 23년 서울시

> 〈보기〉
> 최근에 대두되고 있는 마케팅 관리철학으로, 소비자가 생활하는 생활환경 속에서 삶의 질을 추구하는 데에 관심이 있다. 또한 조직의 이익, 소비자의 욕구충족, 대중의 이익과 복지가 균형을 이루도록 노력한다.

① 생산지향적 마케팅　　　　　② 판매지향적 마케팅
③ 고객지향적 마케팅　　　　　④ 사회지향적 마케팅

**4. 다음 사례에 해당하는 마케팅 전략은?** 24년 지방직

> A 병원 간호부는 수년간 독거노인을 돌보는 봉사 활동을 하고 있으며, 최근 이를 알리기 위해 지역 신문에 관련 기사를 게재하였다.

① 제품전략　　　　　② 가격전략　　　　　③ 유통전략　　　　　④ 촉진전략

---

**정답** 1. ④　2. ③　3. ④　4. ④

# 간호서비스 마케팅

## 1 개념

(1) 간호 대상자에게 양질의 간호서비스를 제공함으로서 환자만족을 도모하며 동시에 병원의 목적에 부합하도록 이루어지는 관리활동
(2) 간호사가 제공하는 서비스의 종류, 유익을 알리고, 적정서비스를 제공하여 대상자는 비용효과적 서비스를 이용할 수 있으며 전문직은 간호전문성, 생산성이 가시화 되므로 상호만족이 됨

## 2 간호영역에서의 서비스마케팅의 필요성

(1) 경제적 압박이 가중되는 의료 환경으로 인해 보건의료 조직들은 안녕이나 건강 관련 활동으로의 전환을 모색하게 되었으며 동시에 비용절감을 강조하고 있음
(2) 소비자들의 보건의료 의사결정에 대한 참여 욕구 증가
(3) 소비자가 지각하는 간호의 질은 현재와 미래의 보건의료분야의 양을 결정하는 데 유용한 자료이므로 간호의 마케팅은 병원의 존재 지속을 보장하는 데 도움을 줌
(4) 간호서비스의 인식 변화를 통한 소비자 요구충족과 보건기관 수익 창출
   → 간호의 역할이 건강관리 전문인, 수요자에게 제대로 알려져 있지 않은 현실이므로 간호서비스 마케팅이 필요

## 3 간호마케팅 전략개발의 전제

(1) 환자 중심적(Patient Orientation)이어야 함
(2) 환자의 만족도(Patient Satisfaction)를 전제로 하여야 함
(3) 병원 내부에서 통합되어 총체적으로 병원의 궁극적인 목적에 부합되도록 관리 및 시행되어야 함

## **4** 간호서비스 마케팅 유형

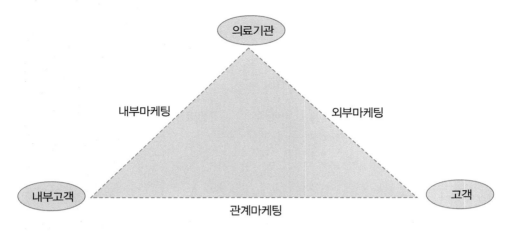

[그림 9-2] 서비스 마케팅의 기본 틀

### 1) 외부 마케팅: 약속 정하기

(1) 고객으로 하여금 서비스에 대해 기대할 수 있고, 그 서비스가 어떻게 제공될지에 대해 고객과 약속하는 것

(2) 즉, 조직이 고객에게 제공할 서비스를 준비하고, 가격을 정하고, 분배하고, 촉진하는 모든 일상 적인 업무를 통하여 고객과 의사소통하는 것

### 2) 내부 마케팅: 약속 가능하게 만들기

(1) 모든 지원 서비스 요원들이 고객에게 만족을 제공할 수 있는 하나의 팀으로서 일하도록 효과적 으로 교육하고 동기부여 하는 활동

(2) 의료기관이 우수한 인력을 선발하고 이들을 위해 적절한 근무환경과 강력한 지원체계를 구축해 준다면 만족한 직원들은 조직성과를 위해 양질의 의료서비스를 제공하게 될 것

### 3) 관계 마케팅: 약속 지키기

(1) 신규고객의 획득보다는 기존 고객의 유지와 향상에 초점을 맞추는 마케팅으로 상호작용 마케팅 이라고도 함

(2) 즉, 조직과 고객 모두에게 상호 안정적이고 지속적인 관계를 형성하고 유지하는 것이 도움이 되 며 이를 위한 노력이 새로운 고객을 확보하는 노력 못지않게 중요할 뿐만 아니라 때로 더 유익 할 수 있다는 것

## 5 　간호서비스 마케팅 과정

### 1) 상황분석

(1) **환경 분석**: 정치적, 법적, 기술적, 경제적, 인구사회학적 변화

　　즉, 건강보험제도의 변화, 인구추세의 변화, 장기요양보험제도 및 전문간호사제도의 도입, 의료기술의 변화, 질병 양상의 변화 등 거시적 환경 및 제도 변화 등을 분석

(2) **경쟁 분석**: 현재 및 잠재적 경쟁 병원을 파악하고, 경쟁병원의 강점과 약점을 분석하고, 경쟁 병원이 표적으로 하는 고객층과 전략 등을 비교, 분석

(3) **고객 분석**: 환자의 특성 즉, 환자의 지리적, 인구학적, 사회, 심리학적 요인에 따른 특성 및 간호서비스의 이용현황, 병원선택 의사결정에 영향을 주는 변수 등을 분석

(4) **자원 분석**: 간호마케팅 전략의 실행에 따른 자병원의 인적, 물적 자원의 정도, 병원의 구조적 문제점, 통제 불가능한 요소 등을 분석

### 2) 시장세분화, 표적시장, 포지셔닝(STP, Segmentation, Targeting, Positioning)

- 현대 마케팅 개념에서의 시장지향은 어느 조직이 모든 시장에서 활동하는 것이 불가능하고, 한 조직이 시장 내 모든 고객의 욕구를 충족시키는 것은 더욱 불가능하다는 생각에서 시작
- 조직은 시장을 세분화하고, 조직이 가장 효과적으로 공략할 수 있는 표적시장을 선정하여, 표적시장 내에서 조직의 이미지와 상품을 경쟁사에 대응시킴으로써 고객의 마음속에 효과적으로 위치화시키는 포지셔닝 전략이 필요

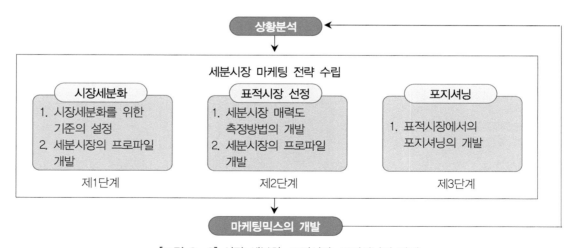

[그림 9-3] 시장 세분화, 표적시장, 포지셔닝의 관계

*출처: 송용섭, 김형순, 박주영(2004). 현대마케팅. p.186.

(1) 시장 세분화

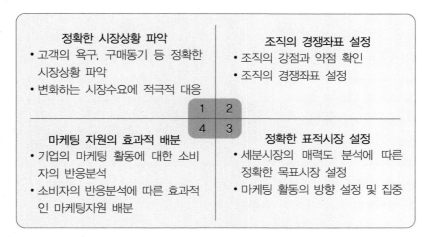

정확한 시장상황 파악
• 고객의 욕구, 구매동기 등 정확한
시장상황 파악
• 변화하는 시장수요에 적극적 대응

조직의 경쟁좌표 설정
• 조직의 강점과 약점 확인
• 조직의 경쟁좌표 설정

| 1 | 2 |
| 4 | 3 |

마케팅 자원의 효과적 배분
• 기업의 마케팅 활동에 대한 소비
자의 반응분석
• 소비자의 반응분석에 따른 효과적
인 마케팅자원 배분

정확한 표적시장 설정
• 세분시장의 매력도 분석에 따른
정확한 목표시장 설정
• 마케팅 활동의 방향 설정 및 집중

[그림 9-4] 시장세분화의 목적

① 시장세분화(segmentation)
  ㉠ 시장을 고객의 욕구와 그들이 상품을 구입함으로써 얻고자 하는 편익 그리고 인구통계학
    적 요인 등을 기초로 하여 시장을 분류하는 것
  ㉡ 비슷한 성향을 지닌 소비자 집단을 다른 성향의 소비자 집단과 분리하여 하나로 묶는 과
    정 즉, 전체 시장을 여러 하위시장으로 나누는 것
② 시장세분화의 목적
  ㉠ 시장상황을 정확하게 파악하고, 조직의 경쟁좌표를 확인하여 표적시장을 명확하게 설정
    함으로써 조직의 제한된 마케팅 자원을 효과적으로 배분하는데 있다.
  ㉡ 고객의 욕구와 편익, 그리고 인구통계학적 요인 등을 분석하여 변화하는 시장의 수요에
    적극적으로 대응하고, 조직의 강점과 약점을 파악하여 유리한 표적시장을 정확하게 선택
    하여 집중함으로써 조직의 제한된 자원을 효과적으로 활용하기 위함이다.
③ 시장세분화의 기준
  ㉠ 인구통계학적 변수: 연령, 성별, 소득수준, 직업, 교육, 종교, 국적 등
  ㉡ 지리적 변수: 지역, 도시규모, 인구밀도 등
  ㉢ 라이프스타일 변수: 특정 개인이나 집단의 활동, 관심거리 등
  ㉣ 개성 변수: 사교성, 자율성, 보수성, 권위성 등
  ㉤ 가치 변수: 소비자가 상품이나 서비스를 구매함으로써 얻고자 하는 편익 등
  ㉥ 행태적 변수: 지식, 태도, 사용정도, 반응정도 등
④ 세분시장의 요건
  ㉠ 세분시장은 정보의 측정 및 획득이 용이해야 한다.(측정 가능성)
  ㉡ 세분시장은 규모가 크고 수익성이 보장되어야 한다.(실질적 규모)
  ㉢ 세분시장은 전달성이 높아야 한다. 즉, 조직은 특정한 세분시장에 속한 잠재고객들을 언
    제든지 선별하여 접근할 수 있어야 한다.(접근 가능성)

　　　ⓔ 세분시장은 명확한 구분성과 차별된 반응성이 높아야 한다.

　　　ⓜ 세분시장은 일관성과 지속성이 있어야 한다. 즉, 세분시장은 일정기간동안 유지될 수 있어야 한다.

　　　ⓗ 세분시장은 마케팅 믹스 전략이 효과적으로 실행 가능해야 한다. (실행 가능성)

**(2) 표적시장**

> • 표적시장(target market)은 '조직의 목표를 달성하기 위하여 마케팅 노력을 집중시킬 고객들의 집단'을 의미
> • 표적시장의 선정은 각각의 세분시장의 매력정도를 분석하여 조직의 한정된 자원을 가장 효과적으로 활용할 수 있는 세분시장을 선택하는 것이 중요

① 차별화 위치화 전략

　ⓐ 비차별화 마케팅(대량 마케팅)
　　• 잠재고객들이 동질적 선호패턴을 나타낸다고 보고 전체시장에 대해 한 가지 마케팅믹스 전략을 적용
　　• 대량생산, 대량유통, 대량광고 등 이용
　　• 장점: 비용절감
　　• 단점: 잠재 고객 욕구의 충분한 충족이 어려움

　ⓑ 차별화 마케팅
　　• 잠재고객들이 군집화된 선호패턴을 나타낸다고 간주하고 전체시장을 몇 개의 세분시장으로 나누고 그 세분시장을 표적시장으로 선정하여 시장마다 차이를 두어 그 표적시장에 적합한 제품이나 서비스를 제공하는 것
　　• 장점: 비차별화 마케팅에 비해 총매출이 오름
　　• 단점: 경비 증가

　ⓒ 집중화 마케팅
　　• 비차별화, 차별화 마케팅 모두 전체시장을 표적시장으로 삼는데 비해 집중화 마케팅은 한 개 혹은 소수의 세분시장만을 표적시장으로 삼고, 표적시장 내에서의 시장 점유율을 확대하는 전략. 조직의 자원이 제한적일 때 구사하는 전략
　　• 장점: 적합한 세분시장 선정시 높은 수익률을 올릴 수 있음
　　• 단점: 위험 부담률이 높음

　ⓓ 일대일 마케팅
　　• 잠재고객들이 확산된 선호패턴을 나타낸다고 보고, 고객은 누구나 개별적으로 독특하여 하나의 시장을 구성함을 전제로 개별고객을 별도의 세분시장으로 간주하여 표적시장을 정밀하게 조정한 것
　　• 장점: 고객만족 극대화
　　• 단점: 경비 증대

　→ 위의 마케팅전략의 선택은 기관의 보유자원, 시장선호 패턴, 제품의 특성, 제품수명주기상의 단계, 경쟁자의 마케팅 전략으로부터 영향을 받는다.

② 표적시장의 구분

    ㉠ Camunas의 고객의 구분

- 1차 고객: 환자, 타부서 직원, 의사, 간호사, 관리자, 자원봉사자 등
- 2차 고객: 경쟁단체들
- 3차 고객: 이익단체들(사회활동 그룹, 노동조합 등)

    ㉡ Mcdonald & Payne의 표적시장 분류

- 간호고객시장: 환자, 가족, 건강한 개인, 지역사회, 일반대중
- 공급업자시장: 의료용품 제조/공급업자, 의료관련용역업자(세탁, 청소, 경비, 간병인 등)
- 영향자 시장: 국회, 정부기관, 정치집단, 소비자 단체, 보험공단, 대중매체, 법률가
- 내부시장: 간호사, 의사, 타부서 직종직원, 병원행정가
- 리쿠르트 시장: 간호학생, 간호사지망생, 유휴인력, 간호교육기관
- 간호의뢰시장: 의료관련 전문단체(간협, 의협, 학회 등), 의사

(3) 포지셔닝

① 의료기관이나 서비스를 고객의 마음속에 어떤 위치로 할 것인가를 결정하는 것

② 의료기관이나 특정한 의료서비스가 고객의 마음속에서 경쟁기관이나 경쟁기관의 의료 서비스와 비교되어 차지하는 상대적 위치

③ '마케팅 목표를 효과적으로 달성하기 위해 바람직한 목표 포지션을 결정하는 일'로, 마케팅 관리자가 일단 바람직한 목표 포지션을 결정하게 되면 잠재고객들의 마음속에 그러한 포지션이 구축되도록 하기 위해 마케팅 믹스를 독특하게 결합시키는 것

④ 포지셔닝의 유형

    ㉠ 속성에 의한 포지셔닝: 타조직의 제품이나 서비스와 비교하여 차별화되는 속성이나 특성을 기준으로 포지셔닝하는 방법

    ㉡ 이미지 포지셔닝: 제품이나 서비스가 지니고 있는 추상적인 편익을 기준으로 하여 포지셔닝하는 방법

    ㉢ 사용상황에 의한 포지셔닝: 제품이나 서비스의 사용상황을 묘사하거나 제시함으로써 포지셔닝하는 방법

    ㉣ 사용자에 의한 포지셔닝: 특정 소비자 집단이나 계층에 적절하다는 것을 묘사하거나 제시함으로써 포지셔닝하는 방법

    ㉤ 경쟁제품에 의한 포지셔닝: 소비자의 지각 속에 자리잡은 경쟁제품과 명시적, 묵시적 비교함으로써 조직의 효익을 강조하는 포지셔닝 방법

관리자가 〈보기〉와 같이 마케팅 STP(Segmentation, Targeting, Positioning) 전략을 수립하던 중 한 가지 요소를 누락하였다. 〈보기〉에서 누락된 전략에 대한 설명으로 가장 옳은 것은? 　19년 서울시

〈보기〉

소비자의 욕구를 파악하기 위하여 연령, 성별과 같은 인구학적 특성과 지식, 태도, 사용 정도와 같은 행태적 특성을 고려하여 소비자 집단을 3개의 시장으로 구분하였다. 이 중 고령 여성 노인으로 지식 수준이 높고 사용 정도가 높을 것으로 기대되는 집단을 표적 시장으로 선정하였다.

① 사회계층, 라이프 스타일, 개성과 같은 소비자의 심리분석적 특성을 조사한다.
② 소비자에게 경쟁사와 차별화되는 이미지를 인식시키기 위한 방안을 수립한다.
③ 개별 고객을 별도의 시장으로 인식하여 표적 시장을 정밀화한다.
④ 전체 시장을 대상으로 소비자의 동질적 선호패턴을 분석한다.

## 3) 마케팅믹스에 따른 간호서비스 마케팅 전략

- **활용가능한 마케팅 도구들의 결합**: 어떻게 조합하면 마케팅 목표달성에 유리할 것인지 결정
- 고객만족을 충족시킴으로서 조직의 목표를 효과적으로 달성하기 위해 조직이 구사할 수 있는 통제 가능한 변수들의 독특한 집합
- **4P(McCarthy, 1981)**: 제품(product), 가격(price), 유통경로(place), 촉진(promotion)
- **7P**: 4P＋사람, 물리적 증거, 과정

### (1) 제품전략

① 간호서비스 제품이 될 수 있는 것을 개발: 대상자에게 제공되는 서비스의 양과 질 향상
② 기존 서비스: 입원서비스, 외래서비스, 건강증진서비스 등
③ 개발 서비스: 임상간호서비스, 산전간호서비스, 간호상담서비스, 퇴원간호서비스, 가정간호, 특수크리닉, 수술병동 등

- **전문화된 서비스**: 심혈관센터, 통증관리센터, 당일수술센터
- **건강유지 증진 서비스**: 종합검진센터, 운동처방센터, 재활센터
- **인구고령화에 따른 서비스**: 호스피스, 노인질환센터, 만성질환관리센터, 너싱홈, 요양센터

### (2) 가격전략(수가전략)

상품 또는 서비스에 부여된 값으로 간호서비스에 대한 수가책정전략 및 기존 수가 조정 전략 활용이 필요

### (3) 유통전략

접근경로에 대한 전략으로, 의료이용자들이 의료서비스를 원활하게 이용할 수 있도록 지원하는 활동을 총칭

**정답** ②

| 물리적 접근전략 | 통원수술, 가정간호서비스, 인터넷을 이용한 진료 및 상담, 전화상담 및 진료, 원격진료 시스템, 주차장 설비, 중환자실 대기실, 편의시설, 은행, 미용실, 수유실, 진료안내센터, 보호자 식당, 원무창구 층별 분산, 자가간호를 위한 스마트 어플리케이션, 지역사회 간호서비스센터 운영 |
|---|---|
| 시간적 접근전략 | 전화예약시스템, 바쁜 시간대 의료인력 확충, 야간/공휴일 진료, 대기시간 감소, 업무과정자동화, 24시간 상담콜 서비스 |
| 정보적 접근전략 | 전화상담 서비스를 통한 조언, 전문상담/설명/조언, 상담실, 인터넷 조언 |
| 환자의뢰체계 | 의료전달체계 개선 |

(4) 촉진 전략

① 판매활동을 원활하게 하고 매출액을 증가시키기 위해 실시되는 모든 마케팅 활동

② 상품 또는 서비스의 유익함에 대해 소비자가 구매하도록 설득하는 활동

③ 설득력있는 커뮤니케이션을 통해 소비자에게 제품을 알리고 선택하게 하는 것

④ 서비스에 대해 알리고 설득하며 기억시키는 활동

⑤ 촉진의 구성요소

    ㉠ 간호서비스의 가치에 대한 정보전달

    ㉡ 간호서비스 가치인정을 기반으로 간호수가상승의 유인책

    ㉢ 간호의 전문적 이미지 증진

    ㉣ 간호서비스에 대한 바람직한 포지셔닝

    ㉤ 간호서비스의 수요자극 및 창출

⑥ 촉진활동

    ㉠ 유형적 단서 제공: 무형의 서비스가 유형적 단서로 나타나도록 함

    ㉡ 개인정보 원천 이용: 소비자가 아는 사람이나 친숙한 사람을 이용

    ㉢ 강한 조직이미지 창출: 서비스의 물리적 환경, 직원 유니폼, 서비스와 관련된 품목에 강한 이미지 생성

    ㉣ 구매 후 의사소통: 고객과의 거래 후 우편조사, 전화걸기, 책자/브로슈어 보내기, 추후 피드백

⑦ 촉진수단

    ㉠ 홍보(PR): 병원보, 의료신문, 게시판, 강연회, 방송출연, 사회활동 등(인쇄물, 소책자, 대중매체 뉴스, 논설), 간호서비스의 가시화, 간호의 이미지를 좋게 하는 많은 활동 - 재해지역의 자원봉사자 파견, 독거노인 가정방문, 심장병환아 체육대회 개최, 암환자 기금마련 음악회 개최, 보호자 없는 신생아를 양육하여 양부모를 연결해 주는 활동, 지역주민의 간호행사 초대

    ㉡ 광고: 개원광고, 이전광고, 신의료기술 광고, 신의료설비 광고 등

    ㉢ 판매촉진: 캘린더, 기념품, 판촉물, 이벤트 등

    ㉣ 인적 판매: 고객과의 직접 접촉(고객접점), 간호사의 외모, 태도, 언어, 지식, 기술

    ㉤ 구전

**Q 참고 POINT**

[마케팅 믹스(7P)]

| 사람(people) | 물리적 증거(physical evidence) | 과정(process) |
|---|---|---|
| 서비스제공 및 구매자의 서비스 인식에 영향을 미치는 모든 사람 (종업원, 고객, 서비스 전달과정 내 다른 고객) | 서비스 조직과 개인이 상호작용하는 환경 혹은 서비스 의사소통이나 성과를 촉진시키는 유형의 요소들 | 서비스를 제공하는 데 필요한 절차, 작동구조, 활동의 흐름 (서비스 제공 혹은 생산시스템) 예 서비스 대기시간 관리전략 |
| • 종업원: 고용 / 훈련 / 동기부여 / 팀웍<br>• 고객: 교육 / 훈련 / 문화 / 가치에 대한 의사소통 / 가치공유 / 관계 유지<br>• 조직원 조사 | • 시설, 설비, 장비, 디자인, 표지<br>• 종업원 복장<br>• 기타 유형물: 보고서 / 명함 / 소개서 / 품질 보증성 | • 서비스 활동의 흐름: 표준화 / 맞춤화<br>• 서비스단계: 단순, 복잡<br>• 고객의 참여수준: 높음, 낮음 |

### 4) 마케팅 실행 및 통제

(1) 마케팅 실행은 마케팅 전략과 계획을 활동으로 옮기는 과정

(2) 마케팅의 성공적인 실행은 활동 프로그램과 조직구조, 의사결정 및 보상시스템, 조직문화와 마케팅 전략과 얼마나 조화롭게 결속되느냐에 따라 결정

(3) 마케팅 통제는 마케팅 전략과 계획의 결과를 측정, 평가하고 마케팅 목표를 달성할 수 있도록 수정, 보완하는 일련의 활동

**✎ 기출문제 맛 보기**

〈보기〉에서 설명하는 마케팅 믹스전략으로 가장 옳은 것은?                    20년 서울시

〈보기〉
고객접점은 고객이 조직의 일면과 접촉하면서 간호 서비스의 품질에 관하여 무엇인가 인상을 얻을 수 있는 순간이다. 조직의 일면은 시설, 사람, 물건, 환경에 관한 모두를 의미하며, 고객접점은 마케팅 믹스 전략에 있어 중요하게 고려할 점이다.

① 제품전략          ② 가격전략          ③ 유통전략          ④ 촉진전략

정답 ④

## 단원확인문제

**01.** 다음 중 간호서비스 마케팅의 필요성으로 옳지 않은 것은?

① 정보화 시대에 부응하는 조직의 성공전략을 이끌어 내기 위함이다.
② 간호사들은 의료소비자와 가장 많이 접하게 되는 의료인이며 간호서비스는 병원의 중요한 생산요소이기 때문이다.
③ 과거 영리조직 중심으로 발전해 왔던 마케팅은 오늘날 병원과 같은 비영리조직에도 적용의 필요성이 증대되고 있다.
④ 질 높은 서비스를 받고자 하는 의료소비자의 요구와 경영의 합리화가 필요한 보건의료조직의 요구에 부응하기 위해서이다.

**02.** 간호서비스의 표준화와 품질통제가 어렵다는 문제점을 야기하는 서비스의 특성은?

① 무형성                     ② 비분리성
③ 이질성                     ④ 소멸성

**03.** 서비스 특성 중 비분리성의 문제를 해결하기 위한 전략은?

① 대고객 접촉빈도를 높이고 구매 후 커뮤니케이션을 강화한다.
② 서비스의 표준을 설계하고 수행한다.
③ 구성원의 선발 및 교육에 중점을 두고, 세심한 고객관리가 필요하다.
④ 비수기의 수요 변동에 대한 대비를 철저히 한다.

**04.** 마케팅 과정에 대한 설명이 옳은 것은?

① 마케팅 과정은 시장세분화, 표적시장선정, 포지셔닝을 정한 후 상황분석을 하여 전략을 수립한다.
② 표적시장 선정에서 잠재고객들이 확산된 선호패턴을 나타낸다고 간주하면 이는 차별화 마케팅이다.
③ 시장세분화시에 세분시장은 정보를 측정가능하고 규모가 작아 집중적인 마케팅 활동이 가능해야 한다.
④ 상황분석 시에는 환경분석, 경쟁분석, 고객분석, 자원분석 등을 실시한다.

**05.** McDonald & Payne의 표적시장 분류에서 내부시장에 포함되는 것은?

① 소비자단체          ② 환자와 가족

③ 간호사          ④ 의료기관 전문단체

**06.** 아래 내용은 무슨 마케팅 믹스에 해당하는가?

- 고객과 거래 후 우편조사, 전화걸기, 책자 보내기
- 캘린더, 기념품, 판촉물 보내기
- 서비스의 가치에 대한 유익함을 알림

① 촉진          ② 가격

③ 유통          ④ 제품

**07.** 다음 마케팅 믹스 중 유통전략에 해당되지 않는 것은?

① 환자의뢰체계, 전화예약 시스템

② 야간진료, 서비스의 질 개선

③ 통원수술, 원격진료 시스템

④ 자가간호 스마트 어플리케이션, 업무과정 자동화

📝 정답 및 해설 Answers & Explanations

**01** 정답 ①

마케팅은 정보화시대에 부응하기 위한 전략과는 거리가 멀다.

**02** 정답 ③

서비스는 제공하는 시간과 장소에 따라 그 수준이 동일하지 않다는 이질성 때문에, 규격화 표준화가 어렵다는 문제점이 야기된다.

**03** 정답 ③

①은 무형성, ②은 이질성, ④는 소멸성의 문제점에 대한 해결전략이다.

**04** 정답 ④

① 은 상황분석 후에 STP과정을 수행한다.
② 확산된 선호패턴으로 간주 시는 일대일 마케팅이다.
③ 세분시장의 실질적인 규모가 커야 한다.

**05** 정답 ③

①은 영향자 시장, ②은 간호고객시장, ④는 간호의뢰시장이다.

**06** 정답 ①

구매 후 의사소통(거래 후 우편조사 등), 판매촉진(기념품 등), 서비스의 가치에 대한 정보제공 등은 서비스의 유익함을 알리고 설득하며 기억시키기 위한 촉진전략이다.

**07** 정답 ②

서비스의 질 개선은 제품전략이다.

PART **10**

# 법적의무와 책임

# CHAPTER 01 간호와 법

## 1 간호관련 법제

우리나라의 경우 간호법제는 보건의료법체계 속에서 각종 법규나 윤리규정을 근거로 하며, 이것을 통해 법적 책임의 근거가 된다. 현재 우리나라는 간호법이 존재하지 않아 간호에 대한 별도 규정이 없어 간호업무 한계가 모호한 실정이다.

## 2 면허와 자격

### 1) 면허

(1) 학문상 허가로서 법규에 의한 일반적 금지를 특정한 경우에 해제하여 사실상 혹은 법률 상 일정한 행위를 적법하게 할 수 있도록 헌법상 자유를 회복시켜주는 행위

(2) 간호사 면허(의료법 제7조)

　　간호사가 되려는 자는 간호사 국가시험에 합격한 후 보건복지부장관의 면허를 받아야 함 〈개정 2019. 8. 27.〉

### 2) 자격

(1) 일정 요건을 갖춘 것을 자격시험으로 인정 즉, 공적 증거력을 부여(학문상 공증)

(2) 전문간호사 자격 인정 (「의료법」 78조)

　　제4조(전문간호사 교육과정)

　　「의료법」 제78조제2항제1호에 따라 전문간호사 교육과정은 보건복지부장관이 지정하는 전문간호사 교육기관이 실시하고 그 교육기간은 2년 이상으로 한다.

(3) 전문간호사 자격 구분 (「전문간호사 자격인정 등에 관한 규칙」)

　　보건 · 마취 · 정신 · 가정 · 감염관리 · 산업 · 응급 · 노인 · 중환자 · 호스피스 · 종양 · 임상 및 아동 분야로 구분한다.

「의료법」

제78조(전문간호사)

① 보건복지부장관은 간호사에게 간호사 면허 외에 전문간호사 자격을 인정할 수 있다. 〈개정 2010. 1. 18.〉

② 전문간호사가 되려는 사람은 다음 각 호의 어느 하나에 해당하는 사람으로서 보건복지부장관이 실시하는 전문간호사 자격시험에 합격한 후 보건복지부장관의 자격인정을 받아야 한다. 〈개정 2018. 3. 27.〉

    1. 보건복지부령으로 정하는 전문간호사 교육과정을 이수한 자

    2. 보건복지부장관이 인정하는 외국의 해당 분야 전문간호사 자격이 있는 자

③ 전문간호사는 제2항에 따라 자격을 인정받은 해당 분야에서 간호 업무를 수행하여야 한다. 〈신설 2018. 3. 27.〉

④ 전문간호사의 자격 구분, 자격 기준, 자격 시험, 자격증, 업무 범위, 그 밖에 필요한 사항은 보건복지부령으로 정한다. 〈신설 2018. 3. 27.〉

「전문간호사 자격인정 등에 관한 규칙」[시행 2022. 4. 19.] [보건복지부령 제881호]

제4조(전문간호사 교육과정)

① 「의료법」 제78조제2항제1호에 따라 전문간호사 교육과정은 보건복지부장관이 지정하는 전문간호사 교육기관이 실시하고 그 교육기간은 2년 이상으로 한다. 〈개정 2022. 4. 19.〉

② 전문간호사 교육과정을 신청할 수 있는 자는 교육을 받기 전 10년 이내에 별표 1에 따른 해당분야의 기관에서 3년 이상 간호사로서의 실무경력이 있는 자로 한다.

③ 보건복지부장관은 전문간호사 교육과정을 체계적·효율적으로 실시하기 위하여 필요하다고 인정하는 경우에는 제1항에 따른 전문간호사 교육과정 관리 업무의 일부를 간호 분야에 전문성을 갖춘 기관으로서 보건복지부장관이 지정하는 기관으로 하여금 대행하게 할 수 있다. 〈신설 2022. 4. 19.〉

## **3**    면허와 법적 책임

### 1) 면허취소(「의료법」 제65조, 면허취소와 재교부)

    ① 보건복지부장관은 의료인이 다음 각 호의 어느 하나에 해당할 경우에는 그 면허를 취소할 수 있다. <u>다만, 제1호·제8호의 경우에는 면허를 취소하여야 한다.</u>

      1. 제8조 각 호의 어느 하나에 해당하게 된 경우

        다만, 의료행위 중 「형법」 제268조의 죄를 범하여 제8조제4호부터 제6호까지의 어느 하나에 해당하게 된 경우에는 그러하지 아니하다.

제8조(결격사유 등)

다음 각 호의 어느 하나에 해당하는 자는 의료인이 될 수 없다. 〈개정 2023. 5. 19.〉

1. 「정신건강증진 및 정신질환자 복지서비스 지원에 관한 법률」 제3조제1호에 따른 정신질환자. 다만, 전문의가 의료인으로서 적합하다고 인정하는 사람은 그러하지 아니하다. (절대적 취소)

2. 마약·대마·향정신성의약품 중독자 (절대적 취소)

    3. 피성년후견인 · 피한정후견인 (절대적 취소)

    4. 금고 이상의 실형을 선고받고 그 집행이 끝나거나 그 집행을 받지 아니하기로 확정된 후 5년이 지나지 아니한 자

    5. 금고 이상의 형의 집행유예를 선고받고 그 유예기간이 지난 후 2년이 지나지 아니한 자

    6. 금고 이상의 형의 선고유예를 받고 그 유예기간 중에 있는 자

2. 제66조에 따른 자격 정지 처분 기간 중에 의료행위를 하거나 3회 이상 자격 정지 처분을 받은 경우

2의2. 제2항에 따라 면허를 재교부받은 사람이 제66조제1항 각 호의 어느 하나에 해당하는 경우

---

**제66조제1항**

1. 의료인의 품위를 심하게 손상시키는 행위를 한 때

2. 의료기관 개설자가 될 수 없는 자에게 고용되어 의료행위를 한 때

2의2. 제4조제6항을 위반한 때

> **제4조(의료인과 의료기관의 장의 의무)**
>
> ⑥ 의료인은 일회용 의료기기(한 번 사용할 목적으로 제작되거나 한 번의 의료행위에서 한 환자에게 사용하여야 하는 의료기기로서 보건복지부령으로 정하는 의료기기를 말한다. 이하 같다)를 한 번 사용한 후 다시 사용하여서는 아니 된다. 〈신설 2020. 3. 4.〉

3. 제17조제1항 및 제2항에 따른 진단서 · 검안서 또는 증명서를 거짓으로 작성하여 내주거나 제22조제1항에 따른 진료기록부등을 거짓으로 작성하거나 고의로 사실과 다르게 추가기재 · 수정한 때

4. 제20조를 위반한 경우

5. 삭제 〈2020. 12. 29.〉

6. 의료기사가 아닌 자에게 의료기사의 업무를 하게 하거나 의료기사에게 그 업무 범위를 벗어나게 한 때

7. 관련 서류를 위조 · 변조하거나 속임수 등 부정한 방법으로 진료비를 거짓 청구한 때

8. 삭제 〈2011. 8. 4.〉

9. 제23조의5를 위반하여 경제적 이익등을 제공받은 때

10. 그 밖에 이 법 또는 이 법에 따른 명령을 위반한 때

---

3. 제11조제1항에 따른 면허 조건을 이행하지 아니한 경우

---

**제11조(면허 조건과 등록)**

① 보건복지부장관은 보건의료 시책에 필요하다고 인정하면 제5조에서 제7조까지의 규정에 따른 면허를 내줄 때 3년 이내의 기간을 정하여 특정 지역이나 특정 업무에 종사할 것을 면허의 조건으로 붙일 수 있다. 〈개정 2010. 1. 18.〉

---

4. 제4조의3제1항을 위반하여 면허를 대여한 경우

---

**제4조의3(의료인의 면허 대여 금지 등)**

의료인은 제5조(의사 · 치과의사 및 한의사를 말한다), 제6조(조산사를 말한다) 및 제7조(간호사를 말한다)에 따라 받은 면허를 다른 사람에게 대여하여서는 아니 된다.

---

5. 삭제 〈2016. 12. 20.〉

6. 제4조제6항을 위반하여 사람의 생명 또는 신체에 중대한 위해를 발생하게 한 경우

> **제4조(의료인과 의료기관의 장의 의무)**
> ⑥ 의료인은 일회용 의료기기(한 번 사용할 목적으로 제작되거나 한 번의 의료행위에서 한 환자에게 사용하여야 하는 의료기기로서 보건복지부령으로 정하는 의료기기를 말한다. 이하 같다)를 한 번 사용한 후 다시 사용하여서는 아니 된다. 〈신설 2020. 3. 4.〉

7. 제27조제5항을 위반하여 사람의 생명 또는 신체에 중대한 위해를 발생하게 할 우려가 있는 수술, 수혈, 전신마취를 의료인 아닌 자에게 하게 하거나 의료인에게 면허 사항 외로 하게 한 경우

> **제27조(무면허 의료행위 등 금지)**
> ⑤ 누구든지 의료인이 아닌 자에게 의료행위를 하게 하거나 의료인에게 면허 사항 외의 의료행위를 하게 하여서는 아니 된다. 〈신설 2020. 12. 29.〉

8. 거짓이나 그 밖의 부정한 방법으로 제5조부터 제7조까지에 따른 의료인 면허 발급 요건을 취득하거나 제9조에 따른 국가시험에 합격한 경우(절대적 취소)

② 보건복지부장관은 제1항에 따라 면허가 취소된 자라도 취소의 원인이 된 사유가 없어지거나 개전(改悛)의 정이 뚜렷하다고 인정되고 대통령령으로 정하는 교육프로그램을 이수한 경우에는 면허를 재교부할 수 있다. 다만, 제1항제3호에 따라 면허가 취소된 경우에는 취소된 날부터 1년 이내, 제1항제2호·제2호의2에 따라 면허가 취소된 경우에는 취소된 날부터 2년 이내, 제1항제4호·제6호·제7호 또는 제8조제4호부터 제6호까지에 따른 사유로 면허가 취소된 경우에는 취소된 날부터 3년 이내, 제8조제4호에 따른 사유로 면허가 취소된 사람이 다시 제8조제4호에 따른 사유로 면허가 취소된 경우에는 취소된 날부터 10년 이내에는 재교부하지 못하고, 제1항제8호에 따라 면허가 취소된 경우에는 재교부할 수 없다. 〈개정 2023. 5. 19.〉

---

**「정신건강증진 및 정신질환자 복지서비스 지원에 관한 법률」 제3조(정의)**
**제3조(정의)**
"정신질환자"란 망상, 환각, 사고(思考)나 기분의 장애 등으로 인하여 독립적으로 일상생활을 영위하는 데 중대한 제약이 있는 사람을 말한다.

**피성년후견인과 피한정후견인(「민법」 제9조, 제12조)**

| | |
|---|---|
| **피성년후견인** | 질병, 장애, 노령, 그 밖의 사유로 인한 정신적 제약으로 사무를 처리할 능력이 지속적으로 결여된 사람에 대하여 본인, 배우자, 4촌 이내의 친족, 미성년후견인, 미성년후견감독인, 한정후견인, 한정후견감독인, 특정후견인, 특정후견감독인, 검사 또는 지방자치단체의 장의 청구에 의하여 성년후견개시의 심판을 한다. |
| **피한정후견인** | 질병, 장애, 노령, 그 밖의 사유로 인한 정신적 제약으로 사무를 처리할 능력이 부족한 사람에 대하여 본인, 배우자, 4촌 이내의 친족, 미성년후견인, 미성년후견감독인, 성년후견인, 성년후견감독인, 특정후견인, 특정후견감독인, 검사 또는 지방자치단체의 장의 청구에 의하여 한정후견개시의 심판을 한다. |

**형법**

**제268조(업무상과실ㆍ중과실 치사상)**

업무상과실 또는 중대한 과실로 사람을 사망이나 상해에 이르게 한 자는 5년 이하의 금고 또는 2천만원 이하의 벌금에 처한다. [전문개정 2020. 12. 8.]

**제233조(허위진단서등의 작성)**

의사, 한의사, 치과의사 또는 조산사가 진단서, 검안서 또는 생사에 관한 증명서를 허위로 작성한 때에는 3년 이하의 징역이나 금고, 7년 이하의 자격정지 또는 3천만원 이하의 벌금에 처한다. [전문개정 1995. 12. 29.]

**제234조(위조사문서등의 행사)**

제231조 내지 제233조의 죄에 의하여 만들어진 문서, 도화 또는 전자기록등 특수매체기록을 행사한 자는 그 각 죄에 정한 형에 처한다.

[전문개정 1995. 12. 29.]

**제269조(낙태)**

제269조 제1항, 제270조 제1항 중 '의사'에 관한 부분은 모두 헌법에 합치되지 아니한다.

**제317조(업무상비밀누설)**

의사, 한의사, 치과의사, 약제사, 약종상, 조산사, 변호사, 변리사, 공인회계사, 공증인, 대서업자나 그 직무상 보조자 또는 차등의 직에 있던 자가 그 직무처리중 지득한 타인의 비밀을 누설한 때에는 3년 이하의 징역이나 금고, 10년 이하의 자격정지 또는 700만원 이하의 벌금에 처한다. 〈개정 1997. 12. 13.〉

**제347조(사기)**

사람을 기망하여 재물의 교부를 받거나 재산상의 이익을 취득한 자는 10년 이하의 징역 또는 2천만원 이하의 벌금에 처한다. 〈개정 1995. 12. 29.〉

**허위 진료비 청구**

**제4조(의료인과 의료기관의 장의 의무)**

① 의료인과 의료기관의 장은 의료의 질을 높이고 의료관련감염(의료기관 내에서 환자, 환자의 보호자, 의료인 또는 의료기관 종사자 등에게 발생하는 감염을 말한다. 이하 같다)을 예방하며 의료기술을 발전시키는 등 환자에게 최선의 의료서비스를 제공하기 위하여 노력하여야 한다. 〈개정 2020. 3. 4.〉

② 의료인은 다른 의료인 또는 의료법인 등의 명의로 의료기관을 개설하거나 운영할 수 없다. 〈신설 2019. 8. 27.〉

③ 의료기관의 장은 「보건의료기본법」 제6조ㆍ제12조 및 제13조에 따른 환자의 권리 등 보건복지부령으로 정하는 사항을 환자가 쉽게 볼 수 있도록 의료기관 내에 게시하여야 한다. 이 경우 게시 방법, 게시 장소 등 게시에 필요한 사항은 보건복지부령으로 정한다. 〈신설 2012. 2. 1.〉

④ 삭제 〈2020. 3. 4.〉

⑤ 의료기관의 장은 환자와 보호자가 의료행위를 하는 사람의 신분을 알 수 있도록 의료인, 제27조제1항 각 호 외의 부분 단서에 따라 의료행위를 하는 같은 항 제3호에 따른 학생, 제80조에 따른 간호조무사 및 「의료기사 등에 관한 법률」 제2조에 따른 의료기사에게 의료기관 내에서 대통령령으로 정하는 바에 따라 명찰을 달도록 지시ㆍ감독하여야 한다. 다만, 응급의료상황, 수술실 내인 경우, 의료행위를 하지 아니할 때, 그 밖에 대통령령으로 정하는 경우에는 명찰을 달지 아니하도록 할 수 있다. 〈신설 2016. 5. 29.〉

⑥ 의료인은 일회용 의료기기(한 번 사용할 목적으로 제작되거나 한 번의 의료행위에서 한 환자에게 사용하여야 하는 의료기기로서 보건복지부령으로 정하는 의료기기를 말한다. 이하 같다)를 한 번 사용한 후 다시 사용하여서는 아니 된다. 〈2020. 3. 4.〉

## 2) 면허 자격정지(「의료법」 제66조, 자격정지 등)

① 보건복지부장관은 의료인이 다음 각 호의 어느 하나에 해당하면(제65조 제1항제2호의2에 해당하는 경우는 제외한다) 1년의 범위에서 면허자격을 정지시킬 수 있다. 이 경우 의료기술과 관련한 판단이 필요한 사항에 관하여는 관계 전문가의 의견을 들어 결정할 수 있다. 〈개정 2023. 5. 19.〉

> 제외: 2의2. 제2항에 따라 면허를 재교부받은 사람이 제66조 제1항 각 호의 어느 하나에 해당하는 경우

1. 의료인의 품위를 심하게 손상시키는 행위를 한 때

> **「의료법 시행령」**
> **제32조(의료인의 품위 손상 행위의 범위)**
> ① 법 제66조제2항에 따른 의료인의 품위 손상 행위의 범위는 다음 각 호와 같다. 〈개정 2021. 6. 15.〉
> 1. 학문적으로 인정되지 아니하는 진료행위(조산 업무와 간호 업무를 포함한다. 이하 같다)
> 2. 비도덕적 진료행위
> 3. 거짓 또는 과대 광고행위
> 3의2. 「방송법」 제2조제1호에 따른 방송, 「신문 등의 진흥에 관한 법률」 제2조제1호 · 제2호에 따른 신문 · 인터넷신문, 「잡지 등 정기간행물의 진흥에 관한 법률」 제2조제1호에 따른 정기간행물 또는 제24조제1항 각 호의 인터넷 매체[이동통신단말장치에서 사용되는 애플리케이션(Application)을 포함한다]에서 다음 각 목의 건강 · 의학정보(의학, 치의학, 한의학, 조산학 및 간호학의 정보를 말한다. 이하 같다)에 대하여 거짓 또는 과장하여 제공하는 행위
>    가. 「식품위생법」 제2조제1호에 따른 식품에 대한 건강 · 의학정보
>    나. 「건강기능식품에 관한 법률」 제3조제1호에 따른 건강기능식품에 대한 건강 · 의학정보
>    다. 「약사법」 제2조제4호부터 제7호까지의 규정에 따른 의약품, 한약, 한약제제 또는 의약외품에 대한 건강 · 의학정보
>    라. 「의료기기법」 제2조제1항에 따른 의료기기에 대한 건강 · 의학정보
>    마. 「화장품법」 제2조제1호부터 제3호까지의 규정에 따른 화장품, 기능성화장품 또는 유기농화장품에 대한 건강 · 의학정보
> 4. 불필요한 검사 · 투약(投藥) · 수술 등 지나친 진료행위를 하거나 부당하게 많은 진료비를 요구하는 행위
> 5. 전공의(專攻醫)의 선발 등 직무와 관련하여 부당하게 금품을 수수하는 행위
> 6. 다른 의료기관을 이용하려는 환자를 영리를 목적으로 자신이 종사하거나 개설한 의료기관으로 유인하거나 유인하게 하는 행위
> 7. 자신이 처방전을 발급하여 준 환자를 영리를 목적으로 특정 약국에 유치하기 위하여 약국개설자나 약국에 종사하는 자와 담합하는 행위

2. 의료기관 개설자가 될 수 없는 자에게 고용되어 의료행위를 한 때

2의2. 제4조제6항을 위반한 때

> **제4조(의료인과 의료기관의 장의 의무)**
> ⑥ 의료인은 일회용 의료기기(한 번 사용할 목적으로 제작되거나 한 번의 의료행위에서 한 환자에게 사용하여야 하는 의료기기로서 보건복지부령으로 정하는 의료기기를 말한다. 이하 같다)를 한 번 사용한 후 다시 사용하여서는 아니 된다. 〈신설 2020. 3. 4.〉

3. 제17조제1항 및 제2항에 따른 진단서·검안서 또는 증명서를 거짓으로 작성하여 내주거나 제22조제1항에 따른 진료기록부등을 거짓으로 작성하거나 고의로 사실과 다르게 추가기재·수정한 때

4. 제20조를 위반한 경우

> **제20조(태아 성 감별 행위 등 금지)**
> ① 의료인은 태아 성 감별을 목적으로 임부를 진찰하거나 검사하여서는 아니 되며, 같은 목적을 위한 다른 사람의 행위를 도와서도 아니 된다.
> ② 의료인은 임신 32주 이전에 태아나 임부를 진찰하거나 검사하면서 알게 된 태아의 성(性)을 임부, 임부의 가족, 그 밖의 다른 사람이 알게 하여서는 아니 된다. 〈개정 2009. 12. 31.〉

5. 삭제 〈2020. 12. 29.〉

6. 의료기사가 아닌 자에게 의료기사의 업무를 하게 하거나 의료기사에게 그 업무 범위를 벗어나게 한 때

7. 관련 서류를 위조·변조하거나 속임수 등 부정한 방법으로 진료비를 거짓 청구한 때

8. 삭제 〈2011. 8. 4.〉

9. 제23조의5를 위반하여 경제적 이익등을 제공받은 때

> **제23조의5(부당한 경제적 이익등의 취득 금지)**
> ① 의료인, 의료기관 개설자(법인의 대표자, 이사, 그 밖에 이에 종사하는 자를 포함한다. 이하 이 조에서 같다) 및 의료기관 종사자는 「약사법」 제47조제2항에 따른 의약품공급자로부터 의약품 채택·처방유도·거래유지 등 판매촉진을 목적으로 제공되는 금전, 물품, 편익, 노무, 향응, 그 밖의 경제적 이익(이하 "경제적 이익 등"이라 한다)을 받거나 의료기관으로 하여금 받게 하여서는 아니 된다. 〈개정 2015. 12. 29.〉
> ② 의료인, 의료기관 개설자 및 의료기관 종사자는 「의료기기법」 제6조에 따른 제조업자, 같은 법 제15조에 따른 의료기기 수입업자, 같은 법 제17조에 따른 의료기기 판매업자 또는 임대업자로부터 의료기기 채택·사용유도·거래유지 등 판매촉진을 목적으로 제공되는 경제적 이익등을 받거나 의료기관으로 하여금 받게 하여서는 아니 된다. 〈개정 2015. 12. 29.〉
> ③ 의료인, 의료기관 개설자(의료기관을 개설하려는 자를 포함한다) 및 의료기관 종사자는 「약사법」 제24조의2에 따른 약국개설자로부터 처방전의 알선·수수·제공 또는 환자 유인의 목적으로 경제적 이익등을 요구·취득하거나 의료기관으로 하여금 받게 하여서는 아니 된다. 〈신설 2024. 1. 23.〉

10. 그 밖에 이 법 또는 이 법에 따른 명령을 위반한 때

② 제1항제1호에 따른 행위의 범위는 대통령령으로 정한다.

> 제1항제1호. 의료인의 품위를 심하게 손상시키는 행위를 한 때

③ 의료기관은 그 의료기관 개설자가 제1항제7호에 따라 자격정지 처분을 받은 경우에는 그 자격정지 기간 중 의료업을 할 수 없다. 〈개정 2010. 7. 23.〉
   제1항제7호 관련 서류를 위조·변조하거나 속임수 등 부정한 방법으로 진료비를 거짓 청구한 때

④ 보건복지부장관은 의료인이 제25조에 따른 신고를 하지 아니한 때에는 신고할 때까지 면허의 효력을 정지할 수 있다. 〈신설 2011. 4. 28.〉

> **제25조(신고)**
> ① 의료인은 대통령령으로 정하는 바에 따라 최초로 면허를 받은 후부터 3년마다 그 실태와 취업상황 등을 보건복지부장관에게 신고하여야 한다. 〈개정 2011. 4. 28.〉
> ② 보건복지부장관은 제30조제3항의 보수교육을 이수하지 아니한 의료인에 대하여 제1항에 따른 신고를 반려할 수 있다. 〈신설 2011. 4. 28.〉

⑤ 제1항제2호를 위반한 의료인이 자진하여 그 사실을 신고한 경우에는 제1항에도 불구하고 보건 복지부령으로 정하는 바에 따라 그 처분을 감경하거나 면제할 수 있다. 〈신설 2012. 2. 1.〉

> 제1항제2호. 의료기관 개설자가 될 수 없는 자에게 고용되어 의료행위를 한 때

⑥ 제1항에 따른 자격정지처분은 그 사유가 발생한 날부터 5년(제1항제5호·제7호에 따른 자격정 지처분의 경우에는 7년으로 한다)이 지나면 하지 못한다. 다만, 그 사유에 대하여 「형사소송법」 제246조에 따른 공소가 제기된 경우에는 공소가 제기된 날부터 해당 사건의 재판이 확정된 날 까지의 기간은 시효 기간에 산입하지 아니 한다. 〈신설 2016. 5. 29.〉

## 4 간호실무 범위의 법적 근거

### 1) 「의료법」(제2조, 의료인)

간호사는 다음의 업무를 임무로 한다.

(1) 환자의 간호요구에 대한 관찰, 자료수집, 간호판단 및 요양을 위한 간호

(2) 의사, 치과의사, 한의사의 지도하에 시행하는 진료의 보조

(3) 간호 요구자에 대한 교육·상담 및 건강증진을 위한 활동의 기획과 수행, 그 밖의 대통령령으로 정하는 보건활동

(4) 제80조에 따른 간호조무사가 수행하는 (1)부터 (3)까지의 업무보조에 대한 지도

> **「의료법 시행령」**
> **제2조(간호사의 보건활동)**
> 「의료법」(이하 "법"이라 한다) 제2조제2항제5호다목에서 "대통령령으로 정하는 보건활동"이란 다음의 보건활동을 말한다. 〈개정 2018. 3. 6.〉
> 1. 「농어촌 등 보건의료를 위한 특별조치법」 제19조에 따라 보건진료 전담공무원으로서 하는 보건활동
> 2. 「모자보건법」 제10조제1항에 따른 모자보건전문가가 행하는 모자보건 활동
> 3. 「결핵예방법」 제18조에 따른 보건활동
> 4. 그 밖의 법령에 따라 간호사의 보건활동으로 정한 업무

### 2) 간호 판례법

유사한 사건에 대해 법원이 동일한 취지의 판결을 반복하여 판례의 방향이 확정됨으로서 성립되는 불문법이며, 특히 대법원 판례는 간호사의 업무범위와 책임에 대한 최종판단으로 간호실무에 법적으로 중요한 실무기준이 됨

### 3) 보건복지부 유권해석

관련법령과 판례를 기초로 유권 해석하고 회신하는 것으로 법의 범위 내에서 제한적으로 이루어지며, 실무기준을 제시하는 면에서 중요

### 4) 행정부 지침

필요하다고 인정되는 보건의료 실무지침을 제공하며, 법적 효력은 없으나 실무에 필요한 구체적인 사항을 제시하여 실제적인 지침이 됨. **예** 의료관련표준예방지침

### 5) 간호실무표준

민사소송 시 과실이나 과오여부 결정을 위해 간호사의 실제 행위와 비교되는 법적인 기준

# 간호사의 법적 의무

## 1 간호사와 환자의 법률관계

(1) 의료행위는 의료기관을 중심으로 행해지고, 간호사는 「의료법」상 의료기관을 개설할 수 없으므로 환자와 병원개설자는 묵시의 위임계약을 한다.

(2) 의료채무는 결과채무가 아니라 질병완치를 위해 최선의 의료행위를 하겠다는 수단채무이다.

(3) 간호사는 의료채무를 이행하는 의사의 이행보조자로 인식된다.

## 2 간호와 관련된 법적 용어

### 1) 불법행위

(1) 고의 또는 과실에 의한 위법행위로 타인에게 손해를 끼치는 행위

(2) 불법행위는 가해자가 범한 위법성과 피해자가 입은 손해를 대비시켜 인과관계가 있을 때 성립함

- **고의**: 일정한 결과가 발생하는 것을 알면서도 이를 감히 행하는 심리상태
- **과실**: 일정한 결과가 발생하는 것을 알고 있어야 함에도 불구하고 이를 알지 못하고 행하는 심리상태

### 2) 업무상 과실

(1) 불법행위 중 특수한 직무를 수행하다가 저지른 과실

(2) 간호사의 업무상 과실은 대개 주의의무 태만으로, 간호사의 의무불이행과 이에 따른 피해 사이에 성립함

### 3) 주의의무 태만

(1) **주의의무**: 타인에게 유해한 결과가 발생되지 않도록 정신을 집중할 의무

(2) 주의의무 태만으로 타인의 생명이나 건강에 해를 초래할 경우 민사상, 형사상 책임 추궁을 받게 됨

### 4) 전단적 의료

(1) 의료인이 어떤 위험성이 있는 의료행위를 실시하기 전에 환자로부터 동의를 얻지 않고 의료행위를 시행하는 것

(2) 불법행위로 형사 및 민사상의 모든 책임을 지게 됨

(3) **예외 상황**: 환자의 동의를 얻을 수 없는 상황에서는 전단적 의료가 가능

    ① 환자가 의사를 스스로 표시할 수 없는 상황

    ② 주위에 결정을 대신해 줄 법정 대리인이 없는 응급상황

## 3    간호사의 법적의무

주의의무, 설명의무, 확인의무, 비밀누설금지 의무, 진료거부금지 의무 등이 있다

### 1) 주의의무

(1) **주의의무의 개념**

    ① 유해한 결과가 발생하지 않도록 의식을 집중할 의무

    ② 일정한 악결과 발생을 예견하고 예견가능한 악결과를 회피하기 위해 주의를 다할 의무

    ③ 간호사의 주의의무는 의료행위 당시 일반 간호학적 지식정도의 능력을 갖춘 간호사가 베풀어야 할 주의의무로, 통상인의 주의의무가 아니라 간호전문가로서의 주의의무를 의미함

    ④ 구체적 내용이 명확히 설정되어 있는 것이 아니라, 사고발생 후에 위반여부가 검토됨

(2) **법적 근거**

    ① 환자와 간호사 또는 의료기관과의 관계를 계약관계로 볼 때 민법에 기초하여 선량한 관리자의 주의의무가 발생함

    ② 주의의무를 게을리 하여 타인의 생명 또는 건강에 위해를 초래하게 되면, 민사상·형사상 법적 책임을 지게 됨

> **「민법」 제681조(수임인의 선관의무)**
> 수임인은 위임의 본지에 따라 선량한 관리자의 주의로서 위임사무를 처리해야 한다.

(3) 주의의무의 내용

① 결과예견 의무

⊙ 예견가능성이 있는 범위에서만 추궁 가능

   ○ 예견가능성: 일반인(특정한 영역의 통상인)이라면 행위 시 결과 발생을 예견할 수 있는 것

ⓒ 예견의무가 인정되는 경우

- 발생가능성이 매우 낮은 경우라도 객관적으로 일반간호사에게 알려진 상태의 것
- 일반간호사에게 알려져 있지 않은 단계라도 그 간호사가 이를 알 수 있는 위치에 있는 경우
- 해야 할 행위를 하지 않는 경우

ⓒ 법적 의무 추궁에 있어, 예견 가능성 범위 내에서 예견의무 또는 그 시점에서 예견 가능성을 해소시킬 정도의 회피수단을 다 하였다면 이는 주의의무를 다한 것으로 취급한다.

ⓔ 결과발생을 예견할 수 있음에도 불구하고 결과발생을 예견하지 못한 과오의 주된 원인은 무지이므로, 새로운 간호학적 지식과 기술 습득이 불가피하다.

② 결과회피 의무

⊙ 예견 가능한 위험이 발생하는 경우에는 이를 피할 수 있는 수단을 강구해야하는 의무, 즉 나쁜 결과의 회피의무이다.

ⓒ 위험이 발생되었더라도 이를 회피시켜 환자에게 아무 손해도 입히지 않았다면, 비록 예견의무를 다하지 못했다하더라도 문제되지 않는다.

(4) 주의의무의 판단기준

① 객관적 일반적 기준

⊙ 간호학의 수준: 통상적 간호사에게 요구되는 평균 간호사의 주의능력 기준

- 사고 당시의 일반적 간호학 수준, 간호환경 및 조건, 의료행위의 특수성 고려

ⓒ 재량성: 적합한 방법을 선택해야 하고, 그것이 객관적으로 타당한 근거를 가져야 함

② 주관적, 구체적 기준: 지역성, 전문성, 긴급성, 치료방법의 유일성 등

---

**Q 참고 POINT**

**[간호실무표준을 위한 지침]**

- 실무표준은 전문간호의 최소한의 수준이다.
- 실무표준은 강제가 따르는 외적 기준이면서 간호전문직의 내적 기준이다.
- 실무표준은 관련 법령, 판례, 전문단체가 편찬한 간호표준, 행정부의 행정명령 및 지침, 병원정책 및 매뉴얼, 간호의 직무기술서 등에서 발견된다.
- 간호사는 직무를 수행하는 한 실무표준을 이행할 책무가 있으며, 전문잡지 구독, 보수교육 이수 등을 통해 전문적 능력과 기술을 유지하도록 해야 한다.
- 실무표준은 전문가 증인 또는 사실조회 등의 절차를 통한 재판과정에서 결정된다.

## 2) 설명 및 동의의 의무

### (1) 설명 및 동의의 의무의 개념

① 「의료법」

---

**「의료법」 제24조의2(의료행위에 관한 설명)**

① 의사·치과의사 또는 한의사는 사람의 생명 또는 신체에 중대한 위해를 발생하게 할 우려가 있는 수술, 수혈, 전신마취(이하 이 조에서 "수술 등"이라 한다)를 하는 경우 제2항에 따른 사항을 환자(환자가 의사결정능력이 없는 경우 환자의 법정대리인을 말한다. 이하 이 조에서 같다)에게 설명하고 서면(전자문서를 포함한다. 이하 이 조에서 같다)으로 그 동의를 받아야 한다.

★ 설명의무의 면제

다만, 설명 및 동의 절차로 인하여 수술등이 지체되면 환자의 생명이 위험하여지거나 심신상의 중대한 장애를 가져오는 경우에는 그러하지 아니하다.

② 제1항에 따라 환자에게 설명하고 동의를 받아야 하는 사항은 다음 각 호와 같다.

　1. 환자에게 발생하거나 발생 가능한 증상의 진단명
　2. 수술등의 필요성, 방법 및 내용
　3. 환자에게 설명을 하는 의사, 치과의사 또는 한의사 및 수술등에 참여하는 주된 의사, 치과의사 또는 한의사의 성명
　4. 수술등에 따라 전형적으로 발생이 예상되는 후유증 또는 부작용
　5. 수술등 전후 환자가 준수하여야 할 사항

★ 설명의무의 관련 조항

③ 환자는 의사, 치과의사 또는 한의사에게 제1항에 따른 동의서 사본의 발급을 요청할 수 있다. 이 경우 요청을 받은 의사, 치과의사 또는 한의사는 정당한 사유가 없으면 이를 거부하여서는 아니 된다.

④ 제1항에 따라 동의를 받은 사항 중 수술등의 방법 및 내용, 수술등에 참여한 주된 의사, 치과의사 또는 한의사가 변경된 경우에는 변경 사유와 내용을 환자에게 서면으로 알려야 한다.

**「의료법 시행령」 제10조의12(의료행위에 관한 설명)**

① 법 제24조의2제1항 본문에 따라 의사·치과의사 또는 한의사가 환자(환자가 의사결정능력이 없는 경우 환자의 법정대리인을 말한다. 이하 이 조에서 같다)로부터 받는 동의서에는 해당 환자의 서명 또는 기명날인이 있어야 한다.

② 법 제24조의2제4항에 따라 의사·치과의사 또는 한의사가 수술·수혈 또는 전신마취의 방법·내용 등의 변경 사유 및 변경 내용을 환자에게 서면으로 알리는 경우 환자의 보호를 위하여 필요하다고 인정하는 때에는 보건복지부장관이 정하는 바에 따라 구두의 방식을 병행하여 설명할 수 있다.

③ 의사·치과의사 또는 한의사는 법 제24조의2제1항 본문에 따른 서면의 경우에는 환자의 동의를 받은 날, 같은 조 제4항에 따른 서면은 환자에게 알린 날을 기준으로 각각 2년간 보존·관리하여야 한다.

---

② 수술 등 침습을 하는 과정과 그 후에 나쁜 결과가 발생할 개연성이 있는 의료행위를 하는 경우 혹은 사망 등의 중대한 결과 발생이 예측되는 의료행위등과 같이 환자의 자기결정이 요구되는 경우, 환자에게 의료행위를 받을 것인지 여부를 결정하는 데 필요한 정보를 제공하고 동의를 구해야 할 의무

③ 위험이 내포된 의료행위 시 환자나 그의 대리인에게 동의를 얻지 않으면, 이는 전단적 의료로 불법행위가 되며, 설명의무 위반 시는 민사책임을 질 수 있음

> **대법원 판결(1995)**
> 의사의 설명은 모든 의료과정 전반을 대상으로 하는 것이 아니라, ① 수술 등 침습을 하는 과정과 ② 그 후에 나쁜 결과 발생의 개연성이 있는 의료행위를 하는 경우 ③ 사망 등의 중대한 결과 발생이 예측되는 의료행위를 하는 경우 등과 같이 환자에게 자기결정에 의한 선택이 요구되는 경우만을 대상으로 해야 한다.

**(2) 법적 및 윤리적 근거**

① 법적 근거

　㉠ 「의료법」 제24조의 2(의료행위에 관한 설명): 2017. 6. 21. 시행

　㉡ 인격권의 한 내용으로 환자의 신체에 대한 자기결정권이 근거 (「헌법」 제10조)

　㉢ 수임인인 의료인이 그 위임사무의 처리상황에 대해 보고해야 할 의무 (「민법」 683조)

> **「헌법」 제10조**
> 모든 국민은 인간으로서의 존엄과 가치를 가지며, 행복을 추구할 권리를 가진다. 국가는 개인이 가지는 불가침의 기본적 인권을 확인하고 이를 보장할 의무를 진다.
>
> **「민법」 제683조(수임인의 보고의무)**
> 수임인은 위임인의 청구가 있을 때에는 위임사무의 처리상황을 보고하고 위임이 종료한 때에는 지체 없이 그 전말을 보고하여야 한다.

② 윤리적 근거: 간호윤리 원칙 중 자율성의 원칙

**(3) 설명의 내용(의료법 외 기타)**

① 환자의 질병유무와 종류, 진단결과

② 치료방법, 질병의 예후와 경과

③ 치료 시 위험 및 부작용, 기타 후유증

④ 불치료 시의 경과 및 위험

⑤ 대체가능한 다른 치료법

> **서울지법 판결(1992)**
> 담당의사는 원칙적으로,
> ① 환자의 병의 상태
> ② 의사가 필요하다고 생각되는 의료행위와 그 내용
> ③ 의료행위로 기대되는 결과 및 그에 수반되는 위험성
> ④ 당해 의료행위를 실시하지 않을 경우 예견되는 결과
> ⑤ 대체 가능한 다른 치료방법 등에 관하여 환자에게 설명하여야 한다.

(4) 설명의무의 면제

- 기타

 ㉠ 응급환자인 경우, 위험이 중대한 경우

 ㉡ 환자가 설명청취를 포기한 경우

 ㉢ 설명을 하였더라도 환자가 승낙할 것임을 입증할 경우(가정적 승낙인 경우)

 ㉣ 환자에게 발생할 위험이 매우 비전형적이고 발생개연성이 적을 경우

 ㉤ 환자가 이미 위험을 알고 있었을 경우

 ㉥ 설명이 환자의 심신에 중대한 영향을 미칠 것이 우려될 경우

 ㉦ 설명이 환자의 건강이나 치료에 역기능을 하는 경우

 ㉧ 법령에 의한 고지 금지

 ㉨ 법률상 강제치료 시행 시에는 설명만 필요하고 동의는 필요치 않음

(5) 설명의 방법과 정도

 ① 설명의 정도

  ㉠ 위험의 정도에 있어 그 발생가능성은 적으나 환자의 신체 상태를 중대하게 침해할 수 있는 경우나, 여러 진료 대안방법 중 환자가 합리적으로 결정권을 행사할 수 있을 경우 ⇨ 설명정도가 높아짐

   ◐ 판례: 부작용이나 후유증의 위험발생 가능성이 희소하다는 사정만으로 면제되지 않음

  ㉡ 의료의 긴급성, 필요성이 높을수록 → 설명요구 적어짐

 ② 설명의 방법

  ㉠ 시술자가 직접 대상자에게 하여야 함

  ㉡ 설명은 구두로 하여야 하며 정형화된 서면에 의한 설명은 정확성이 부족하므로 그것으로 설명을 대신할 수 없음

  ㉢ 대상자가 설명을 이해하고 자기 의사표현을 할 능력을 가지고 있어야 하며, 그렇지 못할 경우 법적 대리인이나 부모에게 동의를 구하여야 함

  ㉣ 대상자가 동의서에 서명하는 과정에서 부당함이나 협박이 없어야 하며, 충분한 설명을 들을 수 있어야만 그 동의서가 법적 효력을 가짐

  ㉤ 상대방이 일반인의 상식수준에서 이해할 수 있는 언어로, 시간적 여유가 있으며, 심리적으로 자유로운 상태에서 이루어져야 함

  ㉥ 설명의 시기는 침습의 중대성에 상응하는 의사형성을 위한 충분한 숙고기간을 고려하여 행해져야 함

   즉, 중요한 침습의 결과에 대하여 침습 바로 전, 특히 수술 직전에 설명해서는 안 됨

🖉 기출문제 맛 보기

1. 환자의 권리 중 자기결정권과 관련하여 간호사가 상대적으로 가지게 되는 법적 의무사항으로 가장 옳은 것은?                                    20년 서울시

① 주의의무            ② 확인의무            ③ 결과예견의무            ④ 설명 및 동의의무

2. 「의료법」상 사람의 생명 또는 신체에 중대한 위해를 발생하게 할 우려가 있는 수술을 하는 경우 환자에게 설명하고 동의를 받아야 하는 사항만을 모두 고르면?                                    23년 지방직

> ㄱ. 환자에게 발생하거나 발생 가능한 증상의 진단명
> ㄴ. 수술의 필요성, 방법 및 내용
> ㄷ. 수술에 따라 전형적으로 발생이 예상되는 후유증 또는 부작용
> ㄹ. 수술 전후 환자가 준수하여야 할 사항

① ㄱ, ㄹ            ② ㄱ, ㄴ, ㄷ            ③ ㄴ, ㄷ, ㄹ            ④ ㄱ, ㄴ, ㄷ, ㄹ

## 3) 확인의무

(1) 동료의료인의 잘못된 행위에 대한 확인의무

① 다른 보건의료인의 행위가 실무표준행위(standard of care)에 위반되지 않고 적절한 지를 관찰하여야 함

② 만약 의심이 가는 행위를 발견한 경우 이를 상위 관리자에게 보고하여야 함

(2) 간호보조인력의 행위에 대한 지도 감독, 확인 의무

간호사는 본인이 위임한 간호보조자의 행위를 지도 및 감독하여야 할 의무가 있음

(3) 의료장비 및 의료용 재료, 의약품의 사용과정에 대한 확인

○ 우리나라는 확인의무를 별도의 법적 의무로 다루지 않고 주의의무의 한 내용으로 봄

## 4) 비밀유지의무

(1) 개념

간호사가 간호를 통해 알게 된 개인의 비밀을 제 3자에게 말, 문서, 간호기록부를 보여주는 것으로 누설해서는 안되는 의무

(2) 법적 근거

① 「의료법」: 제19조(정보누설금지), 제21조(기록열람 등)

정답  1. ④  2. ④

---

「의료법」

제19조(정보 누설 금지)

① 의료인이나 의료기관 종사자는 이 법이나 다른 법령에 특별히 규정된 경우 외에는 의료·조산 또는 간호업무나 제17조에 따른 진단서·검안서·증명서 작성·교부 업무, 제18조에 따른 처방전 작성·교부 업무, 제21조에 따른 진료기록 열람·사본 교부 업무, 제22조제2항에 따른 진료기록부등 보존 업무 및 제23조에 따른 전자의무기록 작성·보관·관리 업무를 하면서 알게 된 다른 사람의 정보를 누설하거나 발표하지 못한다. 〈개정 2016. 5. 29.〉

② 제58조제2항에 따라 의료기관 인증에 관한 업무에 종사하는 자 또는 종사하였던 자는 그 업무를 하면서 알게 된 정보를 다른 사람에게 누설하거나 부당한 목적으로 사용하여서는 아니 된다. [제목개정 2016. 5. 29.]

제21조(기록 열람 등)

① 환자는 의료인, 의료기관의 장 및 의료기관 종사자에게 본인에 관한 기록(추가기재·수정된 경우 추가기재·수정된 기록 및 추가기재·수정 전의 원본을 모두 포함한다. 이하 같다)의 전부 또는 일부에 대하여 열람 또는 그 사본의 발급 등 내용의 확인을 요청할 수 있다. 이 경우 의료인, 의료기관의 장 및 의료기관 종사자는 정당한 사유가 없으면 이를 거부하여서는 아니 된다. 〈신설 2018. 3. 27.〉

② 의료인, 의료기관의 장 및 의료기관 종사자는 환자가 아닌 다른 사람에게 환자에 관한 기록을 열람하게 하거나 그 사본을 내주는 등 내용을 확인할 수 있게 하여서는 아니 된다. 〈개정 2016. 12. 20.〉

---

② 「헌법」, 「민법」, 「형법」

---

「헌법」 제17조

모든 국민은 사생활의 비밀과 자유를 침해받지 아니한다.

「민법」 제750조(불법행위의 내용)

고의 또는 과실로 인한 위법행위로 타인에게 손해를 가한 자는 그 손해를 배상할 책임이 있다.

「형법」 제317조(업무상비밀누설)

① 의사, 한의사, 치과의사, 약제사, 약종상, 조산사, 변호사, 변리사, 공인회계사, 공증인, 대서업자나 그 직무상 보조자 또는 차등의 직에 있던 자가 그 직무처리중 지득한 타인의 비밀을 누설한 때에는 3년 이하의 징역이나 금고, 10년 이하의 자격정지 또는 700만원 이하의 벌금에 처한다. 〈개정 1997. 12. 13.〉

---

(3) 비밀유지의 예외(정당행위로 인정)

① 본인의 동의가 있는 경우

② 법령에 의한 요구: 전염병 환자 신고는 법에 의한 행위로 위법이 아님

③ 정당한 업무 행위: 국가적으로 승인된 공동생활의 목적을 달성하기 위해 정당한 수단이라고 인정된 행위 예 집단검진 시 결핵환자 발견 후 보고

(4) 기록의 열람 또는 내용 확인이 가능한 경우(「의료법」 제21조)

---

「**의료법**」

**제21조(기록 열람 등)**

③ 제2항에도 불구하고 의료인, 의료기관의 장 및 의료기관 종사자는 다음 각 호의 어느 하나에 해당하면 그 기록을 열람하게 하거나 그 사본을 교부하는 등 그 내용을 확인할 수 있게 하여야 한다. 다만, 의사·치과의사 또는 한의사가 환자의 진료를 위하여 불가피하다고 인정한 경우에는 그러하지 아니하다. 〈개정 2023. 10. 31.〉

1. 환자의 배우자, 직계 존속·비속, 형제·자매(환자의 배우자 및 직계 존속·비속, 배우자의 직계존속이 모두 없는 경우에 한정한다) 또는 배우자의 직계 존속이 환자 본인의 동의서와 친족관계임을 나타내는 증명서 등을 첨부하는 등 보건복지부령으로 정하는 요건을 갖추어 요청한 경우

2. 환자가 지정하는 대리인이 환자 본인의 동의서와 대리권이 있음을 증명하는 서류를 첨부하는 등 보건복지부령으로 정하는 요건을 갖추어 요청한 경우

3. 환자가 사망하거나 의식이 없는 등 환자의 동의를 받을 수 없어 환자의 배우자, 직계 존속·비속, 형제·자매(환자의 배우자 및 직계 존속·비속, 배우자의 직계존속이 모두 없는 경우에 한정한다) 또는 배우자의 직계 존속이 친족관계임을 나타내는 증명서 등을 첨부하는 등 보건복지부령으로 정하는 요건을 갖추어 요청한 경우

4. 「국민건강보험법」 제14조, 제47조, 제48조 및 제63조에 따라 급여비용 심사·지급·대상여부 확인·사후관리 및 요양급여의 적정성 평가·가감지급 등을 위하여 국민건강보험공단 또는 건강보험심사평가원에 제공하는 경우

5. 「의료급여법」 제5조, 제11조, 제11조의3 및 제33조에 따라 의료급여 수급권자 확인, 급여비용의 심사·지급, 사후관리 등 의료급여 업무를 위하여 보장기관(시·군·구), 국민건강보험공단, 건강보험심사평가원에 제공하는 경우

6. 「형사소송법」 제106조, 제215조 또는 제218조에 따른 경우

6의2. 「군사법원법」 제146조, 제254조 또는 제257조에 따른 경우

7. 「민사소송법」 제347조에 따라 문서제출을 명한 경우

8. 「산업재해보상보험법」 제118조에 따라 근로복지공단이 보험급여를 받는 근로자를 진료한 산재보험 의료기관(의사를 포함한다)에 대하여 그 근로자의 진료에 관한 보고 또는 서류 등 제출을 요구하거나 조사하는 경우

9. 「자동차손해배상 보장법」 제12조제2항 및 제14조에 따라 의료기관으로부터 자동차보험진료수가를 청구받은 보험회사등이 그 의료기관에 대하여 관계 진료기록의 열람을 청구한 경우

10. 「병역법」 제11조의2에 따라 지방병무청장이 병역판정검사와 관련하여 질병 또는 심신장애의 확인을 위하여 필요하다고 인정하여 의료기관의 장에게 병역판정검사대상자의 진료기록·치료 관련 기록의 제출을 요구한 경우

11. 「학교안전사고 예방 및 보상에 관한 법률」 제42조에 따라 공제회가 공제급여의 지급 여부를 결정하기 위하여 필요하다고 인정하여 「국민건강보험법」 제42조에 따른 요양기관에 대하여 관계 진료기록의 열람 또는 필요한 자료의 제출을 요청하는 경우

12. 「고엽제후유의증 등 환자지원 및 단체설립에 관한 법률」 제7조제3항에 따라 의료기관의 장이 진료기록 및 임상소견서를 보훈병원장에게 보내는 경우

13. 「의료사고 피해구제 및 의료분쟁 조정 등에 관한 법률」 제28조제1항 또는 제3항에 따른 경우

---

14. 「국민연금법」 제123조에 따라 국민연금공단이 부양가족연금, 장애연금 및 유족연금 급여의 지급심 사와 관련하여 가입자 또는 가입자였던 사람을 진료한 의료기관에 해당 진료에 관한 사항의 열람 또는 사본 교부를 요청하는 경우

14의2. 다음 각 목의 어느 하나에 따라 공무원 또는 공무원이었던 사람을 진료한 의료기관에 해당 진료 에 관한 사항의 열람 또는 사본 교부를 요청하는 경우

　가. 「공무원연금법」 제92조에 따라 인사혁신처장이 퇴직유족급여 및 비공무상장해급여와 관련하여 요청하는 경우

　나. 「공무원연금법」 제93조에 따라 공무원연금공단이 퇴직유족급여 및 비공무상장해급여와 관련하 여 요청하는 경우

　다. 「공무원 재해보상법」 제57조 및 제58조에 따라 인사혁신처장(같은 법 제61조에 따라 업무를 위 탁받은 자를 포함한다)이 요양급여, 재활급여, 장해급여, 간병급여 및 재해유족급여와 관련하여 요청하는 경우

14의3. 「사립학교교직원 연금법」 제19조제4항제4호의2에 따라 사립학교교직원연금공단이 요양급여, 장해급여 및 재해유족급여의 지급심사와 관련하여 교직원 또는 교직원이었던 자를 진료한 의료기 관에 해당 진료에 관한 사항의 열람 또는 사본 교부를 요청하는 경우

14의4. 다음 각 목의 어느 하나에 따라 군인 또는 군인이었던 사람을 진료한 의료기관에 해당 진료에 관한 사항의 열람 또는 사본 교부를 요청하는 경우

　가. 「군인연금법」 제54조제2항에 따라 국방부장관이 퇴직유족급여와 관련하여 요청하는 경우

　나. 「군인 재해보상법」 제52조제2항에 따라 국방부장관(같은 법 제54조에 따라 권한을 위임받거나 업무를 위탁받은 자를 포함한다)이 공무상요양비, 장해급여 및 재해유족급여와 관련하여 요청하 는 경우

15. 「장애인복지법」 제32조제7항에 따라 대통령령으로 정하는 공공기관의 장이 장애 정도에 관한 심사 와 관련하여 장애인 등록을 신청한 사람 및 장애인으로 등록한 사람을 진료한 의료기관에 해당 진 료에 관한 사항의 열람 또는 사본 교부를 요청하는 경우

16. 「감염병의 예방 및 관리에 관한 법률」 제18조의4 및 제29조에 따라 질병관리청장, 시·도지사 또 는 시장·군수·구청장이 감염병의 역학조사 및 예방접종에 관한 역학조사를 위하여 필요하다고 인정하여 의료기관의 장에게 감염병환자등의 진료기록 및 예방접종을 받은 사람의 예방접종 후 이 상반응에 관한 진료기록의 제출을 요청하는 경우

17. 「국가유공자 등 예우 및 지원에 관한 법률」 제74조의8제1항제7호에 따라 보훈심사위원회가 보훈 심사와 관련하여 보훈심사대상자를 진료한 의료기관에 해당 진료에 관한 사항의 열람 또는 사본 교 부를 요청하는 경우

18. 「한국보훈복지의료공단법」 제24조의2에 따라 한국보훈복지의료공단이 같은 법 제6조제1호에 따른 국가유공자등에 대한 진료기록등의 제공을 요청하는 경우

19. 「군인사법」 제54조의6에 따라 중앙전공사상심사위원회 또는 보통전공사상심사위원회가 전공사상 심사와 관련하여 전사자등을 진료한 의료기관에 대하여 해당 진료에 관한 사항의 열람 또는 사본 교부를 요청하는 경우

④ 진료기록을 보관하고 있는 의료기관이나 진료기록이 이관된 보건소에 근무하는 의사·치과의사 또는 한의사는 자신이 직접 진료하지 아니한 환자의 과거 진료 내용의 확인 요청을 받은 경우에는 진료기록 을 근거로 하여 사실을 확인하여 줄 수 있다. 〈신설 2009. 1. 30.〉

⑤ 제1항, 제3항 또는 제4항의 경우 의료인, 의료기관의 장 및 의료기관 종사자는 「전자서명법」에 따른 전 자서명이 기재된 전자문서를 제공하는 방법으로 환자 또는 환자가 아닌 다른 사람에게 기록의 내용을 확인하게 할 수 있다. 〈신설 2020. 3. 4.〉

## (5) 진료기록의 송부(「의료법」제21조의 2)

> **「의료법」**                    [2016. 12. 20. 신설]
>
> **제21조의2(진료기록의 송부 등)**
> ① 의료인 또는 의료기관의 장은 다른 의료인 또는 의료기관의 장으로부터 제22조 또는 제23조에 따른 진료기록의 내용 확인이나 진료기록의 사본 및 환자의 진료경과에 대한 소견 등을 송부 또는 전송할 것을 요청받은 경우 해당 환자나 환자 보호자의 동의를 받아 그 요청에 응하여야 한다. 다만, 해당 환자의 의식이 없거나 응급환자인 경우 또는 환자의 보호자가 없어 동의를 받을 수 없는 경우에는 환자나 환자 보호자의 동의 없이 송부 또는 전송할 수 있다.
> ② 의료인 또는 의료기관의 장이 응급환자를 다른 의료기관에 이송하는 경우에는 지체 없이 내원 당시 작성된 진료기록의 사본 등을 이송하여야 한다.
> ③ 보건복지부장관은 제1항 및 제2항에 따른 진료기록의 사본 및 진료경과에 대한 소견 등의 전송 업무를 지원하기 위하여 전자정보시스템(이하 이 조에서 "진료기록전송지원시스템"이라 한다)을 구축·운영할 수 있다.

## 5) 기타 법적 의무

> **「의료법」**
>
> **제15조(진료거부금지의 의무)**
> ① 의료인 또는 의료기관 개설자는 진료나 조산 요청을 받으면 정당한 사유 없이 거부하지 못한다. 〈개정 2016. 12. 20.〉
> ② 의료인은 응급환자에게 「응급의료에 관한 법률」에서 정하는 바에 따라 최선의 처치를 하여야 한다.
>
> **제22조(진료기록부 등)**
> ① 의료인은 각각 진료기록부, 조산기록부, 간호기록부, 그 밖의 진료에 관한 기록(이하 "진료기록부등"이라 한다)을 갖추어 두고 환자의 주된 증상, 진단 및 치료 내용 등 보건복지부령으로 정하는 <u>의료행위에 관한 사항과 의견을 상세히 기록하고 서명하여야 한다.</u> 〈개정 2013. 4. 5.〉
> ② 의료인이나 의료기관 개설자는 진료기록부등[제23조제1항에 따른 전자의무기록(電子醫務記錄)을 포함하며, <u>추가기재·수정된 경우 추가기재·수정된 진료기록부등 및 추가기재·수정 전의 원본을 모두 포함한다. 이하 같다]을 보건복지부령으로 정하는 바에 따라 보존하여야 한다.</u> 〈개정 2018. 3. 27.〉
> ③ 의료인은 진료기록부등을 거짓으로 작성하거나 고의로 사실과 다르게 <u>추가기재·수정하여서는 아니 된다.</u> 〈신설 2011. 4. 7.〉
> ④ 보건복지부장관은 의료인이 진료기록부등에 기록하는 질병명, 검사명, 약제명 등 의학용어와 진료기록부등의 서식 및 세부내용에 관한 표준을 마련하여 고시하고 의료인 또는 의료기관 개설자에게 그 준수를 권고할 수 있다. 〈신설 2019. 8. 27.〉

「**의료법 시행규칙**」

**제14조(진료기록부 등의 기재 사항)**

① 법 제22조제1항에 따라 진료기록부, 조산기록부 및 간호기록부에 기록해야 할 의료행위에 관한 사항과 의견은 다음 각 호와 같다. 〈개정 2024. 7. 18.〉

1. 진료기록부

　가. 진료를 받은 사람의 주소 · 성명 · 연락처 · 주민등록번호 등 인적사항. 다만, 진료를 받은 사람이 가명 또는 전산관리번호를 부여받은 경우에는 성명 대신 가명을 기록하거나 주민등록번호 대신 전산관리번호를 기록할 수 있고, 주소 및 연락처를 기록하지 않을 수 있다.

　나. 주된 증상. 이 경우 의사가 필요하다고 인정하면 주된 증상과 관련한 병력(病歷) · 가족력(家族歷)을 추가로 기록할 수 있다.

　다. 진단결과 또는 진단명

　라. 진료경과(외래환자는 재진환자로서 증상 · 상태, 치료내용이 변동되어 의사가 그 변동을 기록할 필요가 있다고 인정하는 환자만 해당한다)

　마. 치료 내용(주사 · 투약 · 처치 등)

　바. 진료 일시(日時)

2. 조산기록부

　가. 조산을 받은 자의 주소 · 성명 · 연락처 · 주민등록번호 등 인적사항. 다만, 조산을 받은 사람이 가명 또는 전산관리번호를 부여받은 경우에는 성명 대신 가명을 기록하거나 주민등록번호 대신 전산관리번호를 기록할 수 있고, 주소 및 연락처를 기록하지 않을 수 있다.

　나. 생 · 사산별(生 · 死産別) 분만 횟수

　다. 임신 후의 경과와 그에 대한 소견

　라. 임신 중 의사에 의한 건강진단의 유무(결핵 · 성병에 관한 검사를 포함한다)

　마. 분만 장소 및 분만 연월일시분(年月日時分)

　바. 분만의 경과 및 그 처치

　사. 산아(産兒) 수와 그 성별 및 생 · 사의 구별

　아. 산아와 태아부속물에 대한 소견

　자. 삭제 〈2013. 10. 4.〉

　차. 산후의 의사의 건강진단 유무

3. 간호기록부

　가. 간호를 받는 사람의 성명. 다만, 간호를 받는 사람이 가명을 부여받은 경우에는 성명 대신 가명을 기록할 수 있다.

　나. 체온 · 맥박 · 호흡 · 혈압에 관한 사항

　다. 투약에 관한 사항

　라. 섭취 및 배설물에 관한 사항

　마. 처치와 간호에 관한 사항

　바. 간호 일시(日時)

② 의료인은 진료기록부, 조산기록부, 간호기록부 및 그 밖의 진료에 관한 기록(법 제23조제1항에 따른 전자의무기록을 포함한다. 이하 "진료기록부등"이라 한다)을 한글로 기록하도록 노력해야 한다. 〈신설 2023. 3. 2.〉

제15조(진료기록부 등의 보존)

① 의료인이나 의료기관 개설자는 법 제22조제2항에 따른 진료기록부등을 다음 각 호에 정하는 기간 동안 보존하여야 한다. 다만, 계속적인 진료를 위하여 필요한 경우에는 1회에 한정하여 다음 각 호에 정하는 기간의 범위에서 그 기간을 연장하여 보존할 수 있다. 〈개정 2016. 12. 29.〉

1. 환자 명부: 5년
2. 진료기록부: 10년
3. 처방전: 2년
4. 수술기록: 10년
5. 검사내용 및 검사소견기록: 5년
6. 방사선 사진(영상물을 포함한다) 및 그 소견서: 5년
7. 간호기록부: 5년
8. 조산기록부: 5년
9. 진단서 등의 부본(진단서 · 사망진단서 및 시체검안서 등을 따로 구분하여 보존할 것): 3년

## 6) 의료인의 의무

「**의료법**」

제24조(요양방법 지도)

의료인은 환자나 환자의 보호자에게 요양방법이나 그 밖에 건강관리에 필요한 사항을 지도하여야 한다.

제25조(신고)

① 의료인은 대통령령으로 정하는 바에 따라 최초로 면허를 받은 후부터 3년마다 그 실태와 취업상황 등을 보건복지부장관에게 신고하여야 한다. 〈개정 2011. 4. 28.〉

② 보건복지부장관은 제30조제3항의 보수교육을 이수하지 아니한 의료인에 대하여 제1항에 따른 신고를 반려할 수 있다. 〈신설 2011. 4. 28.〉

③ 보건복지부장관은 제1항에 따른 신고 수리 업무를 대통령령으로 정하는 바에 따라 관련 단체 등에 위탁할 수 있다. 〈신설 2011. 4. 28.〉

제30조(협조 의무)

① 중앙회는 보건복지부장관으로부터 의료와 국민보건 향상에 관한 협조 요청을 받으면 협조하여야 한다. 〈개정 2010. 1. 18.〉

② 중앙회는 보건복지부령으로 정하는 바에 따라 회원의 자질 향상을 위하여 필요한 보수(補修)교육을 실시하여야 한다. 〈개정 2010. 1. 18.〉

③ 의료인은 제2항에 따른 보수교육을 받아야 한다.

「**의료법 시행규칙**」

제20조(보수교육)

① 중앙회는 법 제30조제2항에 따라 다음 각 호의 사항이 포함된 보수교육을 매년 실시하여야 한다. 〈개정 2017. 3. 7.〉

1. 직업윤리에 관한 사항
2. 업무 전문성 향상 및 업무 개선에 관한 사항
3. 의료 관계 법령의 준수에 관한 사항

4. 선진 의료기술 등의 동향 및 추세 등에 관한 사항

5. 그 밖에 보건복지부장관이 의료인의 자질 향상을 위하여 필요하다고 인정하는 사항

② 의료인은 제1항에 따른 보수교육을 연간 8시간 이상 이수하여야 한다.

## 7) 기타

「의료법」

**제20조(태아 성 감별 행위 등 금지)**

① 의료인은 태아 성 감별을 목적으로 임부를 진찰하거나 검사하여서는 아니 되며, 같은 목적을 위한 다른 사람의 행위를 도와서도 아니 된다.

② 의료인은 임신 32주 이전에 태아나 임부를 진찰하거나 검사하면서 알게 된 태아의 성(性)을 임부, 임부의 가족, 그 밖의 다른 사람이 알게 하여서는 아니 된다. 〈개정 2009. 12. 31.〉

[2009. 12. 31. 법률 제9906호에 의하여 2008. 7. 31. 헌법재판소에서 헌법불합치 결정된 이 조 제2항을 개정함.]

「의료법 시행규칙」

**제19조(의과대학생 등의 의료행위)**

② 법 제27조 제1항 제3호에 따라 의학·치과의학·한방의학 또는 간호학을 전공하는 학교의 학생은 다음 각 호의 의료행위를 할 수 있다.

1. 전공 분야와 관련되는 실습을 하기 위하여 지도교수의 지도·감독을 받아 행하는 의료행위

2. 국민에 대한 의료봉사활동으로서 의료인의 지도·감독을 받아 행하는 의료행위

3. 전시·사변이나 그 밖에 이에 준하는 국가비상사태 시에 국가나 지방자치단체의 요청에 따라 의료인의 지도·감독을 받아 행하는 의료행위

---

**🖉 기출문제 맛 보기**

〈보기〉에서 간호사의 법적 의무와 책임에 대한 설명 중 옳은 것을 모두 고른 것은?          23년 서울시

ㄱ. 간호사는 환자에게 유해한 결과가 발생하지 않도록 예견하고, 예견 가능한 위험을 회피할 수 있는 수단을 강구하여야 할 의무가 있다.

ㄴ. 간호사가 간호기록을 거짓으로 작성하거나 고의로 사실과 다르게 수정한 경우는 간호사 면허취소 사유에 해당한다.

ㄷ. 간호사는 면허를 발급받은 해를 기준으로 3년마다 그 실태와 취업상황 등을 신고해야 하며, 신고하지 않는 경우 면허의 효력은 신고할 때까지 정지당할 수 있다.

ㄹ. 간호학생의 임상실습 수련을 목적으로, 예정된 분만과정에 참관하는 경우에는 설명과 동의 의무가 면제된다.

① ㄱ, ㄷ          ② ㄴ, ㄹ          ③ ㄱ, ㄴ, ㄷ          ④ ㄱ, ㄷ, ㄹ

---

정답 ①

# 간호사고와 법적 책임

## 1 과실과 과오

### 1) 과실과 과오

(1) 부주의나 태만 따위에서 비롯된 잘못이나 허물

(2) 법률적으로는 어떠한 사실을 인식할 수 있었음에도 불구하고 부주의(不注意)로 인식하지 못한 것

(3) 통상적으로 과실이라는 용어를 포괄적으로 사용

### 2) 불법행위상의 과실과 과오

(1) 과실

① 합리적이고 신중한 태도로 행동하지 않은 잘못

② 부주의로 인해 어떤 결과의 발생을 내다보지 못한 것으로 고의(일부러 하는 생각이나 태도)와는 반대되는 개념

③ 의도하지 않고 한 일로 인해 예상치 못한 손해가 타인에게 발생하는 것

(2) 과오

① 과실의 특수한 형태

② 합리적이고 신중하게 행동하도록 교육받고 훈련된 전문가에게 기대되는 실무표준을 위반하는 경우

③ 전문가가 자신의 업무수행 시 고의적 또는 무지나 부주의 때문에 발생하는 부당한 처사나 부도덕한 행위를 한 경우

## 2 간호사고와 간호과실

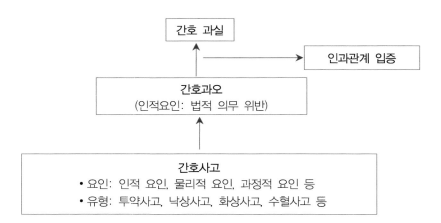

### 1) 간호사고

(1) 간호사가 간호업무 수행 시 예상외로 원하지 않았던 불상사가 야기된 것을 총칭

(2) 환자가 간호사로부터 간호서비스를 제공받음에 있어 간호행위가 개시되어 종료되기까지의 과정이나 그 종료 후 당해 간호행위로 인하여 발생한 예상치 못하고 원하지 않았던 일신상의 불상사

(3) 고의 또는 태만, 기타 원인으로 인하여 환자의 상해, 사망 또는 건강상의 변화 등 예측되지 않은 부정적 결과가 발생되는 것

(4) 간호사의 의무에 반하여 발생된 업무상 과실로 인정되면, 법적 책임을 지게 됨

### 2) 간호과오

(1) 주의의무태만으로 타인에게 손해를 입히게 된 것을 총칭

(2) 타인에게 유해한 결과가 발생되지 않도록 정신을 집중할 의무를 태만히 함으로서 타인에게 손해를 입게 한 것을 총칭

(3) 간호를 행함에 있어 평균 수준의 간호사에게 요구되는 업무상의 주의의무를 게을리하여 환자에게 인신 상의 손해를 발생하게 한 것

### 3) 간호과실

(1) 간호과오가 객관적으로 입증되거나 인정되었을 때 즉, 법적 판단을 받은 경우

(2) 간호과실 성립요소

① 환자-간호사의 관계에서 발생할 것

② 간호사의 환자에 대한 의무 태만이 증명될 것

③ 구체적인 손상 또는 상해, 손해가 있을 것

④ 인과관계 증명(그 과실이 손해의 직접적인 원인이었다는 것을 증명)있을 것

🖉 기출문제 맛 보기

용어에 대한 설명으로 옳지 않은 것은?　　　　　　　　　　　　　　　　　　　19년 지방직

① 의료오류(medical error) – 현재의 의학적 지식수준에서 예방가능한 위해사건 혹은 근접오류

② 과오(malpractice) – 상식을 가진 일반인의 표준적 수준을 충족하지 못하는 행위

③ 과실(negligence) – 유해한 결과가 발생하지 않도록 정신을 집중할 주의의무를 태만히 한 행위

④ 전단적 의료(unauthorized medical care) – 위험성이 있는 의료를 행하기에 앞서 환자로부터 동의를 얻지 않고 의료행위를 하는 것

## 3　의료사고와 법적 책임

간호사고에 대한 책임은 법적 책임으로 민사책임과 형사책임이 있으며, 이 외에 간호사의 직업윤리에 기초한 윤리적 책임이 있다.

### 1) 민사상 책임

환자와의 최신의 지식과 기술로 간호해 주겠다는 묵시적인 계약이 있는 것이므로 이를 위반했다고 고소당하면 손해배상(금전배상)을 해야 하며, 의료인의 과오로 인하여 발생된 손해를 가해자로 하여금 배상하게 함으로써 피해자를 구제하는 것을 목적으로 한다.

#### (1) 불법행위책임

간호사가 업무상 주의의무태만(고의, 과실로 인한 위법행위)으로 인해 환자가 손해를 받은 경우 불법행위가 성립되어 손해를 배상할 책임을 져야 한다.

#### (2) 채무불이행책임

① 책임에 대한 일부 또는 전부를 수행하지 않은 결과(불완전한 이행) 타인이 상해를 받게 된 것을 의미하며 이 경우 손해를 배상할 책임이 있다.

　　◐ 의료채무는 결과채무가 아니라 질병완치를 위해 의료행위시 최선을 다하겠다는 수단 채무임

② 불이행과 과실은 같은 의미로 사용하고, 이행보조자의 고의나 과실은 채무자의 고의나 과실로 본다.(「민법」 제391조)

정답 ②

[표 10 - 1] 채무불이행 책임과 불법책임

| 구분 | 채무불이행책임 | 불법행위책임 |
|---|---|---|
| 발생요건 | ① 간호사의 고의, 과실<br>② 불완전한 이행<br>③ 손해발생<br>④ 불완전한 이행과 손해의 인과관계 | ① 간호사의 고의, 과실<br>② 위법한 간호행위<br>③ 손해발생<br>④ 불법행위와 손해사이의 인과관계 |
| 귀책사유 | • 고의, 과실(주의의무위반) | • 고의, 과실(주의의무위반) |
| 입증책임 | • 채무자(간호사)가 귀책사유 없음을 입증해야 함 | • 피해자(환자)가 간호사의 귀책사유를 입증해야 함 |
| 손해배상<br>책임 | • 의료기관의 간호사: 이행보조자의 고의, 과실은 채무자(병원개설자)의 고의, 과실과 전적으로 동일시 됨(사용자 / 개설자 배상책임)<br>• 간호사가 독립적 요양원 개설: 간호사의 책임<br>• 과실상계 | • 의료기관: 피고용인의 불법행위에 대한 병원개설자의 사용자 배상책임<br>• 의료기관의 간호사<br>　－ 의사진료 협조시: 서로 감독확인관계시 의사단독 또는 간호사와 공동불법행위 책임<br>　－ 간호사의 고유업무시: 간호사의 단독책임. 대개의 경우는 병원개설자와 공동불법행위 책임 |
| 배상범위 | • 통상손해(현실로 발생한 손해) | • 통상손해, 위자료 |
| 소멸시효 | • 채무불이행이 있는 날로부터 10년 | • 손해 및 가해자를 안 날로부터 3년 간 이를 행사하지 않거나 불법행위를 한 날로부터 10년 내에 행사하지 않으면 시효로 소멸된다. |

### Q 참고 POINT

**[불법행위 관련 법조항]**

**「민법」 제750조(불법행위의 내용)**

고의 또는 과실로 인한 위법행위로 타인에게 손해를 가한 자는 그 손해를 배상할 책임이 있다.

**「민법」 제756조(사용자의 배상책임)**

① 타인을 사용하여 어느 사무에 종사하게 한 자는 피용자가 그 사무집행에 관하여 제삼자에게 가한 손해를 배상할 책임이 있다. 그러나 사용자가 피용자의 선임 및 그 사무감독에 상당한 주의를 한 때 또는 상당한 주의를 하여도 손해가 있을 경우에는 그러하지 아니하다.

② 사용자에 갈음하여 그 사무를 감독하는 자도 전항의 책임이 있다. 〈개정 2014. 12. 30.〉

③ 전2항의 경우에 사용자 또는 감독자는 피용자에 대하여 구상권을 행사할 수 있다.

**「민법」 제760조(공동불법행위자의 책임)**

① 수인이 공동의 불법행위로 타인에게 손해를 가한 때에는 연대하여 그 손해를 배상할 책임이 있다.

**[채무불이행 관련 조항]**

**「민법」 제390조(채무불이행과 손해배상)**

채무자가 채무의 내용에 좋은 이행을 하지 아니한 때에는 채권자는 손해배상을 청구할 수 있다. 그러나 채무자의 고의나 과실없이 이행할 수 없게 된 때에는 그러하지 아니하다.

**「민법」 제391조(이행보조자의 고의, 과실)**

채무자의 법정대리인이 채무자를 위하여 이행하거나 채무자가 타인을 사용하여 이행하는 경우에는 법정대리인 또는 피용자의 고의나 과실은 채무자의 고의나 과실로 본다.

**「민법」 제393조(손해배상의 범위)**

① 채무불이행으로 인한 손해배상은 통상의 손해를 그 한도로 한다.

**「민법」 제396조(과실상계)**

채무불이행에 관하여 채권자에게 과실이 있는 때에는 법원은 손해배상의 책임 및 그 금액을 정함에 이를 참작하여야 한다.

◯ 구상권: 대신 돈을 갚고 되돌려 받을 수 있는 권리

◯ 과실상계: 과실상계란 채무불이행이나 불법행위에 있어 채권자(피해자 환자)에게 과실이 있을 때 법원이 손해배상이 책임 및 그 금액산정에 있어 채권자의 과실을 참작하는 제도이다(이준성, 1998). 민법은 채무불이행에 관하여 과실상계를 규정하고(제396조), 이를 불법행위에도 준용(제763조)하고 있다.

만약 간호과오로 인한 손해 발생이나 확대 원인에 환자 측의 거짓말·침묵·비협력 등 과실이 개재되었다면, 그 손해에 대해 합리적으로 분담시키는 과실상계를 고려해야 한다. 이유는 간호행위가 환자 측의 협력이 없으면 충분한 효과를 거둘 수 없는 경우가 많기 때문이다.

## 2) 형사상 책임

형사책임은 국가가 범죄자를 처벌함으로서 범죄를 억제하고 가해자를 제재함을 목적으로 한다.

### (1) 업무상과실치사상죄

① 간호사고의 경우는 고의범이 아니므로, 업무상 과실치사(상)죄가 성립
② 업무상 과실로 인하여 사람을 사망에 이르게 하거나 사람의 신체를 상해하는 범죄

| 민사책임 | | | 형사책임 |
|---|---|---|---|
| 가해자에 대하여 사적인 책임을 추궁 | | | 위법행위자에 대한 사회적 책임 추궁 |
| 발생된 손해를 가해자로 하여금 배상하게 함으로써 피해자를 구제하는 것을 목적 | | | 범죄자 처벌로 인한 가해자 제재와 범죄발생 예방 목적 |
| 손해배상 | | | 재산형(벌금), 자유형(징역, 금고 등) |
| 계약(채무불이행)책임 | 불법행위책임 | | 업무상 과실치사상죄 |
| • 고의 혹은 과실<br>• 행위 이행의 불완전성<br>• 손해의 발생<br>• 행위와 결과사이의 인과관계 | • 고의 혹은 과실<br>• 행위가 사회가 보호하는 권리를 침해<br>• 손해의 발생<br>• 행위와 결과사이의 인과관계<br>• 위법한 결과로 법률상 비난을 인식하는 정신능력(책임능력) | | • 주의의무 위반을 한 과실<br>• 업무자라는 신분관계<br>• 행위와 결과사이의 인과관계 |

> **「형법」**
>
> **제268조(업무상과실 · 중과실 치사상)**
>
> 업무상 과실 또는 중대한 과실로 사람을 사망이나 상해에 이르게 한 자는 5년 이하의 금고 또는 2천만원 이하의 벌금에 처한다. [전문개정 2020. 12. 8.]

### (2) 간호사의 형사책임 관련 법조항

> **「형법」**
>
> **제231조(사문서등의 위조 · 변조)**
>
> 행사할 목적으로 권리 · 의무 또는 사실증명에 관한 타인의 문서 또는 도화를 위조 또는 변조한 자는 5년 이하의 징역 또는 1천만원 이하의 벌금에 처한다. [제목개정 1995. 2. 29.]
>
> **제233조(허위진단서등의 작성)**
>
> 의사, 한의사, 치과의사 또는 조산사가 진단서, 검안서 또는 생사에 관한 증명서를 허위로 작성한 때에는 3년 이하의 징역이나 금고, 7년 이하의 자격정지 또는 3천만원 이하의 벌금에 처한다. [전문개정 1995. 12. 29.]

제270조(의사 등의 낙태, 부동의낙태)

① 의사, 한의사, 조산사, 약제사 또는 약종상이 부녀의 촉탁 또는 승낙을 받아 낙태하게 한 때에는 2년 이하의 징역에 처한다. 〈개정 1995. 12. 29.〉

② 부녀의 촉탁 또는 승낙없이 낙태하게 한 자는 3년 이하의 징역에 처한다

③ 제1항 또는 제2항의 죄를 범하여 부녀를 상해에 이르게 한때에는 5년 이하의 징역에 처한다. 사망에 이르게 한때에는 10년 이하의 징역에 처한다. 〈개정 1995. 12. 29.〉

④ 전 3항의 경우에는 7년 이하의 자격정지를 병과한다.

[헌법불합치, 2017헌바127, 2019. 4. 11. 형법(1995. 12. 29. 법률 제5057호로 개정된 것) 제269조 제1항, 제270조 제1항 중 '의사'에 관한 부분은 모두 헌법에 합치되지 아니한다. 위 조항들은 2020. 12. 31.을 시한으로 입법자가 개정할 때까지 계속 적용된다]

제307조(명예훼손)

① 공연히 사실을 적시하여 사람의 명예를 훼손한 자는 2년 이하의 징역이나 금고 또는 500만원 이하의 벌금에 처한다. 〈개정 1995. 12. 29.〉

② 공연히 허위의 사실을 적시하여 사람의 명예를 훼손한 자는 5년 이하의 징역, 10년 이하의 자격정지 또는 1천만원 이하의 벌금에 처한다. 〈개정 1995. 12. 29.〉

제317조(업무상비밀누설)

① 의사, 한의사, 치과의사, 약제사, 약종상, 조산사, 변호사, 변리사, 공인회계사, 공증인, 대서업자나 그 직무상 보조자 또는 차등의 직에 있던 자가 그 직무처리중 지득한 타인의 비밀을 누설한 때에는 3년 이하의 징역이나 금고, 10년 이하의 자격정지 또는 700만원 이하의 벌금에 처한다. 〈개정 1997. 12. 13.〉

## 3) 주의의무 제한 원리

주의의무(위험금지 의무)를 무제한 적용할 수 없는 한계가 있으므로, 허용된 위험의 원칙과 신뢰의 원칙을 적용함

### (1) 허용된 위험의 원칙

① 일정한 생활범위에서 예견하고 회피할 수 있는 위험이라고 할지라도 전적으로 금지할 수 없는 것을 말함

② 이 법리를 의료행위에 적용할 경우, 위험한 행동(위험한 수술시 위험을 감수하고 시행)을 할 경우에 해당하며, 이때 동의를 필요로 함

### (2) 신뢰의 원칙

① 간호사가 의사의 보조자로서 의료행위를 하는 경우, 의사가 간호사에 대하여 지휘, 감독 관계에 있으므로 원칙적으로 의사는 간호사의 주의의무위반에 대하여 신뢰의 원칙을 이유로 자기의 책임을 부정할 수 없음

② 의사의 의료활동에 필요한 보조작업의 내용 또는 보조자의 자격, 능력 등을 종합적으로 고려하여 예외적으로 신뢰의 원칙을 적용할 수 있는 영역이 존재할 수 있음

③ 외관상 명백하게 잘못된 지시가 아닌 한 의사의 지시를 신뢰하고 의료행위를 한 간호사는 신뢰의 원칙을 이유로 면책을 주장할 수 있음

---

**Q 참고 POINT**

**[대법원 판례에서의 간호업무와 행정부 유권해석]**

(1) **수혈업무**: 의사의 업무로 규정되어 의사가 수행해야 함

(2) **자살위험환자의 감시 및 관리의무**: 의사의 지시가 없어도 간호사가 수행하여야 함

(3) **수술 후 환자의 경과관찰 및 보고의무**: 수술 후 하루된 환자의 활력증후 체크를 의사의 지시에 따라 수행하거나 환자의 상태를 의사에게 알리는 행위는 간호사의 업무에 속함

(4) **간호사의 진료보조행위의 의미**: 의사 처방에 의한 간호사의 정맥주사(side injection 방식)는 의사의 입회가 필요 없는 행위

(5) **간호사는 단독으로 주사행위를 할 수 없음**: 간호사는 내원한 환자에 대하여 의사의 직접진찰에 의하지 않고 전화상의 구두처방만으로 주사 및 투약을 할 수 없음

(6) 간호사의 혈맥주사는 의사의 지도하에 시행되어야 함

(7) 의사의 직접 진찰에 의하지 않은 간호조무사의 의사 사전구두처방에 의한 주사 및 투약행위는 불법임

---

## 4 의료사고에 대한 피해구제

(1) **민 · 형사 소송**

(2) **민사 조정제도(민사 조정법)**: 법원을 통해 상호 타협과 양보에 의해 해결하는 방법

(3) **의료분쟁 조정(한국의료분쟁조정중재원)**: 조정결정에 동의 시 재판상 화해 성립하여 확정판결

(4) **소비자단체의 구제(한국소비자 보호원)**

(5) **공제조합과 보험**: 보험제도, 공제제도

---

## 5 간호과오의 예방방안

### 1) 간호과오 예방을 위한 개인적 차원의 예방방안

(1) 여유 있고 명랑한 기분으로 일에 임한다.

(2) 대상자와 좋은 신뢰관계를 형성한다.

(3) 간호실무표준을 근거로 원칙과 지식을 최대한으로 활용하여 간호를 수행한다.

(4) 사소하거나 쉬운 일이라도 적합한 순서와 절차를 따른다.

(5) 자신에게 배당된 직무를 확실히 알고 있다.

(6) 대상자와 보호자의 호소를 가볍게 넘기지 않는다.

(7) 분량, 단위, 농도 등 숫자는 항상 세 번 이상 확인한다.

(8) 의문이 있으면 상급자와 논의한다.

(9) 의사의 처방에 이상한 점은 추측하지 말고 다시 확인한다.

(10) 근거에 기반한 충분한 설명을 제공한다.

(11) 한번에 두 가지 일을 함께 하지 않는다.

(12) 자신의 과오나 사고가 발생하면 곧바로 상급자에게 보고한다.

(13) 기관의 정책과 관련 규정, 지침 등을 일 년에 한 번은 자세히 숙지한다.

## 2) 간호과오 예방을 위한 조직적 차원의 예방방안

(1) 간호사고 예방을 위한 간호실무에 필요한 법적 책임과 의무에 대한 체계적이고 정규적인 교육이 필요하다.

(2) 효율적인 업무과정으로 근무환경 개선이 필요하다.

(3) 간호업무의 기준과 표준화된 지침을 개발해야 한다.

(4) 간호실무 현장에서의 각 영역별 윤리적, 법적 문제에 대한 사례연구를 수행한다.

(5) 간호사고 발생 시 위험 관리와 올바른 대처를 위한 사건보고 및 의사소통 체계를 확립한다.

(6) 간호사고 발생요인의 근본원인을 분석하고 이를 해결하기 위한 대책을 마련한다.

---

### ✔ 기출문제 맛 보기

1. A간호사의 수술위치 확인 오류로 인해 위암 환자에게 유방절제술이 시행되어, 이 환자에게 신체상의 손해가 발생하였다. 이 상황에서 간호사의 과실이 인정될 경우, A간호사에게 주어질 형사적 책임은?

15년 서울시

① 불법행위 책임      ② 채무불이행 책임
③ 사용자 배상 책임      ④ 업무상 과실치상죄

2. 개인적 차원과 비교하여, 조직적 차원의 간호사고 예방을 위한 방안으로 가장 옳은 것은?

22년 2월 서울시

① 간호실무 표준과 지침을 마련한다.
② 사고의 근본원인보다는 사고발생자에게 집중한다.
③ 간호실무표준을 기초로 최선의 간호를 수행한다.
④ 사소한 내용이라도 환자 및 보호자의 호소를 가볍게 넘기지 않는다.

---

정답 1. ④ 2. ①

# 📝 단원확인문제

**01.** 다음 중 간호사의 면허자격 정지에 해당하는 것은?

　① 정신질환자
　② 마약 중독자
　③ 관련 서류를 위조하여 진료비를 거짓 청구한 때
　④ 피성년 후견인

**02.** 「의료법」에 제시된 간호사의 업무에 해당되지 않는 것은?

　① 환자의 간호요구에 대한 관찰, 자료수집, 간호판단 및 요양을 위한 간호
　② 의사, 치과의사, 한의사의 지도하에 시행하는 진료의 보조
　③ 간호요구자에 대한 교육 상담 및 건강증진을 위한 활동의 기획과 수행
　④ 재활의료업무 종사자 및 보건교사의 직무

**03.** 다음은 간호사의 주의의무에 대한 설명이 옳지 않은 것은?

　① 주의의무의 판단기준은 고도의 전문적 능력을 가진 간호사가 가져야 할 주의의무를 말한다.
　② 주의의무를 위반한 경우 민, 형법상의 법적 책임이 추궁된다.
　③ 주의의무는 결과예견의무와 결과회피의무의 이중적 구조로 구성된다.
　④ 주의의무란 유해한 결과가 발생하지 않도록 의식을 집중할 의무이다.

**04.** 예견의무란 특정영역의 통상인 이라면 행위 시 결과의 발생을 예견할 수 있는 것을 말한다. 간호사에게 예견의무가 있다고 인정되는 경우가 아닌 것은?

　① 하여야 할 행위를 하지 않는 경우(작위의무의 부작위)
　② 발생가능성이 매우 낮은 경우라도 객관적으로 일반 간호사에게 알려진 상태
　③ 위험회피를 위하여 일정 조치를 취했으나 예기치 못한 유해한 결과가 야기된 경우
　④ 일반간호사에게 알려지지 않은 단계라 할지라도 당해 간호사가 이를 알 수 있는 위치에 있는 경우

**05.** 환자에게 페니실린을 주사하는 경우 과민성 여부를 알기 위해 예비검사를 실시하게 된다. 실제로 예비검사에서 음성반응을 보인 환자 중 과민성 쇼크로 사망하는 경우가 빈번하다. 임상실무에서는 관례상 환자에게 매번 주사시 예비검사를 하지 않는 경향이 있으나, 법적 문제시에는 결코 용납되고 있지 않다. 이러한 사실은 의료인의 어떠한 의무를 강조하는 것인가?

① 결과예견의무　　　　　　　　　　② 결과회피의무
③ 설명의무　　　　　　　　　　　　④ 확인의무

**06.** 의료인이 의료행위를 시행하기에 앞서 환자로부터 동의를 얻지 않고 시행한 의료를 다음 용어 중 한 가지로 규정한다. 어느 것인가?

① 한계적 의료　　　　　　　　　　② 전단적 의료
③ 주의의무태만　　　　　　　　　　④ 명시 동의

**07.** 간호사는 대상자에게 위험을 주는 의료행위를 시행할 때 사전에 설명 및 동의를 구하여야 할 법적의무가 있다. 이와 같은 법적의무의 궁극적 취지는 무엇인가?

① 간호사의 법적 보호　　　　　　　② 간호사의 정보제공자로의 의무
③ 의료사고의 사전예방　　　　　　　④ 대상자의 자기 결정권보호

**08.** 사람의 생명에 중대한 위해를 발생할 우려가 있는 수술을 하는 경우에는 의사는 사전에 설명 및 동의를 구하여야 할 의무가 있다. 이때 「의료법」에 제시된 설명 내용이 옳게 조립된 것은?

| |  |
|---|---|
| ㄱ. 수술의 필요성과 방법 | ㄴ. 설명을 하는 의사의 성명 |
| ㄷ. 수술 등 전후 환자가 준수해야 하는 사항 | ㄹ. 처치에 드는 비용 |

① ㄱ, ㄴ, ㄷ　　　　　　　　　　② ㄱ, ㄷ, ㄹ
③ ㄴ, ㄷ, ㄹ　　　　　　　　　　④ ㄱ, ㄴ, ㄷ, ㄹ

**09.** 환자의 사생활과 관련하여 간호사가 지켜야 할 비밀유지 의무에 대한 설명으로 옳은 것은?

① 환자의 동의가 있을 경우라도 누설하면 범죄가 구성된다.
② 담당 환자가 아닌 경우에는 타인의 비밀을 누설하는 경우에 적용되지 않는다.
③ 비밀누설의 죄가 성립되기 위해서는 간호사의 고의나 과실이 인정되어야 한다.
④ 환자의 사생활 보호가 중요하므로 어떤 상황에서도 환자의 비밀은 공개할 수 없다.

**10.** 불법행위에 대한 설명으로 옳은 것은?

① 불법행위의 책임은 그 행위를 한 간호사에게만 귀속된다.
② 손해를 가한 간호사에게 행정처벌의 책임을 묻는 것이다.
③ 간호사의 고의, 과실에 대한 사회적 책임을 추궁하는 것이다.
④ 손해에는 자유, 명예, 사생활과 같은 정신적 침해를 포함한다.

**11.** 다음은 간호사의 고의, 과실에 대한 설명이다. 옳은 설명이 아닌 것은?

① 과실이란 가해자가 관행상 부과된 주의의무를 게을리 하는 경우를 말한다.
② 간호과실이란 간호과오가 객관적으로 입증되거나 인증되는 경우이다.
③ 간호과오란 간호사의 주의의무태만으로 타인에게 손해를 입히게 된 것을 총칭한다.
④ 고의란 가해자가 손해가 발생할 것임을 알면서도 그 가해 행위를 한 경우를 말한다.

**12.** 다음 사례들은 민사소송이 된 사례이다. 무슨 법적의무를 다하지 못한 사례인가?

> • 어린이 운반 도중 눕는 차에서 떨어져 골절된 경우
> • 유치도뇨 시 오염된 카테터를 사용하여 병원감염이 된 경우
> • 투약 시 주입속도가 빨라 환자가 호흡곤란을 느낀 경우

① 주의의무      ② 업무상과실
③ 요양방법지도의무      ④ 채무이행의무

**13.** 비밀누설 금지의무에도 불구하고 기록의 열람이 가능한 경우는?

① 환자 배우자가 가족관계증명서를 첨부하여 요청한 경우
② 한국의료분쟁조정중재원의 중재위원이 의료사고 발생 의료기관에 관련문서 열람을 요청한 경우
③ 환자가 의식이 없는 경우 환자의 직계존비속이 친족관계를 나타내는 증명서를 첨부하여 요청한 경우
④ 환자로부터 자동차보험 진료수가를 청구받은 보험회사 등이 의료기관에 대하여 관계 진료기록 열람을 청구한 경우

**14.** 간호사고를 예방하기 위한 조직 차원의 방법은?

① 사고 발생 시 훈육을 통해 경각심을 갖게 한다.
② 효과적인 사건보고체계와 의사소통체계를 구축한다.
③ 누가 과오를 범하였는가에 대한 근본적인 원인을 분석한다.
④ 간호사고와 인사고과를 연결하여 근본적인 재발방지를 도모한다.

**15.** 의료사고로 인한 형사책임과 관련된 설명이 옳은 것은?

① 민사책임에는 불법행위책임과 채무불이행 책임이 있다.
② 채무불이행 책임은 채무자가 귀책사유를 입증해야 한다.
③ 의료사고는 고의가 아니므로, 업무상 과실치상죄에 해당한다.
④ 불법행위책임이 되기 위해서는 간호사의 고의 혹은 과실, 위법한 간호행위, 손해가 발생하고, 불법행위와 손해사이의 인과관계가 입증되어야 한다.

## 정답 및 해설 Answers & Explanations

**01 정답 ③**

①, ②, ④는 면허취소 사유이다.

**02 정답 ④**

대통령령으로 정하는 보건활동에, 재활의료업무 종사자로서의 업무는 간호사의 업무에 포함되지 않는다.

**03 정답 ①**

주의의무의 일반적 기준은 보통의 통상적인 수준의 의료인에게 요구되는 주의능력이다.

**04 정답 ③**

예견의무란 예견가능성이 있는 범위 내에서만 추궁되며, 일정 조치를 취했으나 예기치 못한 결과에 대해서는 예견의무가 인정되지 않는다.

**05 정답 ②**

법 실무에 있어서는 예견의 가능성보다 결과회피조치에 중점을 두는 경향이다.

**06 정답 ②**

전단적 의료란 의료인이 어떤 위험성이 있는 의료행위를 실시하기 전에 환자로부터 동의를 얻지 않고 의료행위를 시행하는 것을 말한다.

**07 정답 ④**

자기결정권을 인격권의 한 내용으로 파악하고 헌법 제10조의 인간의 존엄성과 행복추구권에 그 근거를 두고 있다. 따라서 설명 및 동의의무의 궁극적 목적은 의료행위에 대한 환자의 자기결정권을 보호하고자 함이다.

**08 정답 ①**

「의료법」에 환자에게 발생하거나 발생가능한 진단명, 수술 등의 필요성, 방법 및 내용, 환자에게 설명을 하는 의사 및 수술 등에 참여하는 주된 의사, 전형적으로 발생이 예상되는 후유증, 수술 등 전후 환자가 준수해야 하는 사항 등을 설명하고 동의를 받도록 되어 있다.

**09 정답 ③**

개인의 사생활 혹은 프라이버시의 보호는 「헌법」상 보호하고 있으며, 「형법」 제317조제1항과 「의료법」 제19조에 비밀유지 의무로 규정되어 있다. 그러나 비밀유지 의무는 절대적인 것은 아니며, 환자의 개인적 이익보다 더 중요한 공공의 이익을 보호하기 위해 환자의 비밀이 공개되어야 할 필요시에는 예외적으로 공개할 수 있다. 또한, 보호되는 비밀이란 의료인이 환자의 신뢰를 바탕으로 하여 직무처리 과정에서 알게 된 사실로서, 보호될 가치가 있다고 인정된 사실을 말한다.

**10 정답 ④**

불법행위책임은 「민법」 제750조에 "고의 또는 과실로 인한 위법행위로 타인에게 손해를 가한 자에게 그 손해를 배상할 책임이 있다."로 규정되어 있다.
손해는 자유, 명예, 정조, 사생활과 같은 정신적 침해를 포함한다.

**11** 정답 ①

과실이란 관행상이 아니라, 법규범상 자기에게 부과된 주의의무를 태만히 하는 경우이다.

**12** 정답 ①

환자에게 유해한 결과가 발생되지 않도록 정신을 집중해야 할 의무로, 주의의무태만 사례이다.

**13** 정답 ③

① 환자 배우자는 환자 본인의 동의서도 첨부해야 한다. ② 한국의료분쟁조정중재원의 감정위원 또는 조사관은 열람할 수 있다. ④ 환자가 아니라 의료기관으로부터 진료수가를 청구받은 보험회사는 의료기관에 대하여 열람이 가능하다.

**14** 정답 ②

**간호업무수행 중 발생할 수 있는 간호사고를 예방하기 위한 조직 차원의 방법**

- 간호실무표준과 지침을 마련한다.
- 간호사의 실무 관련 법적 의무에 대한 교육을 강화한다.
- 효과적인 사건보고체계와 의사소통체계를 구축한다.
- 사건보고와 인사고과를 분리시켜 처벌에 대한 두려움 때문에 간호사고를 숨기지 않도록 하여야 한다.
- 능력을 갖춘 위험관리 전담자를 양성하고 조직적 위험관리를 제도화한다.
- 누가 과오를 범하였는가보다 왜 문제가 발생 하였는가에 대한 근본적인 원인을 분석한다.
- 간호사고 발생 시 근본적인 원인 해결을 위해 병원의 구조적 변화와 시스템의 개선을 요청한다.
- 사건보고 활동이 병원의 오류개선 및 질 향상에 효과가 있음을 알린다.

**15** 정답 ③

업무상과실치상죄는 형사책임에 해당한다.

PART

# 11

# 간호윤리

# 윤리학의 개념

윤리학은 어떤 선택과 결정을 하는 데 판단의 근거가 되거나 타인의 행위나 판단을 평가하는 데 사용되는 가치체계를 탐구하는 것이다.

## 1) 도덕 또는 윤리

(1) 인간이 마땅히 지켜야 할 도리

(2) 옳은 마음가짐과 옳은 행실의 표준

(3) 사람이 살아가는 동안 각자가 자기의 입장에서 지켜야 할 의무이행의 내용적 기준

(4) 사회적 풍습이나 전통에 의해 제약을 받음

## 2) 의무

도의적 책임감에 따라 마땅히 해야 될 일을 행하고 하지 말아야 될 일을 하지 않는 것으로 응당 해야 할 본분을 뜻한다.

## 3) Moral, Immoral, Nonmoral, Amoral

(1) moral(도덕적인): 인간의 관습, 인간의 내면과 외적인 행위를 규제하는 규범

(2) immoral(비도덕적인, 부도덕한): 평가의 의미에서 moral과 반대 개념

(3) nonmoral(도덕과 관계없는-미적, 경제적 가치): 분류적 의미에서 moral과 반대 개념

(4) amoral(도덕적 판단능력이 없는, 도덕감이 없는): 신생아

# 윤리학의 철학적 기반

## 1 공리주의 (목적론)

### 1) 특징

(1) 행위의 결과에 의해 옳고 그름을 판단하는 이론

(2) 다수의 행복을 위해 소수가 희생되어도 좋다는 최대 다수의 최대 행복을 추구하는 원리

(3) 어떤 것도 그 자체로 옳거나 그르지 않으며, 어떤 것이 최선의 결과를 가져올 것이 어떤 것인가에 관심을 가짐(목적 또는 수단보다 결과가 중시되는 이론)

(4) 결과적으로 나타난 선의 유무가 윤리행동의 척도가 됨

(5) 신축성 있는 도덕규칙을 적용함

(6) 효용의 원리와 결과주의 원리를 따름

　① **효용의 원리**: 주어진 상황에서 선택할 수 있는 행위 중 가장 큰 효용을 낳는 행위를 선택해야 한다는 원리

　② **결과주의 원리**: 행위의 옳고 그름은 그 행위가 초래하는 결과에 달려있다는 원리

### 2) 분류

(1) 효용성에 따른 분류(무엇을 효용으로 보는가)

　① **쾌락적 공리주의**: 쾌락을 최대로, 고통을 최소화시키는 행위가 도덕적으로 옳은 행위라고 주장

　② **선호 공리주의**: 주어진 상황에서 다수의 사람들이 선호하는 것을 최대로 만족시키는 행위를 선택할 의무로 보는 것

　③ **다원적 공리주의**: 우정, 건강, 아름다움, 행복, 쾌락 등 다양한 내재적 가치를 인정하는 것

(2) 효용원리 적용에 따른 분류(효용의 원리를 어떻게 적용하는가)

　① **행위공리주의**: 공리의 원리를 개별적인 행위에 직접 적용하여, 주어진 상황에서 사람들에게 최대의 효용을 안겨주는 행위가 도덕적으로 옳은 행위

　② **규칙공리주의**: 주어진 상황에서 영향을 받을 모든 사람들에게 최대의 효용을 안겨주는 규칙이 도덕적으로 옳은 행위

## 3) 장점

(1) 의사결정시 분명한 절차를 제시한다.

(2) 도덕의 목표가 명확하다.

(3) 도덕적 갈등이나 딜레마에 대한 합리적 방향을 제시한다.

(4) 윤리적 상황 시 신축성 있게 활용되어 결과의 예외가 있다.

## 4) 단점

(1) 소수의 인권이 무시될 수 있다.

(2) 도덕적 의무보다 효용이 중시된다.

(3) 행위의 도덕성 평가의 유일한 요인을 결과로 보므로 일상적인 도덕적 가치가 무시될 수 있다.

## 5) 이론가

(1) 벤담: 최대다수의 최대행복

(2) 밀: 쾌락주의

## 2 | 의무론(법칙주의)

## 1) 특징

(1) 어떠한 상황에서도 존중되고 지켜야 할 절대적 가치를 전제로 함

즉, 결과와 무관하게 지켜야 할 절대적 가치가 존재

(2) 결과보다 취해진 행동의 형태나 본질을 더 중요하게 여김

(3) 인간은 수단이 아니라 목적임. 생명의 가치에 관심

(4) 행위의 일반원칙을 제시하여 상황에 좌우되지 않음

(5) 인간의 과거 행위를 고려하여 특정한 의무를 지움

## 2) 분류

(1) 판단의 기본인 원리의 수효에 따라

① **일원론적 의무론**: 옳고, 그름에 관한 모든 판단을 위해 단 한 개의 유일한 원리 적용

② **다원론적 의무론**: 하나 이상의 기본규칙이나 원리 적용

(2) 규칙 적용방법에 따라

① **행위 의무론**: 기본적인 의무판단들이 규칙이 아닌 순수한 개별판단에 의거함. 직관에 의해 개별행위 판단, 규칙을 행위에 적용

② **규칙 의무론**: 도덕적 선택, 판단, 추론에 있어 적어도 하나 이상의 규칙이나 원칙에 의거함. 즉, 도덕규칙에 의해 행위의 옳고 그름을 판단

## 3) 장점

(1) 일반인들이 생각하는 행위의 일반원칙을 제시하여 상황에 좌우되지 않음

(2) 인간의 과거 행위를 고려하여 특정한 의무를 지움

## 4) 단점

(1) 도덕 규칙간의 상충 시 문제해결이 어려움

(2) 도덕 추론의 절차가 복잡하여 합의에 도달하지 못하는 경우가 발생함

(3) 도덕의 목표인 도덕의 중요성에 대한 명확한 근거를 제시하지 못함

## 5) 이론가

(1) **칸트의 의무론**: 인간이 마땅히 따라야 할 도덕법칙이 존재하고 그 법칙에 맞는 행위만이 윤리적으로 옳다는 이론

(2) **로스의 조건부 의무론**: 옳고 그름이 결과에 의해 결정되지는 않지만, 결과를 배제하지 않음

# 도덕발달이론

## 1) 콜버그(Kohlberg)의 도덕발달이론

### (1) 특징

① 덕은 본래 하나이며, 이 이상적 형식의 이름은 정의라고 주장: 도덕적 인간이란 단순히 공정성으로서 정의의 원리를 가지고 추론하고 그 추론결과에 입각하여 행동하는 사람

② 도덕적 옳음과 그름을 이해하는 서로 다른 방식들에 의해 특징지어진 단계를 통한 이동으로서의 도덕발달을 해석

③ 콜버그의 단계들의 계열은 불변하며 보편적인 동시에, 각각의 단계들은 하나의 구조화된 전체를 이루고 있다고 주장함

④ 개인은 단계를 통하여 순서대로 발달해 나가며, 극도의 외상을 제외하고는 단계의 도약이나 퇴행은 발생하지 않는다고 봄

### (2) 단계(3수준 6단계)

| 수준 | | 내용 |
|---|---|---|
| 인습 이전 수준 | | • 일반적으로 요구하는 관습도 준수하기 어려운 단계<br>• 도덕 규칙을 따르는 것은 부모와 교사의 강요에 의한 타율적 행위 |
| | 1단계 | 처벌과 복종지향단계: 처벌을 피하고 복종하는 것이 가치있음 |
| | 2단계 | 도구적 목적과 상대주의 지향단계: 자신 또는 다른 사람의 욕구를 수단적으로 충족시켜 주는 것이 올바르다고 생각 |
| 인습수준 | | • 타율에 의해 습관화하거나 내면화된 도덕 규칙을 비판적 반성없이 따르는 수준 |
| | 3단계 | 개인간의 기대와 관계 지향단계: 상호간의 조화를 지향 |
| | 4단계 | 법과 사회질서 지향단계: 사회질서 유지 위해 권위나 규칙에 복종 |
| 인습 이후 수준 | | • 스스로 도덕규칙을 만들고 준수하는 자율적이고 비판적인 도덕생활을 하는 수준 |
| | 5단계 | 사회적 계약 지향단계: 개인의 권리 존중, 사회전체가 인정하는 기준을 준수 |
| | 6단계 | 보편적인 윤리적 원리 지향단계: 인간의 존엄성, 정의, 사랑, 공정성 등에 근거를 둔 추상적이고 보편적인 행동 지침 |

## 2) 길리건(Gilligan)의 도덕발달이론

### (1) 특징

① 도덕적 이해에 있어서 남녀 사이에 차이가 있다는 점을 제기: 남성과 여성은 본질적으로 서로 다른 도덕적 지향으로부터 삶의 도덕적 문제들을 해석하고 판단한다고 주장

　㉠ 남성: 권리와 정의의 윤리

　㉡ 여성: 따뜻한 돌봄, 책임감의 윤리

② 도덕성은 정의와 따뜻한 돌봄이라는 두 가지 상호 의존적인 요소들로 구성되어 있으며, 도덕성은 특수한 상황에서 인간관계를 통해 실현: 도덕성에 대한 상황적 해석

### (2) 단계: 3수준 2과도기(여성의 도덕발달수준)

| 수준 | 내용 |
|---|---|
| 제1수준 | 자기이익지향(자신의 생존을 위한 돌봄의 수준): 실용주의적, 자기중심적 |
| 제1과도기 | 이기심을 자기비판하는 과도기, 자아와 타아의 연결에 대한 이해를 바탕으로 형성 |
| 제2수준 | 책임감과 자기희생의 단계, 자기에게 의존하는 사람과 자기보다 열등한 사람을 보살피는 여성의 모성적 도덕과 결합 |
| 제2과도기 | 여성자신이 보살핌의 대상에서 제외된 것으로부터 인간관계 재고 시작 |
| 제3수준 | 인간관계가 상호적임을 인식, 자아와 타아의 연결에 대한 새로운 이해를 통해 이기심과 책임감간의 대립 해소 |

## 3) 콜버그와 길리건 이론의 비교

|  | 콜버그의 이론 | 길리건의 이론 |
|---|---|---|
| 도덕적 관심 | 보편성과 객관성 중시 | 타인과의 구체적 관계와 상황의 특수성 중시 |
| 행위자와 대상자 | 구체적으로 고려하지 못함 | 행위자는 주어진 상황에서 직면하는 관계를 중시하고, 타인에 대한 구체적인 이해를 바탕으로 판단하고 행동함 |
| 도덕 판단 | 합리성을 중시 | 정서를 중시 |
| 도덕 원리 | 보편성 | 보편성을 거부 |
| 도덕성 | 옳은 행위와 원리 | 도덕적 신념이전에 존재하는 직접적인 연관의 느낌을 중시 |
| 자아 | 분리된 개별적 자율적 자아 | 관계망을 통해 연결된 애착된 상호의존적 자아 |

# 생명의료윤리

생명윤리학이란 건강과 관련된 맥락 및 생물학과 관련된 맥락에서 일어나는 의사결정과정의 도덕적 차원을 비판적으로 검토하는 학문이다.

## 1 생명윤리학이 대두 배경

(1) 의료기술의 발전

(2) 평균수명의 연장

(3) 이식술의 발전

(4) 유전공학으로 인한 치료기술의 발전

(5) 고가의 의료자원 및 의료기기의 산출

(6) 사회적 여건의 변화: 핵 가족화로 인한 노인문제, 여성의 사회참여로 인한 임신중절문제 등

(7) 도덕적 가치관의 변화: 상대주의, 회의주의, 허무주의 등

## 2 병원윤리위원회

(1) 임상에서의 다양한 윤리문제 발생에 따른 해결방법의 하나로 대두

(2) 치료내용을 결정해 주는 것이 아니라, 치료결정에 대하여 환자, 가족, 치료 팀이 서로 다른 다양한 관점들, 인식, 정보 등을 토론하고 살펴봄으로서 문제해결을 모색

(3) 의사, 간호사, 윤리학자, 성직자, 변호사, 사회사업가, 가족, 지역주민 등이 참여

(4) 주요 기능

① 간호사, 다른 건강관리직의 사람들, 가족들이 충고를 구하고 지지받을 수 있는 교육의 장이나 자원을 제공

② 체계적인 의사결정 절차를 확보하는 기전을 제공

③ 사례의뢰 및 병원정책 검토

## 3   생명윤리의 원리

Beauchamp와 Childress(1994)이 생명윤리의 원칙으로 4가지를 제시했다.

### 1) 자율성의 원칙

(1) 인간은 누구나 자신의 일을 결정할 자율권을 지니며, 그것이 타인에게 피해를 주지 않는 한 어느 누구도 그 권리를 침해받아서는 안 된다는 원칙

(2) 의무주의 입장: 인간의 자율성은 절대적으로 존중되어야 함

(3) 사전 동의의 원칙(충분한 정보에 근거한 동의)

  • 사전동의의 정당화 조건
  ① 대상자가 정보를 이해하고 결정할 수 있는 의사결정능력이 있어야 한다.
  ② 외부의 강요나 간섭이 없는 자발적인 결정이어야 한다.
  ③ 의료인은 관련되는 실제적인 정보와 계획을 대상자가 이해할 수 있게 전달해야 한다.
  ④ 대상자가 특정 계획을 결정하고 선택하였으며 의료인이 그 결정을 인정하는 소정의 절차를 통하여 대상자의 결정을 객관화해야 한다.

(4) 대리결정: 사전동의의 원칙 적용 시 대상자가 충분한 동의능력이 없는 경우
  ① 순수 자율성 표준: 환자가 동의능력이 있을 당시 의사를 표명했던 것을 기준으로 결정
  ② 대리판단 표준: 대리인이 그 환자의 개인적 욕구나 가치관에 근거하여 대신 판단
  ③ 최선의 이익기준: 환자에게 미치는 이해득실을 따져 환자에게 최선의 이익이 되는 것을 대리인이 결정

### 2) 무해성의 원칙(악행금지의 원칙)

(1) 모든 의료인은 환자에게 해가 되는 어떠한 행위를 해서는 안 되며, 고의적으로 해를 가하거나 해가 될 위험을 초래하는 것을 금지하는 것

(2) 공리주의 입장

(3) 이중효과의 원칙

한 행위에는 산출해낼 수 있는 두 가지 효과 즉, 의도된 효과와 의도되지 않은 효과가 있다. 다음의 4가지 조건이 충족될 때, 부수적으로 나쁜 결과가 발생되더라도 어떤 행동을 정당화시킬 수 있다. 예 임신 여성이 암으로 아이와 엄마의 생명이 위험시 임신중절을 할 경우
  ① 행위의 본래적 성질: 행위가 선해야 하고, 적어도 도덕적으로 무관해야 함
  ② 비율성: 예측되는 유익한 영향은 예측되는 손상효과보다 크거나 혹은 같아야 함
  ③ 의도: 행위자의 의도가 유익한 효과는 성취하도록 하고 손상효과는 가능한 피하도록 함
  ④ 인과성: 나쁜 결과가 좋은 결과를 위한 수단이 되어서는 안 됨

### 3) 선행의 원칙

(1) 타인에게 보다 적극적으로 선행을 베풀라고 하는 이타주의적 원리로 악행금지의 소극적인 의미에서 더 적극적인 의미로 확대됨

    ① 환자에게 이득을 제공하는 것

    ② 이득과 해악의 균형을 유지하는 것

(2) 악행과 손상의 예방과 제거, 적극적 선행의 실행

(3) 대상자의 자율성을 희생시켜서는 안 됨

(4) 공리주의 입장

(5) 선의의 간섭주의(온정적 간섭주의)

    ① 개인의 이익, 복지 등을 위하는 길이라면 그 개인의 자율성이나 자유는 희생될 수 있음

    ② 선의의 간섭주의가 정당화되는 조건

        ㉠ 해의 조건: 대상자를 제지하지 않으면 반드시 손상을 입을 경우

        ㉡ 자율성의 조건: 대상자가 문제되는 행위와 자신의 이익 사이의 연관을 이해할 능력이 없을 때

        ㉢ 승인의 조건: 대상자가 합리적인 사고능력이 회복되거나 좀 더 많은 지식을 갖게 될 경우, 현재의 제재의 결정을 시인할 것이라고 합리적으로 생각되는 경우

### 4) 정의의 원칙

(1) 각자에게 자기의 권리나 몫을 돌려주는 것으로 공정함, 평등함, 적절함

(2) **보건의료분야에서는 보통 분배적 정의를 의미**: 부족한 의료자원의 분배와 관련된 것

(3) 분배적 정의의 유형

    ① 균등한 분배: 선착순 분배

    ② 능력에 따른 분배

    ③ 필요에 따른 분배: 건강보험 수혜

    ④ 노력에 따른 분배

    ⑤ 성과에 따른 분배

## 4     윤리 규칙

### 1) 정직의 규칙

(1) 진실을 말해야 함, 거짓말이나 남을 기만하지 않을 의무

(2) 다른 사람을 존중하고 선을 위해 진실을 말해야 한다는 의무

## 2) 신의의 규칙

(1) 개인의 사생활을 유지시킬 의무와 환자의 비밀을 지킬 의무가 있음

(2) 이 규칙으로부터 환자의 개인차와 독자적인 인격을 존중하며 성실하게 돌보고, 그의 사생활의 비밀과 간호 중에 얻게 되는 정보를 보호하는 의무가 도출

## 3) 성실의 규칙

(1) 약속을 이행해야 한다는 규칙으로, 계약관계에서 더욱 기본적인 윤리원칙

(2) 성실은 자율성의 원리와 개인 인격의 독자성으로부터 기인하는 도덕법

---

**⌀ 기출문제 맛 보기**

다음 사례에서 간호사의 위약(placebo) 사용에 대한 정당성을 부여할 수 있는 윤리 원칙은?　18년 지방직

> 환자가 수술 후 통증조절을 위해 데메롤(Demerol)과 부스펜(Busphen)을 투약받고 있다. 수술 후 1주일이 넘었는데도 환자는 매 시간마다 호출기를 누르며 진통제를 요구하고 있다. 담당 간호사는 의사와 상의하여 부스펜과 위약을 처방받아 하루 3회 투약하기로 하였다.

① 신의의 원칙　　　　　　　　　② 정의의 원칙
③ 선행의 원칙　　　　　　　　　④ 자율성 존중의 원칙

---

## 5　윤리적 의사결정

## 1) 윤리적 딜레마

(1) 딜레마(Dilemma)

두 가지 중 선택해야 하는 상황에서 둘 다 선택할 수 없고, 어느 쪽을 선택해도 바람직하지 못한 결과가 나오는 난처한 상황

(2) 윤리적 딜레마

윤리나 도덕적인 문제가 내재된 상황에서 만족스러운 해결이 불가능할 때, 또는 어떤 선택이나 상황이 동등하게 만족스럽지 못한 두 가지 중에서 한 가지를 선택해야 하는 경우

---

정답 ③

## 2) 윤리적 사고의 단계 (보샹과 칠드레스)

(1) 구체적인 상황 속에서 윤리적인 판단을 내리고 그에 따른 행동에 이르기까지의 사고과정

(2) 윤리적 추론의 과정

| 윤리적 판단과 행동 | ⇨ | 윤리규칙 | ⇨ | 윤리원칙 | ⇨ | 윤리이론 |

---

## 6  간호윤리

### 1) 현대 사회에서 간호 윤리가 강조되는 이유

(1) 의료기술의 발전, 평균수명의 연장, 이식술의 발전, 유전공학으로 인한 치료기술의 발전, 고가의 의료자원 및 의료기기의 발전으로 생명을 다루는 의료인의 역할확대에 따라 윤리를 기반으로 한 선택의 필요성이 많아짐

(2) 사회적 여건의 변화

① 부부중심의 핵가족화로 인한 노인문제의 대두(자살, 안락사)

② 여성의 사회참여와 직업변화로 임신중절의 증가

(3) 도덕적 가치관의 변화

신학적, 형이상학적 가치관에서 상대주의, 회의주의, 허무주의적 가치관으로의 변화

### 2) 간호 윤리의 기능

(1) 간호행위를 안내하고 평가하기 위한 일반적인 원칙 제공

(2) 윤리적 의사결정시나 대상자와 다른 건강요원들에게 전문적인 간호와 관련된 책임을 수행할 수 있도록 기본적 틀 제공

(3) 간호 행위가 윤리적 근거가 확실한 선한 행위가 되도록 안내하는 역할

---

## 7  간호연구과 윤리

### 1) 연구대상자의 권리

(1) 연구에 대하여 알 권리

(2) 연구 참여 여부를 자율적으로 결정하고 동의할 권리(사전동의)

(3) 개인의 사생활과 신의에 대한 권리

(4) 연구대상자로 참여할 동등한 기회를 가질 권리

(5) 치료나 간호를 받을 권리

## 2) 연구대상자의 동의 내용

(1) **연구의 목적과 피험자의 역할**: 연구목적, 참여기간, 연구절차

(2) **연구에 참여하여 얻는 이익과 피해**

- 손상이 생기는 경우 가능성과 치료종류
- 대상자에게 이로울 수 있는 대안이 되는 처치과정이나 절차

(3) **사생활의 비밀보장 방법 및 정도**

(4) **대상자의 자발성 보장**: 연구 참여도중 언제나 참여중단 가능

(5) 연구나 대상자 권리에 관계된 질문이나 연구와 관련해 손상을 입었을 때 연락방법

---

「생명윤리 및 안전에 관한 법률」
제16조 (인간대상 연구의 동의)
① 인간대상연구자는 인간대상연구를 하기 전에 연구대상자로부터 다음 각 호의 사항이 포함된 서면동의(전자문서를 포함한다. 이하 같다)를 받아야 한다.
  1. 인간대상연구의 목적
  2. 연구대상자의 참여 기간, 절차 및 방법
  3. 연구대상자에게 예상되는 위험 및 이득
  4. 개인정보 보호에 관한 사항
  5. 연구 참여에 따른 손실에 대한 보상
  6. 개인정보 제공에 관한 사항
  7. 동의의 철회에 관한 사항

---

## 3) 기관생명윤리위원회(IRB, Institutional Review Board)

(1) 인간 대상의 의학실험이나 행동연구에서 피실험자의 권리와 복지를 보호하기 위해 공식적으로 구성되는 위원회: 「생명윤리 및 안전에 관한 법률」에 의거

(2) **위원회의 구성 및 운영**

① 기관위원회는 위원장 1명을 포함하여 5명 이상의 위원으로 구성하되, 하나의 성(性)으로만 구성할 수 없으며, 사회적·윤리적 타당성을 평가할 수 있는 경험과 지식을 갖춘 사람 1명 이상과 그 기관에 종사하지 아니하는 사람 1명 이상이 포함되어야 한다.

② 기관위원회의 심의대상인 연구·개발 또는 이용에 관여하는 위원은 해당 연구·개발 또는 이용과 관련된 심의에 참여하여서는 아니 된다.

(3) 위원회의 업무

① 심의

㉠ 연구계획서의 윤리적·과학적 타당성

㉡ 연구대상자등으로부터 적법한 절차에 따라 동의를 받았는지 여부

㉢ 연구대상자등의 안전에 관한 사항

㉣ 연구대상자등의 개인정보 보호 대책

㉤ 그 밖에 기관에서의 생명윤리 및 안전에 관한 사항

② 해당 기관에서 수행 중인 연구의 진행과정 및 결과에 대한 조사·감독

③ 기타 생명윤리 및 안전을 위한 활동

㉠ 해당 기관의 연구자 및 종사자 교육

㉡ 취약한 연구대상자등의 보호 대책 수립

㉢ 연구자를 위한 윤리지침 마련

## 8 간호전문직과 윤리

### 1) 전문직 윤리 강령

(1) 전문직 집단의 구성원이 따라야 하는 윤리적 가치와 행동을 규정한 것

(2) 전문직은 직업적 목적과 기능, 이념이 인간을 중심으로 이루는 직업 윤리가 강조됨

(3) 간호사의 윤리강령은 개인과 간호, 건강, 사회의 본질에 대한 신념에 기초함

### 2) 윤리강령의 기능

(1) 전문직이 허용하는 최소한의 품위있는 행동을 수행할 수 있는 표준을 제공

즉, 간호행위를 안내하고 평가하기 위한 일반적 원칙을 제공하고, 윤리적 의사결정시 기본 지침을 제공

(2) 행동 결정에 있어서 전문직이 참고해야 하는 윤리적 고려점의 일반조건을 암시

(3) 도덕적 문제의 체계적 탐구를 시작하기 위한 출발점

### 3) 윤리강령의 한계점

(1) 도덕문제를 해결하기 위한 최소한의 지침을 제시함

(2) 규약은 상반되는 지침을 피할 수 없으며 그에 따라 광범위한 수용이 불가피함

도덕적 딜레마 상황에서 윤리강령에 대한 다른 해석을 할 수 있으며, 문제해결을 위해서는 강령 자체를 초월하여 논쟁할 수도 있음

(3) 규약이 많아지면 간결성과 단순의 유용성을 잃게 됨

(4) 모든 가능한 상황에 분명한 지침을 주는 규약은 없음

→ 따라서 규약은 너무 간략하거나 단순하지 않고, 길거나 구체적이지 않아야 하며, 분명한 지침과 광범위한 수용의 두 측면을 모두 제공할 수 있어야 함

## 4) 한국 간호사 윤리강령 역사

(1) 1972년 제정

(2) 1983년 제1차 개정

(3) 1995년 제2차 개정

(4) 2006년 제3차 개정

(5) 2013년 제4차 개정

(6) 2023년 제5차 개정

## 5) 윤리강령의 제정 및 개정 이유

(1) 한국간호사 윤리강령의 제정배경

① 급격한 의료환경 변화에 대처하기 위함

② 간호사의 의사결정에서 판단의 근거가 되게 하기 위함 (법적 근거는 아님)

③ 간호사의 자율적인 통제의 표준을 사회에 알리고 구성원들에게 지키도록 권유하기 위함

(2) 제5차(2023년) 개정이유

• 4차 개정 이후, 10여 년 동안 저출산과 기대수명 증가에 따른 인구고령화 및 COVID-19 팬데믹(pandemic) 등으로 숙련된 간호사가 증가됨과 동시에 간호사의 사회적 책무는 더 강조됨에 따라 2023년 2월, 한국간호사 윤리강령을 5차 개정하였음

• 5차 개정을 통하여 보다 구체적이고 분명하며 적극적으로 표현함으로써 간호사의 윤리적 책임을 강조하고 윤리적 간호행위에 대한 명확한 지침을 제공하였음

① **추가내용**: 인간의 존엄성 보호

② **개정내용**: 취약한 간호 대상자 보호, 정책 참여, 안전을 위한 간호, 간호 대상 자 보호, 첨단 생명 과학 기술 협력과 경계

## 6) 한국간호사 윤리선언

(1) 2006년 제정, 2014년 개정

(2) 제정 목적

① 간호사의 높은 윤리성을 대사회적으로 천명

② 윤리강령을 축약해 간호사들이 보다 쉽게 숙지하도록 함으로서 점점 복잡해지는 사회 속에서 간호사들이 윤리의식으로 무장할 수 있도록 하기 위함

### 7) 한국간호사 윤리지침

(1) 2007년 제정, 2014년 개정

(2) 제정 목적

한국간호사 윤리선언과 한국간호사 윤리강령의 기본정신을 실천하기 위한 구체적 행동지침을
마련함으로서 국민의 건강 및 안녕을 증진하고 인권 신장에 기여하기 위함

### 8) 간호사 윤리강령 개정안 비교

[표 11-1] 서문

| 구분 | 4차 개정(2013년) | 5차 개정(2023년) |
|---|---|---|
| 근본 이념 | 인간의 존엄성과 생명의 기본권을 존중하고 옹호 | 인간 생명을 존중하고 인권을 지키는 것 |
| 책무 (기본 임무) | 인간 생명의 시작으로부터 끝에 이르기까지 건강증진, 질병예방, 건강회복, 고통경감을 하도록 도움 | 인간 생명의 시작부터 삶과 죽음의 전 과정에서 간호 대상자의 건강을 증진하고, 질병을 예방하며, 건강을 회복하고, 고통이 경감되도록 돌보는 것 |
| 대상 / 역할 | 간호 대상자의 자기결정권을 존중하고, 간호 대상자 스스로 건강을 증진하는 데 필요한 지식과 정보를 획득하여 최선의 선택을 할 수 있도록 도움 | 간호사는 간호 대상자의 자기결정권을 존중하고, 간호 대상자 스스로 건강을 증진하는 데 필요한 지식과 정보를 획득하여 최선의 결정을 할 수 있도록 돕는다. |
| 제정 목적 | 국민의 건강과 안녕에 이바지하는 전문인으로서 1) 간호사의 위상과 긍지를 높이고 2) 윤리의식의 제고와 사회적 책무를 다하기 위함 | 국민의 건강과 안녕에 이바지하는 전문직 종사자로서 1) 간호사의 위상과 긍지를 높이고 2) 윤리의식의 제고와 사회적 책무를 다하기 위함 |

[표 11-2] 본문-제목

| 영역 | 4차 개정(2013년) | 5차 개정(2023년) |
|---|---|---|
| 간호사와 대상자 | 1. 평등한 간호제공 | 1. 평등한 간호 제공 |
| | 2. 개별적 요구 존중 | 2. 개별적 요구 존중 |
| | 3. 사생활 보호 및 비밀유지 | 3. 사생활 보호 및 비밀유지 |
| | 4. 알권리 및 자기결정권 존중 | 4. 알 권리 및 자기결정권 존중 |
| | 5. 취약한 대상자 보호 | 5. 취약한 간호 대상자 보호 |
| | 6. 건강환경 구현 | 6. 건강 환경 구현 |
| | | 7. 인간의 존엄성 보호 (신설) |
| 전문가→전문인(5차)으로서의 간호사의 의무 | 7. 간호표준 준수 | 8. 간호 표준 준수 |
| | 8. 교육과 연구 | 9. 교육과 연구 |
| | 9. 전문적 활동 | 10. 정책 참여 |
| | 10. 정의와 신뢰의 증진 | 11. 정의와 신뢰의 증진 |
| | 11. 안전한 간호 제공 | 12 안전을 위한 간호 |
| | 12. 건강 및 품위유지 | 13. 건강 및 품위 유지 |
| 간호사와 협력자 | 13. 관계윤리 준수 | 14. 관계 윤리 준수 |
| | 14. 대상자 보호 | 15. 간호 대상자 보호 |
| | 15. 생명과학기술과 존엄성 보호 | 16 첨단 생명 과학 기술 협력과 경계 |

[표 11-3] 본문

| 영역 | 4차 개정(2013년) | 5차 개정(2023년)<br>2023. 2. 28 |
|---|---|---|
| 간호사와<br>대상자 | **1. 평등한 간호제공**<br><br>간호사는 대상자의 국적, 인종, 종교, 사상, 연령, 성별, 정치적 사회적 경제적 지위, 성적지향, 질병과 장애의 종류를 불문하고 차별없는 간호를 제공한다. | **1. 평등한 간호 제공**<br><br>간호사는 간호 대상자의 국적, 인종, 종교 사상, 연령, 성별, 정치적·사회적·경제적 지위, 성적 지향, 질병, 장애, 문화 등의 차이에 관계없이 평등하게 간호한다. |
| | **2. 개별적 요구 존중**<br><br>간호사는 대상자의 관습, 신념 및 가치관에 근거한 개인적 요구를 존중하며 간호를 제공한다. | **2. 개별적 요구 존중**<br><br>간호사는 간호 대상자의 관습, 신념 및 가치관에 근거한 개인적 요구를 존중하여 간호하는 데 최선을 다한다. |
| | **3. 사생활보호 및 비밀유지**<br><br>간호사는 대상자의 사생활을 보호하고, 비밀을 유지하며, 간호에 필요한 정보 공유만을 원칙으로 한다. | **3. 사생활 보호 및 비밀유지**<br><br>간호사는 간호 대상자의 개인 건강 정보를 포함한 사생활을 보호하고, 비밀을 유지하며 간호에 필요한 최소한의 정보 공유를 원칙으로 한다. |
| | **4. 알권리 및 자기결정권 존중**<br><br>간호사는 간호 대상자를 간호의 전 과정에 참여시키며, 충분한 정보제공과 설명으로 간호 대상자가 스스로 의사결정을 하도록 돕는다. | **4. 알 권리 및 자기결정권 존중**<br><br>간호사는 간호의 전 과정에 간호 대상자 참여시키며 충분한 정보 제공과 설명으로 간호 대상자가 스스로 의사 결정을 하도록 돕는다. |
| | **5. 취약한 대상자 보호**<br><br>간호사는 취약한 환경에 처해있는 간호 대상자를 보호하고 돌본다. | **5. 취약한 간호 대상자 보호**<br><br>간호사는 취약한 환경에 처해 있는 간호 대상자를 보호하고 돌본다. |
| | **6. 건강환경 구현**<br><br>간호사는 건강을 위협하는 사회적 유해환경, 재해, 생태계의 오염으로부터 간호 대상자를 보호하고, 건강한 환경을 보전 유지하는 데에 참여한다. | **6. 건강 환경 구현**<br><br>간호사는 건강을 위협하는 사회적 유해 환경, 재해 생태계의 오염으로부터 간호 대상자를 보호하고 건강한 환경을 보전, 유지하는 데 적극적으로 참여한다. |
| | | **7. 인간의 존엄성 보호(신설)**<br><br>간호사는 첨단 의과학 기술을 포함한 생명 과학 기술의 작용을 받는 간호 대상자를 돌볼 때 인간 생명의 존엄과 가치를 인식하고 간호 대상자를 보호한다. |

| | | |
|---|---|---|
| 전문인<br>으로서의<br>간호사의<br>의무 | **7. 간호표준 준수**<br>간호사는 모든 업무를 대한간호협회 업무 표준에 따라 수행하고 간호에 대한 판단과 행위에 책임을 진다. | **8. 간호 표준 준수**<br>간호사는 모든 업무를 대한간호협회 간호 표준에 따라 수행하고 간호에 대한 자신의 판단과 행위에 책임을 진다. |
| | **8. 교육과 연구**<br>간호사는 간호수준의 향상과 근거기반 실무를 위한 교육과 훈련에 참여하고, 간호표준 개발 및 연구에 기여한다. | **9. 교육과 연구**<br>간호사는 간호수준의 향상과 근거기반 실무를 위한 교육과 훈련에 참여하고, 간호표준 개발 및 연구에 기여한다. |
| | **9. 전문적 활동**<br>간호사는 전문가로서의 활동을 통해 간호정책 및 관련제도의 개선과 발전에 참여한다. | **10. 정책 참여(제목변경)**<br>간호사는 간호 전문직의 발전과 국민 건강 증진을 위해 간호 정책 및 관련 제도의 개선 활동에 적극적으로 참여한다. |
| | **10. 정의와 신뢰의 증진**<br>간호사는 의료자원의 분배와 간호활동에 형평성과 공정성을 유지하여 사회의 공동선과 신뢰를 증진하는 데에 참여한다. | **11. 정의와 신뢰의 증진**<br>간호사는 의료자원의 분배와 간호 활동에 형평성과 공정성을 유지함으로써 사회의 공동선과 신뢰를 증진하는 데에 기여한다. |
| | **11. 안전한 간호 제공**<br>간호사는 간호의 전 과정에서 인간의 존엄과 가치, 개인의 안전을 우선하여야 하며, 위험을 최소화하기 위한 조치를 취한다. | **12. 안전을 위한 간호**<br>간호사는 간호의 전 과정에서 간호 대상자의 안전을 우선시 하며, 위험을 최소화하기 위한 조치를 취해야 한다. |
| | **12. 건강 및 품위유지**<br>간호사는 자신의 건강을 보호하고 전문가로서의 긍지와 품위를 유지한다. | **13. 건강 및 품위 유지**<br>간호사는 자신의 건강을 보호하고 전문인으로서의 긍지와 품위를 유지한다. |
| 간호사와<br>협력자 | **13. 관계윤리 준수**<br>간호사는 의료와 관련된 전문직, 산업체 종사자와 협력할 때 간호 대상자 및 사회에 대한 윤리적 의무를 준수한다. | **14. 관계 윤리 준수**<br>간호사는 동료 의료인이나 간호 관련 종사자와 협력하는 경우 상대를 존중과 신의로서 대하며, 간호 대상자 및 사회에 대한 윤리적 책임을 다한다. |
| | **14. 대상자 보호**<br>간호사는 간호 대상자의 건강과 안전이 위협받는 상황에서 적절한 조치를 취한다. | **15. 간호 대상자 보호**<br>간호사는 동료 의료인이나 간호 관련 종사자에 의해 간호 대상자의 건강과 안전이 위협받는 경우, 간호 대상자를 보호하기 위한 직결한 조치를 취한다. |
| | **15. 생명과학기술과 존엄성 보호**<br>간호사는 인간생명의 존엄성과 안전에 위배되는 생명과학기술을 이용한 시술로부터 간호 대상자를 보호한다. | **16 첨단 생명 과학 기술 협력과 경계**<br>간호사는 첨단 생명 과학 기술을 적용한 보건의료 연구에 협력함과 동시에 관련 윤리적 문제에 대해 경계하고 대처한다. |

[한국간호사 윤리강령]

제정 1972. 5. 12
제1차 개정 1983. 7. 21
제2차 개정 1995. 5. 25
제3차 개정 2006. 2. 23
제4차 개정 2013. 7. 23
제5차 개정 2023. 2. 28

[서문]
간호의 근본이념은 인간 생명을 존중하고 인권을 지키는 것이다. 간호사의 책무는 인간 생명의 시작부터 삶과 죽음의 전 과정에서 간호 대상자의 건강을 증진하고, 질병을 예방하며, 건강을 회복하고, 고통이 경감되도록 돌보는 것이다.

간호사는 간호 대상자의 자기결정권을 존중하고, 간호 대상자 스스로 건강을 증진하는 데 필요한 지식과 정보를 획득하여 최선의 결정을 할 수 있도록 돕는다(간호사의 역할).

이에 대한간호협회는 국민의 건강과 안녕에 이바지하는 전문직 종사자로서 간호사의 위상과 긍지를 높이고, 윤리 의식의 제고와 사회적 책무를 다하기 위하여 이 윤리 강령을 제정한다.

[각론]
I. 간호사와 대상자
　1. 평등한 간호 제공
　　간호사는 간호 대상자의 국적, 인종, 종교, 사상, 연령, 성별, 정치적 · 사회적 · 경제적 지위, 성적 지향, 질병, 장애, 문화 등의 차이에 관계없이 평등하게 간호한다.
　2. 개별적 요구 존중
　　간호사는 간호 대상자의 관습, 신념 및 가치관에 근거한 개인적 요구를 존중하여 간호하는 데 최선을 다한다.
　3. 사생활 보호 및 비밀유지
　　간호사는 간호 대상자의 개인 건강 정보를 포함한 사생활을 보호하고, 비밀을 유지하며, 간호에 필요한 최소한의 정보 공유를 원칙으로 한다.
　4. 알 권리 및 자기결정권 존중
　　간호사는 간호의 전 과정에 간호 대상자를 참여시키며, 충분한 정보 제공과 설명으로 간호 대상자가 스스로 의사 결정을 하도록 돕는다.
　5. 취약한 간호 대상자 보호
　　간호사는 취약한 환경에 처해 있는 간호 대상자를 보호하고 돌본다.
　6. 건강 환경 구현
　　간호사는 건강을 위협하는 사회적 유해 환경, 재해, 생태계의 오염으로부터 간호 대상자를 보호하고, 건강한 환경을 보전 · 유지하는 데 적극적으로 참여한다.
　7. 인간의 존엄성 보호
　　간호사는 첨단 의과학 기술을 포함한 생명 과학 기술의 적용을 받는 간호 대상자를 돌볼 때 인간 생명의 존엄과 가치를 인식하고 간호 대상자를 보호한다.

II. 전문인으로서 간호사의 의무

8. 간호 표준 준수

간호사는 모든 업무를 대한간호협회 간호 표준에 따라 수행하고 간호에 대한 자신의 판단과 행위에 책임을 진다.

9. 교육과 연구

간호사는 간호 수준의 향상과 근거 기반 실무를 위한 교육과 훈련에 참여하고, 간호 표준 개발 및 연구에 기여한다.

10. 정책 참여

간호사는 간호 전문직의 발전과 국민 건강 증진을 위해 간호 정책 및 관련 제도의 개선 활동에 적극적으로 참여한다.

11. 정의와 신뢰의 증진

간호사는 의료자원의 분배와 간호 활동에 형평성과 공정성을 유지함으로써 사회의 공동선과 신뢰를 증진하는 데에 기여한다.

12. 안전을 위한 간호

간호사는 간호의 전 과정에서 간호 대상자의 안전을 우선시 하며, 위험을 최소화하기 위한 조치를 취해야 한다.

13. 건강 및 품위 유지

간호사는 자신의 건강을 보호하고 전문인으로서의 긍지와 품위를 유지한다.


III. 간호사와 협력자

14. 관계 윤리 준수

간호사는 동료 의료인이나 간호 관련 종사자와 협력하는 경우 상대를 존중과 신의로서 대하며, 간호 대상자 및 사회에 대한 윤리적 책임을 다한다.

15. 간호 대상자 보호

간호사는 동료 의료인이나 간호 관련 종사자에 의해 간호 대상자의 건강과 안전이 위협받는 경우, 간호 대상자를 보호하기 위한 적절한 조치를 취한다.

16. 첨단 생명 과학 기술 협력과 경계

간호사는 첨단 생명 과학 기술을 적용한 보건 의료 연구에 협력함과 동시에, 관련 윤리적 문제에 대해 경계하고 대처한다.

## 9) 간호윤리선언

### 한국간호사 윤리선언

제정   2006. 2. 23
개정   2014. 2. 19
개정   2023. 2. 28

우리 간호사는 인간 생명을 존중하고 인권을 지킴으로써 국가와 인류 사회에 공헌하는 숭고한 사명을 부여받았다.

이에 우리는 국민의 건강 증진과 안녕 추구를 간호 전문직의 본분으로 삼고 이를 실천할 것을 다음과 같이 다짐한다.

우리는 어떤 상황에서도 간호 전문직으로서의 명예를 지키고 품위를 유지하며, 국민건강 지킴이의 역할에 최선을 다한다.

우리는 인간 생명에 영향을 줄 수 있는 첨단 의과학 기술을 포함한 생명 과학 기술을 적용하는 것에 대해 윤리적 판단을 견지하며, 부당하고 비윤리적인 의료 행위에는 참여하지 않는다.

우리는 간호의 질 향상을 위해 노력하고, 모든 보건 의료 종사자의 고유한 역할을 존중하며 국민 건강을 위해 상호 협력한다.

우리는 이 다짐을 성실히 지킴으로써 간호 전문직으로서의 사회적 소명을 완수하기 위해 최선을 다할 것을 엄숙히 선언한다.

## 9 | 간호전문직

### 1) 전문직의 특성

(1) **교육**: 간호실천을 위한 이론적, 기술적 전문지식을 얻는다.
(2) **조직**: 인간의 직접적인 이익과 효과적인 업무관리를 위해 내부에서 스스로 조직된다.
(3) **헌신**: 간호에 있어 탐구하는 정신과 배움에 대한 헌신을 갖는다.
(4) **책임감**: 자신의 전문적 행동의 의무를 받아들인다.

| Flexner(1915) | Pavalko(1971) |
|---|---|
| 고도의 책임 요구 | 자율성 |
| 신체적이라기보다 지적인 활동에 기초 | 이론적 지적 기술 |
| 이론적 지식체와 연구를 기초로 활동 | |
| 이론적이면서도 실제적인 업무 수행 | |
| 고도의 전문교육과정을 통해 습득할 수 있는 기술 | 장기간의 훈련 또는 교육 |
| 강한 단체의식과 참여의식 | 공동체의식 |
| 개인을 위하기 보다는 대중에 대한 관심과 반응 | 기본적 사회가치와의 관련성 |
| 이타주의에 의한 동기부여 | 선택 동기가 이타적 |
| | 평생직으로서의 약속 |
| | 윤리규약 |

---

### 🔍 참고 POINT

**[직업 · 전문직의 연속성 모형]**

| 차원 | 직업(Occupation) | 전문직(Profession) |
|---|---|---|
| 이론, 지적 기술 | 없음 | 있음 |
| 사회적 가치와의 관련 | 낮음 | 높음 |
| 훈련기간<br>방식<br>내용<br>과정의 하위문화 | 단기<br>세분화되지 않은 훈련<br>사물에 관한훈련<br>중요하지 않음 | 장기<br>세분화된 훈련<br>상징에 관한 훈련<br>중요시함 |
| 직업동기 | 이기적 동기 | 이타적 봉사 |
| 직업적 자율성 | 낮음 | 높음 |
| 직업에의 헌신도 | 단기적 | 장기적 |
| 공동체 의식 | 낮음 | 높음 |
| 윤리규정 | 미발달 | 고도로 발달 |

* 출처: Ronald M. Pavalko, Sociology of Occupation and Professions

## 2) 전문직의 기준에 의한 간호전문직의 평가

### (1) 장점

① 이타적인 선택 동기를 가짐

② 사회적인 가치를 추구

③ 윤리강령이 고도로 개발

④ 간호사 전문단체를 가짐

⑤ 지역사회와의 결속력이 높음

⑥ 교육훈련기간이 비교적 장기

### (2) 취약점

① 이론이 아직 개발과정 중임

② 실무에서의 자율성이 제한적임

③ 평생 헌신하는 사람이 많지 않음

## 3) 간호전문직 성장을 저해하는 요인

(1) 타 전문직에 비해 짧은 교육기간

(2) 제한된 간호사의 역할

(3) 여성과 간호에 대한 사회적 인식 부족

(4) 임금차별과 업무과중

(5) 재취업제도 부족

(6) 장기 근속 부족

## 단원확인문제

**01.** 현대간호에서 간호윤리가 강조되는 이유를 설명한 것 중 거리가 먼 것은?

① 간호사는 환자의 생명에 영향을 줄 수 있는 의사결정에 참여하게 되므로
② 간호사와 환자의 관계에서 간호사는 예의 있는 행동을 해야 하므로
③ 간호행위는 인간의 존엄성과 개별성을 유지하는 윤리적 바탕에서 해야 하므로
④ 새로운 과학기술의 발전으로 간호사들이 많은 윤리적 문제와 딜레마에 직면하게 되었으므로

**02.** 의무론에 대한 설명으로 옳지 않은 것은?

① 도덕 규칙간의 상충 시 문제해결이 어렵다.
② 인간의 과거행위를 고려하여 특정한 의무를 지운다.
③ 인간이 어떤 상황에서도 마땅히 따라야 할 도덕규칙이 존재한다.
④ 도덕적 의무보다 효용이 중시되며 옳고 그름에 대한 의사결정 시 분명한 절차를 제시한다.

**03.** 자율성의 원리는 간호진단과 중재를 위한 자율적 판단 및 결정, 그리고 간호 대상자의 인격에 관한 원리이다. 다음 중 건강관리체계 내에서 대상자의 자율성을 보장하기 위한 장치는 무엇인가?

① 정의의 원칙  ② 사전동의의 원칙
③ 선행의 원칙  ④ 선의의 간섭주의

**04.** 뇌사자에 의한 장기이식을 시행할 때 해결할 사항이 있다. 즉 수여대기자 중 누구에게 먼저 우선권을 줄 것인지, 누가 장기수여를 선택할 것인지, 확보된 장기를 어떤 기준에서 분배할 것인지 등을 고려하고 있다. 이러한 고려사항들은 윤리원칙 중 대체로 어떠한 원칙의 입장에서 해결하여야 하는가?

① 자율성의 원칙  ② 악행 금지의 원칙
③ 선행의 원칙  ④ 정의의 원칙

**05.** 나이팅게일 선서에 제시된 "간호사는 해로운 약인 줄 알고는 자기나 남에게 쓰지 않겠다."는 서약의 원리는 생의 윤리의 원리 중 어느 원리에 근거한 것인가?

① 자율성의 원칙

② 선행의 원칙

③ 정의의 원칙

④ 악행금지의 원칙

**06.** 개인의 이익을 위해서라면 개인의 자율성은 희생될 수 있다는 온정적 간섭주의가 윤리적으로 정당화되는 조건에 해당되지 않는 것은?

① 대상자를 제지하지 않으면 반드시 손상을 입는다.

② 대상자가 충분한 지식과 정보를 듣고 이해할 수 있어야 한다.

③ 대상자가 합리적인 사고능력이 회복되면 이후 인정할 것으로 생각된다.

④ 대상자가 문제행위와 자신의 이익 간 관계를 이해할 능력이 없다.

**07.** 섬망 환자의 낙상을 예방하기 위해 환자의 거부에도 불구하고 억제대를 적용하고 있다면 이 상황과 관련된 윤리원칙은?

① 자율성과 선행의 원칙

② 자율성과 악행금지의 원칙

③ 악행금지와 성실의 규칙

④ 선행과 정의의 원칙

**08.** 윤리규칙에 대한 설명이 옳지 않은 것은?

① 정직 – 진실을 말해야 하는 의무

② 신의 – 사생활 유지와 환자의 비밀을 지킬 의무

③ 성실 – 개인인격의 독자성으로부터 기인되는 도덕법으로 약속을 이행해야 한다는 원칙

④ 선의의 간섭주의 – 온정주의의 다른 표현으로 선을 빙자한 간섭을 하는 것

**09.** 한국간호사 윤리강령 제정 배경에 대한 설명으로 옳은 것은?

① 간호사의 능력 향상을 위함이다.
② 비윤리적 행동을 규제하기 위함이다.
③ 간호사의 권익옹호를 위한 법적 근거가 되기 위함이다.
④ 간호사의 의사결정에서 판단의 근거가 되게 하기 위함이다.

**10.** 한국간호사 윤리강령에 대한 설명이 옳지 않은 것은?

① 1972년 제정되어 2023년에 5차 개정되었다.
② 근본이념은 인간 생명을 존중하고 인권을 지키는 것이다.
③ 간호사의 위상과 긍지를 높이고 윤리 의식 제고, 사회적 책무를 다하기 위하여 제정하였다.
④ 간호사의 책무는 건강증진, 질병예방, 건강회복, 생명연장이다.

**11.** 윤리강령의 한계점을 설명한 내용이다. 그 중 옳지 않은 것은?

① 윤리강령이 도덕 문제를 해결하는 답을 주는 것은 아니며 최소한의 지침을 주는 것이다.
② 규약은 상반되는 지침을 피할 수 없으며, 그에 따라 광범위한 수용을 하게 된다 .
③ 규약이 간결성과 단순의 유용성을 잃게 되면 매우 많은 양의 부피를 가지게 되는 단점이 있다.
④ 강령은 도덕적 문제의 체계적 탐구를 시작하기 위한 출발점은 된다.

**12.** 5차 한국 간호사 윤리강령에 '전문인으로서 간호사의 의무'는?

| | |
|---|---|
| ㄱ. 평등한 간호 제공 | ㄴ. 정책 참여 |
| ㄷ. 정의와 신뢰의 증진 | ㄹ. 건강 및 품위 유지 |

① ㄱ, ㄴ  ② ㄴ, ㄹ
③ ㄱ, ㄴ, ㄷ  ④ ㄴ, ㄷ, ㄹ

**13.** 5차 한국 간호사 윤리강령 중 간호사와 대상자 내용에 포함되지 않는 것은?

① 간호 대상자 보호

② 사생활 보호 및 비밀유지

③ 건강환경 구현

④ 평등한 간호 제공

**14.** 5차 한국 간호사 윤리강령에서 간호사와 협력자에 포함되는 내용은?

① 간호사는 동료 의료인이나 간호 관련 종사자와 협력하는 경우 상대를 존중과 신의로서 대하며, 간호 대상자 및 사회에 대한 윤리적 책임을 다한다.

② 간호사는 취약한 환경에 처해 있는 간호 대상자를 보호하고 돌본다.

③ 간호사는 건강을 위협하는 사회적 유해 환경, 재해, 생태계의 오염으로부터 간호 대상자를 보호하고, 건강한 환경을 보전·유지하는 데 적극적으로 참여한다.

④ 간호사는 첨단 의과학 기술을 포함한 생명 과학 기술의 적용을 받는 간호 대상자를 돌볼 때 인간 생명의 존엄과 가치를 인식하고 간호 대상자를 보호한다.

**15.** 5차 한국 간호사 윤리강령에 새롭게 추가된 조항은?

① 간호 표준 준수

② 인간의 존엄성 보호

③ 안전을 위한 간호

④ 알 권리 및 자기결정권 존중

정답 및 해설 Answers & Explanations

**01** 정답 ②
간호사와 환자의 관계는 단순히 예의 있는 행동이 아니라 인간의 존엄성과 개별성을 유지하는 윤리원칙에 의해서 이루어져야 한다.

**02** 정답 ④
④는 공리주의이다.

**03** 정답 ②
대상자의 자율성을 보장하기 위한 장치는 충분한 정보에 근거한 사전동의의 원칙이다.

**04** 정답 ④
장기이식은 자원을 어떻게 공정하게 분배할 것인가 등의 문제로서, 이것들은 분배 정의의 원칙을 적용하여 해결해야 하는 문제이다.

**05** 정답 ④
악행금지의 원리는 모든 의료인은 대상자에게 해가 되는 어떠한 행위도 하지 말라는 것으로 대상자에게 해가 될 위험을 초래하는 것을 금지하거나 고의적으로 해를 가하는 것을 피해야 한다는 것이다. 이것은 치료과정에서 환자에게 신체적으로 또는 정신적으로 상처를 주어서는 안 된다는 의미이다.

**06** 정답 ②
②는 사전동의의 원칙에서 요구되는 조건이다.

**07** 정답 ①
환자 스스로의 결정에 제한이 주어졌으므로 자율성의 원칙과 관련되고, 억제대는 환자의 이익을 위한 것이므로 선행의 원칙과 관련되어 두 원칙 간 충돌된 사례이다.

**08** 정답 ④
선의의 간섭주의는 선행의 원리 및 자율성의 원리와 관련이 된다.

**09** 정답 ④
**제정배경**
• 간호사의 자율적인 통제의 표준을 사회에 알리고 구성원들에게 지키도록 권유하기 위함
• 급격한 의료환경 변화에 대처하기 위함
• 간호사의 의사결정에서 판단의 근거가 되게 하기 위함(법적 근거는 아님)
①, ②, ③은 모두 아니다.

**10** 정답 ④
간호사의 책무는 인간 생명의 시작부터 삶과 죽음의 전 과정에서 간호 대상자의 건강을 증진하고, 질병을 예방하며, 건강을 회복하고, 고통이 경감되도록 돌보는 것이다.

**11** 정답 ④

④는 윤리강령의 기능 혹은 장점을 설명한 부분이다.

**12** 정답 ④

ㄱ. 평등한 간호 제공은 간호사와 대상자 영역이다.

**13** 정답 ①

간호 대상자 보호는 '간호사와 협력자'에 속하는 내용이다.

**14** 정답 ①

②, ③, ④는 간호사와 대상자 영역이다.

② 5. 취약한 간호 대상자 보호

③ 6. 건강 환경 구현

④ 7. 인간의 존엄성 보호

**15** 정답 ②

5차 한국간호사 윤리강령에서 간호사와 대상자 영역의 '7. 인간의 존엄성 보호'가 유일하게 신설된 조항이다.

2025

## 지혜로운
## 간호관리

2판 2쇄   2025년 1월 10일

편저자_ 김지혜
발행인_ 원석주
발행처_ 하이앤북
주소 _ 서울시 영등포구 영등포로 347 베스트타워 11F
고객센터_ 1588 - 6671
팩스 _ 02 - 841 - 6897
출판등록_ 2018년 4월 30일 제2018 - 000066호
홈페이지_ gosi.daebanggosi.com
ISBN 979 - 11 - 6533 - 504 - 5

정가_ 39,000원